btb
Aus Freude am Lesen

btb

Buch

Clara ist sich sicher: Ihr Vater hat sie nie geliebt. Doch als er nach einem Herzinfarkt todkrank im Krankenhaus liegt, zieht sie sich heimlich auf den Dachboden zurück und stöbert in seinen alten Sachen, um ihm ein letztes Mal nahe zu kommen. Sie findet eine Truhe, die dem Vater gehört, angefüllt mit Erinnerungsstücken, Fotos, kleinen Zettelchen und kitschigen Figürchen. Sie versenkt sich anhand dieser Dinge in die Geschichte ihres Vaters, die ja auch ihre eigene ist. Sie erfindet sich eine aufregende, exotische Familie voller Freude und seltsamer Begebenheiten.
Ein großer Familienroman und ein Sittenbild portugiesischer Gegenwart. »Antunes folgt den Lebensspuren einer jungen, von den Gespenstern der Familie gejagten Frau. Er beschreibt das so verführerisch, wie Pan flötet.«

Verena Auffermann, Süddeutsche Zeitung.

Autor

António Lobo Antunes wurde 1942 in Lissabon geboren. Er studierte Medizin, war während des Kolonialkrieges Militärarzt in Angola und arbeitete danach als Psychiater in einem Lissaboner Krankenhaus. Heute lebt er als Schriftsteller in seiner Heimatstadt.

António Lobo Antunes

Geh nicht so schnell in diese dunkle Nacht

Roman

Aus dem Portugiesischen von
Maralde Meyer-Minnemann

btb

Die Originalausgabe erschien 1999 unter dem Titel
»Não Entres Tão Depressa Nessa Noite Escura«
bei Publicações Dom Quixote, Lissabon

Umwelthinweis:
Alle bedruckten Materialien dieses Taschenbuches
sind chlorfrei und umweltschonend.

btb Taschenbücher erscheinen im Goldmann Verlag,
einem Unternehmen der Verlagsgruppe Random House GmbH.

1. Auflage
Genehmigte Taschenbuchausgabe Januar 2004

Umschlaggestaltung: Design Team München
Umschlagfoto: PicturePress/Trevillion, Leslie Aggar
SR · Herstellung: Augustin Wiesbeck
Made in Germany
ISBN 3-442-73131-3
www.btb-verlag.de

Treffen im Winter mit António Lobo Antunes

Sterben lernt man von den Vögeln.
Auch die Januarkälte
lehrt uns in die Zweige verstrickt nichts anderes,
sagtest du und schautest
zu den ins Licht eilenden Palmen.
Daß es zu Ende ging.
Und wie mit ihr auch mit den Worten.
Ich suchte deine Augen, in die sich unschuldig
das Blau geflüchtet hatte.
In der Kindheit verscheuchte das Leinenherz
die Schattentiere.
Morgen werde nicht ich dich sehen,
wie du auf die weißen Pappeln steigst.
Unvergänglich das Strahlen der Hände.

Foz do Douro, 18.1.2000
Eugénio de Andrade

Die Irren bewegen sich frei durch Säle und über Korridore oder durch die Zimmer der Menschen, ohne daß diese auch nur im geringsten befürchten, jene könnten fliehen oder Unordnung hervorrufen. Einige, die vornehmen Familien angehören, begleiten sogar die Besucher, übernehmen Pflichten eines Hausherrn. Sie weisen weiterhin die sanftesten Umgangsformen voller Höflichkeit und Wohlerzogenheit auf.

Ullesperger, »Geschichte der Psychologie
und der Psychiatrie in Spanien«, 1854

Für *Zé*,
die schon eine Möglichkeit finden wird,
dieses Buch zu lesen.

Am Anfang schuf Gott Himmel und Erde.
Und die Erde war wüst und leer, und es war
finster auf der Tiefe; und der Geist Gottes
schwebte auf dem Wasser. Und Gott sprach:
Es werde Licht! Und es ward Licht.
Und Gott sah, daß das Licht gut war.
Da schied Gott das Licht von der Finsternis
und nannte das Licht Tag und die Finsternis Nacht.
Da ward aus Abend und Morgen der erste Tag.

Erstes Kapitel

Mein Vater hat mir nie erlaubt, hier einzutreten. Er wird sich in den Schaukelstuhl gesetzt und aus der Dachluke hinunter in den Garten, auf das Tor, auf die Straße, auf mich als kleines Mädchen geschaut haben, wie ich am Ufer des Teiches mit meiner Schwester spielte, wir seien Feen. Sonntags zog er die Kommodenschublade auf, wühlte in Papieren, bis wir das Klingeln des Ringes hörten, stieg, zwischen allen andern Schlüsseln nach dem Schlüssel suchend, die Dachbodentreppe hinauf

(wie ich heute, wo es mir niemand mehr verbietet, die Schublade aufgezogen, die Papiere durchwühlt habe, bis ich das Klingeln des Ringes hörte und, den Schlüssel zwischen den anderen Schlüsseln suchend, die Treppe hinaufgestiegen bin)

und blieb stundenlang im Schaukelstuhl sitzen

(in diesem Augenblick wird mir am Geräusch der Sprungfedern klar, daß es der Schaukelstuhl war)

und schaute aus der Dachluke in den Garten hinunter, auf das Tor, auf die Straße, auf mich, wie ich am Ufer des Teiches mit meiner Schwester spielte, wir seien Feen

nein, ich glaube nicht, daß er sich für die Straße oder für uns interessierte, für die Straße hat er sich nie interessiert, und was uns betraf, schenkte er uns allenfalls stummes Mißfallen, meine Mutter zeigte ihm unsere Zeugnisse, und er wies sie mit dem Handrücken von sich, wir stellten ihm Fragen, und er kaute weiter, wir änderten unsere Frisur, und er bemerkte es nicht einmal, eines nachmittags während der Klavierstunde

die Lehrerin blätterte gerade die Noten um

da spürte ich etwas hinter mir, drehte mich auf dem Klavierhocker um, auf dem ein Wörterbuch lag, damit ich an die Töne reichte, und sah plötzlich ihn auf der Schwelle, sein Gesicht wurde sofort ernst, und er verschwand so eilig auf dem Flur, daß er eine Vase auf dem Konsoltischchen umstieß

ich erinnere mich an die ängstlichen Finger, die die Vase wieder aufrichteten, an das verrutschte Deckchen, an sein auf sich selbst ärgerliches Trotten zum Arbeitszimmer, daran, wie er mit dem Rechtsanwalt schalt, der ihn, die Handflächen unter respektvollen Verbeugungen einseifend, erwartete

– Haben Sie für das viele Geld das ich Ihnen bezahle nichts zu tun oder was?

tagelang schien es mir so, als schämte er sich vor mir, so wie er sich vor den Besuchern im Krankenhaus schämte, wo er mit all diesen Apparaten und Schläuchen lag, niemandem Befehle erteilen konnte, meine Mutter entschuldigte sich am Fahrstuhl bei den Besuchern, nahm die Nelkensträuße, die Pralinenschachteln, die Bildbände über Malerei entgegen, die er mit dem Handrücken ablehnte

es waren keine Zeugnisse, Vater

– Er ist wegen all dieser Behandlungen ungeduldig der Arme nehmen Sie es ihm nicht übel

meine Mutter entschuldigte sich noch beim geschlossenen Fahrstuhl weiter, an dem die Stockwerke vier drei zwei eins abnahmen, während der Rufknopf lautlos an- und ausging

– Ich bin sicher er freut sich wahnsinnig über die Pralinen er ist so ein Leckermaul

die Sträuße und die Bücher rutschten ihr aus den Armen, sie hob das Knie, um zu verhindern, daß eine Pralinenschachtel zu Boden fiel

– Was mache ich bloß damit

plötzlich so alt, zweiundvierzig oder dreiundvierzig Jahre alt, glaube ich, die sich vervielfältigten, während sie die Päckchen festhielt, die ein Eigenleben besaßen und nicht aufhörten, abwärts zu streben

– Mein Gott Maria Clara Ana Maria

und sie flutschten auch uns weg, idiotisch und weich, die Stationsangestellte kippte sie in eine Plastiktüte

– Hier bitte

der Kranke in Morgenmantel und Krücken, der heimlich in der Stationsküche rauchte, kam hustend, erstickend, scharlachrot heraus, steckte in einem blauen Nebel die Pfeife ein, hielt inne, um uns zu betrachten, wäre ich eine Fee, würde ich ihn mit dem Stab berühren, und hopp, mein Vater war nicht in jenem Zimmer, er schob den Vorhang zur Seite, der die Bodentreppe verdeckte, und setzte sich inmitten des Staubes, der Schränke und Truhen manchmal eine Stunde, manchmal zwei, manchmal den ganzen Nachmittag lang in den Schaukelstuhl, Uniformen, Fotos von Militärs zu Pferde, Hüte meiner Großmutter in runden Schachteln mit französischen Etiketten

elegante Damen auf malvenfarbenem Hintergrund

meine Großmutter ging jeden Tag nach dem Mittagessen heimlich aus dem Haus, das lächerliche Hütchen oben auf dem Kopf, mit Perlentasche und ihrem unechten Schmuck, um im Casino Roulette zu spielen, ihre echten Ohrringe und Ketten hatte sie an den Pfandleiher verkauft

eine Art Meeraal hinter einem vergitterten Schalter, die von Rheuma krummen Finger warteten ewig, während der Mund redete, meine Großmutter

– So wenig?

und dann schoben sie sich plötzlich vor und packten die Perlen

es gab unendlich viele Uhren im Laden, die glücklichere Stunden verhießen, billige Eheringe und Regale voller Gegenstände, deren Farbe abgeblättert war, Vergoldetes oder Kupfernes, wie es die Dienstmädchen lieben, und zwischen ihnen führte eine heimliche Katze verächtlich die Genauigkeit ihrer Pfoten spazieren

das lächerliche Hütchen kam am Casino an, noch bevor es öffnete, lehnte sich an die Palme und zog einige zerknüllte Geldscheine aus der Perlentasche, die Möwen, nicht sehr viele, die vom Anfang der Welt, kamen und gingen zwischen dem Café Tamariz und den Schiffen, der Portier rief sie mit zum Haken gebeugtem Finger spottend heran

– Bitte sehr Frau Gräfin

meine Großmutter hockte sich mit ein paar geizigen Jetons an die Ecke eines Tisches unter die riesigen Lüster, notierte die Zahlen in der Handfläche, versuchte zu setzen, machte einen Rückzieher, faßte sich ein Herz, machte wieder einen Rückzieher

vielleicht konnte mein Vater vom Dachbodenfenster, nicht aus diesem, aus dem seitlichen, dieses Wesen sehen, das, sobald das Geld aufgebraucht war, mit den Fingern kämpfend, die unechten Schmuckstücke am Schalter einzutauschen versuchte

– Amethyste Rubine

warum ein abgewetztes Kleid, wo wir doch nicht arm waren, warum die Brosche am Fuchspelzkragen, der schon keinen Fuchs mehr hatte, mit ausgerupften Brillanten, wenn Besuch kam, schickten sie sie zum Essen in die Küche des Hauses, das sie von ihrem Vater geerbt hatte und in dem sie nun im Nähzimmer gleich hinter der Anrichte bei einer kaputten Maschine und zerlöcherten Körben schlief, die nach Chlorbleiche rochen, eines Samstags, in dem Monat, in dem sie eine Embolie bekam, gewann sie im Casino, wechselte das Hütchen gegen einen scharlachroten, mit den Jahren verblichenen Umhang, den sie wahrscheinlich in der Hoffnung auf einen ähnlichen Triumph unter dem Bett verwahrte, als wir ins Eßzimmer kamen, fanden wir sie am Kopfende am Platz meines Vaters vor

am Platz ihres Vaters

ohne unechten Schmuck, ohne Brosche, ohne Fuchs, wo sie von der Höhe ihrer wiedererlangten Autorität die Plätze zuwies

– Du hier links von mir und du hinter meinem Schwiegersohn du vor Maria Clara

die Gespräche bestimmte, Benehmen tadelte, verlangte, das Fleisch besser durchzubraten und die Salatsauce nachzuwürzen, das Personal mit der keinen Widerspruch duldenden Augenbraue herumkommandierte, meine Mutter wanderte im Versuch zu begreifen von Gesicht zu Gesicht und fand nur gehorsam in die Teller vertiefte Nasen vor, meinen gezähmten Vater, der keinerlei Einspruch erhob

– Mama

das Foto des Herrn General wurde wieder an die Wand gehängt, die Glocke zum Dienstmädchenrufen war wieder da

eine Bäuerin mit Haube und dem Glockenschwengel im Rock

läutete Ungeduld, meine Großmutter, ohne meiner Mutter den gebieterischen Umhang zuzuwenden

– Die Schultern zurück und zwar ordentlich Amélia

die Orden des Herrn General auf dem Bord wurden größer, das Bord

Verzeihung, das Bild mit dem Präsidenten Krüger, mit dem englischen Herzog, mein Vater nicht mehr am Kopfende, unbedeutend zwischen Ana Maria und dem Obstkorb

– Du hättest wirklich einen präsentableren Mann heiraten können Amélia

und am Ende des Abendessens Walnüsse, Portwein, einen Kuchen mit Kerzen, mein Großvater, der von der Militärschule kam, überquerte, um ihr seine Liebe zu zeigen, den Bürgersteig, geschützt vom Ellenbogen aus Furcht, der Herr General könnte ihn im Dunkeln erkennen, an ihn erinnere ich mich nur als an einen Blinden, der mit meinem Vetter, dem Oberleutnant, Schach spielte, wenn es im Arbeitszimmer dunkel wurde, machte er das Licht nicht an, wir bedienten den Schalter und machten vor Schrecken einen Satz

ein Gespenst

wenn wir ihn sahen, ein regloses Ding zwischen reglosen Dingen, der Arzt horchte meinen Vater ab

– Wir müssen Sie am Herzen operieren Herr Doktor

und mein Vater, der sich veränderte, ohne sich zu verändern, was sich änderte, waren die Dinge ringsum, das heißt, die Gebäude in Estoril wurden feierlicher, die Geräusche schwerer, ein merkwürdiger Ernst lag in den Bäumen, meine Mutter mit einer Art Schreckensschluchzer, und mein Vater, ohne daß seine Lippen auch nur gezittert hätten

– Warte auf dem Flur Amélia

genau wie mein Großvater im Arbeitszimmer ohne Licht, das

gleiche Kinn, vorgestreckt, um die Finsternis zu erkunden, die wir nicht kannten, die gleichen Nasenlöcher auf der Suche nach Gerüchen

– Wer ist da reingekommen?

die gleiche gerunzelte Stirn, die wer weiß was hörte, mein Vater genau wie mein Großvater vor seinen unsichtbaren Schachfiguren zu Ana Maria, zu mir

– Ihr auch

ein Schmutzfleck an einem Absatz, die Bügel der Brille flohen die Ohren, meine Großmutter schnitt den beleuchteten Kuchen an und schüttelte, verärgert über den Fleck, den Kopf

– Du hättest dir wirklich einen präsentableren Mann anschaffen können Amélia

präsentabel wie der Kadett der Militärschule, der den Bürgersteig überquerte, bevor er in Spanien erblindete, alles stand still, und da ein Schrei im ersten Stock

– Schach matt Tomás

der fehlende Turm war durch einen Pyjamaknopf ersetzt worden, in dessen Löchern noch Fadenreste hingen, sobald einer der Türme aus dem Spiel war, wurde der Knopf in einem Kästchen verwahrt, ein Fingerhut anstelle des weißen Königs, der Oberleutnantsvetter überlegte, wie er absichtlich einen Fehler machen könnte, mein Großvater zu niemandem, während er mit Händen, die den Pfoten der Katze vom Pfandhaus ähnelten, die Bauern und Läufer umrundete, ohne sie umzuwerfen

– Wird's heute noch was Tomás?

ich glaube, mein Vetter starb zuerst, er lebte in einer kleinen Wohnung in Birre, sie führten Ana und mich in ein Zimmer mit schweigenden Leuten und Blumen auf einer Fahne, die als Überdecke diente, aber wann das mit meinem Großvater war, daran erinnere ich mich nicht, ich erinnere mich nicht einmal daran, daß das Schachbrett fehlte, das ich heute auf dem Dachboden gefunden habe, heute morgen haben die Krankenpfleger meinem Vater ein rosa Hemd gegeben und ihn aus dem Zimmer geholt

– Ich bin kein Invalide ich muß nicht auf der Bahre liegen

meine Mutter gab ihm das Kästchen für sein Gebiß, mein Vater empört, als er merkte, daß wir es mitbekommen hatten, die Anästhesistin zwinkerte meiner Mutter zu, und das Kästchen verschwand in ihrer Handtasche

– Dummes Ding

bevor es heimlich in die Tasche der Ärztin wanderte, wenn ich so alt bin wie er, werde

ich mich dann auch widerlich finden, herabgewürdigt, grauenhaft?

ich mich vor mir selber ekeln und dennoch nicht aufhören, Aufgedunsenes, Mängel, Fett zu verbergen, mich mehr schminken, erblonden, Haarlack benutzen und BHs mit Drahtbügel anziehen, den Preis der Dinge ohne Brille zu entziffern versuchen und dabei die Etiketten im Abstand von einer Armlänge halten

– Sie drucken die Zahlen immer so undeutlich versuch du es mal Maria Clara ist das nun eine Acht oder eine Neun?

mein Vater ging barfuß neben der Krankenbahre her, die Fahrstuhltür schloß sich mit einem Seufzer, meine Großmutter verteilte eine Scheibe Kuchen an jeden, hob grüßend mit einem Blick in die Runde das Portweinglas, die Angestellte, die sie mit gnädiges Fräulein ansprach und schon, bevor ich geboren wurde, bei uns lebte, nickte von der Schwelle her zustimmend, eines Morgens nahm sie mich zur Seite und zeigte mir den Schatz, der aus einem zerbrochenen Bilderrahmen bestand, in dem die beiden ganz jung waren, oder zumindest die, von denen die Angestellte schwor, daß sie beide es seien, die da verschwommen in einem braunen Fleck zu sehen waren

– Schauen Sie ich bin die die dem gnädigen Fräulein den Regenschirm hält

Gestalten in dem braunen Fleck, etwas wie eine Bluse oder ein Haarknoten oder eine Wolke, die Angestellte wickelte den Rahmen in ein Blatt Zeitungspapier und starrte mich furchtsam an, als könnte ich ihn ihr wegnehmen, beugte sich mit ihrer Wirbelsäule schimpfend vor, um ihn unter den Bettüchern zu verstekken, sie lieh meiner Großmutter Geld, folgte ihr zutiefst besorgt bis zur Palme beim Casino, hockte sich hinter die Autos, tat so, als wäre sie zufällig da, um sie nach Hause zu begleiten

– Ich kam gerade vorbei und sah Sie

versuchte, die Perlen am vergitterten Schalter mit einer Goldkette, die ihre eigene war, loszukaufen

– Nehmen Sie die Goldkette als Anzahlung ich schreibe in mein Dorf und meine Neffen und Nichten schicken mir den Rest es ist die Kette vom Fräulein Margarida wenn Sie sie seit zwanzig Jahren kennen würden könnten Sie es verstehen

die Katze umrundete eine geschnitzte Heilige, reckte sich und schaute sie gelangweilt-friedlich an, stellte den Schwanz auf und verschwand schließlich inmitten der stehengebliebenen Uhren, von denen bei einer ein Kuckuck mit geöffnetem Schnabel am Ende einer Sprungfeder hing, der Meeraal schob ihr die Goldkette über den Tresen zurück

– Das ist nichts wert das ist Blech

ich war mir fast sicher, daß sie an ihren freien Tagen bettelte, um die Perlen zurückzukaufen

und die anderen Ketten und Ohrringe und das Achatarmband

bis Ana mir lachend erzählt hat, sie habe im Café Tamariz den Touristen die Hand hingestreckt und Reden über den Herrn General und das gnädige Fräulein gehalten, den Herrn General, der Eisenbahnen in Afrika gebaut habe, und das reizende Fräulein, mit jeder Menge Sklaven, das wie eine Marquise erzogen worden sei, in dem Augenblick, als sie sich anschickte, den zerbrochenen Rahmen zu erklären

– Das bin ich wie ich ihren Regenschirm halte schauen Sie mal

hatte sie der Kellner mit dem Tablett, auf dem er den Kaffee brachte, bedroht

– Geh am Bahnhof betteln Tantchen

sie war es, die die Ritzen im Schlafzimmer mit Stoffetzen zustopfte, das Damastviereck auf das eiserne Bett legte, ihr die Kleider mit Nadeln feststeckte, den kleinen Hut bürstete, ihre Eitelkeit beruhigte

– Ich bin doch noch schlank oder?

den Daumen dem Zeigefinger näherte, bis sie sich fast berührten

– Sie haben sich nicht so viel verändert gnädiges Fräulein

ihr fünf oder sechs Münzen in die Tasche steckte, meine Mutter oben von der Treppe her

– Adelaide

zu deren beiden Seiten unter dem Vordach Töpfe mit Begonien standen, vom Schaukelstuhl auf dem Dachboden aus kann man weder die Treppe noch das Vordach sehen, nur den Garten auf der dem Meer abgewandten Seite, warum sich dort hinsetzen und inmitten der Schränke und Truhen in Papieren stöbern, im Krankenhaus der Parkplatz und die Autobahnüberführung, die die Lamellenrollos schüttelte, wenn ein Lastwagen darüberfuhr, Ana und ich warteten am leeren Bett darauf, daß der Arzt zurückkam, Ana schaute in einer Bluse, die sie mir aus der Kommode geklaut hatte, einen Film im Fernseher unter der Zimmerdecke an, meine Mutter fischte den Rosenkranz aus der Handtasche und küßte das kleine Kreuz

– Schämst du dich nicht ihre Sucht noch zu unterstützen Adelaide?

die Leibwächter, die auf meinen Vater aufpaßten, rauchten an den Wagen gelehnt, der Oberleutnantsvetter stellte die Figuren für das nächste Spiel auf, Ana machte den Fernseher lauter, während meine Mutter abermals das Kreuzchen vom Rosenkranz küßte

– Gehört diese Bluse nicht deiner Schwester Ana Maria?

ein Kleiderschrank mit zwei oder drei Bügeln auf der Stange, ein geblümtes Sofa, das man zu einer Liege ausklappen konnte, die Angestellte mit einem letzten Bürstenstrich

(die stolzen Augen betrachteten das Hütchen, würde man es ihr erlauben, dann würde sie den Regenschirm über meiner Großmutter aufspannen, um sie vor dem Herbst zu schützen, würde sie ihr das Schlafzimmer im ersten Stock mit dem Baldachin und dem Spiegel mit der Bronzefassung wiedergeben, das meine

Eltern jetzt belegten, sie würde den Herrn General wiederauferstehen lassen, und niemand mehr würde sie demütigen)

– Gehen Sie gnädiges Fräulein nun gehen Sie schon

meine Großmutter trabte über den kleinen Platz, die Tasche schlenkerte nach rechts und nach links, Ana wechselte den Sender, und ein Löwe riß ein Zebra, schaltete weiter und ein russisches Ballett, meine Mutter streichelte derweil das Kreuzchen vom Rosenkranz

– Dein Vater wird operiert und du hast den Fernseher auf voller Lautstärke

Infusionsflaschen, Sauerstoffflaschen, die gegeneinanderstießen, jemand, der rief

– Die Klingel von Nummer siebenundzwanzig Helena

eine Haube öffnete die Tür, spähte herein, schloß die Tür

– Verzeihung

Ana schaltete den Fernseher ab, ging ans Fenster, einer der ans Auto gelehnten Leibwächter winkte mit der Zigarette, und der Busen meiner Schwester wuchs in meiner Bluse, das Hütchen verschwand wackelnd auf dem kleinen Platz, schämst du dich nicht, ihre Sucht noch zu unterstützen, Adelaide, sie zu zwingen, die Kette zu verpfänden, die Bluse stand meiner Schwester besser als mir, sie war blonder, üppiger, mein Großvater, der den Pyjamaknopf auf dem Schachbrett verschob

– Und was sagst du jetzt Tomás?

wenn wir versuchten, ihm beim Gehen zu helfen, schüttelte er unseren Arm ab, bewegte sich vorsichtig wie ein Käfer, der sich die Vibrationen der Möbel aneignet, auf dem Teppich vorwärts, wenn wir ihn morgens küßten

– Hallo Großvater

machte er einen kleinen, unangenehm berührten Satz zurück, verteidigte die Wange mit den Fühlern

– Na na na na

zuckte noch in abebbendem Erschauern auf dem Sessel, wenn wir aber an Angina erkrankten und Spritzen in einem Topf ausgekocht wurden, dann hörten wir seine bleiernen Schuhe im Fiebernebel, das Knie, wie es gegen eine Truhe stieß, die nicht an ihrem Platz stand, das unruhige Seufzen

– Die Kleinen?

dann stand er da, schnuppernd, stocksteif, nutzlos an den Türrahmen gestützt, den Mund zittrig von stummen Worten, die toten Augenlider Ängste blinzelnd, es gab kein Foto von ihm in Uniform, keine Medaille in einer Vitrine, er aß, eine Serviette um den Hals, nach uns allein im Eßzimmer, damit wir nicht sahen, wie er sich bekleckerte, Reis und Fleischstücke verteilte, wenn er ahnte, daß wir heimlich guckten, vergaß er den Löffel, drehte den Kopf in die falsche Richtung

– Na na na na

eines Nachmittags schloß er sich in das Kabuff ein, das vom Arbeitszimmer abging, und wollte sich mit entladener Pistole erschießen, drückt unzählige Male auf den Hahn und nichts, der Oberleutnantsvetter fand ihn vor, wie er den Lademechanismus mit steifen Fingern und einer Art Hauchen untersuchte

– Die funktioniert nicht

meine Großmutter verbrauchte unechten Schmuck im Casino, meine Mutter und mein Vater reglos im Schatten der sich auf der Terrasse verbeugenden Fische, Starenfrüchte im Laub, die Augen des Oberleutnantsvetters seltsam gerötet, wie er meine Eltern bat, sie mögen weggehen, die freudlose Begeisterung

– Hast du etwa vergessen daß wir noch eine Partie Schach zu Ende spielen müssen Hernâni?

die von Rost schwere Pistole auf dem Sekretär mit den Papieren vom Metzger, den durchgebrannten Birnen und den Porzellantürknäufen, meine Mutter, die Perlen des Rosenkranzes übersprang, bemerkte die Leibwächter auf dem Parkplatz, zog die Gardine zu, und der Busen meiner Schwester wurde kleiner, wir müssen ihn am Herzen operieren, gnädige Frau

– Warte nur ab bis es deinem Vater besser geht Ana Maria

und er sich, anstatt mit dir zu schelten, sonntags mitten in den Staub zwischen die Schränke und die Truhen setzt, während wir an der Decke das Quietschen der Sprungfedern hören, der

Schmutzfleck machte ihn verletzlicher, im Elend meiner Großmutter ähnlicher, vielleicht war das Leiden ja nichts als ein komisches Hütchen auf dem Weg zum Roulette, ein dreckiger Absatz oder ein Krankenhausbett ohne jemanden darin, bald würden die Anästhesistin und der Chirurg kommen und der Busen meiner Schwester sich wieder weiten, die Bilder im Zimmer unvermittelt feierlich, die Treppe zum Dachboden hinaufklettern, bevor die Besucher kommen, und mit niemandem sprechen, als das mit der Embolie meiner Großmutter war, riefen sie uns aus dem Casino an

– Wir haben hier eine Alte die bei Ihnen wohnt

als ich klein war, ließen sie mich mit ihr im Bett mit dem Baldachin schlafen, Adelaide brachte uns heißen Tee mit einem Tropfen Anislikör, kaum hatte ich ihn getrunken, hitzige Erregung, Hustenreiz, Erstickungsanfälle, Gekicher, das nicht zu mir gehörte, der Körper unscharf in einem Strudel von Bettlaken, Adelaide verhinderte, daß ich fiel, und half meiner Großmutter, das Haar mit dem Kamm mit dem Silbergriff zu bändigen, der durch ein Holzstück ersetzt worden war, würde man uns nebeneinander vor den Spiegel setzen, hätten wir die gleiche Größe, aber der Spiegel tanzte ebenfalls, ein Stück Garten tauchte auf und verschwand wieder, der Waschtrog hörte nicht auf zu tropfen, bildete an der Wand eine kleine Pfütze, in der sich leere Parfümflakons, leere Rougeverpackungen, leere Lippenstifte spiegelten, alles in meiner Reichweite, und dennoch konnte ich es nicht berühren, Adelaide formte aus den Haarsträhnen meiner Großmutter einen Knoten

– Sie haben sich nicht so viel verändert gnädiges Fräulein

Wergfäden, die an den Fingern klebenblieben, künstliches Puppenhaar, eine Atmosphäre wie tief in der Speisekammer, aus sauren und süßen Gerüchen ferner Dinge gemacht, die Wohnung des Oberleutnantsvetters über dem Café von Birre war so, keine Möwe, nur Störche und Orangen im März, meine Mutter blickte auf den vom Telefonbuch gestützten Sessel und wagte nicht, sich hinzusetzen

– Entschuldigen Sie wir sind wahnsinnig spät dran

die Augenbrauen des Oberleutnantsvetters rutschten enttäuscht herunter, das Tablett mit den Erfrischungsgetränken in den Armen, sah er uns hinausgehen, der Geschäftsführer des Casinos

– Hier hat eine Alte den Löffel abgegeben die bei Ihnen wohnt

über den Spieltisch gekrümmt, das Hütchen auf dem Kopf, die unechten Juwelen übertriebener denn je, meine Mutter suchte nach ihrer Brille und beugte sich dann zu meiner Großmutter hinunter, als habe sie Mühe, sie zu erkennen

– Auf den ersten Blick kommt sie mir wie eine kleine Alte vor die wir aus Barmherzigkeit bei uns aufgenommen haben

wobei sie Adelaide mit grimmigen Seitenblicken zum Schweigen brachte, Ana zupfte ihren Pony zurecht, und der Rock rutschte hoch, jetzt waren da eine Bahre und Feuerwehrleute, die meine Großmutter auf die Bahre legten, das Hütchen rollte auf den Teppichboden, der Oberleutnantsvetter in Birre mit seinen unberührten Erfrischungsgetränken tat eine halbe Zitrone in jedes Glas, und die Zuckerpaste häufte sich auf dem Grund, die Angestellte machte einen kopflosen Schritt vorwärts, und meine Mutter versteinerte sie mit einem Murmeln

– Adelaide

wenn einer der Fußknöchel nicht unter der Decke hervorgeschaut hätte, wäre das nicht meine Großmutter, wäre es ein Stück grauer Stoff mit etwas darunter gewesen, sie trugen sie durch den von Getränkekisten verstellten Lieferanteneingang, als der Fahrer der Feuerwehr herankam, um zu helfen, und zwei Hunde sich im Hof in die Haare gerieten, wurden die Kleider meiner Schwester eine Handbreit kleiner, der Geschäftsführer kam mir auf der Straße älter vor

Falten am Hals, Falten am Nacken

ohne den nachsichtigen Schleier des Glanzes, der Kummerbund vom Smoking brauchte Stärke, meine Mutter, indem sie auf das Hütchen zeigte

– Ich hätte nie gedacht daß sie solche Leute das Casino besuchen lassen

die Beerdigung heimlich in einem an den Hang von Sintra gepreßten Dorf, der Priester, meine Mutter und wir, ein halbes Dutzend Grabstätten, ein halbes Dutzend zwischen den Grabsteinen umgetriebene Bäuerinnen, ein Junge, der in einer Mauerecke Kohl anpflanzte, der Karren rüttelte auf den Steinen des Weges, Herden, Disteln, Mühlen, das Meer weit in der Ferne an den Dünen des Guincho, mein Vater das erste Mal in der Dachluke, wo er uns zuschaute, als ich meine Mutter rief, war die Luke verlassen, wir schwenkten die Mittagessensglocke, und er kam nicht die Treppe herunter, nur Schritte auf der Zimmerdecke, ich befürchtete, meine Großmutter könnte an jeder Ecke im Haus auftauchen und zerknitterte Banknoten aus der Perlentasche ziehen

– Soviel du möchtest Clarinha tu dir keinen Zwang an

ich nehme an, Adelaide besuchte sie auf dem Friedhof, weil sie das Gartentor ganz sachte schloß, nachdem sie durch den Garten gegangen war und Levkojen abgerissen hatte, wir sahen sie mit dem geöffneten Regenschirm des gnädigen Fräuleins an der Bushaltestelle, wo sie sich nicht vor dem Herbst schützte, sondern eine Person bedeckte, die es nicht gab, Monate später überreichte sie meiner Mutter die Perlenkette

– Ich habe sie zurückgekauft gnädige Frau hier nehmen Sie sie

nicht gnädiges Fräulein, gnädige Frau, die Kette in einem Seidenpapierumschlag

– Da nehmen Sie

nicht aus Freundschaft oder Hochachtung, aus Rache

(sagte meine Mutter)

damit sie das gnädige Fräulein am Leben hielt

(glaube ich)

die Tochter des in Afrika so bedeutenden Generals, die Erinnerung an den englischen Herzog beim fünfzehnten Geburtstag des gnädigen Fräuleins, die Gemahlin des Herrn General, die gerührt vor seiner Hoheit in die Knie ging

– Hoheit

Adelaide muß Ewigkeiten gebraucht haben, bis sie das Geld zusammenhatte

– Da nehmen Sie

den Verwandten geschrieben haben, im Café gebettelt haben, wo sie sie zum Bahnhof jagten

– Tantchen

wo sie sie zum Bahnhof scheuchten

– Stör die Touristen nicht Tantchen

die zweireihige Kette mit einem Verschluß aus Koralle, meine Mutter, ohne sie zu berühren

– Was ist das denn?

nicht gnädiges Fräulein, gnädige Frau, ich habe in ihren Augen noch nie soviel Schrecken gesehen

– Was ist das denn?

der Schrecken verflog, während sie den Umschlag untersuchte, ihn wog, mit dem Fingernagel darauf entlangfuhr

– Sie haben dich betrogen Adelaide das ist eine schlechte Imitation

mein Vater vom Sofa aus über das Buch hinweg, ich dachte, er würde etwas sagen, aber er sagte nichts, dachte, er würde meine Mutter hassen, aber ich konnte seinen Gesichtsausdruck nicht sehen, da in diesem Augenblick der Arzt ins Zimmer trat, der grüne Kittel, den ich erwartet hatte, der Ernst, den ich erwartet hatte, Ana wurde jetzt kleiner, auch ihr Schrecken, Adelaide nannte uns weder gnädiges Fräulein noch gnädige Frau, sie sagte überhaupt nichts zu uns, wenn sie es schaffte, uns zu übersehen, wenn sie es schaffte, daß wir nicht existierten, meine Mutter küßte das kleine Kreuz des Rosenkranzes, ich konnte den Gesichtsausdruck meines Vaters nicht sehen, weil der Arzt meiner Mutter versicherte, Ihrem Mann geht es großartig, meinen Glückwunsch, in spätestens einer Woche haben Sie ihn brandneu wieder zu Hause, der Mund hob sich vom Kreuzchen des Rosenkranzes, das Bett war kein Sarg mehr, da waren Kissen und Betttücher, die warteten, meine Mutter gab Adelaide die Perlen zurück, und das Seidenpapier raschelte in der Schürzentasche, ich weiß nicht, warum ich dachte, ich würde gleich weinen, aber ich habe nicht geweint, der Schaukelstuhl schaukelte wieder über dem Deckenanstrich, meine Schwester und ich spielten Feen am Ufer des Teiches, und es war lustig, wie

(sogar ohne Zauberworte)

bei der ersten Bewegung des Zauberstabes

(ein Stück Bambus mit einem Stern an der Spitze)

Krankheiten, Agonien, Krankenhäuser, Tode aufhörten zu existieren, alles war wieder gut, alles wieder gut, alles wieder gut, Gott sei Dank war alles wieder für immer gut.

Zweites Kapitel

Ich stelle es mir so vor: Der Fahrstuhl öffnet sich in dem Stockwerk, wo die Operationssäle liegen, wie ich es in der Eingangshalle gelesen hatte

1. Stock: Externe Sprechstunden

2. Stock: Inten ivstation

3. Stock: Chirurgie

mein Vater, barfuß, im rosa Hemd, das ihm bis zu den Knien reichte, ging, ohne auf die Krankenpfleger zu achten, vor der Krankentrage her, durch die Schwingtür mit dem Schild Eintritt verboten, und dann stelle ich mir lieber überhaupt nichts vor, auch nicht die Anästhesistin, die ihm das Gebiß rausnimmt, und mein Vater, auf dem Untersuchungsbett liegend, aus dem Mundwinkel

(– Es ist etwas schwierig Ihnen die Herzklappe im Stehen auszuwechseln Herr Doktor)

mein Vater, der den Mund kräftig zukniff

– Lassen Sie mich los

schämte sich wegen des fehlenden Kinns und der Nacktheit der Kiefer

(ich sehe ohne das da wie mein eigener Tod aus)

so wie er jahrelang gegen die Kahlheit gekämpft hat, Lotionen, Cremes, Hoffnungen, Ampullen, Niedergeschlagenheit, der Scheitel, der Monat für Monat zum Ohr hinunterwandert, die Anästhesistin protestiert, nur Augen zwischen Haube und Maske

– Er hat mich gebissen

fleht

– Nun kommen Sie schon

im Schaukelstuhl auf dem Dachboden stelle ich mir lieber überhaupt nichts vor, ich habe weder seinen Vater noch seine

Mutter kennengelernt, meine Mutter erklärte, um uns zum Schweigen zu bringen, immer, er habe keine Familie, und dennoch waren vielleicht Briefe, Fotos, Postkarten in diesen Kisten, ich habe nie den Mut aufgebracht, ihn zu fragen, er hat nie mit mir geredet, einmal oder zweimal, als wir beide allein im Haus waren, schien sich in ihm etwas zu regen, es kam mir so vor, als werde er sprechen, aber nichts, die Augen, die von einem Gegenstand zum anderen gingen, wurden leer, ich habe nie gehört, wie er Maria Clara sagte, und dennoch würde ich wetten, daß

und dennoch, auch wenn ich nur den Eindruck gehabt haben mochte, könnte ich wetten, daß ich ihm ein ganz klein bißchen weniger gleichgültig war als die anderen

und ich meine damit nicht Liebe oder so, nur weniger gleichgültig als die anderen, meine Mutter, Ana, diese Frauenstimme, die manchmal anruft und nur schweigend atmet, das Geräusch des Auflegens, sobald meine Mutter

– Ja bitte

vor vielen Jahren, bevor es den Wagen mit den Leibwächtern hinter seinem gab, habe ich meinen Vater mit einer Frau im Auto gesehen, ich habe die Zigarette in ihrer Hand nicht vergessen, als man mir in der Schule in der Pause das erste Mal eine angeboten hat, wurde meine Hand plötzlich die einer Erwachsenen, die Handfläche der Frau näherte sich meinem Vater, der kein Gebiß trug, der an eine Blutkonserve angeschlossen war, während sie ihm die Rippen auseinanderhielten, ich zertrat die Zigarette sofort, und noch heute trage ich keinen Ring und lasse nicht zu, daß die Maniküre

meine Mutter ja, Ana ja, meine Mutter beim Abendessen

– Maria Clara ist der Mann im Haus

ich hatte das Gefühl, mein Vater würde etwas sagen, weil er seine Bewegung abbrach, aber nichts, er zog den Kopf ein und hielt eine Gabel vor den Mund, er redete auch nicht über seine Arbeit oder von den Eltern, die er nicht hatte, im Hochzeitsalbum nur die Verwandten meiner Mutter und die Ausländer, die ins Arbeitszimmer kamen und wieder gingen, im Hochzeitsalbum, in dem meine Großmutter sich nicht mit unechten Juwelen schmückte und teures Gefunkel am Hals und an den Fingern glitzerte, auf den unwichtigeren Fotos kümmerte sich der Oberleutnantsvetter in Uniform um meinen Großvater, in einer Zeit, in der sich die Leute merkwürdig frisierten, reichte mein Vater, bereits ernst, abwesend, einem Wirbel aus Schleiern, in denen eine Nase auf der Höhe der Orangenblüten schmetterlingsgleich flatterte, den Arm, wenn mein Vater die Ausländer vom Büro zum Gartentor begleitete, hieß uns meine Mutter, die schon seit vielen, vielen Jahren kein Wirbel aus Schleiern mehr war, im Zimmer warten, Verbeugungen, Händeschütteln, Scheinwerfer zwischen den Palmen von Estoril, der Schaukelstuhl vor und zurück auf dem Dachboden, das, was, ich hätte es schwören können, der Deckel einer Truhe war

(dieser?)

widerstand in den Angeln, nicht diese, vielleicht diese, die Spuren von Fingern im Staub und einen zerbrochenen Verschluß hat, die neben dem Holzpferd, einem zu billigen Spielzeug, als daß es meiner Mutter gehört haben konnte, das Auge des Pferdes auf das Holz gemalt, mit Strahlen als Wimpern, sieht mich an

– Wage es ja nicht Clarinha

beugte sich vor und richtete sich auf, als ich den Griff des Spiegelschranks erreichte, als der Spiegel sich drehte, bis er mich nicht mehr sah, und

(alles alt, widerlich, wahllos angehäuft)

Dutzende von mit altmodischer Schönschrift gefüllten Heften, das Holzpferd fuchsteufelswild

– Lies das nicht Clarinha

das viel zu billige, viel zu häßliche Spielzeug drohte mit meinem Vater

– Du kannst Gift drauf nehmen daß ich es deinem Vater erzählen werde

der Strich des Mundes bereits ohne Trense, ohne Zügel, ich hörte noch

– Ach Clarinha

doch es war jemand im Garten oder der Wind in den Dachpfannen, es kann nicht sein, ich habe nichts gehört, ich dachte, ich hätte etwas gehört, als Kind nahm ich an, daß die Bilder

sogar heute noch denke ich an bestimmten Tagen immer noch, daß die Bilder

nehme ich an, daß die Bilder mit mir über andere Tote reden, sich sorgen, Einzelheiten wissen wollen, Adelaide, die alle gekannt hatte, antwortete an meiner Stelle und entschuldigte sich

– Sie weiß es nicht die Arme sie ist zu spät geboren

meine Mutter, für die Bilder nichts weiter als Erinnerungen waren, durch die Entfernung unklar gewordene Abwesenheiten, Andenken an im Gedächtnis gesichtslose Verwandte

– Was sind denn das für Gespräche Adelaide?

geschriebene Seiten und der Name meines Vaters auf der Adresse, ein Emaillemedaillon, das einen kleinen Jungen mit Brille zeigt, der mir unerwartet ähnlich sieht und auf einem Holzpferd sitzt, ich stelle mir vor, daß der Fotograf so angezogen ist wie die Verstorbenen im Album und die Eltern meines Vaters voller Angst vor den Schüssen des Apparats, einer der beiden

– Dein Vater hat keine Familie er hatte nie eine Familie

hält sich die Ohren mit den Handflächen zu

– Lächeln

sie in einem der Schränke finden, wo sie noch immer vor dem Fotografen erschrecken, noch mehr Postkarten, noch mehr Medaillons, Armeleutenippes in Weinkisten, ein ärmlicher Müll, den meine Mutter nicht im Haus duldete, Schwalben aus Gips, eine verchromte Sphinx, ich nehme an, als sie jung verheiratet waren, hat mein Vater verlangt, die Sphinx zwischen die silbernen Teekannen zu stellen, und meine Mutter hat sie angeekelt angefaßt wie ein verwestes Tier und sie ringsum gezeigt

– Wie gewöhnlich

mein Vater verteidigte im rosa Hemd, das ihm bis zu den Knien reichte, das Gebiß und sammelte die Schätze, die niemand wollte, auf dem Dachboden, meine Mutter, die mein Zimmer prüfend ansah

– Keine Sorge was den Geschmack betrifft ist klar nach wem du kommst

voller Panik, mein Vater könnte es hören, ein Mann ohne Familie, der seinen Mund fest zusammenkniff, kämpfte, um nicht einzuschlafen und um weiterzuleben

– Ich will ohne das da nicht wie mein eigener Tod aussehen

ein kleiner Junge ohne Familie oder von dem sich meine Mutter wünschte, er hätte keine, der im Sonntagsstaat auf einem Holzpferd sitzt, der Arzt reparierte ihm die Brust, und ich versuchte in den Schränken, den Truhen zu begreifen, in den Träumen ist alles so klar, aber wenn ich aufwache, habe ich es vergessen, mein Vater kämpfte und kämpfte, und da die Spritze in den Arm, die Augen erloschen, als hätte man sie ausgepustet, nur die kleine Rauchfahne des Dochtes, der auch verlischt, die untere Hälfte des Gesichts verschwindet mit dem Gebiß

– Haltet seine Zunge fest

wenn er stirbt, wird meine Mutter die Dienstmädchen anweisen, dies alles an der Stelle im Garten zu verbrennen, wo früher die Hühnerställe waren und die Hunde begraben werden, die Handwerker werden den Dachboden herrichten, und meine Mutter ist keine Witwe mehr, denn sie hat nie einen Mann gehabt, Ana ist weiß ich wo verheiratet, ich wohne in einem Zimmer in Lissabon, streite nicht um Erbangelegenheiten

– Ach Clarinha

oder zusammen mit einer Freundin in einer Wohnung wie die des Oberleutnantsvetters, Nächte, in denen ich trotz der Tabletten nicht sein will, löscht meine Augen und haltet meine Zunge fest, wenn ich Adelaide im Altersheim besuche, hält sie mich für meine Großmutter

– Gnädiges Fräulein

in das Umschlagtuch gewickelt zwischen Rentnerinnen im Umschlagtuch in einem Haus in Belas, ich nehme ihre Hand und sie, als sie aufwacht

– Gnädiges Fräulein

will aufstehen, mir das Hütchen geben, das es nicht gibt, mir

Geld leihen, damit ich im Casino spiele, nicht zwei oder drei Münzen, sondern ein Bündelchen, das ruckartig unter den Kleidern hervorgezogen wird, jeden Monat ein anderes Bündelchen

– Holen Sie schnell Ihre Perlen gnädiges Fräulein bevor der Herzog kommt

glaubt, sie sei in Mosambik im Regierungspalast mit dem Herrn General und dem Präsidenten Krüger, dem meine Mutter auf der Säulenveranda die Hand küßte, indische Diener mit Portweingläsern, jeden Monat ein anderes Bündelchen in den Kleidern, Scheine, die sich aus ihrer Faust lösten, auf dem Boden verteilten

– Holen Sie Ihre Perlen gnädiges Fräulein

sorgt sich, ich sei nicht schön genug, um die Engländer zu empfangen, die verantwortliche Dame, die mir das Geld gibt

– Ein Herr in einem Wagen mit einem anderen Wagen dahinter der auf ihn aufpaßt bringt es ihr immer

ich lehne es ab

– Haltet seine Zunge fest

zögere, es anzunehmen, auf dem Heimweg verdunkelt ein Teil des Aquädukts den Hang, ich zeigte das Geld bei Tisch und starrte dabei meinen Vater an

– Adelaide ist reich

mein Vater, ohne mich zu sehen, ohne es zu sehen, die Leibwächter auf der Steinbank neben dem Gartentor, wenn ich hinausging, nichts, wenn es Ana war, aufgeregte Bewunderung, Pfiffe, Kommentare, das Haar meiner Schwester hüpfte auf ihren Schultern, ihr Gang anders, ich bin der Mann im Haus, nicht wahr, Mutter, ich bin der Mann im Haus

– Maria Clara ist der Mann im Haus

der Mann im Haus durchstöbert die Familie, die es niemals gegeben hat, in den Schränken, den Truhen, ein Ehepaar auf einem zweiten Emaillemedaillon, das mit Gouache retouchiert wurde, es sieht wegen des Alters der beiden wie Vater und Tochter aus, der Vater sitzt, und die Hand der Tochter liegt auf seinem Arm, die Tochter ist verheiratet, trägt einen silbernen Ehering, den die

Farbe hervorhebt, der Vater mit dem gleichen Ehering, der Schatten meiner Mutter wanderte von einer Seite des Tisches zur anderen, bemächtigte sich des Geldes

– Gib her

bewegte beim Zählen der Scheine die Lippen, die Gabel meines Vater rauf und runter, und es war nicht mein Vater, der sie hob, es war die Gabel, die meinen Vater befehligte, der Gesichtsausdruck wie der, als sie ihm verkündeten

– Wir werden Sie operieren müssen

und draußen, nicht in uns, eine Feierlichkeit, der Arzt sagt weitere Worte, aber ich hatte nur gehört

– Wir werden Sie operieren müssen

sie beleuchteten die Beete, und die Levkojen strahlten, meine Mutter legte das Geld an den Platz der Serviette

– Das hat sie uns bestimmt gestohlen

die Gabel zog meinen Vater und zwang ihn zu essen, die Gabel meiner Mutter auf dem Teller, meine Gabel zog mich auch, indem sie über die Muster auf dem Porzellan kratzte

Anas Gabel trennte, uns überhaupt nicht wahrnehmend, die Haut vom Fisch, wenn zumindest die Gabel meiner Mutter ihr befehlen würde

– Nimm mich

und Kartoffeln und Salat und Mayonnaise und Stille anstatt dieser weinerlichen Stimme

– Sie hat uns immer gehaßt sie hat uns bestohlen

mein Vater nahm sich noch etwas aus der Schüssel, ohne zu bemerken, daß er sich etwas auf den Teller tat, als ich mir das Handgelenk gebrochen habe, hat er mich ins Krankenhaus gebracht, und als sie mir den Gips anlegten, ist ihm zufällig ein Staubkorn unter das Augenlid geraten, so daß er sich umdrehen mußte, um sich zu schneuzen und es besser reiben zu können, auf dem Rückweg nach Estoril hat er mir eine Katze aus Schokolade gekauft und sie mir wortlos in die Jackentasche gesteckt, als ich sie wieder herausholte, war die Katze von der Temperatur des Stoffes weich geworden, Ana riet

– Steck sie in den Kühlschrank

sie wurde wieder hart, aber es war keine Katze mehr, eine braune Masse zwischen gestreiftem Silber, meine Mutter schickte die Jacke zur Reinigung, und zwei Wochen lang mußte ich die andere tragen, die an den Ärmeln kniff, kaum hatte ich sie angezogen, ein Leidensjammern des zerreißenden Samts

– Nicht einmal eine Jacke kannst du anziehen mein Gott noch mal

in einer Gabelpause verbot ihr mein Vater, nach Belas zu gehen und mit Adelaide zu schimpfen

– Laß sie

morgen nehme ich, falls es einen Laden in der Nähe gibt, eine Schokoladenkatze mit in die Inten ivstation, auch wenn er sie nicht essen kann, kann er sie anschauen und sich daran erinnern, daß sie mein bestes Kleidungsstück verdorben hat

– Wissen Sie noch was Sie mir angetan haben als ich mein Handgelenk gebrochen habe wissen Sie es noch?

ohne daß ich mich schneuzen muß, ohne Staubkorn unter dem Augenlid, die kaputte Jacke, die nicht zuging und nach Wäschetruhe roch, die Grimassen meiner Schulkameradinnen, meine Wut, meine Scham, ich konnte die Beziehungen zu meinem Vater nicht abbrechen

– Sprechen Sie nicht mit mir

denn wir hatten nie miteinander geredet, die Ausländer waren den ganzen Tag bei ihm, Jugoslawen, Neger, Araber, vor allem Neger und Araber, der Rechtsanwalt und die Leibwächter begleiteten sie vom Gartentor zum Arbeitszimmer, ein drittes Medaillon nur mit der Tochter, der kleine Junge mit der Brille auf dem Holzpferd und das Datum unter einem Fleck auf dem Glas, mein Vater auf diesem Stuhl, während er in Papieren stöbert, zu beiden hingebeugt, die Tochter sitzt jetzt, und auf ihrem Schoß der kleine Junge, in Schrecken verloren, hinter dem Medaillon ein Kreis aus festem Papier und die Schleife, um es an die Wand zu hängen, zwei Drosseln tranken am Rand des Teiches, der Rasenmäher arbeitete unsichtbar und verstummte, Jugoslawen, Neger, Araber, vor allem Neger und Araber, meine Mutter spähte ärgerlich unters Vordach

– Jetzt holt er auch noch die ganzen Neger ins Haus

ging schnuppernd durch die Zimmer, öffnete das Fenster, um den Geruch hinauszulassen, der Rasenmäher, nun fast neben uns, machte uns beinahe taub, Araber und Neger im Haus meines Großvaters, Mädchen, stellt euch vor, die Araber und die Neger zusammen mit dem Präsidenten Krüger und dem englischen Herzog, hier sind nie Araber oder Neger reingekommen, es sei denn, um bei Tisch zu servieren oder im Garten zu graben, ich hob das feste Papier mit dem Fingernagel an, und auf der Rückseite des sitzenden Mädchens mit dem kleinen Jungen auf den Knien in derselben Schrift wie auf den Umschlägen, auf den Rändern der Zeitungen, in den Briefen

Adelaide mit Luís Filipe auf dem Schoß

und eine verschnörkelte Unterschrift darunter

Adelaide mit Luís Filipe auf dem Schoß

ich schloß das Fenster, und der Rasenmäher entfernte sich, ich habe meinen Vater gebeten, ihn ausprobieren zu dürfen, der Mäher befreite sich mit einem Ruck von mir, verschlang sofort die Hälfte der Levkojen, fuhr schwankend über den Kies und blieb unter Rauchgehuste, öltropfend vor der Garage stehen, meine Mutter

– Luís Filipe

der Mäher spuckte unter kreischendem Todesröcheln schlecht durchgekaute Erd- und Schotterstücke aus

– Nun guck doch bloß mal wie deine Tochter ihre Jacke mit einem dieser gräßlichen Schokoladendinger für ein paar Centavos verdorben hat

mein Vater reparierte in Hemdsärmeln mit einem Schraubenschlüssel und einem Hammer die Maschine, baute den Deckel und Pleuelstangen, Zylinder, den zerbeulten Benzintank ab, so ausgeweidet, schien sie unfähig zu solchem Appetit, mein Vater, nur dreckige Finger, bog das Blech, trat auf den Zündungshebel, drehte an Knöpfen, eine Spule löste sich in gewundene Flammen auf, der Mäher belebte sich, faßte Mut, wich mit grimmigem Blick auf die Levkojen, auf meine Schienbeine zurück, las erneut in den Levkojen verschiedene Speisekarten, mein Vater trat abermals auf die Zündung

Adelaide mit Luís Filipe auf dem Schoß

dieselbe Schrift wie in den Heften, vielleicht

womöglich

ich bin sicher, daß der Besitzer des Armeleutemülls, der den Dachboden verstellte, meine Mutter, als sie das Fenster öffnete, um den Geruch hinauszulassen

– Jetzt reichen ihm die Araber und die Neger schon nicht mehr und er holt sich auch noch diese Proleten ins Haus mein Gott

mein Vater trat wieder auf den Zündungshebel, der Rasenmäher konzentrierte sich, schwoll mit einem Seufzer an, nahm Schwung, bleckte die Zähne, sabberte Levkojenreste und dunkle Flüssigkeiten, ich erinnere mich an den Mund meines Vaters in einer Art Schrei, eine Maiwolke glitt auf der Oberfläche des Teiches nach Osten

– Hatten Sie einen Bruder der wie mein Vater hieß Mutter

– Unsinn ich wäre glücklich gewesen wenn ich einen Bruder gehabt hätte

langsam, weiß, hoch oben am Himmel, bevor sie sich über den Bogengängen des Kellers verflüchtigte, in dem die Fahrräder mit durchlöcherten Reifen aus der Grundschulzeit, das Damenrad von Ana und meins

Maria Clara ist der im Haus

mit Männersattel, ich konnte eher Achten fahren als sie

– Guckt mal

ich fuhr, die Füße auf dem Rahmen, die Auffahrt hinunter, hoffentlich schaute mein Vater, der sich nie um uns kümmerte, aus dem Dachbodenfenster, ich bremste erst direkt vor dem Gitter, ich habe mich nie verletzt, der Mäher bewegte sich einen Meter, zweieinhalb Meter vorwärts, zermalmte den Schraubenschlüssel und verschwand im Buchsbaum

– Hatten Sie einen Bruder Mutter?

die Eschen erschrocken, das Wasser im Teich der Teil der Welt, der den Himmel berührte, alles sonst unendlich fern, auch die Störche, die Masch

– Nun hör endlich auf wie kommst du auf diesen Unsinn?

die Maschine kletterte Tonerde gurgelnd eine Backsteinecke hinauf, neigte sich zur Seite, fiel mit einem welken Knall, einem zweiten Knall, einem letzten Abschiedspfeifen um

– Clarinha

diese Resignation, dieser ernste Ausdruck der Toten, sie packten mich unsanft, denn ich spürte die Kälte eines Griffs, hoben mich über die Kerzen, zwangen mich, meinen Großvater auf die Stirn zu küssen, eines seiner Augenlider war in schielendem Spott stärker geschlossen als das andere

– Hatte Adelaide Kinder Mutter?

sie stellten mich wieder auf den Boden zu den Wachstropfen, die Kerzenleuchter gehörten nicht uns, sondern den Besitzern des Bestattungsunternehmens, die verhängten Spiegel, ich hätte schwören mögen, als sie mich ansahen, als ich mich in ihnen sah, sah nicht ich mich, ich sehe nicht so aus, wir stellten den Rasenmäher zu den Reifenschläuchen in die Garage, mein Vater schaute ihn, die Hände in den Taschen an, beunruhi

– Hatte Adelaide Kinder Mutter?

wir beide im kleinen Zimmer mit dem Fernseher und den Modezeitschriften, Mannequins in langen Kleidern versicherten mir, du bist häßlich, uns in ihren Sessel zu setzen war das schlimmste Verbrechen

– Raus da

das es gab, im Frühling half mir der Duft der Beete beim Einschlafen, ich beugte mich über die Fensterbrüstung, und die Levkojen beruhigten meine Haut unter dem Pyjama, ich spürte, wie sie verständnisvolle Süße atmeten, hin und wieder ein grüßendes Glitzern oder ein Abschiedswogen, die Gärten von Estoril zogen sich durch die Nacht zum Meer hin, wenn ein Zug beim Tamariz ankam, hörte man die winzigsten Geräusche, die Scheinwerfer erfanden Palmen und Büsche, die wir sonst nicht bemerkten, überraschende Veranden, den Bettler mit dem vorsintflutlichen Bart, der den Schriftstellern in den Schulbüchern ähnelte und auf dem Weg zur Schule um Almosen bat, die feste Überzeugung, daß man den Duft der Beete in ein Glas gießen und trinken konnte, mein Vater, die Hände in den Taschen, der beunruhi

– Hatte Adelaide Kinder Mutter?

der beunruhigt den Mäher in der Garage betrachtete, trotzig den Hebel bediente

– Ich habe ihn doch repariert ich habe ihn doch repariert

ließ mich an Anas Trotz denken, wie sie an der Kette der toten Meerkatze zog

– Komm spielen César

überzeugt, daß es Faulheit oder Müdigkeit war, die Fliegen kochten in der Wunde am Rücken, wo der Bus sie erfaßt hatte, eines der Augenlider war in schielendem Spott stärker geschlossen als das andere, aber da waren keine Kränze und Kerzen, Ana kämpfte mit den Fliegen, während sie an der Kette zog

– Komm spielen César

Zähne, die dem Rasenmäher ähnlich waren und die gleiche dunkle Flüssigkeit absonderten, die Wirbel verrutscht, als habe mein Vater sie auseinandergebaut und dann in einer andern Reihenfolge wieder zusammengeschraubt

– Adelaide hat keine Männer gekannt sogar darin hatte die Halunkin Glück

außerstande, ihr wegen des Geldes zu verzeihen, das sie ihr gestohlen hatte, aber meine Mutter fand weder heraus wie noch wo, zählte die Vasen, die Silberlöffel, die Handtücher im Wäscheschrank, drohte dem Meeraal vom Pfandhaus mit der Polizei, und der Meeraal klopfte mit der Handfläche Empörungen auf die Brust

– Ich will tot sein Madame

meine Mutter, die Schubladen aufzog und zuschob, Stolen, Schärpen, Porzellan, den Koffer überprüfte, den Adelaide in der Speisekammer stehengelassen hatte

– Halunkin

mit dem Foto des Regenschirms und des gnädigen Fräuleins, ich spähte meinen Vater und die Dinge aus, die sich um ihn herum veränderten, ohne daß mein Vater sich veränderte

– Wir müssen Sie am Herzen operieren Herr Doktor

ohne Mitleid mit meiner Mutter oder mit uns zu haben, der Schmutzfleck

riesig

am Schuh

– Warte draußen Amélia

mein Vater, die Hände auf den Knien, nicht zum Kupferstich an der Wand, sondern zu etwas jenseits der Wand

es gab keine Wand, es gab keinen Kupferstich, es gab nicht den Herrn General mit dem Präsidenten Krüger auf der Veranda des Palastes und eine wartende Kutsche und Inder und Windhunde

– Hör mit dem Gejammer auf Amélia

da waren das Krankenhaus, das Viadukt, das Kreuzchen am Rosenkranz, um die durch unsere Angst riesig gewordenen Bettlaken herum wir, die nicht den Mut hatten, sie zu berühren, der Schaukelstuhl irgendwo über der Decke, Schritte, Papiergeraschel

– Er wird nicht da oben auf dem Dachboden operiert

er ist da oben auf dem Emaillemedaillon, ein kleiner schmollender Junge auf dem Schoß von

– Adelaide hat keine Männer gekannt

ein kleiner schmollender Junge auf dem Schoß einer Frau, die auch Adelaide hieß, unbeholfen, steif, im Sonntagsstaat, könnte sie eine Köchin sein, könnte sie ein Dienstmädchen sein, die Umrisse ihres Vaters, und wenn es nun nicht ihr Vater war, wenn es

– Sie hat keine Männer gekannt sogar darin hatte diese Halunkin Glück

wenn ein Kranker stirbt, reinigen sie das, was übrigbleibt, desinfizieren sie das Zimmer und beziehen das Bett frisch für den nächsten Sterbenden, mein Vater im rosa Hemd, barfuß, wie er den Flur entlang vor der Bahre hergeht, kleine, frischgepflanzte

Bäume, Erlen oder so, stützen sich auf der Straße an Pfähle, der Arzt klopfte an die Tür, die er währenddessen schon öffnete, Ana kämpfte mit den Fliegen, während sie an der Kette der Meerkatze zog

– Komm spielen César

hielt die Schaufel des Chauffeurs fest, um ihm zu verbieten, eine Grube zu schaufeln, bat meinen Vater um Hilfe, aber mein Vater schwieg, sie rannte zwischen Schaufel und Tier hin und her

– Komm spielen César

der Arzt befreite sich von der Stoffmütze, seine Hände wie die vom Chauffeur mit der Schaufel über der Grube, wie er den Körper des Tieres mit der Sohle schob, und das Tier war drin, das heißt, es rutschte langsam, unwillig zu verschwinden, wie er auch die Kette schob und die kleine Blutpfütze, die nicht rot war, schwarz, schwarze, glänzende Kristalle, der Arzt schob meinen Vater mit der Sohle, Ana in weißen Strümpfen und Faltenrock, versuchte ihn daran zu hindern, ich

– Wenn Sie möchten können Sie ihn eine Minute auf der Inten ivstation sehen

ich ruhig, Ana ruhig, meine Mutter steckte den Rosenkranz in die Handtasche, keine Grube, keine Fliegen, keine Schuhsohle, die meinen Vater schob, was wohl aus den Faltenröcken geworden war, mit denen sie uns wie Zwillinge anzogen, ein Kuß, mit dem ich weggeschickt wurde, ein Kuß und eine Liebkosung für sie, ein langanhaltendes Lächeln

– Selbst wenn du das gleiche anhast wie deine Schwester sieht man gleich daß du Ana Maria bist du bist so hübsch

mir die Sachen extra zerknittern, mich extra schmutzig machen, mich extra noch ungenießbarer geben, wenn man mir befahl, jemanden zu begrüßen, grüßte ich nicht

– Wo steckt Maria Clara nun bloß wieder

als mir ein Junge, damals war ich elf oder zwölf, zum erstenmal einen Brief schrieb, habe ich ihn zerrissen, ohne ihn zu lesen, weil ich mir sicher war, daß man mir einen Streich gespielt hatte, als der Blonde aus der anderen Klasse mich küssen wollte, habe ich ihm mit der Schultasche eins übergezogen und bin weinend weggerannt, die Lehrerin hat ihn dazu verdonnert, siebenmal einen Text abzuschreiben, der Blonde wollte mich in der Pause kneifen und noch einmal zur Strafe siebenmal einen Text abschreiben, selbst heute wird ein Pulli von mir auf Anas Körper gleich französischer, ich ziehe ihn am Tag darauf mit einem Silberschmuck an, und er ist keinen Centavo mehr wert, vielleicht sollte ich den Friseur wechseln, ein paar Kilo abnehmen, ich sehe der Tochter auf dem Medaillon ähnlich, die den kleinen Jungen hält, das Mal auf der Stirn, wie das von Adelaide, das habe ich auch

das kann nicht sein, so ein Unsinn, ich glaube das nicht, das würden doch alle schon seit Ewigkeiten wissen

in den Schränken, in den Truhen suchen, das Holzpferd mit Versprechungen einwickeln und es fragen, aber ich möchte wetten, daß, wenn ich das Holzpferd frage, es sich in einer Woche bei meinem brandneuen Vater auf dem Dachboden beklagt

– Wer ist Ihr Vater wer ist Ihre Mutter?

– Dein Vater hat keine Familie als wir uns kennengelernt haben hatte er schon keine Familie

– Nerv deinen Vater nicht er ist ja noch nicht einmal von der Operation aufgewacht

die Sonntagmorgen, vor allem im Winter, wenn die Palmen gerupft sind und das Wasser die Blätter an die Scheiben klebt, ich wollte mich immer so gern zu ihnen legen, über den Flur gehen, durch das Zimmer, in dem meine Mutter sich schminkte und scharlachrote Flecken auf Papiertaschentüchern hinterließ, die Matratze finden, mich zwischen beiden ausstrecken, während meine Mutter mit dem Atmen größer und kleiner wurde, mein Vater am anderen Ende der Decke, und ich hätte keine Angst mehr vor dem Donner, hörte die Tropfen an den Fensterscheiben und im Inneren der Tropfen den Nebel wachsen, die Hand meines Vater fährt am Kopfkissenbezug entlang, nimmt meine, ich drükke seine Finger, und er drückt meine Finger, ich krümme mich zu ihm hin, und er weist mich nicht ab, ich nehme an, ich bin eingeschlafen oder nicht aufgewacht, denn ich erinnere mich daran, daß ich im Bett in meinem Zimmer neben dem Bett von Ana lag, daß meine Hand geöffnet war, die mein Vater nicht berührte, und daß meine Mutter von der Tür her schwor, sie werde mit dem Pantoffel kommen, wenn wir in fünf Minuten nicht angezogen wären, es sei eine Schande, wie spät wir zur Messe kommen würden.

Drittes Kapitel

Der Arzt rief nicht den Fahrstuhl: er stieß die Schwingtür auf, an der auf einem Blatt aus einem Rezeptblock in Großbuchstaben

PRIVAT

stand und das mit Pflastern ans Holz geheftet war, von einem Fenster im Treppenhaus sah man Hotels, den Radar vom Flughafen, der sich über den Gebäuden drehte

wenn man hier wenigstens herauskommen, den Bus nach Hause nehmen, vergessen könnte, wenn mir jemand zeigen würde, daß dies alles nicht wahr ist, nicht geschehen kann, nicht geschehen ist, ich mich geirrt habe, mein Vater ist nicht krank, er ist im Arbeitszimmer mit den Jugoslawen, den Arabern, den Negern, sie reden über Kanonen und Gewehre, als ich aus dem Kino kam, bin ich im Flur vorbeigekommen und habe sie gehört, meine Großmutter, bitte sehr, der Oberleutnantsvetter, bitte sehr, nur alte Leute sterben

von einem Fenster im Treppenhaus sah man Hotels und den Radar vom Flughafen, der sich über den Gebäuden drehte, unsere Schritte machten auf dem Marmor der Stufen einen solchen Lärm, daß ich erschrak, an der Schwingtür im Stockwerk darunter auch das Blatt

PRIVAT

und ein Pflaster lose, eine kleine Halle mit Gasflaschen und dann eine kleine Halle mit Büros, Zimmern, Frauen mit Besen, die die Welt in Eimer kippten, der Saal der Inten ivstation, in dem nur zwei Betten belegt waren, Maschinen, Bildschirme und Lämpchen wie bei Spielautomaten, diesen amerikanischen Sachen, die mit wirrer Fröhlichkeit klingeln, wenn man Punkte gewonnen hat, im ersten Bett ein einsamer Arm auf dem Bettlaken, der Unrat, den die Abwasserrohre erbrechen, wartet am Strand auf das Steigen der Flut, wenn die Welle kommt, dann auf Wiedersehen Arm, am zweiten Bett, bei dem die Spielautomaten weniger klingelten, meine Mutter, Ana, der Arzt, den eine orangefarbene Birne zeigte und verbarg, ich erinnere mich an die Frage

– Warum zum Teufel geben Sie ihm nicht das Gebiß zurück?

ich erinnere mich nicht an meinen Vater, an Anas Augen, die sich veränderten, an ein paar Wachsknöpfe oder zittrige Tröpfchen, an meine Mutter, die Segnungen aufs Kissen zeichnete, der Arzt überprüfte die Bildschirme und entzifferte einen Streifen mit Strichen darauf

– In spätestens einer Stunde wacht er auf

die nicht zu meinem Vater gehörten, mein Vater ist nicht krank geworden, nicht mein Vater, ich erinnere mich an meine Stimme, die etwas sagte, wozu weiß ich nicht, die böse war, aber warum, mit wem

– Warum zum Teufel geben Sie ihm nicht das Gebiß zurück?

Ana war um eine Kreatur besorgt, die ich nicht kannte, die weder ein Kinn noch eine Brille hatte, dafür einen Gummischlauch im Mund, um einen dieser uralten Menschen, die sterben, der Oberleutnantsvetter, meine Großmutter, Adelaide eines Tages in Belas, wir nicht, mit Adelaide reden, ihr sagen, daß ich es wissen will, daß ich es wissen muß, sie zwingen, mit mir zu reden, die Kreatur ohne Brille, die nicht mein Vater war, bewegte sich etwas und sagte

– Maria Clara

sagte im Schlaf

– Maria Clara

in den Gummischlauch, sagte, glaube ich

– Maria Clara

inmitten der Glöckchen der Maschinen, im Tonfall, wie nachts manchmal

– Maria Clara

in den Eschen oder im Teich manchmal

– Maria Clara

in dem Moment, in dem ein Blatt das Wasser streift, Adelaide zwingen, mit mir zu reden, meine Mutter unterbrach ihre Segnungen

– Hast du den Herrn Doktor gehört?

Neontafeln die ganze Decke entlang, unsere Schatten ohne Kopf und Beine auf den Boden ausgegossen, Ana

– Seid still

sie beugte sich zum Schlauch, um die Eschen und das Wasser des Teiches zu hören, der Arm, der auf die Flut wartete, hob sich vom Bettlaken, ein Teil des Arztes schenkte meiner Mutter Aufmerksamkeit, während der Rest die Knöchel meiner Schwester heraufspazierte, neben dem Schlauch Ana, die nicht wußte, daß sie ausgezogen wurde

– Ich verstehe nichts

Schenkel, Hinterbacken, der Beginn der Nieren, ein Geruch nach feuchtem Stroh im Stall, der Arzt hakte ihren Büstenhalter auf, verweilte bei der Brust, und meine Mutter merkte es nicht, schauen Sie, was er mit ihr macht, Mutter, die offenen Augen der Kreatur bemerkten es auch, wanderten von Ana zum Arzt, gaben auf, schlossen sich wieder, dankt Gott dafür, daß mein Vater nicht

– Er wird nichts gesagt haben er ist wieder eingeschlafen

eine Krankenschwester kam, um den Sauerstoff zu regulieren, und der Teil des Arztes, der meine Schwester ausgezogen hatte, machte einer neutralen Kompetenz Platz, wenngleich der Geruch nach feuchtem Stroh noch immer da war, ich nahm den Bus nach Belas, das Aquädukt, Straßen, die asphaltiert werden mußten, Neger, die keine Waffen kauften, wenn ich das meiner Mutter erzählen würde

– Was für Waffen?

eine Truhe mit Rechnungen auf dem Dachboden, Mörser, Bazookas, Revolver, Minen, wenn ich das meiner Mutter erzählen würde

(keine Angst, Vater, ich erzähle es nicht)

angesichts von Telegrammen aus Libyen oder aus dem Sudan, Angeboten, Ablehnungen, Vereinbarungen, Bankauszügen *meine Tochter zeigt mir diese ganze Schande im Haus meines Großvaters, von dem es heißt, der englische Herzog habe dort eine Nacht geschlafen, bevor er mit dem Sekretär und einer orientalischen Tänzerin, die einen Diamanten auf der Stirn trug und, um die Suppe zu essen, ein Zipfelchen des Schleiers hob, wieder nach London zurückkehrte*

(keine Angst, ich erzähle es nicht, Vater)

Ana wieder mit meiner Bluse und ordentlichem Haar, der Arzt führte uns aus dem Saal zur kleinen Halle mit den Gasflaschen

– Morgen oder übermorgen haben Sie Ihren Mann im Zimmer

in dem Augenblick, als eine der amerikanischen Maschinen zu rufen begann und der einsame Arm ein ganz klein wenig auf den Bettlaken tanzte, morgen setzen sie ihm das Gebiß wieder ein, und ich finde meinen Vater vor, nicht einen uralten, sterbenden Menschen, eine Gruppe in Tränen aufgelöster Zigeuner, die einen Krankenwagen umringten, hörten auf, den Krankenwagen zu umringen, und umringten nun eine Krankentrage, bevor man die Tür des Altersheimes in Belas erreicht, ein welkes Gärtchen, in dem eine Heuschrecke, die mich Gott sei Dank nicht berührt hat, an mir vorbeisummte, man zog an einem Ring, und eine wahrscheinlich in schwarze Tücher gehüllte Glocke kündigte dort drinnen Totenwachentraurigkeiten an, das Umschlagtuch von Adelaide packen, und das Umschlagtuch dankbar

– Gnädiges Fräulein

ganz fröhlich darüber, daß ich es schüttelte, es drückte, dankbar, glücklich steht es auf, um mit mir zusammen wegzugehen, sich um mich zu kümmern, mir das Hütchen geradezurücken

– Mein Vater gibt dir das Geld nicht wahr Adelaide?

er besucht sie, während meine Mutter nichts davon ahnt, und versteckt es in ihrer Wäsche, ich bin sicher, daß er für Adelaide anderes Essen erbeten hat, eine bessere Decke, daß sie ihr Emphysem mit Kräutertees und Honig behandelten, er bat beinahe bescheiden, beflissen

– Niemand braucht zu wissen daß ich hierherkomme

mit den hilflosen Augen des Medaillons auf dem Dachboden, wenn er nach Estoril zurückkommt, werde ich ihm das Holzpferd ins Arbeitszimmer bringen und es, ohne mich um die Jugoslawen und die Araber zu kümmern, auf dem Teppich schaukeln lassen

– Sind Sie sicher daß Sie das hier nicht brauchen Vater?

mein Vater, der Adelaide, solange sie bei uns wohnte, nie wahrnahm, uns nicht wahrnahm, Adelaide ängstlich

– Guten Tag Herr Doktor

und mein Vater stumm, das gleiche Muttermal wie ich, die gleiche Nasengröße, Adelaide, deren einzige Arbeit darin bestand, meine Großmutter zu begleiten, zu beschützen, ihr zu helfen, zwei schwankende Vogelscheuchen auf dem Kies im Garten, voran die mit dem unechten Schmuck, dahinter die, die ihr den Schirm hinstreckte

– Sie haben den Sonnenschirm vergessen gnädiges Fräulein

vielleicht spähte er sie vom Dachboden her aus, während sie die Avenida zum Casino hinuntergingen, meine Mutter nahm an, daß er uns nicht wahrnahm, weil er keine Familie gehabt hatte, aber was war mit den Briefen des Alten, aber was war mit der Tochter des Alten, die ihn auf dem Schoß hatte

– Wer keine Familie hat gewöhnt sich nicht an andere

noch mehr Fotos in einem Heft, der Alte, die Tochter, der kleine Junge, jetzt neun oder zehn Jahre alt, wie er einen Ballon festhält, dabei Anas Gesichtsausdruck hat, wenn sie böse auf mich wird, ein Wutschrei vergrößert ihren Mund, ihre Schönheit, unter der ich litt und die ich haßte, das blonde Haar, und meins fast schwarz

– Schau nur wie weißhäutig die Kleine ist im Gegensatz zu ihrer Schwester sieht sie wie eine Ausländerin aus

das Kleid immer faltenlos, die Stiefel geputzt, das letzte Foto war lose, darauf der Alte allein, bitter wie ein Hund, und mit Bleistift

in einer Schrift, die ich zuvor nicht gefunden hatte

Mein Vater zwei Monate bevor

genau so

Mein Vater zwei Monate bevor

als wenn derjenige, der das geschrieben hatte, es für überflüssig hielt, den Satz zu vollenden, nur eine Zeitungsseite mit einer Todesanzeige dazugelegt hatte, auf der keine Verwandten erwähnt wurden, nur der Nachname, genau wie der meines Vaters

oder meiner oder der Nachname, den ich von ihm geerbt habe, die Zeitungsseite mit in die Klinik nehmen, und falls meine Mutter und Ana nicht da sind

– Sagen Sie mir die Wahrheit reden Sie einmal im Leben mit mir sagen Sie mir die Wahrheit

die Hand meines Vaters am Knopf, um die Krankenschwester zu rufen, ein Grillenzirpen draußen, ein Kopf, der mit Kuckucksschwung zu uns vorschnellte, das metallische Piepsen

– Was hätten Sie gern Herr Doktor

es gibt Vögel, die sich verbeugen und tanzen

– Was hätten Sie gern Herr Doktor

die werden, wenn die Tür zuschnappt, in den Käfig gesperrt, mein Vater zum Kuckuck

– Ich möchte daß diese Dame hier sofort auf die Straße gesetzt wird

überzeugt, daß er meine Mutter, den Rechtsanwalt, den Gärtner, den Chauffeur entlassen hatte, die alle sein Schweigen fürchteten, er drückte lange auf den Knopf, denn das Geräusch war draußen, zeigte schließlich mit der Verachtung seines Fingers auf mich

– Ich möchte daß diese Dame hier sofort auf die Straße gesetzt wird

das Schwanken der Krankenschwester, ein Schulhof jenseits des Parkplatzes, konjugiere die unregelmäßigen Verben, Maria Clara, das Geräusch verfolgt mich abwärts mit dem Fahrstuhl, hindert mich daran, ihm die Zeitung zu zeigen, keine Angst, ich werde Ihnen keinen Ärger bereiten, Vater, niemand anders geht auf den Dachboden, nur ich, wenn Sie mir wenigstens dabei helfen würden, herauszufinden, wer ich bin, als ich den Schrank wegschob, fand ich eine zweite Dachluke bei dem Baum, in dem ich mich zur Abendbrotszeit immer versteckt hatte, das erste Mal haben sie Ewigkeiten gebraucht, bis sie mich fanden

drei Stockwerke, Garten, Gartenlaube

zuerst ein Durcheinander im Haus, später alle mit Taschenlampe im Garten

– Clarinha

ich hielt den Stamm umarmt und unterdrückte den Husten, sah die Lichter zwischen den Beeten gehen, das Taschentuch meiner Mutter zwischen Handtasche und Gesicht, in dem sich die Vorstellung von Unglücksfällen, Überfahrenwerden, Entführungen widerspiegelten

– Ist das Gartentor etwa offen?

die Kette vor dem Gitter, sie ist nicht weggelaufen, gnädige Frau, wie hätte sie bei so einer Mauer weglaufen können, ich möchte schwören, daß sie uns inmitten der Blumen hört und sich über uns lustig macht, bis mein Vater oben an der Treppe erschien, ohne Krawatte, sein kleiner Finger als Lesezeichen im Buch

– Maria Clara

die Taschenlampen kamen näher und entfernten sich wieder, die Beete durchstöbernd, ich machte keine Gestalten aus, machte Füße aus, die dem Schlauch und dem Teich auswichen, Ana in Lackschuhen mit Schnallen, monatelang habe ich sie im Schaufenster sehnsüchtig angeschaut, meine Mutter überredet, indem ich an ihrem Ärmel läutete, und jetzt zerkratzte meine Schwester sie und machte die Sohlen mit Erde schmutzig

– Diese Schuhe gehören mir

meine Mutter vergaß das Taschentuch, die Taschenlampen reglos, ein Lichtkegel blendete mich auf dem Baum

wie die auf den Hinterbeinen hockenden Kaninchen, die das Auto überfuhr, sah ich nichts außer den Laternen und die Leiter in einem Schattentanz schwanken

– Ein Monat ohne Taschengeld und komm sofort da runter du Teufel

die Autoscheinwerfer waren schon fast über mir, sie werden

mich überfahren, ein kleines Paket aus blutigem Fell am Straßenrand, mein Vater mit mir im Arm auf dem Weg zum Haus, es war das einzige Mal, daß ich die Arme

– Du gibst ihr nicht einmal einen Klaps?

um seinen Hals gelegt habe, um zu verhindern, daß ein Rad mich zermalmte, Ana auf den Stufen

– Verglichen mit der Schwester sieht sie wie eine Ausländerin aus

besser als die Schauspielerinnen, blondes Haar, und meins fast schwarz, Pirouetten, und nach den Pirouetten Verbeugungen, Gekreisel

– Zieh meine Schuhe aus blöde Gans

ich lehnte mich ans Jackett meines Vaters, und er hat mich nicht gegen sie eingetauscht, mit Auflaufen der Flut war der Mond auf dem Tejo größer als der Himmel, beim zweiten Mal, als ich mich auf dem Baum versteckt habe, weder Taschenlampen noch Taschentücher, noch mein Vater auf der Treppe, meine Mutter, und die Handfläche für die Klapse wuchs zu mir hin, Ana

triumphierend

so schien es mir, bei meinem Vater auf dem Arm, und ich kam zur Strafe in die Speisekammer, auf dem oberen Ast einen Unterschlupf bauen, den Rucksack mitnehmen, Mentholbonbons und Bananen, nie wieder mit ihnen reden

– Auf Wiedersehen

ich schob den Schrank vor die Dachluke, und Ana stieg aus den Armen meines Vaters, der Baum entsprach nicht meiner Erinnerung an ihn, klein, krumm, ohne Laub, ich bin nicht sicher, ob wir wachsen oder die Welt schrumpft, nichts paßt uns mehr, nicht nur die Kleider, auch die Gefühle, die Häuser, der Arzt mit uns bis zur Tür des Krankenhauses, wo die Zigeuner vom Krankenwagen und von der Krankentrage weinend sangen

– Morgen werden Sie ihn überhaupt nicht wiedererkennen gnädige Frau nicht mehr blaß nicht mehr erschöpft

die Blicke der Leibwächter wie immer auf meiner Schwester, bis sie zwölf war, rührte sie die Freundinnen meiner Mutter, von zwölf Jahren aufwärts begann sie sie zu erschrecken und deren Ehemänner zu rühren, die die Augen zusammenkniffen, während sie die ihren rundeten

– João

mehr Sorgfalt mit der Krawatte und der Bügelfalte, das Händchen, das heimlich das Haar glättet, die Zunge, die im Mund einen unsichtbaren Karamelbonbon bewegt, unvermittelt leichte Gesten, Finger aus unerwartetem Porzellan, allerdings nur vier am Ende jedes Ärmels, der mit dem Ehering amputiert, ich versichere Ihnen, Aninhas, zwischen mir und meiner Frau ist nichts mehr

als wenn es sie interessieren würde, als wenn sie es wissen wollte

der Gesang der Zigeuner begleitete mich feierlich und traurig in meinem Inneren von Lissabon bis nach Estoril, ich dachte währenddessen nicht an den Fluß, meine Mutter suchte den Rosenkranz in der Tasche, blickte zum Chauffeur und steckte ihn wieder ein, als sie sah, wie ich mich im Schminkspiegel betrachtete, der von Puder beschlagen war, ich wirkte älter, vielleicht lag das am Puder

– Faß das nicht an Maria Clara

oder am Lippenstift, man drehte unten, und ein scharlachroter Zylinder erschien, wenn man schon mit dem Wachsbuntstift über den Rand der Zeichnung malte, wie war es wohl damit

– Du willst wohl eine Ohrfeige einfangen oder was?

übertriebene Gesichter wie die der Clowns, ich hatte so große Angst vor dem Zirkus, wenn sie mich mit einem Mund anlachten, der über einen anderen Mund gemalt war, jaulte ich vor Schrecken, je faltiger die Freundinnen meiner Mutter waren, desto größer wurde der scharlachrote Mund, der im Zickzack über die Falten reichte, der Mund sprach über lustige Dinge, und sie dahinter, unbewegt

– Helft mir

das Bild des Alten mit der Hundebitterkeit

Mein Vater zwei Monate bevor

und es waren die mit Bleistift geschriebenen Worte, nicht der Alte, der sagte

– Helft mir

Ana redete am Telefon in einem Gemurmel, das niemand verstand, kaum läutete es, da galoppierte sie zum Apparat, erschreckte die Dienstmädchen

– Das ist für mich

und wir hörten auf zu existieren oder existierten, damit man uns mit einem Winken wegschickte, wenn sie auflegte, sah das Telefon anders aus, lebendig, geheimnisvoll, intensiv, ich führte den Hörer ans Ohr, und es starb, war wieder ein Gegenstand, hohl schweigend, auch Ana war verändert, lächelte in Trance die Gardinen an, keine Sorge, Mutter, es ist kein Ehemann irgendeiner Ihrer Freundinnen

vier Finger am Ende jedes Ärmels, der mit dem Ehering amputiert

er wäre imstande

zu hinfällig, zu sehr um ihre Kleidung, ihre Galle besorgt

sie in glücklicher Agonie auf dem Sofa stranden zu lassen, ich begann zu verstehen, ohne zu glauben, was ich hörte

– Dein Vater hat keine Familie hat nie eine Familie gehabt

bemühte mich, mich selbst von etwas zu überzeugen, was ich nicht glaubte, wahrscheinlich hat meine Mutter den Schlüssel geklaut und war, ohne daß wir es merkten, auf dem Dachboden, hat in den Schränken, den Truhen gesucht, und die Angst, die Überraschung, das Kreuzchen am Rosenkranz, tausendmal geküßt

– Das kann nicht sein

wahrscheinlich hat er mich nur geheiratet, um sich an mir zu rächen und um seine Mutter zu rächen

– Was für eine Mutter?

seine Mutter an meiner Familie zu rächen, er antwortete auf keine einzige Frage, beharrte nur darauf

– Ich schwöre ich habe niemanden muß ich denn mein ganzes Leben lang schwören daß ich niemanden habe?

und dennoch erschien er so wohlerzogen wie wir, ein stinknormaler Name

Luís Filipe

kein Armeleutename

ich begann zu verstehen, ohne zu glauben, was ich hörte, dachte, wenn der Alte der Vater meines Vaters ist, dann ist die Tochter meine

kippte Hefte auf den Boden, noch mehr Fotos, noch mehr Briefe, eine Gruppe Schulkinder mit dem Alten und einem anderen Mann mit einem Zeigestock in der Mitte, der kleine Junge vom Holzpferd in der fünften Reihe

ich habe ihn sofort erkannt, er hat sich überhaupt nicht verändert, mein Gott, damals schon in sich gekehrt, verschlossen, er wirkte fern von allem, nie ein Geschenk, Nettigkeiten, zärtliche Worte, es gibt Augenblicke, da frage ich mich, was ich in ihm gesehen habe oder ob er diese Komödie erfunden hat, um mich zu ärgern, eine Art der Sonntagsbeschäftigung anstelle von Angeln oder Geliebten oder Kreuzworträtseln, die Männer müssen sich mit idiotischen Spielereien, feierlichen Kindereien amüsieren, mein Vater beispielsweise

der Gesang der Zigeuner begleitete mich von Lissabon bis nach Estoril, ich habe nicht einmal den Fluß bemerkt, oder besser gesagt, ich habe die Wellen gespürt, aber nicht auf sie geachtet, meine Mutter schwieg, Ana schwieg, Caxias, Paço de Arcos, Santo Amaro, Parede, Carcavelos, das kleine Schlößchen, das wegen des Geistes des toten Mädchens nicht vermietet wurde, der in der Vitrine die Tassen vertauschte, die liebe lange Nacht schepperte, das ganze Geschirr gesprungen, wenn der Alte der Vater meines Vaters ist, dann ist die Tochter meine Tante

Tia Adelaide

aber was war der Grund dafür, daß sie ihren Bruder mit Herr Doktor anredete, die liebe lange Nacht die Tassen im Schlößchen von São Pedro vertauschte, sie stand wie ihre Kolleginnen auf, wenn mein Vater eintrat, und meine Mutter hob den Blick aus der Ferne ihrer Strickarbeit, Ana kann stricken, ich nicht, ich bin der Mann im Haus, und Adelaide

– Ich wollte nur kurz den Schreibtisch abwischen

die Schubladen abgeschlossen, der Schreibtisch abgeschlossen, öffneten wir im August die Veranda, hechelte der Sommer fröhliches Blätterwehen um uns herum, schüttelte das Gras vom Schwanz, den der Wasserhahn naß gemacht hatte, Schmetterlinge mit gelben Augenbrauen

– Zieh Leine Sommer

auch die Palmen des Casinos, wir hatten eine Palme, aber die trank den Pflanzen das Wasser weg, die Nadeln knackten, sobald es dunkel wurde, verbanden sich mit Fledermäusen und Eulen, Ana kam aus ihrem in mein Bett, ihre kalte Nase kochte an meinem Rücken

– Schwester

die Angestellten der Stadtverwaltung kamen mit einer riesigen Säge, eine Menschentraube lugte durchs Gartentor, als die Säge zu arbeiten begann, fiel der Cupido unter dem Vordach um, ganz Estoril wurde von dem Geräusch durchgerüttelt, vor allem die Knochen der Meerkatze in den Höhlungen der Erde, Ana, die überzeugt war, daß die Palme litt

– Schwester

die Säge verstummte, und wir hörten nichts, meine Mutter öffnete und schloß schweigend den Mund, sie brauchte nur zur Strickarbeit zu greifen, und schon fühlte ich tiefen Frieden, der Lippenstift umrahmte die Silben mit einer roten Aura, begrüßen Sie mich jetzt nicht, ich habe Angst vorm Zirkus

– Nur den Schreibtisch kurz wischen

meine Schwester und ich im Rankgewächs am Fenster, in dem sich Eidechsen einrollten, die Araber und die Neger im Arbeitszimmer, der Rechtsanwalt schrieb auf der Schreibmaschine, was mein Vater diktierte, einer der Ausländer hielt eine Zigarre oder ein Zigarillo pompös wie ein Zepter, und ich konnte den Blick nicht von der Asche wenden, die wuchs und wuchs, sich krümmte, mehr Asche als Zigarre, jetzt fast nur noch Asche, mit den Tropfen am Rand der Wasserhähne ging es mir genauso oder mit den rostigen, ziegelfarbenen Regentropfen, die endlose Minuten lang an den Regenrinnen zitterten, es wühlte mich auf, daß sie sich lösten, herunterfielen, aufhörten zu sein, indem sie sich mit der Erde vermischten, mein Vater suchte, den Blick an der Decke, nach Worten, ein Spinnennetz glitzerte an der Fensterbrüstung und etwas, das einmal eine Fliege gewesen sein mußte und dem ein Flügel fehlte und dessen angezogene Beine in die Fäden eingewickelt waren, die Decke weigerte sich, meinem Vater zu helfen, der auf den Diplomen an der Wand, im Zierat der Tür

(die Ascherolle war nun endlos, instabil)

in einem Fleck auf der Gardine, schließlich bei der Zigarre nach Vorschlägen suchte, mein Vater

genau wie wir

vom Wunder der Asche fasziniert, ich stellte mir vor, daß das Universum, der Anwalt, das Casino, Estoril in Unglücksfurcht am Zigarillo hingen, alle außer dem Ausländer, der einen Vertrag verbesserte und nicht begriff, daß wir in dem Augenblick wer weiß wohin abstürzen würden, in dem die Rolle

Gott ist mein Zeuge, daß ich dagegen angekämpft habe, alles tat, damit wir weiterlebten, ich warnte ihn mit einem Seufzer, den die Kehle erstickte

– Die Asche

(merkwürdig, daß wir nicht sprechen können, wie oft möchte ich in meinen Träumen etwas sagen, und ich kann es nicht)

ein Schwindelgefühl wie bei den Fotos in den Schränken, den Truhen, wie so oft in meinen Träumen, ich will etwas sagen und kann es nicht, meine Mutter und Ana gehen an mir vorbei, ohne mich zu sehen, wie auch mein Vater die Köchin nicht sah, obwohl sie Geschwister waren, es sei denn, sie räumte ihm den Schreibtisch auf

Geschwister, es sei denn

ich glaube es nicht

er sah sie nicht, obwohl sie Geschwister waren, es sei denn, sie räumte ihm den Schreibtisch auf, die Truhe aus Macau, die ich noch nicht durchgesehen hatte, war voller Heiligenbildchen der Monarchie, die Königin, der König, die Prinzen, die Männer, die sie getötet haben, und die verblichene Schrift des Alten, keinen Widerspruch duldend

Kanaillen

der König ohnmächtig auf dem Sitz, der Name des Kronprinzen der meines Vaters

Luís Filipe

und auf der anderen Seite des Kupferstiches der Alte

Luís Filipe Luís Filipe Luís Filipe

der mit der Schreibfeder den Geschmack der Buchstaben ausprobiert, der Kronprinz mit dem König auf einem Schiff, im Palast, auf einem Ball, mein Vater hingegen auf dem Schoß des Mädchens bei einem Stadtteilfotografen, nennen wir es Mädchen, weil es wie ein Dienstmädchen wirkt, billige Sandalen, schlechtgeschnittene Kleider, in Belas packte ich sie am Umschlagtuch, und Adelaide

– Gnädiges Fräulein

glücklich, mich zu sehen

– Gnädiges Fräulein

bereit, den Regenschirm zu öffnen, mich vor der Sonne zu schützen, mir mit der gerupften Brosche und dem lächerlichen Hütchen zu helfen, zum Gartentor zu kommen, sich zu verabschieden und dort stehenzubleiben und mich ängstlich und stolz zu beobachten, wie ich zum Casino hinuntergehe

– Erzähl mir von meinem Vater Adelaide

der Alte

Luís Filipe Luís Filipe Luís Filipe

unter dem Bild des Kronprinzen, der Kronprinz und der König in ihren Särgen, und der Alte hatte Schleifen aus schwarzem Stoff daraufgeklebt, er trug Röcke und Hüte wie die Diener des Herrn General in Mosambik, die man

gehorsam

am Rand des Fotos erkannte, selbstverständlich nicht wie der Herr General, wie der Majordomus oder sein anderer Sklave, der Mann, der den Alten und die Schulkinder begleitete, er war es, der sich mit dem Karabiner näherte und den die Soldaten verfolgten, er lag mit offenen Augen im Leichenschauhaus, und der Alte mit grimmigen Großbuchstaben

Kanaille

eigenartig, daß es keinen Unterschied zwischen lebendigen und toten Augen gibt, so wie es auch eigenartig ist, daß die Wellen immer ein und dieselbe Welle sind, die heranrollt und zurückweicht, das heißt, die Augen schauen nicht, sie werden von sich selbst angeschaut, als ich klein war, wachte ich früher als Ana auf, hob ihre Lider an, und da war die gleiche leere Unaufmerksamkeit vor den Klagen, den Beschwerden

– Mutter

vor dem sich Scharfstellen der Pupillen, bis sie mich in den schwarzen Kügelchen reflektierten, wenn Adelaide anstelle von

– Gnädiges Fräulein

mir ein Geständnis machen würde, aber sie hat sich nie für mich interessiert, zu meiner Großmutter

– Gnädiges Fräulein

zu meiner Mutter

– Gnädige Frau

uns nahm sie nicht wahr, sie wich mir auf dem Flur nicht aus, um mich vorbeizulassen, wenn wir sie um was auch immer baten, hörte sie nicht zu, sie nahm die Marmelade und die Kekse, trug sie heimlich mit einem Kamillentee und einer oder zwei Levkojen in einer kleinen Vase zu ihrer Herrin, fast jeden Nachmittag erlebte ich, wie das Tablett dicht an den Vitrinen vorbeiging, ein Levkojenblütenblatt blieb ewig dort liegen, erinnerte mich an die Tropfen, die an den Wasserhähnen anschwollen, und die durch die Tropfen vergrößerten Kacheln, die Asche der Zigarre, die uns beim Herunterfallen bis in fernste, wo auch immer sich befindende Bergwerksstollen mitreißen würde, unsere Augen genauso offen wie die der

Kanaille

mit dem Gewehr im Leichenschauhaus, eine Hälfte der Kanaillen in Marmorbecken, die andere Hälfte wahllos auf dem Fußboden, Soldaten, die sie mit Bajonetten ausweideten, ein Leutnant oder Major, der sie anfeuerte, das Tablett kam wieder zurück, und das Levkojenblütenblatt wartete darauf, sich auf dem Deckchen niederzulassen, die Lichter von Estoril gingen in diesem Augenblick an, Einzelheiten, die der Tag verbarg, zum Beispiel Nischen in den Büschen, Gärten, in denen lebende Schattenrisse wuselten, die den auf dem Wasser laufenden Insekten ähnelten, ich reiße ihnen ein Bein aus, und sie traben ziellos weiter, morgen werden Sie Ihren Mann überhaupt nicht wiedererkennen gnädige Frau nicht mehr blaß nicht mehr erschöpft, wenn mein Vater keine Familie hat, nie eine Familie hatte, was ist denn dann meine Familie, Adelaide, die sich im Umschlagtuch weitet

– Gnädiges Fräulein

mich erkennt, sich zurücklehnt, wieder klein wird, der Geruch nach Provinz und dem Dritteklasseeisenbahnwaggon der Dienstmädchen, allerdings schwächer, dumpfer

– Lassen Sie mich in Frieden Clarinha

das gleiche Muttermal im Gesicht wie sie, die gleiche Wölbung der Stirn, die Mißbildung am Daumen, der das Geldbündelchen aus dem Hemd zieht und es mir anbietet

– Lassen Sie mich in Frieden Clarinha

sich von mir entfernt

ohne sich zu bewegen

mit ihrer Geistesabwesenheit, ihren Geheimnissen

– Adelaide

sie daran hindern zu gehen, sich zu entfernen

– Ist der Vater meines Vaters dein Vater Adelaide?

eine von den Jahren geschwärzte Heilige Jungfrau aus Kupfer am Hals, noch mehr Medaillons der Heiligen Jungfrau hinterm Revers, unter dem Bett der Koffer aus abgewetztem Leder, darin der Rahmen mit dem gnädigen Fräulein, ein Stück Hochzeitsschleier des gnädigen Fräuleins, die Franse einer Stola des gnädigen Fräuleins, die Lederhandschuhe, die ihr das gnädige Fräulein geschenkt hatte, ich, auf Knien an der Matratze, finde noch mehr Müll, die Rolle an der Zigarre löst sich

wird fallen wird fallen

kein Papier, kein Brief, keine dieser Postkarten aus dem Urlaub, von melancholischen Schleifen zusammengehalten, Filzrosen, Figürchen aus dem Dreikönigskuchen und darunter ein Seidentuch

Geschenk des gnädigen Fräuleins

ein Rechteck aus festem Karton, die schnörkelige Schrift aus den Schränken vom Dachboden, eine Borte aus Girlanden

Ich warte nach der Kirche auf Sie

zu verstehen versuchen, nicht verstehen

die Asche

noch einmal lesen, Girlanden, romantische Vögelchen

Ich warte nach der Kirche auf Sie

ich stelle mir das Ende der Messe vor, die Glocken, Adelaide ohne ein weißes Haar, die auf den Vater meines Vaters zugeht, ich stelle mir ein Zimmer vor oder die Schule oder eine diskrete Pension, ich stelle mir vor

– Ist mein Vater dein Sohn Adelaide?

der Geruch nach Dritteklasseeisenbahnwaggons zieht das kleine Bündel aus dem Hemd, bietet es mir an

– Lassen Sie mich in Frieden Clarinha

entfernt sich von mir, ohne sich zu bewegen, während zugleich die Asche

ich mit offenen Augen, die sich selbst betrachten

bis in den fernsten Bergwerksstollen, über uns eine letzte rostige Regenrinnenträne, ein kleiner Fleck, der so schnell im Garten verschwindet, daß, wenn jemand später am Nachmittag am Haus vorbeikommt, er nicht einmal merken wird, daß es uns jemals gegeben hat.

Viertes Kapitel

Während ich auf meine Mutter und Ana wartete, setzte ich mich auf den Segeltuchhocker unter die Eschen, wo mein Großvater

– Kümmert euch nicht um mich ich brauche nichts

die geöffneten Hände zu den Lichtflecken streckte, oder ich hockte mich an den Rand des Teiches und schaute auf das Spiegelbild im Wasser, das sich der Bewegung der Blätter entsprechend kräuselte oder glättete, jede Sekunde eine andere Person zeigte, ich sah meine Mutter aus dem Fenster spähen, von der Terrasse spähen, allein reden, mit gezücktem Strohhut die Beete herabkommen, ihn meinem Großvater auf den Kopf setzen, ihn mit dem Gummiband unterm Kinn festmachen

– Wie's scheint hätten wir gern einen Sonnenstich nicht wahr?

ihn, der mit den Armen vor dem Körper wedelnd die Spatzen verschreckte, wieder verließ, eine Vogelscheuche mit Sonnenbrille, die das Glas der Armbanduhr hochnahm, die Zeiger berührte, um die Uhrzeit zu erfahren, wenn meine Sohlen im Kies scharrten, schwenkte er den Spazierstock, um sich zu schützen

– Wer war das?

Ana und ich verließen die Gartenlaube, versteckten das Lachen im Ärmel, näherten uns langsam dem Duft der Levkojen, während der Tejo seine Farbe veränderte, wanderte die Sonne von Schwimmbad zu Schwimmbad Estoril hinunter, verlängerte die Bäume

aber keine Eschen, Eichen oder Walnußbäume, aber keine Eschen, die der Herr General in einem Postschiff der Regierung aus Mosambik mitgebracht hatte

wir näherten uns langsam, versteckten das Lachen im Ärmel, eigenartig, wie groß die Levkojen damals waren, mein Großvater ahnte etwas, denn seine Ohren waren angespannter und die Finger am Spazierstock, wir rissen ihm den Strohhut ab und rannten, die Tauben erschreckend, weg zum Teich, meine Mutter am Fenster

– Maria Clara

niemals

– Ana Maria

immer ich

– Maria Clara

das Maul eines Fisches kam an die Wasseroberfläche und verschwand wieder, der Gärtner durchwühlte den Schlamm mit einer Sichel, reinigte den tönernen Knaben und hielt dabei den

(noch heute finde ich es häßlich, es zu sagen, Ana hingegen hat eines Sonntags die blauen Großbuchstaben genau so ausgesprochen, wie sie an der Schulwand standen, und meine Mutter

– Ich träume wohl)

der Gärtner reinigte den tönernen Knaben, aus dem Wasser rann, die Fische glitschten ihm, die Seife im Bad nachahmend, aus der Hand, wir setzten dem Knaben den Strohhut auf

(Ana wiederholte, überrascht von der Überraschung meiner Mutter, die blauen Großbuchstaben

– Ich tu dir gleich Pfeffer auf die Zunge)

an den Stämmen war beinahe Nacht, während der Tag in den Wipfeln weiterging, eine Drossel flog vom Rosengarten aufs Dach, und wir nahmen nicht mehr als den urplötzlichen Schatten wahr, den der Schornstein verschluckte, die Hand, die Schläge gab, schob mich bis zum Segeltuchhocker vor ihn hin

– Bitte deinen Großvater um Entschuldigung Maria Clara

eine desinteressierte Fechtbewegung mit dem Spazierstock, eine Berührung der Zeiger auf der Suche nach der Uhrzeit, die Drossel rief irgendeinen Namen, und die Wipfel waren auch dunkel geworden, der tönerne Knabe fing an, Wasser zu vergießen, und meine Mutter klagend

– Ihr macht mir nur graue Haare Finger weg vom Wasserhahn Ana Maria nicht eigentlich Wasserhahn, eine Art Lenkrad in einem Loch in den Fliesen, als wir fünf oder sechs waren, mußten wir uns beide zusammentun, um es zu drehen, bei meiner Mutter war es nicht das Lenkrad, bei ihr waren es die Deckel der Marmeladengläser, sie versuchte es, und ihr schwoll eine Ader an der Stirn, sie reichte das Glas meinem Vater, und ihre Stirn war wieder glatt

– Ich habe nicht genug Kraft

die Ader hatte jetzt mein Vater, der Hals sprengte den Kragen, und kaum hatte meine Mutter

– Ihr macht mir nur graue Haare

gesagt, da hörte der Knabe auf, die Wipfel und der Leuchtturm und der Tejo waren unsichtbar, das Haus von der Straßenlaterne zu einem einzigen Giebel verwandelt, Zierat in reglosem Segen, ein Engel ohne Gesicht, das hatten die Regenfälle verschlungen, meine unschuldige Schwester mit nassem Rock wischte sich die Erde ab

– Ich habe nichts angefaßt

die Hand der Schläge schwankte zwischen meinem Großvater, der seinen Spazierstock verloren hatte und ihn auf allen vieren suchte

– Ana Maria

und mir, ein Balkon im ersten Stock wurde beleuchtet, das Gesicht meiner Mutter wurde so alt wie unsere, und noch vor den Tränen und den in Angst verzerrten Kinderzügen dachte ich

– Sie wird weinen

an gewissen Tagen machten die Nadeln, während sie strickte, ganz von allein weiter, und ihre Blicke wanderten derart hilflos durch das Zimmer, daß es mich ganz durcheinanderbrachte, begegneten mir, wandten sich schnell ab und verbargen sich im Taschentuch oder im Wollkorb, die sich schüttelnden Rippen hörten nicht auf zu zittern, ich hätte ihr gern den Hals gestreichelt oder ihre Strickjacke, während sie, das Unglück festhaltend, schniefte

– Was ist passiert Mutter?

wollte, daß ich sie umarmte, mich um sie kümmerte, sie von dort wegbrachte, aber wohin, wo ich doch außer Estoril nur Cascais kannte, weil wir dort in die Messe gingen und einkauften, und das Landgut in Tomar, mein Großvater fand seinen Spazierstock und ging auf der vergeblichen Suche nach dem Vordach im Kreis, zermalmte die sündhaft teuren japanischen Blumenzwiebeln, die am Dienstag zuvor gesetzt worden waren, ein weiterer Balkon wurde erleuchtet, und da bemerkte ich die Fledermäuse, Ana auf der Schwelle, wo sie die Puppe kämmte, beide mit Spieldosenstimme und Bakelithaut, beide leblos, in einem Laden gekauft, wir sind keine Schwestern, wären wir Schwestern, wären wir beide brünett

(Ana und die blonde Puppe, Ana ist die Schwester der Puppe, nicht meine, mich hat niemand gekauft, mich hat ein Storch im Schnabel gebracht)

aber es konnte nicht mein Vater sein, auch nicht das Holzpferd, da meine Mutter nichts vom Dachboden wußte, ich erinnere mich nicht daran, ob sie sich füreinander interessierten, oder daran, sie miteinander reden gehört zu haben, er kam aus dem Arbeitszimmer, setzte sich förmlich wie ein Fremder in den Sessel, Fremde auf Reisen im selben Zug, die Eschen zogen im Fenster des Eisenbahnsalons vorbei, der Strohhut und der Spazierstock fanden den Kiesweg, die Drossel über dem Teich auf der Suche nach Insekten, Würmern

sie fressen keine Menschen, sie fressen niemals Menschen

der Oberleutnantsvetter hielt den Ellenbogen meines Großvaters, als er ihn in den kleinen Salon führte, er spielte ihm niemals Streiche, quälte ihn nicht, ein gerührter Ton mattierte seine Worte

– Wir müssen noch eine Partie Schach zu Ende spielen Hernâni

wenn wir uns in den Arm nehmen könnten und es nicht können, uns gegenseitig das Bettzeug feststecken, der Oberleutnantsvetter warnte ihn vor dem Verrat der Stufen

– Eine halb gespielte Schachpartie mit einem Königsgambit ich habe den ganzen Tag über den Gegenzug nachgedacht

beim Oberleutnantsvetter waren es nicht die Rippen, die zitterten, es war der Schnurrbart, er beruhigte ihn mit dem Zeigefinger, und wenn er uns ansah, war wieder das Lächeln da, er schenkte uns Jungengeschenke zu Weihnachten, Aufziehautos, kleine Soldaten, Kreisel, Maria Clara ist der Mann im Haus, hinten im Garten strahlte der Sohn des Chauffeurs über diesen Müll, reihte die Soldaten auf, Strümpfe, die einmal mir gehört hatten, Sandalen von Ana, der Chauffeur verscheuchte die Käfer, die sich ihm auf die Haut setzten, die Dankbarkeit, mein Gott, das Theater der Armen

– Seien Sie bedankt gnädige Fräulein

seine Frau holte zwei Gläser hinter einem kleinen Vorhang hervor und rieb sie am Rock ab, Zitronenschalen für ein Erfrischungsgetränk, eine verbeulte Dose als Zuckerfaß, ich möchte wetten, aus dem Müllcontainer geklaut, meine Mutter neben der Frau

– Nehmt nichts von den Dienstmädchen an

Seidenpapierverzierungen, ein Kalender mit dem Everest an einem Nagel, ich wich einen Schritt zurück, um der Zitrone zu entgehen, der Sohn des Chauffeurs verteidigte besorgt seine Schätze, indem er sich auf sie warf, und das Aufziehauto knackte, warum hat die Armut einen Geruch und der Reichtum nicht, schnell weggehen, uns schnell abbürsten, sie vergessen, wahrscheinlich hatte auch mein Vater als Kind so einen Kalender mit Schnee, der Chauffeur zerknautschte und entknautschte sich noch mehr

– Seien Sie bedankt gnädige Fräulein

die Frau enttäuscht mit einem Glas in jeder Hand, ich erinnere mich daran, daß der Arzt ihr einen Knochen gebrochen hat, der schlecht verheilt war, Geräusch von zerquetschtem Bambus, der Chauffeur nahm wortlos die Mütze ab

sie kümmern sich nicht umeinander, sie sind anders als wir

– Und wir kümmern wir uns Mutter kümmern wir uns wirklich?

– Selbstverständlich kümmern wir uns so etwas zu sagen ist ungerecht woher hast du bloß diesen Unsinn?

– Finden Sie zum Beispiel daß Vater sich um Adelaide kümmert Mutter?

– Was soll denn dieses Gerede was hat denn der Vater mit einer Angestellten zu tun Maria Clara?

echte Verblüffung, echte Verwunderung, was sollte in der Tat mein Vater mit einer Angestellten zu tun haben, ich habe das nur so gesagt, war nur Quatsch, seien Sie nicht böse, kümmern Sie sich nicht darum

Geräusch von zerquetschtem Bambus und sie

– Moment mal Herr Doktor Moment mal

keine Träne, keine Klage, die Armen, die merken das nicht, die leiden nicht wie wir, sie fühlen nicht, manchmal, die Muttergottes möge mir vergeben, frage ich mich, ob die überhaupt eine Seele haben, der Arzt verband das Bein mit zwei Schienen, kein Gips, der Beweis dafür, daß mein Vater einer von uns ist, liegt darin, daß sie ihn, wenn er von den Armen käme, nicht operieren würden, sie würden ihn in einem Kabuff behandeln, ohne auf ihn zu achten, und mein Vater, von Käfern umringt

– Würden Sie gern so leben Vater?

während er sich noch mehr zerknautscht und entknautscht

– Haben Sie Dank gnädige Fräulein

trotz der Schienen brauchte die Frau, die eine Verwachsung am Bein hatte, doppelt so lange beim Gehen, der Fuß schlenkerte dort unten in einem Pantoffel, und hin und wieder eine Art Hauch, kein Jammern, kein Jammern, denn die Armen, wie gut für sie, kümmern sich nicht darum, merkwürdig, die Armen, so anders als wir, meinem Vater, nicht dem Chauffeur haben Ana und ich geantwortet

– Ihr Sohn kann diesen Kram behalten wir finden diesen Mist grauenhaft

dankbare und blöde Gesichter, die lächeln, man drückte ihnen die Hand, und potthäßliche Fingernägel, übertriebene Höflichkeit, ängstlich in unserer Gegenwart, begleiten sie uns zur Gartenpforte, suchen dabei nach Münzen, die sie nicht haben, rücken uns das lächerliche Hütchen zurecht

– Gnädiges Fräulein

daher habe ich, sobald meine Mutter und meine Schwester aus dem Haus waren und das Echo des Motors an der letzten Esche in Richtung Cascais verhallt war, die Schublade aufgeschlossen, deren Griff mir am schiefsten vorkam, die Papiere durchstöbert, bis ich auf das Klingeln des Metalls gegen den Ring gestoßen war, bin die Bodentreppe hinaufgestiegen, und nur eine Drehung des Knaufs, nicht zwei, das Holzpferd schien etwas sagen zu wollen und schwieg

(mein Vater schien nie etwas sagen zu wollen, meine Mutter war immer voller Wörter und stumm, die Sonne glitzerte, wenn sie die Stricknadeln erreichte, an der Decke, die kleinen Kristalle im Lüster wurden zu Lichttropfen)

die Helligkeit in der Dachluke verhinderte, daß ich den Garten, die vergessene, am Ast hängende Schaukel sah, auf der wir seit Ewigkeiten nicht mehr geschaukelt hatten

– Schubs mich an

– Und was gibst du mir dafür daß ich dich anschubse?

Ana hatte Angst und ich nicht, oder besser, ich hatte Angst, daß das Seil riß, aber ich verriet nicht, daß ich Angst hatte, Ana mal klein, mal so, wie sie immer war, wenn ich ihre Hände an meinem Rücken fühlte

– Los

sie schob zu kräftig für sie, bis ich merkte, daß es mein Vater war, der mit dem Wunsch, mich zu töten, anschob, denn der Ast hörte nicht auf zu schlenkern, Angst

– Vater

zu sagen, mein Gesicht höher als der Blitzableiter, und ich spürte den Geruch der Blätter und den Wind und Haarsträhnen im Mund, auf dem Dachboden, auf der chinesischen Truhe ein Koffer, der mir vorher nicht aufgefallen war, ich dachte an meine Mutter, sollte meine Mutter es wagen, die Treppe hinaufzusteigen

das wagte sie nicht

wenn wir meinen Vater dort oben hörten, gingen die Stricknadeln so schnell sie wagte nicht, ins Arbeitszimmer zu treten oder bei Tisch zu reden, die Ausländer läuteten die Glocke, die Dienstmädchen schauten meine Mutter an, meine Mutter zu uns

– Raus hier

die Bäume hinter den Rolläden und die Türen verschlossen, ich dachte an meine Mutter, daß meine Mutter es vielleicht wußte, aber sie konnte es unmöglich wissen, ihr Mitleid oder ihre Verachtung, dein Vater hat keine Familie, hatte nie eine Familie, keine Verachtung, warum Verachtung, Mitleid, der Herr General auf den Fotos mit meiner Mutter auf dem Arm, imposant, todernst, Zelluloidkragen, Röcke mit Knöpfen an unerwarteten Stellen, ich verstehe nicht, wie es möglich ist, schon so lange tot zu sein, noch heute, wenn ich es mir vorstelle

– Dein Vater hatte nie eine Familie

ein namenloser Schrecken, ich will nicht seit vielen Jahren tot sein, die Leute auf den Borden der Grabkapellen, und die Särge brodeln, wenn wir genau hinhören, vor Fieber

ich schwöre es

ein leises Brodeln dort oder aber in den Beeten, ein winziges Vibrieren von Insekten, Seufzer aus der Erde, die Sonne auf dem Koffer auf der chinesischen Truhe und im Koffer ein Buch mit Namen, Schulnoten, Examenseinträgen in der schnörkeligen Schrift der Medaillons und der Briefe, ein beinahe durchsichtiges Blatt

Tintenflecke und -sterne

mit der Geburt meines Vaters, der Name des Lehrers an der Stelle des Vaters und an der Stelle für die Mutter eine leere Linie

(– Dein Vater hatte niemals

meine Mutter voll Furcht vor ihm, die Wölbung an der Kehle schwoll an und gab, mit so viel Tränen darin, nach)

Reste von mit Bleistift geschriebenen Worten, die der Lehrer oder mein Vater ausradiert hatten, ich schätzte die Bewegung des Gummis an den Krümeln ab, die an den Falzen klebten, mein Vater mit seinem Vater, wenn er in diesem Augenblick einträte, würde er mich töten

(– Ich habe keine Familie und hatte auch niemals eine Familie

– Sie wissen daß das nicht stimmt nicht wahr sagen Sie mir nichts schweigen Sie lieber)

beim Familienstand hatte der Beamte

Verheiratet

geschrieben, dann eine Rasur und darauf

Witwer

und das war nicht der Beamte, der das verbessert hatte

Witwer

das Wort schneller, die Tinte neuer, der Füllfederhalter meines Vaters

Witwer

meine Mutter, Ana und ich vor dem kalten Braten, und das Radiergummi versicherte, daß er keine Familie habe, der Füllfederhalter versuchte, nachdem er das

Verheiratet

durchgestrichen hatte, den Beamten nachzuahmen

Witwer

keine von uns griff zum Besteck, die Haushälterin spähte vom Flur aus mit der Schüssel, Ana suchte das Brotkörbchen, bemerkte die Stille und gab auf, erleuchtete Balkons in den Lücken zwischen den Büschen, Touristen auf der Avenida, die der Wechsel der Windrichtung zum Schweigen gebracht hatte, nur das Knacken des Ofens, weiter entfernt als das Meer, im Winter nieste das Holz Regen, wenn es brannte, mein Vater löscht seine Mutter im Buch aus, und weiter vorn, zwischen zwei nicht beschriebenen Blättern, ein weiteres Blatt mit einem Kreuz im Kopf, eine Taufurkunde, aus der man ein Tintenfaß mit einem Rest Schlamm erahnte, der Sakristan, dem die Zungenspitze aus den Lippen hervorlugte, taucht die Feder in den Schlamm des Glases, ein paar Sätze von wirren Fingerspuren ersetzt, zum Beispiel Datum und Name der Kirche, zum Beispiel der Vater, der fehlte, das heißt, ein Strich über dem Namen und die Korrektur

Unbekannt

der Lehrer hatte, womöglich besorgt wegen der Ehefrau, den Sakristan mit einem diskreten Trinkgeld korrigiert

– Schreiben Sie Unbekannt

an den Wänden Wunder, von gräßlichen Tugenden glubschäugige Heilige, der Sakristan zappelte, während Schlamm von der Feder tropfte, ein in Tücher gewickeltes zittriges Weinen, Wesen, die ich nicht kannte, in ihrem Sonntagscheviot

– Unbekannt?

Bärte, deren Farbe abblätterte, in ekstatischen Visionen, ein Boot mit Fischern, die den Heiligen Geist in einem Sturmeshimmel anrufen und gleich darauf, Gott nicht mehr im Sinn, zur Mittagszeit Domino spielen, in den Tavernen von Amoreira die Spiele mit Streichhölzern zählen, der Lehrer verlangt unerschütterlich, den Finger auf der Seite, daß man seinen Namen vergißt

– Unbekannt

der Sakristan starrt den Priester an, der Priester nickt, der Sakristan gehorsam

– Unbekannt

und neben dem Priester wird mein Vater oder, besser gesagt, lange Tücher mit etwas Unsichtbarem, was darin greint

(ich erinnere mich an meine Mutter mit Ana neben einem Trog in der Kirche, wie sie sie zum Wasser neigt, wo die Kerzen und ich bitten

– Ertränkt sie nicht

wo die Kerzen zahlreicher waren als auf dem Altar, sobald der Priester die Kelle eintauchte, zersplitterte die Kapelle, meine Schwester wurde mit einem Leinentuch abgetrocknet

– Ertränkt sie nicht

ich hätte nie gedacht, daß ihre Knochen so knorpelig, so weich seien)

neben dem Priester wird mein Vater von dem Mädchen auf dem Medaillon gehalten, das befürchtet, die Märtyrer und die Heiligen Jungfrauen der Bilder könnten sie in die Hölle werfen

du hast gesündigt du hast gesündigt

der Sakristan zum Vater meines Vaters

zum Priester

zum Vater meines Vaters

das Geräusch der Feder schmerzte, alles alt und verschossen wie im Zimmer, wo sie

– Und beim Namen der Mutter auch nichts?

sich sonntags nach den Ulmen vom Kirchplatz in irgendeiner Gasse trafen, der Vater meines Vater gibt ihr den Schlüssel, das heißt, er versteckt ihn in ihrer Hand und schließt ihre Finger, ein Kreidefleck am Rockaufschlag

– Paß auf daß niemand dich sieht Mädchen

also warten, bis niemand dort in der Nähe ist, kein Auto, kein Nachbar, der späht, daß niemand dich sieht Mädchen, wo haben sie sich gefunden, wie haben sie sich kennengelernt, nicht in diesem Haus, denn der Herr General hatte keinen Umgang mit Lehrern, nur mit Präsidenten und Ministern, und wenn nicht in diesem Haus, in Mosambik? in Lissabon? in einem dieser öffentlichen Parks mit einer Kollegin, einer Freundin, der Vater meines Vaters schaut genauer hin, setzt die Brille auf, folgt ihnen von fern, älter als ihr Vater, aber kein Mann vom Lande, die Uhr nicht aus Stahl, aus Silber, ein Angestellter oder so, der sie, sobald er den Kiosk erreicht hat, zu einem Kaffee einlädt, hilfsbereit, wohlerzogen, und einen Monat später der Schlüssel in der Handfläche und ihre Finger in seinen Fingern, er duzt sie, hat sie aber noch nicht berührt, nehmen wir an, daß der Kioskinhaber spöttisch zwinkert, nehmen wir an, es ist April

nein, nicht April, die Tage sind länger, nehmen wir an, Mai, nehmen wir an, wilde Kamelien an der Mauer, nehmen wir an, der Nachmittag still, wie wenn die Zeit stehenbleibt, nehmen wir an, die Freundin und sie betrachten, die Nasen dicht beieinander, den Schlüssel, nehmen wir an, sie versteckte ihn im Kleid, ähnlich wie so viele Jahre später im Altersheim in Belas das Geld, ich würde fast einen Arm dafür geben in der Hoffung, daß es nicht stimmte, und Adelaide glücklich

– Gnädiges Fräulein

wenn mein Vater mir das Gummi leihen würde, wenn ich kräftig reiben würde und sie wegradieren könnte

– Gnädiges Fräulein

dich hat es nie gegeben, verstehst du, niemals geschieht was auch immer, verstehst du, nie hat es Truhen oder Schränke gegeben oder meinen Vater vor dem Holzpferd, und dann nehmen wir an

einfach nur annehmen, wie am freien Sonntag

ich habe Angst, das zu sagen, habe Angst, jemand könnte mich hören

der Vater meines Vaters auf sie wartet, nehmen wir an, in irgendeiner Gasse nach den Ulmen auf dem Kirchplatz, in einem Gästehaus, einer kleinen Pension, einem gemieteten Zimmer

das Gästehaus oder das Zimmer scheinen mir keine gute Idee zu sein, ein verheirateter Lehrer würde das wegen der Eltern der Schüler, der Inspektoren, der Ehefrau niemals tun, nehmen wir an, ein Anbau an der Schule, eine Art Lager voller Büsten von Seefahrern, Landkarten, Diplomen, nehmen wir an, das Mädchen vom Medaillon auf dem Kirchplatz, wie sie darauf achtet, daß niemand sie sieht

– Paß auf daß niemand dich sieht Mädchen

wie sie den Schatten der Gardinen prüfend ansieht, ob ihr da nicht etwa ein Blumentopf mit Begonien oder ein Kanarienvogel heimlich zusieht, wie sie den Schlüssel fest in den Fingern hält, als würden andere Finger sie zwingen, ihn festzuhalten, wie sie vor der Tür auf und ab geht, sie die Schuhe drücken, die ihr das gnädige Fräulein geschenkt hat, und wie sie nicht den Mut aufbringt, hineinzugehen, weggeht, vierzehn Tage später wiederkommt, aber zwei Frauen unterhalten sich im Laden, aber ein Hund, aber eine Amsel auf der Ulme, aber eine Fahrradklingel, und daher geht sie wieder, stolpert über die hohen Absätze, nehmen wir an, daß sie zurückkommt, ohne nachzudenken, fast ohne es zu wollen, ganz zufällig, den Vater meines Vater vergessen hat, im Juni oder Juli, nehmen wir an, daß sie den Schlüssel in ihrer Handfläche bemerkte, ohne zu bemerken, daß sie ihn bemerkte

– Was ist das denn?

in dem Jahr, als das Casino erweitert wurde und die im Februar gepflanzten Palmen mit ihren Blättern im Gras schabend lautlose Rufe ausstießen, nehmen wir an, daß niemand am Fenster war, die Gardinen reglos, die Blumentöpfe nur Blumentöpfe, nehmen wir an, daß das Schloß etwas klemmte, der geflieste Boden, in dem eine Fliese fehlte, und da es kein Licht gab, ließ sich das Mädchen, das meinen Vater im Arm hielt, von ihnen leiten, blieb mit den Schuhen in Spalten, in Rissen stecken, nehmen wir an, ein unsichtbarer Treppenabsatz und ein Atem, der nicht ihrer zu sein schien, eine Minute warten, bis der Atem wie meiner wirkt, oder sich an den Atem einer anderen Person gewöhnen, den sie nun mir gegeben hatten, kaum daß ich die Handtasche in der Truhe sah, die Gewißheit zu fallen, und ich war nicht mehr ich, die Steine, die ich in den Brunnen warf, brauchten so lange, daß man sie nur als Kreise und noch mehr Kreise sah

pi mal r-Quadrat

während sie eintauchten, nehmen wir an, eine Fensterbrüstung zum Gebirge hin, und Adelaide

zwischen dem Gebirge und mir

zwischen dem Gebirge und Adelaide, Bienenstöcke auf einer Erdaufschüttung, Weinpergolen, heute dort nur Kinos, Villen, Restaurants, vor zwei Jahren im März, im Café an der Bucht mit den Schiffen und den Möwen und einer bitteren Feuchtigkeit hatte ich einen Freund oder Liebsten, ich weiß es nicht so genau, er hieß Manuel, wenn meine Mutter nur so was vermutete, würde sie sterben

– Maria Clara ist der Mann im Haus wenigstens bei ihr mache ich mir keine Sorgen bin ich ganz ruhig wenn sie abends ausgeht

der Freund oder Liebste wies mit dem Kinn auf ein Sonnensegel, hab ich für heute gemietet, und der Schenkel an meinem Schenkel, der Geruch wie nach etwas Totem, ein Kaninchen oder so, die Tauben zwischen den Tischen flohen vor mir, wenigstens bei Maria Clara mache ich mir keine Sorgen, bin ich ganz ruhig, wenn sie abends ausgeht, die Haushälterin reicht mir am nächsten Tag das Telefon, und ich, ruf mich nicht wieder an, Ana, die den Arm mit der Zigarette ausgestreckt hält und wegen des Rauches hustet

– So was Blödes so was Bescheuertes wenn man mich einladen würde würde ich gehen

der Geruch der Männer, ein Geruch wie nach etwas Totem, nur mein Vater lebte, nehmen wir an, daß das Mädchen, das ihn auf dem Arm hatte, weder die Weinpergolen noch das Licht der Bienenstöcke bemerkte, nehmen wir an, ein Kaninchen oder so im Schullager zwischen den Büsten der Helden, die Landkarte Portugals mit den Augen der Städte, die sie rund betrachteten, ein schwarzer Ring mit einem Bällchen in der Mitte, Lissabon groß, Leiria klein, Tomar ein Pünktchen

(das Kloster erreichen und unendlicher Friede über den Dächern, ganze Nachmittage auf dem Mouchão rudern)

nehmen wir an, daß der Alte an einem Schülerpult Diktate korrigierte und, sich nicht um sie kümmernd, weiter korrigierte

sie bemerkte

mich bemerkte und ein Seitenblick und eine Bitte

– Warte

und weiter korrigierte, bis er am Ende der Diktate angelangt war, Dona Ireneia stellte eine Vase auf den Sockel

– Vergeßt den Schatten nicht

wir verrieben die Striche mit dem Daumen, bis da keine Vase mehr, nur die Uniform dreckig war, Dona Ireneia aus Angst, man könnte auch sie in einen Schatten verwandeln

– Vorsicht

der Alte schraubte den Füllfederhalter zu, ohne sich vom Pult zu erheben, nahm die Brille von der Nase und unternahm mehrere Versuche, bevor er die Tasche traf, diese Sommersprossen auf der Haut der alten Leute, wenn ich mir vorstellte, meine Großmutter würde gleich lächeln, was noch mehr Falten bedeutete, schloß ich die Augen oder wandte mich von ihr ab, meine Mutter kippte unechten Schmuck, Röcke mit zipfeligen Säumen, die Fuchsstola mit der Silberverzierung in einen Beutel, wies den Chauffeur an, eine Grube zu graben

– Graben Sie eine Grube Senhor Louro

und beerdigte alles im Garten, Adelaide darum herum, nervös wie ein Tier, wie Papageien, wenn ihr Besitzer abwesend ist, wie die Schafe in Tomar, wenn ihnen die Lämmer weggenommen werden, das Meckern, das den Hausmeister verfolgt, ein Schaf oder ein Papagei, Adelaide, die irgend etwas unter der Schürze versteckt haben mußte, weil meine Mutter

– Adelaide

ihr das Hütchen zum Spielen im Casino wegnahm, wenn sie abends zurückkam, sah man nur das Hütchen außerhalb des Zaunes über den Levkojen schwanken, sie stürmte als Bettlerin verkleidet hinein, ohne jemanden zu begrüßen, Besucher begriffen, was sie an ihren Gesten sahen

– Eine Verwandte kümmern Sie sich nicht um sie wir haben sie aus Barmherzigkeit bei uns aufgenommen

das Kloster von Tomar erreichen und Friede über den Dächern, Nachmittage lang auf dem Mouchão rudern, meine Schwester ließ das Boot nie auflaufen, ich blieb immer im Schilf hängen, Frösche quakten drohend gleich neben mir, der Hausmeister trug das Lamm über den Schultern, und die Schafe verfolgten den Hausmeister mit nutzlosem Geblöke, dicke Frauen mit großen, weichen Hinterbacken und vorgerecktem Hals, meine Mutter übergab, die Finger zu einer Pinzette zusammengelegt, dem Chauffeur das Hütchen

– Machen Sie die Grube wieder auf Senhor Louro das hier fehlt noch

Adelaide reglos, und dennoch das Blöken von Tomar in Estoril, die Lämmer mit den durchgeschnittenen Kehlen, wir sahen das Messer nicht, und das Blut genau wie das von meinem Vater, wie damals mit dem Nagel im Fuß, mein Vater wusch die Wunde

– Hab keine Angst Clarinha

er hatte Angst, ich neugierig wegen des Blutes, die Geschichte mit dem Nagel hatte ich vollkommen vergessen, das Blut genau wie das Blut des Lammes und meines Fußes im Schulanbau, allenfalls ein Tropfen, zwei Tropfen, drei Tropfen, ich dachte, sie seien rot und flüssig, und am Ende waren sie fast fest, schwarz, der Lehrer beschwichtigte den Sakristan mit einem diskreten Trinkgeld

– Schreiben Sie Unbekannt

dem Sakristan tropfte Schlamm von der Feder, Wesen, die ich nicht kannte, im Sonntagscheviot

– Unbekannt?

der Sakristan starrte den Priester an, der Priester nickte, den Lämmern wurde die Kehle durchgeschnitten, der Sakristan kämpfte mit der Feder

– Unbekannt

und neben dem Priester, meinen Vater im Arm

– Bekomm keinen Schrecken Clarinha

oder besser gesagt, lange Stoffbahnen am Taufstein in der Kirche, wo die Kerzen zahlreicher waren als auf dem Altar, neben dem Priester, meinen Vater im Arm, das Mädchen vom Medaillon, das fürchtete, die Märtyrer und Heiligen Jungfrauen könnten sie in die Hölle werfen

– Du hast gesündigt

kaum tauchte die Kelle in die Kerzen, Gesichtszüge, die zersplitterten, mich, in einem Altersheim in Belas wieder zusammengesetzt

– Gnädiges Fräulein

erkannten, zurückwichen, sich von mir entfernten

– Lassen Sie mich in Frieden Clarinha

leer, fern, der Welt entrückt, nur an der Linde im Garten interessiert.

Fünftes Kapitel

Als die Eschen noch schwärzer geworden waren und ich die Levkojen und die Schaukel nicht mehr sah, schloß ich den Dachboden ab, versteckte den Schlüssel zwischen den Papieren in der Schublade und setzte mich in den Sessel meines Vaters, wo ich auf die Rückkehr meiner Mutter und von Ana aus Cascais wartete. Die Dienstmädchen machten im ganzen Haus das Licht an, die Möbel traten aus der Dunkelheit hervor, mit Geheimnissen beladen, die die Bilder wiederauferstehen ließen und mich, die Leute, den Herrn General, den Präsidenten Krüger anullierten, meine Großmutter blutjung, hob den Deckel des Pianos an, dem keine einzige Taste fehlte, und das Fliederparfüm, von dem sich Spuren noch in den Flakons in der Rumpelkammer erahnen ließen, vermischte sich mit dem Duft der Blumen

Chrysanthemen Begonien Tulpen

im geöffneten Fenster. Ich erinnerte mich an die Musikhefte ebenfalls in der Rumpelkammer, kugelförmige Glasleuchten statt Glühbirnen, Herren, die aufgeplustert wie Wellensittiche auf ihren Lackabsätzen das Gleichgewicht zu halten suchten, die Gemahlin des Herrn General

– Violinschlüssel Margarida

veränderte auf den Tasten die Stellung der Finger, die keinen einzigen Ring trugen

(wann hat sie wohl den ganzen Plunder und die Altfrauenlumpen angeschafft?)

es gab kein Casino, es gab keine Palmen, es gab Felder im Dunkeln, die verstreuten Echos, aus denen die Nacht besteht, und eine Milchstraße aus Hahnengeschrei, eines der Dienstmädchen drückte auf den Lichtschalter des Salons

– Sie erlauben doch Fräulein Clarinha

und das Piano verstummte, ich hörte die Stimmen meiner Mutter und Anas unter dem Vordach, einer der Wellensittiche, der vergessen hatte, mit dem Herrn General zu verschwinden, verabschiedete sich blitzschnell

– Komm gleich zu uns Clarinha

erst die Päckchen und dann Anas blondes Haar und dann das gefärbte Haar meiner Mutter, die Prinzessin und ihre Hofdame

– Ihre Tochter ist wie eine Prinzessin Madame

der Herr mit der weißen Weste stieß fast mit ihnen zusammen

– Verzeihung

das Auto fuhr in die Garage, denn die Gartenlaube tauchte mit Blättern auf, die weniger grün waren, als ich sie mir vorgestellt hatte, und verschwand gleich darauf, das Gesicht meiner Schwester ließ mich mit meinem Gesicht Mitleid haben, sie hatte nie einen Stiftzahn, hat nie Nägel gekaut, nie die Finger kaputtgemacht, wer wird dich heiraten, Ana, wer wird mich heiraten, dich niemand, denn du bist der Mann im Haus, hoffentlich bemerkten sie das Piano nicht, hoffentlich löste der Duft der Levkojen den Parfümgeruch auf, meine Mutter schaute sich um, schien etwas merkwürdig zu finden, man hörte Feuerwerksraketen in São Domingos de Rana, mein Vater in der Klinik

– Hast du heimlich geraucht Maria Clara?

während die Zigarre zu meiner Erleichterung den Hang hinunter und durch das Tor ging, ich glaubte noch zu hören, wie eine Kutsche sich auf der anderen Seite des Zaunes entfernte, aber vielleicht war es auch der Wind oder ein Busch, der Grippe hatte, was ich für Pferdeschellen hielt, waren nur Anas Sklavinnen, die die Einkäufe auswickelten, vor vielen Jahren hat mein Vater einmal in Sintra eine Kutsche gemietet und ist mit uns im Nebel zum Maurenkastell gefahren, nasse Buchen, große Moossteine, immer wenn ich nieste, richteten sich die Ohren der Maultiere zitternd auf, sie erinnerten mich an ein Kind auf einem Felsen mit einem Zicklein im Arm, nein, ein Kind mit einem anderen Kind auf dem Arm, nein, nur Ginster über Ginster die Hänge hinauf, meine Mutter mit hüpfenden Knien, klammerte sich an uns

– Bitte bitte

Ginster über Ginster die Hänge hinauf, Männer mit Gewehr näherten sich dem König, der Kollege des Vaters meines Vaters

– Dein Vater hat keine Familie halt den Mund

tauchte hinter einer Säule auf dem Platz oder einem Buchenstamm auf und begann auf uns zu schießen, eines der Maultiere

– Bitte

sackte an der Deichsel zusammen, ich hielt mir die Ohren zu, um nichts zu hören, und sah meine Schwester im Spiegel, die Pulloverschultern auf ihre Schultern legte, meine Mutter hinter ihr spähte zu mir herüber, die Lichter von Estoril in der Ferne, in der Tiefe der widergespiegelten Gegenstände

– Maria Clara

nicht jenes Maria Clara, wenn sie auf mich böse war oder mir mißtraute, Anas Arme gaben nach, der Pullover rutschte am Körper herunter, meine Mutter wurde zur Mutter im Krankenhaus, die die Ärzte als Garderobenständer benutzte, um dort ihre Angst vor dem Tod aufzuhängen

– Hier nehmen Sie das seien Sie so gut

auf uns und das Kreuzchen vom Rosenkranz gestützt, ich dachte, sie ist vor mir auf dem Dachboden gewesen, dachte, war sie nicht, wenn mein Vater eine Komplikation bekommt, wird sie die Schrankkoffer und die Truhen im Garten vergraben lassen, die Lichter von Estoril pflanzten Eschen neben die Möbel im Salon, ein leichter Sommerwind kreiste in den Levkojen, die faulen Dienstmädchen waren in der Hoffnung in der Küche zugange, wir könnten den Lärm für Arbeit halten, Ana verflüchtigte sich aus dem Spiegel, indem sie das Pullovertier am leeren Ärmel hinter sich herzog, sie verlor sich zwischen den Sofas, wohin die Stehlampen nicht reichten, der Chauffeur umfuhr die Blumen, drehte den Kopf zu Ana hin

der Geruch nach feuchtem Stroh, der Geruch nach Männerstall

als er begriff, daß ich es bemerkte, drehte er ihn sofort weg

(wenn in Tomar die Stuten in Hitze waren, hatten die Hengste genau diesen Geruch, umringten sie in blindem Eifer, das Lachen des Angestellten, der sich um sie kümmerte, seine Hosenträger, sein Lachen verweilte auf mir

– Er hält mich für eine Stute)

und ich haßte ihn, die gleichen bloßgelegten Zähne, und meinen Vater, der es nicht bemerkte oder damit einverstanden war, losrennen, um dem Geruch zu entgehen, wenn mein Vater mich berühren würde

– Er hält mich für eine Stute

würde ich ihn in Stücke reißen, meine Mutter und mein Vater schlafen nicht im selben Zimmer, mein Vater auf der Liege im Arbeitszimmer, meine Mutter dort oben, manchmal glaubte ich sie weinen zu hören, aber das konnten auch die Matratze sein oder die Tauben auf der Regenrinne

Ana jetzt wieder im Spiegel mit den Schultern des Pullovers auf ihren Schultern, meine Mutter allein auf dem Kissen, und dennoch waren es die Matratze oder die Tauben auf der Regenrinne, die klagten, nicht sie, mein Vater von dem Haus reicher Leute verschüchtert, der Sohn des Lehrers und der Angestellten, die so tat, als kennte sie ihn nicht, oder die ihn wirklich nicht kannte, nur den unechten Schmuck und das lächerliche Hütchen kannte, ich erinnerte mich an ihren Zorn darüber, daß meine Großmutter nicht am Kopf des Tisches saß, sondern nach mir und Ana an der Ecke des Tischtuchs, sie versuchte, ihr die besten Stücke des Hühnchens zukommen zu lassen, und meine Mutter

– Erst der Herr Doktor Adelaide

wie hat sie bloß die Schwangerschaft so viele Monate lang verbergen können, welche Entschuldigung hat sie vorgebracht, um für die Geburt das Haus zu verlassen, der Vater meines Vaters im Schulanbau zwischen Landkarten und Diktaten

– Schwanger?

älter als der Herr General, und er fand den Tabak nicht, als er in der Tasche danach suchte, ein Kreideflecken an der Hemdbrust, noch ein Kreidefleck auf dem Rockaufschlag, Adelaide steht vor ihm, drückt den Schlüssel in der Hand, die Schüssel reiste lautlos von Platz zu Platz, wenn Adelaide sie meinem Vater reichte, war ihr Gesichtsausdruck undurchdringlich, mein Vater undurchdringlich, meine Mutter undurchdringlich

das ist nicht wahr

meine Mutter studierte sie beide, ihre Aufmerksamkeit auf die Gabel gerichtet, die wegrutschte, und auf die Soßentropfen

das Mädchen steht vor mir und drückt den Schlüssel in der Hand, ist nicht einmal neugierig, geistesabwesend, etwas sehr Entlegenes in mir, das ich verstorben glaubte, wuchs in mir und erschreckte mich

– Mädchen

ein Geruch nach Kreide und Schwefelseife, den ich verloren glaubte, meine Tante badete mich im Zuber in der Küche, und der Nebel rann in parallelen Tränen an den Kacheln herunter, mein Onkel bewegte die Pumpe unter dem Feigenbaum am Brunnen, in den die Igel fielen, ich reichte ihr drei oder vier Münzen, und sie

– Nein

ohne nein zu sagen

schweigend

Wolken und noch mehr Wolken zum Guincho hin, ein Milan über den Hühnerställen, und sie kümmerte sich nicht um das Geld, aber wenn es nicht das Geld war, warum besuchte sie mich im Schulanbau, Blasen, die sich aus meiner Kehle lösten, schwebten zwischen uns

– Kleine

wenn ich ihr einen Schal oder ein Fläschchen mit Parfüm schenkte, wies sie es zurück, sie hatte wahrscheinlich Schals und Parfüms, nur teurere und luxuriösere in dem Haus, in dem sie, wie ich herausfand, arbeitete, Seidenschärpen, französisches Eau de Cologne, der Chauffeur in Uniform lüftete das Auto, ich lehnte mich an das Gitter des Tors, und der Chauffeur

– Hier kommen schon genug Bettler verschwinden Sie

vielleicht verachtete mich das Mädchen, weil ich nicht reich war, und wenn sie mich verachtete

(die Wolken waren jetzt dichter, und da waren jetzt zwei Milane, einer ausgestopft am Himmel, der andere kreiste über den Büschen der Fasane auf der Suche nach hungrigen, zittrigen Küken mit offenem Schnabel)

weshalb besuchte sie mich sonntags, wäre ich nicht verheiratet, würde das Rheuma meiner Frau sich bessern, wäre ich nicht siebenundsechzig Jahre alt und hätte ich keine Enkelin, die Waise ist, wie oft habe ich mich dabei erwischt, wie ich an sie dachte, die Zeitung vergaß, wie oft spähte ich das Haus ihrer Dienstherren aus, in der Hoffnung, sie anzutreffen, ich wollte nicht mit ihr reden, auch nicht, wenn sie bei mir war, nur dich sehen, und wenn es nur eine Sekunde lang war

(ich weiß, daß das idiotisch ist, und dennoch, dich nur eine einzige Sekunde lang sehen)

wie du auf einem der Balkons im zweiten Stock zwischen Eschenzweigen Teppiche ausklopfst, bis der Chauffeur mich bemerkt und mir mit den Hunden droht, wahrscheinlich sie und der Chauffeur, sie und der Gärtner, auch vor ihnen reglos, desinteressiert, geistesabwesend, der Geruch nach Kreide und nach Schwefelseife, den ich vergessen geglaubt hatte

(– Lassen Sie mich nur diese Nacht bei Ihnen schlafen ich habe Angst vor dem Donner

Lichtdrähte wie Haarnadeln, Getöse)

der Eisenhahn auf dem Glockenturm ändert die Stellung seines Schweifes, was wohl aus der Wasserpumpe geworden ist und den Tellern mit dem Blümchenmuster, meiner hatte einen Sprung am Rand, und sogar der Sprung am Rand fehlt mir

Ana

der Hahn auf dem Glockenturm

Ana probierte den Pullover an, meine Mutter im Spiegel, und bevor sie mich beide gleichzeitig fragten, antwortete ich

– Es tut überhaupt nicht weh

besessen von der Sehnsucht nach meinem Vater

keine Stimme im Arbeitszimmer, kein Husten auf dem Flur, der Aschenbecher leer, Adelaide legte meiner Großmutter die besten Hühnchenstücke vor und den weißesten Blumenkohl, meine Mutter am anderen Ende des Tisches

– Zuerst die Mädchen

den Tränen nahe, sie hielt sie mit der Ecke der Serviette zurück, ohne meinen Vater anzusehen, der das Kinn auf der Krawatte hatte, vom Herrn General, von den Wellensittichen mit Weste, den Tassen und Kannen und Schüsseln in der Vitrine getadelt, den Ehering am Finger drehte, ein Waffenhändler, fast ein Zigeuner, einer, der sich nicht schämte, Araber und Neger hier im Haus zu empfangen, sie dort hinzusetzen, wo der englische Herzog sich hingesetzt hatte, ihnen unsere Gartenlaube zeigte, unsere Rosen, sie mit Lakaienhöflichkeiten zur Avenida geleitete, wie konnte Amélia, wie konnte jemand unseres Blutes

erklärt mir das mal einer

ihn heiraten, Ana ist wie durch ein Wunder wie wir, die andere leider Gottes

ich erinnere mich nie an ihren Namen

von derselben Rasse wie ihr Vater, Amélia versuchte sie zu entschuldigen, tat auch so, als würde sie sie akzeptieren, als liebte sie sie, nannte sie den Mann im Haus

– Meine Tochter Maria Clara ist der Mann im Haus

weil sie mich nicht wie meine Großmutter verstecken oder mit einem Seufzer wegfegen konnte

– Eine entfernte Verwandte die wir aus Barmherzigkeit aufgenommen haben

trat in das Arbeitszimmer meines Vaters, der schwieg, der Vater meines Vaters

– *Schwanger*

schwieg, schraubte die Kappe des Füllfederhalters zu, irgend etwas an der Leber, das zum Magengeschwür dazukam, kein Schmerz, Ranken, die sich über toten Steinen kräuselten, zuerst die Mädchen, der Ehering, der am Finger gedreht wurde, Adelaide, die die Schüssel von meiner Großmutter wegzog und zu uns kam, der unechte Schmuck häufte sich enttäuscht auf dem Schoß, sie duftete weder nach Kreide noch nach Schwefelseife, sie roch nach altem Leder, nach Feuchtigkeit, nach Schimmel, nach all dem, was der Vater meines Vaters nicht in ihr gefunden hatte, der an den Müll im Anbau gewöhnt war und an den Staub der Schüler, die er nicht wiedergesehen hatte oder die ihn, wenn er sie wiedergesehen hatte, nicht grüßten

sie erinnern sich nicht an mich

– Hier kommen schon genug Bettler verschwinden Sie

wichtige Leute mit Villen in Estoril, er hingegen in seiner kleinen Wohnung wie eh und je, die Fensterscheiben trübe, die Schutzbezüge fleckig, die Frau nachts mit ihren plötzlichen, stechenden Rheumaschmerzen, die Enkelin, das Waisenkind

– Großvater

die Nachbarn klopften im Pyjama an seine Tür, zerzaust, säuerlich

(ich habe nie an die Tür des Arbeitszimmers meines Vaters geklopft)

– So geht das nicht

drohten ihm mit dem Vermieter, der Stadtverwaltung, der Polizei

und daher wurden die Sonntage, an denen das Mädchen auftauchte, für mich zu einer Art

Adelaide und meine Großmutter naschten heimlich vom Gelee, öffneten Konservendosen, Dosen mit Oliven, Dosen mit Nüssen, mein Vater, der sie nicht schalt, sobald er mich bemerkt hatte, eine Art Flehen, das ich nicht verstand

kein Mann, ein kleiner Junge, der um etwas bittet

und er ging eilig zum Teich hinunter wie ein Kind, das erst kürzlich laufen gelernt hatte, stolperte über die Stufen, Lichtflekken auf dem Hemd veränderten sich mit dem Wind in den Blättern, er beugte sich dermaßen ungeschickt vor, um die Fische genau zu betrachten, daß ich dachte, er würde gleich ertrinken, gleich fällt er, die Leibwächter erhoben sich, staubten ihre Hosen ab

– Herr Doktor

einer paßt auf das Tor auf, die anderen beiden auf den Garten, eine Art Unterstand für den Winterregen und diese unerwarteten Herbststürme wurde für sie gebaut, während denen die japanischen Blumenzwiebeln durch die Beete trieben, Eschen ohne einen einzigen Spatzen in der Raserei ihrer Zweige befangen waren, meine Mutter zeigte uns ein leeres Einmachglas

– Wer hat mir mein Gelee gestohlen?

Überreste von Süßem an den Glaswänden, wenn das Mädchen ahnen würde, daß mir, während ich im Schulanbau den Füllfederhalter zuschraube und mich auf den Weg zum Treffen mit ihr mache, der Sprung im Teller mit den Blümchen einfällt und ich weinen möchte, nicht mit den Augenlidern, Tropfen innen drin wie immer, wenn mein Onkel die Pumpe am Brunnen bediente, und außer den Kaninchen im Netz hörte ich in der Dunkelheit ihr Jammern, von dem man annehmen könnte, es gehörte der Weite der Felder an, wie es im Rhythmus der Träume aus ihr hervortrat und wieder zurückwich

der Wind beugte weder die Eschen, noch öffnete er die Fenster, aus den japanischen Blumenzwiebeln wurden mit Wachstuch geschützte Blütenblätter in einer Farbe, die ich nicht beschreiben kann, mein Vater im Sessel mit dem Buch der Feier- und Samstage, meine Mutter zeigte Ana und mir das leere Einmachglas, aber mehr mir als Ana

(Maria Clara ist der Mann im Haus)

– Wer hat mir mein Gelee gestohlen

Reste von Himbeeren oder Erdbeeren an den Glaswänden, Ana und ich schnitten Schauspielerinnen aus Zeitschriften aus, Gesichtszüge aus Porzellan wie ihre, lange Beine wie ihre, blondes Haar wie ihres, meines schwarz, das Hütchen meiner Großmutter strickte den Pfad in Richtung Casino, wo es das Geld verspielte, das Adelaide sparte, und das, was mein Vater

sage ich jetzt

ihr unbemerkt in die Schürze kippte, Geldscheine, vielleicht auch Schecks

sage ich jetzt

flüchtige Geschenke, Ohrringe aus Kupfer, Schlüsselanhänger in Herzform, meine Mutter zu mir, wer von euch beiden hat das Gelee gestohlen, Ana Maria kommt ganz nach mir, Maria Clara leider nicht, und wenn ich nicht zu meiner Mutter gehörte

ich ganz verloren

gehörte ich nirgendwohin, weil mein Vater nie eine Familie hatte, allein war im Arbeitszimmer mit den Negern und den Arabern oder bei förmlichen Besuchen im Salon, ein Sonnenfunken sprang vom Einmachglas an meinen Hals, verweilte an der Decke, und plötzlich schwoll der Vorhang an und verschlang ihn

Ana, die Schere in der Luft über der Zeitschrift mit den Schauspielerinnen, ihre Strümpfe bis zum Knie hochgezogen, meine verkrumpelt und mit kaputtem Gummiband, eine Wespe blieb summend am Netz vor dem Fenster hängen, die Kröten wuchsen in der Gartenmauer

schluckten an ihrem Adamsapfel

und die Hälfte eines Schmetterlings tauchte in ihrem Mund unter den Richteraugen auf, die Beine für einen Sprung gekrümmt, den sie niemals machten, sie ließen mich an Ladenbesitzer denken, die auf die Tonbank gestützt dastehen, meine Mutter mit ihrer Nase an meiner Nase, wer hat mir mein Gelee gestohlen, und da die Stimme meines Vaters mit zartem Flöten, nicht die, mit der er dem Anwalt Befehle gab und mit den Negern und den Arabern redete

– Das werden die Mäuse gewesen sein Amélia laß das Mädchen in Ruhe

das Einmachglas blitzte kurz auf, meine Mutter

– Mäuse Mäuse?

drehte das Eingemachte langsam, ungläubig, als ich mich meinem Vater zuwandte, stieß ich auf den Jungen, der auf den Stufen der Gartenlaube strauchelte, kurz davor, bei den Fischen im Teich zu ertrinken, der kleine Junge vom Holzpferd, erschrokken wegen des Apparats des Fotografen, ein altes Datum und die Unterschrift der Diktatkorrekturen, mein Vater sicherer, fast im Bürotonfall

– Das werden die Mäuse gewesen sein

manchmal glaubten wir sie im Futter des Daches zu hören, das Kratzen von Krallen, Geräusche von Kämpfen, Galopps, das lächerliche Hütchen verflüchtigte sich in den Buchsbäumen, Adelaide folgte ihm weiter vom Gartentor aus, stolz auf die Eleganz des unechten Schmucks und der Perlentasche, ich möchte wetten, daß sie ihn für einen Apfel und ein Ei bei den Senegalesen an der Bushaltestelle kaufte, meine Mutter, während sie das Einmachglas betrachtete

– Mäuse?

warf einen raschen Blick auf meinen Vater, warf einen raschen Blick auf Adelaide, die dem gnädigen Fräulein glücklich zuwinkte, ich hatte das Gefühl, sie werde gleich sprechen, aber sie sagte nichts, blieb am Rand eines unwiderruflichen Satzes hängen, der die Koffer meines Vaters im Vestibül zur Folge gehabt hätte, der Herr General und der Präsident Krüger

– Welch eine Beleidigung

das Piano mit fröhlichen Mazurken, die Möbel zu ihrer Zeit gerade gekauft, ohne einen Kratzer, neu, die zwei Tintenfässer aus Kristall, von dem es nur noch eines im Silbergestell gibt, weil ich den Marmor der Kommode nicht erreichte, habe ich ganze Nachmittage damit verbracht, es anfangs auf dem Fußwärmer stehend, dann auf Zehenspitzen zu betrachten, die Damen der Herren mit den Zigarren

– Welch eine Beleidigung

empörte Fächer, Händchen, die Münder verbargen, es gab kein Bild meiner Urgroßmutter ohne ihr Halsband aus dunklem Samt, vielleicht braun, vielleicht lila, und einem ständigen, zarten Leiden, das ich nicht zu erklären wußte, meine Mutter

– Mäuse?

fern von mir, obwohl sie nah bei mir war wie der Tejo im September, das Wasser nah bei uns und das Geräusch der Wellen fern, nicht meine Mutter fragte, sondern das Ödland ohne Villen im Hinterland von Estoril, Oleander, Brombeeren, Moos, Ana schnitt die Schauspielerinnen mit der Schere aus, die Schneiden entschlossen wie Flügel, die der Möwen beispielsweise, wenn sie von der Mauer am Meer oben aufs Palace Hotel fliegen, meine Mutter zu meinem Vater

– Mäuse?

ihre Wangen rot, ihr Nacken mit den sich einzeln abzeichnenden Knochen, sie hatte ihr Weinen, den Rosenkranz, das Taschentuch vergessen

– Mäuse Luís Filipe Mäuse?

zwei Arbeiter machten Bürsten in einem Eimer naß, Ana hörte nicht auf, die Schauspielerinnen in kleine Stücke zu schneiden, die über den Teppich flatterten, der Vater meines Vaters

– Schwanger?

der Sprung im Blumenteller rührt mich an, nicht das Mädchen, das im Schulanbau steht, ohne auf die Landkarten und die Büsten der Helden zu schauen, ohne mich anzuschauen, irgend etwas denkt, wenn sie überhaupt denkt, oder an nichts denkt, so wie meine Onkel und Tanten nicht dachten, die zu sehr mit der Krankheit des Kalbes beschäftigt waren und mit dem Ausbleiben des Regens, sie versteckten ihr Erspartes in der Kaffeepackung, am ersten Dienstag im Monat gingen wir auf den Friedhof, um die Toten zu begrüßen, Zinnien in Aluminiumkrügen, die von den Katzen umgestoßen wurden, zwischen den Grabsteinen Margeriten, die niemand abschnitt, nur die Hälfte der Pforte in den Angeln, die andere Hälfte, die mit dem Schloß, an eine Grabstätte unter den Mispelbäumen gelehnt, gäbe es meine Enkelin nicht, wäre ich nicht verheiratet

besser noch, wäre ich zwanzig oder dreißig Jahre jünger, würde mir weder meine Enkelin noch die Tatsache, daß ich verheiratet war, etwas ausmachen, ich würde ein Zimmer in Alcabideche oder in Birre mieten, würde

– Mädchen

zu ihr sagen, würde ins Haus ihrer Dienstherren gehen und ihr mit dem Koffer helfen, wenn der Inspektor mich tadeln würde, gäbe es bestimmt Privatstunden in Geographie, Grammatik, Buchführung und vor allem keinen Nachbarn, der nachts im Pyjama grummelnd droht, ich ganz ruhig bei gelöschtem Licht, würde sie neben mir spüren, ohne Notwendigkeit, sie zu berühren, nicht schlafen

das versteht sich von selbst

sondern mit offenen Augen in der Blässe des Fensters einen kleinen Provinzfriedhof mit seinen Gräbern in den Getreidestoppeln, den Grabkapellen mit leeren Borden und dem hellen Abdruck der Särge im Staub betrachten, die Wasserpumpe vor und zurück, meine Tante stellte den Blumenteller auf den Tisch, bis sie den Sprung mit der Suppenkelle verdeckte

und wenn keine einzige Papierschauspielerin mehr ganz war, begann Ana die Titelblätter der auf dem Fußboden verteilten Zeitschriften zu zerschneiden, meine Mutter auf den Stufen in den ersten Stock, Absätze oben auf dem Flur, kleine Gegenstände, die auf den Boden rollten, die Sprungfedern der Matratze, als sie sich hinlegte, und der Rahmen des Herrn General schief am Nagel, Adelaide und das Hütchen flüsterten unter den Eschen, Adelaide zog Geld aus der Schürze, und meine Großmutter strich es in der Tasche glatt

– Was hast du nun verpfändet?

man bemerkte die Ebbe am Fehlen von Albatrossen und an der Ruhe der Schiffe, der Gärtner stellte den Schlauch an, und noch bevor das Wasser kam, verstärkte sich der Duft der Beete im Nachmittag, mein Vater, das heißt der kleine Junge vom Holzpferd, starrte mich vom Sessel her ausdruckslos vor Schrecken an

(wenn ihn nicht Adelaide aufgezogen hat, wer dann?)

die Stimme meiner Mutter drang durch den Stuck

– Mäuse

und noch mehr Gegenstände, die Kapseln für die Nerven, die Kekse gegen Schlaflosigkeit, meine Mutter, die wußte

wie kannst du sicher sein, daß sie es wußte

es war unmöglich, daß sie es nicht wußte, was ich heute erst zu erfahren begann, wer hat die Tasche in die Truhe getan, einmal ganz abgesehen davon, daß die Ordnung der Schrankkoffer verändert war und daß der Schlüssel im Schloß zum Dachboden nur einmal umgedreht worden war, ich bin sicher, daß meine Mutter, wenn wir in der Schule waren und mein Vater den Negern Waffen verkaufte, die Kommode umkreiste, die Hand ausgestreckt hatte, nicht den Mut aufbrachte, sie zu berühren, wenn sie sie fast erreicht hatte, bekam sie einen Schreck, schickte einen Blick in Richtung Arbeitszimmer und näherte sich abermals, die Finger faßten den Griff, ließen ihn los, zogen ihn ein bißchen, wobei sie wen auch immer anflehte

den Herrn, den Teufel, die Heiligenbilder auf dem Hausaltar

mach keinen Lärm, bitte mach keinen Lärm, ich gebe dir, was du willst, aber mach keinen Lärm

reglos horchte sie, zog noch einen Zentimeter oder anderthalb Zentimeter, bis es reichte, daß das Handgelenk die Papiere durchstöbern, sie mit den Fingerspitzen voneinander lösen, den Metallring finden konnte, und der Mittelfinger gekrümmt im Ring, meine Mutter auf dem Dachboden wie ich später und morgen und übermorgen und überübermorgen und jeden Wochentag, bis mein Vater gesund wieder nach Hause kommt, und dann haben die Atemnot, der Schmerz in der Brust ein Ende, eine gewisse

nicht einmal besonders große, eine gewisse

Vorsicht beim Husten aufgrund der Narbe, mein Vater, der die Begrüßung des Gärtners, der Dienstmädchen, der neuen Köchin, der Schneiderin, die montags und freitags unsere Kleider ändert, nicht erwidert, den Regenmantel zerstreut im Atrium ablegt, ohne meine Mutter, Ana, mich wahrzunehmen, vor allem meine Mutter nicht mit ihrem Rosenkranz und ihrem Taschentuch, die ihm den Arm reicht, den mein Vater ablehnt, ihn etwas fragt, auf das mein Vater nicht antwortet, die an seiner Statt dem Gärtner, den Dienstmädchen, der neuen Köchin dankt, ihm das Sofa zeigt

– Willst du dich nicht ausruhen Luís Filipe?

was mein Vater nicht will, das beste Geschirr auf dem Tisch, das Leinentischtuch, ein Geschenk am Kopf mit einer goldenen Schleife, meine Mutter, die sich ihrer Haarsträhnen mit lockerer Hand versichert, und mein Vater, der gelangweilt von uns die

Kommode aufsucht, den Schlüssel hält, die Stufen hinaufsteigt, als existierten wir nicht

(wir existierten nicht)

als hätten wir nie existiert

(wir haben für ihn nie existiert)

mein Vater, der die Stufen einzeln hinaufsteigt, als existierten wir nicht, sich oben einschließt

den Schlüssel zweimal im Schloß dreht, nicht einmal

ich habe doch gewußt, daß er ihn zweimal herumdreht

und wir daraufhin reglos, das Haus reglos, die Eschen bringen die japanischen Blumenzwiebeln mit sich herein, die Stille und ein Stück vom Nachmittag, und im Zentrum der Stille, im Zentrum des Nachmittags, im Zentrum des Hauses, im Zentrum des ätherisch stummen Raunens der Eschen, der ätherisch stummen japanischen Zwiebeln, von Ana, die ätherisch stumm die Eschen überlagert, undeutlich, auf und ab, das Schaukeln eines Holzpferdes.

Und Gott sprach: Es werde eine Feste zwischen
den Wassern, die da scheide zwischen den Wassern.
Da machte Gott die Feste und schied
das Wasser unter der Feste von dem
Wasser über der Feste. Und es geschah so.
Und Gott nannte die Feste Himmel.
Da ward aus Abend und Morgen der zweite Tag.

Sechstes Kapitel

Und wieder die Straße mit dem Orangenhain, die Gebäude, die ganz allmählich zur Vorstadt wurden, der Busbahnhof in der Kurve des Viertels, in dem die Klinik lag, die Leibwächter, für die nur mein Vater und Ana existierten, nicht Leibwächter, nur Stimmen, die mir die Illusion verschafften, von den Toten umgeben zu sein, denen das Haus noch immer gehört, so wie der Dachboden meinem Vater gehört und die Dachluke einem Mädchen, das mit dem Zauberstab am Rand des Teiches spielt, der Dachboden mit seinem Dienstmädchenmüll und das Haus mit seinen Dienstherrenschätzen in einem Nebeneinander, das die Verstorbenen empörte, die sich über Adelaides Sohn ärgerten, der in den Truhen stöberte, die weiß Gott woher gekommen waren

ein Trödler, das Lager eines Ladens, eine kleine vollgestopfte Wohnung

mein blinder Großvater auf dem Segeltuchhocker erschreckte im Garten die Drosseln, meine Großmutter verspielte Adelaides Gehalt im Casino, meine Mutter zum Lieferwagen, aus dem Schrankkoffer ausgeladen wurden

– Was ist denn das?

die einzige, die der Präsident Krüger gutgeheißen hätte, nicht den Blinden, der mit seinen Fingern über das Schachbrett spazierte, nicht die, die sich nicht schämte, das Gehalt der Angestellten anzunehmen, meine Mutter die einzige, die der Präsident Krüger, ohne sie gekannt zu haben, gutgeheißen hätte, fragte ängstlich, während Schrankkoffer und Truhen auf dem Weg zur Treppe an ihr vorbeizogen, und was den Dachboden zuvor bevölkert hatte

Erinnerungen aus Mosambik, ausgestopfte Hörner, Häute

stapelte sich nun achtlos und unordentlich im Keller, meine Mutter, die noch nicht auf die Hilfe des Rosenkranzes und den Trost des Taschentuches zählte

– Was ist das denn?

beobachtete meinen Vater, wie er die Tür zum Dachboden mit zwei Umdrehungen des Schlüssels verriegelte

ich habe zwei Umdrehungen des Schlüssels gesagt

den Schlüssel in der Kommode wie jemand einschloß, der anordnet

– Wage ja nicht ihn zu berühren

und sich, ohne meiner Mutter zuzuhören, ins Arbeitszimmer begab

ich glaube, er hörte ihr wirklich nicht zu, ich glaube

ich glaube zu glauben

daß er die Schuhe des Lehrers im Schulanbau hörte, so fern von uns wie heute in der Klinik

1. Stock: Externe Sprechstunden

2. Stock: Inten ivstation

3. Stock: Chirurgie, und im Wartezimmer reglos ängstliche Leute

bei der ich, die Straße mit dem Orangenhain noch im Sinn, ankam, die Früchte, die trotz des Regens von innen leuchteten und die ein kleiner Junge in einen Weidenkorb sortierte, so weit von den Tankstellen und dem Dachboden entfernt, wo das Polster des Schaukelstuhls die Formen meines Vaters angenommen hatte, ohne eine vorherige Form ganz verloren zu haben, und noch nicht Zeit genug

– Ihr Mann in einer Woche wie neu

gehabt hatte, meine anzunehmen, das Polster, in das sich die Kranke oder die verwaiste Enkelin immer setzten

(in Alcabideche, in Birre, in einem namenlosen Dorf im Hinterland von Estoril, fünf oder sechs Dächer auf einem Bergkamm)

in der Hoffnung, ich würde sie entdecken, um mich dann mit verblichenem Zorn über die Jahre hinweg anzusehen

– Maria Clara

so wie sie meinen Vater angesehen hatten, falls er je mit ihnen in der kleinen Wohnung lebte

zum Beispiel

in Alcabideche oder in Birre, zwei oder drei schmale Zimmer, zum Beispiel, der Waschtrog auf dem verglasten Balkon, die Medikamente der Kranken auf einem Kupfertablett, oder nehmen wir einmal an, sie kannten meinen Vater nicht, daß er in ein Heim oder zu einer Amme gegeben worden war, die Enkelin gießt den Hustensaft der Kranken in einen Suppenlöffel, nähert ihr den Löffel langsam, um keine Flüssigkeit zu vergießen, bemerkt mich, wendet auf dem Dachboden über das Holzpferd und die Sonne in der Dachluke hinweg den Kopf und entdeckt mich zwischen den Eschen, die Enkelin und die Kranke

der Geruch der Medizin nach verbranntem Zucker, das wegen der Straßenlaternen schwer erkennbare Bett, ein Mund, der zwischen den Kissen wuchs, bis er das ganze Gesicht einnahm und den Hustensaft schluckte, und in diesem Augenblick die Klinik, ein Fabrikschornstein gegen den vertikalen Himmel, der weiß ist, jedoch nicht von Wolken, ein wolkenloser Himmel, weiß

zwei Fabrikschornsteine, erst jetzt bemerkte ich den anderen, den ich anfangs für den Schatten des ersten gehalten hatte

meine Mutter drückte meinen Arm, erschreckte die verwaiste Enkelin, die so tat, als bemerkte sie uns nicht

– Begrüßt du den Herrn Doktor nicht Maria Clara?

zwei Fabrikschornsteine am gegenüberliegenden Ufer des Flusses, an dem es früher dunkel wurde oder der Tag sich auf der Flucht vor dem Tejo schneller zusammenrollte

Häuser, Bäume, Farben, die des Briefkastens zu rot, als daß er wirklich sein konnte, eine Theaterrequisite

der Arzt begrüßte uns

der Arzt richtete an meine Mutter die Begrüßung

(versicherte er ohne Worte)

die Ana galt, jemand

(eine Frau)

half jemandem

(einem Mann)

sich mit Krücken vorwärts zu bewegen, die Angestellte am Empfang telefonierte, hatte dabei die Violine des Hörers zwischen Schulter und Kinn geklemmt, ich begegnete mir in der Fensterscheibe

(bin ich das da, bin ich du da, bin ich wir beide?)

und der Scheinwerfer eines Mofas durchdrang mich, ohne daß es mir weh tat, nur Ana und der Arzt, meine Mutter und ich durchsichtig, der Vater meines Vaters leicht an den Kreideflecken zu erkennen, die heruntergelassenen Rolläden ließen die Hitze nicht herein, und dennoch parallele Sonnenstreifen, die von vorüberfliegenden Tauben unterbrochen wurden, zum Geruch nach verbranntem Zucker kam der Geruch des Fiebers, ein Geräusch demütiger Bronchitis und Sohlengetrappel in einer Kaffeekanne auf dem Feuer

(Milch, die Suppe vom Vortag, das Wasser für die Wärmflasche?)

Dienstmädchen, die in einem leeren Zimmer ein Bett frisch bezogen, der Arzt führte Ana mit höflichen kleinen Gesten, die Klinik begann mich wie eine Faust zu packen, ich will nicht, daß Sie sterben, haben Sie gehört, kommen Sie bloß nicht auf die Idee zu sterben, und die Faust drückte stärker zu, drückte zu, sterben Sie nicht

in diesem Augenblick ließ der Löffel mit dem Hustensaft einen Tropfen fallen, und kaum hatte der Tropfen das Bettuch erreicht, mein Vater plötzlich reglos, Geräusche demütiger Bronchitis ließen ihre Schaufel mit Erde über ihn rieseln, das Sohlengetrappel der Kaffeekanne auf dem Feuer, der Lehrer mit der Form seines Körpers vor der Form des Körpers meines Vaters auf dem Stuhl, vor meiner Form, sterben Sie nicht

die Gesten des Arztes wandten sich von Ana weg meiner Mutter zu, die Hand meiner Mutter drückte sie dankbar, die von den Schlägen schrecklich alt geworden, kleiner als meine, der Arzt, kein feuchtes Stroh mehr, kein Stall, floh zu den Knien meiner

Schwester, errötete, machte sofort kehrt, ein harmloser Hund, der Entschuldigungen bellte

– Ich habe Ihnen einen funkelnagelneuen Mann versprochen so war es doch

die enge Wohnung in Alcabideche oder Birre, der Lüster mit den sechs Birnen, die Kerzen nachahmen, fünf durchsichtige lange und eine matte runde, die von allein ausging, die Enkelin berührte sie mit einem Besen, man sah die Drähte mit sich selber kämpfen, ein Tick mit dem Besen, und sie brannte wieder, der Lehrer kam aus dem Schulanbau

oder hatte den Insektenvernichter auf die Vorhänge gerichtet, weil im Sommer die Mücken

der Lehrer, der aus dem Schulanbau kam, stellte seine Aktentasche neben das Bild des Sohnes

der Tochter?

des Sohnes, und die Kranke tadelte ihn schweigend, der Lehrer und der Sohn am Rand des Bürgersteigs, und da plötzlich Januar, der Teer naß, der Wagen, du hättest ihn an der Schulter zurückziehen, retten müssen, der Schulanbau sonntags mit diesem Tonfall von Trauer in den Glocken, die Diktate der Schüler in der Hoffnung darauf korrigieren, daß das Mädchen auf der Treppe ihn vom Geschwür befreite

oder das Geschwür schlimmer

in der Hoffnung, daß das Mädchen auf der Treppe ihn vom Geschwür befreite, so tun, als korrigierte er Diktate, bis das Schloß, die Schuhe, die ihre Herrin ihr geschenkt hatte und deren Schnürsenkel aufgingen, dem Willen widerstanden

– Schnür sie zu

weiter so tun, als korrigierte er Diktate, als akzeptierte er sie aus Mitleid, aufstehen und so tun, als täte er es unwillig, den Schlüssel in der Handfläche finden, die Augen abgewandt, die zweite Einsamkeit des Schweigens, antworte mir, die Inten ivstation dort drüben, was wird darin sein, wer wird darin sein, komplizierte, wie Bienenstöcke summende Maschinen, das Taschentuch meiner Mutter, das aus der Handtasche aufsteigt, gleich auch der Rosenkranz, und eine alte Frau von vierzig Jahren mit zitternder Lippe

nicht aus Liebe, natürlich nicht aus Liebe

aus Angst

– Mein Mann?

der andere Kranke und nach dem anderen Kranken ein Fremder ohne Unterkiefer, ich habe ihn Ihnen funkelnagelneu versprochen, so war das doch, hundert Meter

zweihundert Meter von der Klinik entfernt Olivenbäume, Schafherden, das ganze Leben meiner Mutter in der Frage

– Mein Mann?

ihr sagen, sie soll sich nicht lächerlich machen, mich nicht mit Szenen nerven, und dann war es nicht der Fremde ohne Unterkiefer, sondern mein Vater, der da schlief, mich mit seinem grauen Haar überraschte

wenn er frisiert war, merkte man es nicht so

sein Hals, der von gestern auf heute

für mich unbegreiflich

Falten bekommen hatte, die der Lüster mit den sechs Birnen an der Decke hervorhob, die verwaiste Enkelin streckte den Löffel hin, das Sohlengetrappel der Kaffeekanne auf dem Feuer, die vorüberfliegenden Turteltauben, in der Leichenhalle aufgereihte Königsmörder, der Fotograf vergrößerte ihre offenen Augen, in den offenen Augen der Arzt

– Ihre Gattin

und mein Vater, wieder mit allen Zähnen, trägt den Jugoslawen stammelnd Argumente vor, als wir Feen waren, sahen wir ihn vom Rand des Teiches aus im Arbeitszimmer reden, überzeugend, beharrlich, der Knabe starrt mit tönerner Neugier seinen eigenen   an, die Blätter, die sogar im August die Wasseroberfläche vor Kälte kräuselten, genauso langsam wie mein Vater, als er den Arzt von oben bis unten ansah, meine Mutter, Ana ansah, bei mir verweilte, der Mund versuchte einen Satz, er bewegte die Zungenspitze, versuchte erneut den Satz, der Arzt

– Sprechen Sie sprechen Sie

ertränkte mit beflissenem Ohr seinen Mund, das künstliche Gebiß knarzte vage Diphthonge, während die Enkelin auf dem verglasten Balkon Blumen goß

der Gummibaum hielt sich mit Schnüren an einem alten Regenschirm fest

die anderen Gebäude ebenfalls beengt, bescheiden, bedeutungslose Balkons, Leitern, Vogelkäfige, einer dieser falschen Barbierläden, die stundenweise Zimmer vermieteten, wer weiß, ob nicht die Enkelin trotz der Gießkanne und des Hustensafts der Kranken, die Entschuldigung, meine Freundin wartet auf mich im Café, mein Vater verweilte bei mir, wanderte von mir zu meiner Mutter, verweilte wieder bei mir, der Arzt bat ihn

bat Ana

bat ihn

– Sprechen Sie sprechen Sie

doch es ist so schwierig, unsere Gedanken in verständliche Laute zu verwandeln, womöglich hat die Enkelin ihn aufgezogen oder ein Heim oder eine Milchamme, wenn es die Enkelin war, der Haß der Kranken, wenn das Rheuma nachließ, daher schlief er in der Anrichte oder auf dem verglasten Balkon

in der Anrichte oder auf dem verglasten Balkon war kein Platz

daher schlief er zwischen dem Schaukelstuhl und dem Ofen, mag sein, daß Adelaide ihn sonntags besuchte

aber wahrscheinlicher war, daß der Lehrer meinen Vater in den Park mitnahm, daher stammten die Fotos aus dem Dachboden, diese Fremde, die nie den Mut aufbrachte, ihn zu berühren, und niemals sprach, ging davon, ohne daß mein Vater es bemerkt hätte, vielleicht hat er sie am Gartentor gesehen, wo der Mann, der Ballons verkaufte, weg waren sie, wenn wir die Schnur losließen, der Arzt zeigte meinen Vater, wie die Stutenverkäufer am Zêzere ihre räudigen Tiere anpriesen, wenn sie ihnen auf die Schnauze schlugen und die Stuten nicht zu gehen wagten

– Wie Sie sehen geht es ihm bestens

Anas Gesicht, das Gesicht meiner Mutter, ein Seitenblick auf meinen Vater, ein Seitenblick zueinander, ein Seitenblick zu mir, das Mißtrauen, der Zweifel, die Arme im Pyjama zu Dingen geworden

(sie waren niemals etwas anderes als Dinge, er ist tot)

einmal hatte er das Gefühl, die Fremde würde ihnen von fern folgen, stehenbleiben, wenn sie stehenblieben, und als er genauer hinschaute, bemerkte er, daß er sich geirrt hatte, nicht die Fremde, eine Frau mit einem Hündchen blieb bei den Bäumen stehen, wie Sie sehen, geht es ihm bestens, Anas Porzellanausdruck, meine Mutter auf der Suche nach dem Rosenkranz, der aus der Handtasche rutschte

– Luís Filipe

oder aber anstatt in der kleinen Wohnung der Kranken die Milchamme und ein Waisenhaus in

Setúbal?

näher bei Estoril

Almada?

noch näher, eine halbe Stunde Weg

Malveira da Serra?

Malveira, das sind drei Häuser und kein Bus und keine Bahn, da gibt es bestimmt kein Waisenhaus

Paço de Arcos?

die Milchamme und ein Waisenhaus in Paço de Arcos, der Lehrer und die Enkelin holten ihn am Monatsende, am Zahltag ab, eine Stunde am Fluß oder im kleinen Park mit den Judasbäumen, auf Backsteinen sitzend, die sie mit einem Tuch abstaubten, der Lehrer tastete das Geschwür ab, die Enkelin malte mit der Schuhspitze Striche auf den Boden

Lucinda Lourdes Judite?

das Foto im Portemonnaie vom Dachboden, auf dem man wegen eines Schattens auf dem Gesicht erahnte, daß jemand neben ihr stand

Elvira Ernestina Violante Dulce?

(die Enkelin Leontina, Leontina mit Bleistift, glaube ich, Leontina oder Leopoldina, die Lampe näher rücken demnächst brauche ich eine Brille

nahezu sicher Leopoldina in verwischter Kohle)

der Blick meines Vaters ein gezückter Finger, der Blick aus dem Arbeitszimmer, auf Ana, auf meiner Mutter, auf mir, ein Knie bewegte sich, warum rasieren sie ihn nicht oder lassen ihn sich anziehen, wir holen das Jackett aus dem Schlafzimmer und bringen es ihm heute, Adelaide mit uns im Salon, als würden wir alle aufbrechen, meine Großmutter verspielte deren Gehalt am Tisch im Casino, weniger als die Hälfte dessen, was die Dienstmädchen in der Anrichte zwischen Ermahnungen und Tadeln bekamen

– Dir was bezahlen wo du nichts Vernünftiges tust sondern nur die gnädige Frau dazu bringst uns alle zu blamieren?

der Arzt fröhlich tirilierend von Sitzstange zu Sitzstange

– Hab ich es nicht gesagt hab ich es nicht gesagt?

die Stutenverkäufer vom Zêzere erfanden Vorwände für die Wunden, das lahme Bein, den gebrochenen Schwanz

– Es ist normal daß Sie von der Narkose etwas schwindlig werden aber machen Sie sich keine Sorgen das geht vorüber

Seufzen von Bremsen am Busbahnhof, die Gebäude, die nach und nach zu Vorstadt wurden, mein Vater, der wegschaute, als Ana

– Vater

als meine Mutter

– Luís Filipe

ihm versichern, daß er in das Haus des Lehrers zurückkehren wird

– Sie werden ins Haus des Lehrers zurückkehren Vater

und er würde nicht sterben, die Lampe ausmachen, seine Hand halten, jedesmal wenn die kleine Wohnung unter den Lastwagen auf der Straße erzitterte, hielt mein Vater den Daumen fester und tauchte dann wieder ein in den Schlaf, ich versuchte in der Klinik den Finger zu lösen, mich zu erheben, wegzugehen, und ein leises Bitten im Echo eines Echos, der Tropfen meines Namens

– Maria Clara

der Lehrer korrigierte Diktate, im Stockwerk darunter die Werkstätten der Nachbarn, und ich, bevor die Träne auf meiner Bluse oder auf der Bettdecke

– Keine Angst ich gehe nicht

keine Angst, ich bleibe bei Ihnen in Alcabideche oder in Birre

(zwei oder drei enge Zimmer, der Waschtrog auf dem verglasten Balkon, die Medikamente der Kranken auf einem Kupfertablett)

ich helfe Ihnen, den Hustensaft in den Löffel zu gießen, ihn ganz langsam heranzuführen, um keine Flüssigkeit zu verschütten, keine Angst, ich bleibe bei Ihnen im Schaukelstuhl auf dem Dachboden, der voller Nippes aus der Vergangenheit ist, den meine Mutter grausig finden würde, und der uns beide anrührt, warum weiß ich nicht

warum weiß ich nicht, das stimmt nicht, ich verstehe, daß er uns rührt, so wie ich auch verstehe, daß Sie Adelaide Geld geben, sie wegen der Marmeladengläser in Schutz nehmen

– Mäuse Luís Filipe Mäuse?

sie heimlich im Heim besuchen, wenn Sie nicht wollen, daß ich Ihnen helfe, sage ich nichts, ich mache keinen Lärm, bewege mich nicht einmal, ich setze mich nur auf das Holzpferd oberhalb vom Rand des Teiches, wo Ana und ich

wo er uns spielen sah, wo ich ihn in der Scheibe der Dachluke vorfand oder vorzufinden glaubte, aber wahrscheinlich war es nur eine Gardine oder ein Möbelstück

die Schränke, die Truhen

ich bleibe so lange an Ihrem Bett, wie Sie wollen, machen Sie sich meinetwegen keine Sorgen, ich bleibe an Ihrem Bett, bis Leopoldina, bis ein Alter mit Kreide am Rockaufschlag

(meine Mutter auf den Rosenkranz und das Taschentuch gestützt, der Arzt rief die Krankenschwester mit einem lauten Schrei, die nutzlose Spritze, mit der sie ihm eine grüne Flüssigkeit in den Arm jagten)

und ich verstehe, weshalb Sie sich freuen und aufstehen und mich verlassen

Ana an meine Mutter geklammert, die Begrüßungen, die Freunde, die Blumen, der Rosenkranzlappen, der an den Fingern hängt

ich verstehe, weshalb Sie sich freuen, aufstehen, mich verlassen und mit ihnen davongehen.

Siebtes Kapitel

Ohne meinen Vater scheint das Haus mich abzuweisen: die Möbel eindrucksvoller, Kleider von jemandem, den ich nie gesehen habe, in meinem Schrank, Bürsten, von denen ich jahrelang geglaubt hatte, sie gehörten mir

– Wir gehören nicht dir

Anas Lächeln ums Telefon gerankt

– Ich weiß nicht

im Tonfall von jemandem, der einen fremden Schlaf schläft, der Geruch des Thymians, der vorige Woche gepflanzt wurde, fegt erbarmungslos meinen Geruch weg, ich war nie hier, ich bin ein Eindringling, ich wohne in Alcabideche oder in Birre, ich bin die verwaiste Enkelin geworden

Leopoldina?

verirrt finde ich die Eingangshalle in einem Haus reicher Leute nicht, jemand atmet für mich

nicht ich

keine Nippes können mich beruhigen, die Sphinx, die Meeresschnecke mit einem Rest Juli in den Spiralen, die Schreibfeder meines Großvaters kratzt, zum Fingernagel geworden, weiß ich wo, die Stille, Tintensterne lösen die Worte auf, die Dienstmädchen

– Wer bist du?

der Geruch des Thymians hindert mich daran, es ihnen zu erklären, zu bitten

– Faßt mich nicht an

die Treppe zum Dachboden hinaufsteigen, die Tür mit zwei Schlüsselumdrehungen verriegeln

nicht eine, zwei Schlüsselumdrehungen

mich jenseits des Holzpferdes in den Schaukelstuhl setzen, zusehen, wie Ana Maria und Maria Clara, die beiden Mädchen, am Rand des Teiches Feen spielen, ihr Vater, heute erwachsen, diskutiert im Arbeitszimmer, er weinte nicht und redete auch nicht mit uns, wenn mein Großvater ihn nach Alcoitão brachte

(weder Alcabideche noch Birre, Alcoitão?)

wenn mein Großvater ihn sonntags nach Alcoitão brachte, der Sohn eines ehemaligen Schülers, sagte er, ein Patenkind

(Alcoitão ist für mich ein Billard-Café und das kleine Lädchen, in dem meine Mutter immer Einfaßbänder kaufte, einmal ganz abgesehen von den Turteltauben in den Kiefern, man fuhr mit dem Wagen hindurch, und ein Plakat, ein halbes Dutzend Dächer und gleich darauf nichts)

der Sohn eines ehemaligen Schülers, sagte er, ein Patenkind, eine Falte, die es vor dem Patenkind nicht gegeben hatte, auf der Stirn der Kranken, die meinen Großvater schweigend tadelte, und mein Großvater, den das Geschwür quälte, brummelte irgend etwas über Mägen und Säuren

(Alcoitão, na endlich, wir müssen darauf nicht wieder zurückkommen, Alcoitão, Alcoitão und Leopoldina, und die Turteltauben auf dem Weg nach Linhó, ein oder zwei Kreise um die Kiefern herum auf der Suche nach Wind)

und verschwand hinter alten Zeitungen oder der Biographie des Königs, alles schien ihn sonntags so sehr zu belasten

(die Wohnung in Alcoitão wird es wohl noch geben, die Hand der Brise die Turteltauben weiterhin transportieren, was würde meine Mutter sagen

– Dein Vater hat keine Familie

wäre Leopoldina hier bei uns, ihre Gesichtszüge mit denen meines Vaters vergleichen

– Das ist nicht wahr das kann nicht wahr sein ich glaube das nicht)

die Kranke, als hörte sie nicht hin

– Gib dem Jungen einen Keks Leopoldina

und er nimmt den Keks, ohne das Wägelchen loszulassen, mein Großvater späht uns von Fernen her aus, die die Stehlampe nicht erreichte, bereit zu einem Geständnis, dessen Inhalt ich mir nicht vorstellen konnte, der Gärtner drehte den Wasserhahn auf, und der tönerne Knabe begann zu , wir brachten das Patenkind zurück zum Internat der Priester in Caxias

ich hatte mir Paço de Arcos vorgestellt, aber nun ist es Caxias, fünf Reihen von Schülern in Uniform, über seinem Kopf ein roter Strich

Luís Filipe

zwischen Köpfen, die ihn verbargen, die zweite Spritze der Krankenschwester weckte ihn erneut auf, sie brachten einen Kranken in das freie Bett, keinen Mann, eine Frau mit einer Art Trichter im Rachen, die fahrbare Krankenliege vibrierte Ewigkeiten lang, bis wir sie nicht mehr hörten, wie es auch bei den Zügen in Tomar der Fall ist, man meint, das Geräusch ist noch den ganzen Tag im Bahnhof zu hören, in dem nur der Angestellte mit der kleinen Fahne und der eine oder andere Spatz zwischen den Gleisen spazieren, ich wurde mir Anas wieder bewußt, als der Arzt und der Stall und das nasse Stroh und ein paar Hunde, die sich auf der Straße beschnüffelten, sich bissen, meine Schwester bedeckte die Knie mit dem Rock, und die Knie wurden größer

– Nun hier handelt es sich um eine abklingende Narkose

meine Mutter murmelte Dankesworte, auf die niemand achtete, mein Vater glitt an ihr vorbei und verlor sich in einer Region, zu der wir keinen Zutritt hatten, Alcoitão zum Beispiel, und ich hatte mir Alcabideche oder Birre vorgestellt, ich brauche mehr Zeit für die Schränke, die Truhen, die Hunde schätzten einander in vorsichtigen Kreisen ab, der Rüde blieb unvermittelt stehen, Kruppe und Schnauze wandten sich uns zu, und der Arzt stellte uns alle meinem Vater vor, der ihm nicht einmal zuhörte

– Ihre Familie mein Freund

so wie er auch dem Rechtsanwalt, dem Araber und dem Gärtner nicht zuhörte, der wegen der Parasiten der Levkojen besorgt war, obwohl er, als Adelaide krank wurde, den ganzen Nachmittag vor ihrer Tür auf und ab gegangen war, ohne einzutreten, in dem Teil des Hauses hinter der Anrichte, in den man sich niemals begab das alte Fahrrad meiner Mutter, ohne Birne in der Lampe, gegen den alten Kühlschrank gelehnt

mein Vater vor ihrer Tür, ohne einzutreten, benutzte den Weinkeller als Vorwand, wenn er spürte, daß wir sein Fehlen bemerkten, kehrte er von der nach Essig riechenden Treppe zurück und hielt mit dem Gesichtsausdruck eines Waisenkindes den Hühnerhals einer vergessenen Flasche fest gepackt, suchte in nassen Schuhen und mit Rostspuren an seiner Hose, was ich damals nicht wußte, so wie es auch meine Schwester und meine Mutter nicht wußten, und was ich jetzt zu wissen glaube, nämlich Adelaide im Flur des Hauses, also sich beruhigen, das Bett auf dem Sofa im Arbeitszimmer richten, während das Plätschern des Wassers im Teich lauter und leiser wurde, das Gesicht auf die Seitenlehne des Sofas legen, einschlafen und dabei immer auf die Flasche schauen, die Rostspuren und die nassen Schuhe im Schlaf spüren, und am Morgen Adelaide auf der Terrasse begegnen, und keiner von beiden

– Guten Tag

keine Verbeugung der Angestellten, keine Dienstherrenherablassung meines Vaters, mein Großvater mit Strohhut im Garten, der Oberleutnantsvetter, der sich absichtlich beim Schach irrte, meine Mutter

– Begrüßt du den Herrn Doktor nicht Adelaide?

Drosseln oder Amseln in den Beeten, die Maiwespen in der Rankpflanze am Taubenschlag, etwas in beiden wurde hart, und er haßte sie, der zwillingsgleiche Gesichtsausdruck, der Leberfleck, den auch ich am Rand der Lippe habe, es mußte Abendbrotszeit sein, denn der Fahrstuhl der Klinik hüpfte, Geschirr, Terrinen, metallische Aufregung, der Arzt löste sich von Ana, ohne sie berührt zu haben, und dennoch der Stall, die Hunde, die Meerkatze mit der Kette am Halsband besaß einen Würfel, der ihr manchmal oben auf einem Mast als Käfig diente, und bei jedem Purzelbaum klingelten die Ringe, zwei Knöpfe fehlten am Pyjama meines Vaters

– Ihre Familie mein Freund

wo doch seine Familie die Angestellte und die verwaiste Enkelin waren, nicht wir, der Lehrer in Alcoitão und die Bronchitis der Kranken, jeden Sonntag, so gegen fünf oder sechs

so gegen fünf oder sechs brachten wir ihn ins Internat der Priester in Caxias zurück, nachdem wir die Dose mit den Keksen und die Medikamente vom Abendessen aufs Bord gestellt hatten

den Hustensaft, den Eukalyptustee, der Patensohn ging zwischen uns mit seinem Ballon und seinem

jetzt erinnere ich mich

Plastiksaxophon

oder einem billigen Wägelchen

zur Bushaltestelle, wenn ich mich umdrehen würde

ich hatte nie den Mut, mich umzudrehen, so wie ich auch nie den Mut hatte, von hier wegzugehen, wenn mein Freund im kleinen Zimmer, das der Barbier vermietete

– Komm mit mir

fühlte ich seinen Arm an meinem Arm nicht mehr, hob die Bluse auf, zog mich an, beugte mich auf der Suche nach den Schuhen unters Bett, wenn ich mich aufrichtete, fand ich ein Erschrokkensein ohne Kleider vor, Finger, die mich suchten, wo ich nicht mehr war, einen Ausdruck, der mir nicht leid tat, in mir den Wunsch aufkommen ließ, ihn zu beschimpfen

– Egoist

meinen Großeltern und dem Verständnis gegenüber gleichgültig, das er mir schuldete, du magst mich nicht, du hast mich nie gemocht, wenn du mich mögen würdest, würdest du mich verstehen

– Was war denn Leopoldina was habe ich denn gesagt?

das Erschrockensein ohne Kleider steckte beide Beine ins selbe Hosenbein, humpelte zur Tür, krächzte auf der Fußmatte

– Was war denn Leopoldina was habe ich denn gesagt?

ein zerfleddertes Tier, schreib mir nie wieder, such mich nie wieder auf, und in der Woche darauf eine Zigarette, die zwischen den Kiefern auf mich wartete oder im Schaufenster des Cafés nach rechts oder links, nicht das Tier, nur die Zigarette, wünschen, daß er mich im Fensterrahmen nicht gesehen hat, daß er geht, mich vergißt, ein erster böser Brief, ein zweiter, der um Verzeihung bittet, ein dritter, der mir ich liebe dich versichert, ein vierter, in dem er schwört, sich umzubringen

ein Brunnen, ein Strick, ein Schuß

ich treffe ihn an einer Ecke unter dem Vorwand des Krämerladens oder des Bäckers, schwierige Versöhnung, weggewandte Küsse, die Hand auf dem Rücken

– Nur diese Hand hast du gehört?

und nach der Hand ein Knie, eine Pobacke, Worte, die ich mich zu hören weigerte, am Ende hörte, schließlich akzeptierte, ein weniger abgewandter Kuß, noch mehr Worte, noch mehr Knie, noch mehr Pobacken, ihm das kleine Medaillon wieder um den Hals hängen, zustimmen

– Wiederhol das Ja

und ich, ohne ich zu sein

– Ja

ich stumm

– Ja

ohne wirklich zu wollen oder darüber nachdenken zu wollen, ob ich nun wirklich wollte, oder nicht wissen, ob ich wollte

– Ja

nur meine Kehle, ein Teil von mir

– Ja

niemals mehr ganz und gar ich, weil ich meine Großeltern nicht verlasse, ich werde dich nicht heiraten, ich habe kein Interesse daran, in Leiria zu wohnen, auch wenn sie krank sind und alt und ich eines Tages allein sein werde, das Medaillon von der Kette nehmen, ihn verlassen

– Leopoldina

noch stummer sein, ohne Zärtlichkeiten, ohne Küsse, sie werden niemals sterben, verstehst du, sie werden niemals sterben, ein leichter Schlag auf den Türknauf, weil Leute warteten oder die Polizei wegen deiner Zicken gerufen wurde, wenn meine Großeltern ahnen würden, daß ich hierherkomme, würden sie vor

Kummer sterben, wo ist meine Handtasche, wo ist mein Haarreif, mein Ohrring, komm von der Matratze runter, damit ich meinen Ohrring finde, nein, die Perle fehlt

(Perle!)

der Schmetterling aus Metall, wenn du meine Ohren loslassen würdest, anstatt zu beschließen, daß ich dort empfindlich bin, würde das alles nicht passieren, nimm die Hand von meinem Gesicht, puste mich nicht an, tu mir an der Brust nicht weh, noch ein leichter Schlag auf den Türknauf, ein ungeduldig werdendes Hauchen

– Kinder

gib mir schnell den Kamm und halt den Mund, gegen sechs gaben wir den Patensohn in Caxias ab, wenn wir die Straße in Alcoitão hinuntergingen, sah man den Lampenschirm aus Pergamentimitat, die Stuckobstkörbe, in denen Trauben fehlten, vom Herbst an auch mein Großvater Tabletten, Hustensaft, eine Windpumpe für die Luft in den Lungen, nein

– Doch

nein

– Wahrscheinlich

nein

– Vielleicht

das Fenster meiden, den Barbier, die Zigarette, auf die Briefe mit hochmütigem Schweigen antworten, der Patensohn mit einem Ballon und einem Plastiksaxophon

oder dem Wägelchen, dem ein Rad abfiel, zwischen den Deichseln äffte das Pferd einen Trab nach

wenn ich mich umdrehen würde

ich hatte nie den Mut, mich umzudrehen

möchte ich wetten, daß meine Großmutter hinter der Gardine versucht, die anderen Schatten auf der Straße zu erkennen, und jetzt überhaupt nicht mehr krank, die Hand über die Augen gelegt, beschimpft sie uns von einer Türschwelle ohne Blumen, wenn es wenigstens Pelargionen, Begonien, irgend etwas gäbe, was mich ablenken könnte, Begießen und Unkrautjäten, die Pflanzen ausnutzen, um den Bürgersteig auszuspähen, denn es könnte ja zufällig die Zigarette, zufällig mehr Nachmittage beim Barbier, an einem Feiertag im November habe ich eine Freundin an einer Blinddarmentzündung erkranken lassen, ich konnte mich eine Stunde lang nicht zwischen den beiden einzigen Kleidern entscheiden, die ich besaß, und habe ihn nach Cascais begleitet, wir haben lange in einem Café am Guincho gesessen, die Zeit mit Krabben und Schweigen unter einem Sonnenschirm herumgebracht, unter dem sich das Meeresrauschen zu verdichten und wie Asche niederzugehen schien, in Alcoitão schob meine Großmutter das Kopfkissen zum Löffel, den ihr niemand hinstreckte, der Umriß des Sonnenschirms glitt über den Boden, ließ ein Beet erdämmern oder, besser gesagt, Erde mit Margeriten, die nach Katze rochen, bei der zehnten Zigarette, ohne von Leiria oder vom Alter oder von Krankheiten zu sprechen, ohne einen einzigen Kuß, ohne einen Arm in meinem, da alle Unbekannten mir wie Nachbarn vorkamen, die sich ebenfalls mit Schweigen und Meeresfrüchten amüsierten, der Alte mit dem orthopädischen Kragen, die Frau, die sich Kinder erfand und in muschelförmigen Handflächen Luft wiegte, nach der zehnten Zigarette, bei der Verlobungen mit dem Absatz gelöscht wurden, kehrten wir nach Alcoitão zurück, jeder auf seiner Bank im Bus, er nur Schulterpolster neben dem Fahrer, ich weiter hinten dachte an meine Großmutter und an das nicht mehr mögliche Leiria, das Bett mit der Vergoldung, vielleicht ein Hund, warum nicht ein Hündchen, um das Haus fröhlich zu machen, das Mobiliar von mir ausgesucht, ein Ehering mit Namen und Datum, mir war nach Weinen zumute, die Schulterpolster neben dem Fahrer, und wieder Leiria, lackierte Möbel, ein kleiner Garten, der Hund, niemand, der auf den Krankenpfleger wartete, der samstags kam, um die Spritze zu geben, als die Straßenlaternen die Nacht und erleuchtete Balkons geschaffen hatten, stiegen die Schulterpolster vor mir aus, die Tür pfiff, als sie sich schloß, und nahm den Ehering und den Hund mit sich, die Zukunft, die zu einer Gegenwart voller Klagen geschrumpft war, als ich den Schlüssel nahm, die Treppe hinaufstieg, auf der dritten Stufe war ein helleres Brett, da hatte schon die Lichtzunge die Fußmatte vergrößert, da hatte schon mein Großvater nach der Blinddarmentzündung und der Freundin gefragt, der Patensohn in seiner Ecke, der Keks unversehrt auf dem Weg in den Mund, den er niemals erreichte, wieder zurückgehen und Leiria annehmen können, die Zigarette auf dem gegenüberliegenden Bürgersteig suchen, ihm ja schwören, heimlich den Koffer packen, auf das Taxi warten, weggehen, ohne die Sphinx oder Maria Clara anzusehen, die mir im Schaukelstuhl auf dem Dachboden eine Vergangenheit fabriziert, glaubt, mich zu kennen, bestimmen zu können, was ich denke, daß es weder Alcabideche noch Birre ist, ihr erklären, daß sie sich irrt, ich heiße nicht Leopoldina, mein Großvater ist nicht der Vater ihres Vaters, denn ihr Vater, wie die Dame behauptet, die sich über eine Krankenhausmatratze beugt und mit jemandem redet, den ich nicht erkennen kann, ist allein geboren und hat keine Familie, Anas Lächeln rankt sich ums Telefon

– Ich weiß nicht

im Tonfall von jemandem, der einen fremden Schlaf schläft

– Und das wo dein armer Vater in der Klinik liegt Ana Maria

noch mehr Geflüster, noch mehr Gekicher, noch mehr Träume, die nicht ihr gehörten, Maria Clara

ich glaube, daß sie Maria Clara heißt, daß ich Maria Clara heiße, ich heiße Maria Clara, so wie du Leopoldina heißt und in Alcoitão wohnst und hier bist

Maria Clara steigt, nachdem sie aus der Klinik zurück ist, zum Dachboden hinauf, dreht den Schlüssel zweimal im Schloß, nicht einmal, zweimal, als wenn jemand vor mir

Verzeihung

als wenn jemand vor ihr

meine Mutter, die verwaiste Enkelin, eines der Dienstmädchen

Maria Clara sucht mich in den Truhen und in den Kisten, nimmt Zeitungen auseinander, stolpert über das Foto im zerrissenen Portemonnaie, entziffert mich auf der Ungenauigkeit der Zeit, auf der ein Fingerabdruck und ein Tintenstrich, auf der ich ihrem Vater ähnlich sehe auf dem Leopoldina meinem Vater ähnlich sieht

und der Arzt

– Ihre Tochter mein Freund begrüßen Sie denn Ihre Tochter nicht?

der Mann mit der Zigarette ebenfalls auf dem abgewetzten kleinen Foto, jemand hat das Fotopapier mit einer Klinge oder einem Messer zerschnitten, und wenn ich sage, jemand hat es zerschnitten, dann denke ich dabei an den Lehrer oder an die Kranke oder an Leopoldina oder an mich

ich habe das Fotopapier mit einer Klinge oder einem Messer zerschnitten

jemand hat das Fotopapier mit einer Klinge oder einem Messer zerschnitten und sie allein zurückgelassen, an der geschwungenen Linie des Ohres hebt sich ein Ohrring ab, der, den wir gesucht hatten

– Hast du dir mal überlegt was passiert wenn ich ohne den Ohrring nach Hause komme?

unter dem Kopfkissen, auf dem Fußboden, im Schuh, wenn wir nicht mit dem Ohrring herunterkommen, wenn ich ihn nicht im Ohr habe, würde es Ana noch vor meiner Mutter bemerken, und die Fragerei in Ecken und Winkeln

– Wer ist es wer ist es sag mir seinen Namen Clarinha

ein merkwürdiger Gesichtsausdruck, mich fragend umdrehen und meinen Vater auf der Türschwelle sehen, Anas zehn Hände vor ihrem Mund, ich hätte sie am liebsten umgebracht, mein Vater, der wieder ging, und das Arbeitszimmer, das sich schloß, zum dritten- oder viertenmal der leichte Schlag auf den Türknauf, und er und ich auf Knien schütteln die Laken, prüfen jeden einzelnen Knoten im Holz, jedes Lackblitzen, jede Ritze in den Dielen, der Türknauf endgültig, autoritär

– Eine Minute

wie soll ich mich so anziehen, die Haken in die Ösen kriegen, das Haar wellen, wo doch die Bürste zittert, wenn mein Großvater das wüßte

– Dein Ohrring Leopoldina?

wenn meine Mutter beim Abendessen, anfangs zerstreut und dann aufmerksam, mit riesigen Augenbrauen in den Quadraten der Brille den Schellfisch vergißt

– Dein Ohrring Maria Clara?

schreib mir nie wieder, hör damit auf, wenn du von der Klinik zurückkommst, auf den Dachboden zu steigen, nur einmal den Schlüssel umdrehen, und die Laube im Garten, die quadratischen Brillengläser, dein Ohrring, Maria Clara

– Dein Ohrring Maria Clara

der Ohrring auf dem kleinen Foto im Portemonnaie trotz der Fingerabdrücke, der Tintenstriche, der Ungenauigkeit der Jahre, einer dieser Silberkreise von einem fahrenden Goldschmied, und der Schmetterling auf der anderen Seite ist nicht aus Silber, aus Blech, macht mir Allergien und tut mir auf der Haut weh, ein weiteres Paar aus Koralle in einer Streichholzschachtel mit einem roten Schleifchen, auf der Klassenreise nach Marokko gekauft, Ana mit einer mitleidigen Grimasse, für die ich sie hätte erwürgen können

– Du siehst wie ein Dienstmädchen aus echt peinlich

auf dem kleinen Foto doch der kleine Silberkreis, doch an meinem Ohr, die zehn Hände meiner Schwester, nunmehr nur noch zwei, die Angestellte, die Adelaide ersetzt hatte, servierte weiter, der Herr General und der Präsident Krüger debattierten, sich nicht um mich kümmernd, über Mosambik, es kam mir so vor, als hielte mein Vater am Kopf des Tisches anstatt des Bestecks einen Ballon oder ein Plastiksaxophon, so wie es mir auch vorkam, als würde ihn eine Stehlampe mit einem Schirm aus Pergamentimitat schräg bescheinen, als ich das Foto wieder wegsteckte, bewegte das Holzpferd seine schlecht angemalten Züge vor und zurück, als säße jemand

wer?

auf dem Holzsattel, das Erschaudern der Mähne, die schiefen Beine drohten zu zerbrechen, die verwaiste Enkelin, dachte ich, mein Vater als Kind, dachte ich, oder eine Laune der Gegenstände wie das Knacken der Möbel am Nachmittag, dennoch bewegte sich das Holzpferd auf dem Dachboden vor und zurück, als säße jemand

wer?

auf dem Holzsattel, meine Mutter konnte es nicht sein, auch nicht meine Schwester, auch nicht der Arzt, auch nicht die Krankenschwestern in der Klinik, irgend etwas, das sich veränderte, ohne daß mich das Gleichgewicht des Hauses kümmerte, und da, ein enges Zimmer, eine verchromte Sphinx, der Waschtrog auf dem verglasten Balkon, und da ein Alter mit Kreideflecken am Rockaufschlag, ein Alter und ein Mädchen in meinem Alter, in Maria Claras Alter, mit gestopfter Bluse und zwei Silberohrringen, sechs Uhr in Alcoitão, die Turteltauben flogen von den Kiefern auf, suchten einen Windhauch, der ihnen bis nach Sintra half, und mein Vater bewegte sich auf dem Holzsattel vor und zurück, während wir zur Decke schauten, ein leises Geräusch hörten, es konnten die Levkojen sein, es konnten die Eschen sein, wir beschlossen

– Das sind die Eschen

und da es nun einmal die Eschen waren, vergaßen wir ihn.

Achtes Kapitel

Wo aber lag das Haus in Alcoitão, Leopoldina? An der Kreuzung nach São Domingos de Rana, in einem der zwei oder drei Hinterhöfe, darin nur die Sonne, nur der Regen, nur ein Geschöpf, das in einem nach hintenhinaus liegenden Gemüsegarten Wäsche wusch, für das dein Name eine vage Erinnerung war, eine nicht mehr gültige Briefmarke, eine Münze, die nicht mehr im Umlauf war und zufällig in einer alten Tasche gefunden worden war, Reste der Vergangenheit auf dem Grund dieser Schubladen, die das Ufer der Zeit sind? Würde ich in dem kleinen Laden für die Einfaßbänder nach dir fragen, würde die Besitzerin die alte Angestellte

oder Gevatterin oder Tante

von dem kleinen Stuhl aus anschauen, der die Grenze zwischen Laden und dem markiert, was wie die Küche aussieht, was wegen der helleren Aureole von Töpfen, Geschirr und Saucengerüchen bestimmt die Küche ist, die alte Angestellte

oder Gevatterin oder Tante

in dieser Haltung des Wozu-das-noch der alten Leute, die Ladenbesitzerin würde mir das Foto zurückgeben, darauf warten, daß ich hinausginge, um meine Mutter anzurufen, und meine Mutter mit einer Strenge, aus der man komplizierte Klagen heraushörte, die ich nicht würde hören wollen

– Wir müssen miteinander reden mein Kind

ich kann nicht im Laden der Einfaßbänder nach dir fragen, aber ich kann mich ins Café setzen und dort auf dich warten, wie du inmitten der Frauen aus dem Krämerladen kommst, der Bus nach Estoril und, bis morgen, Leopoldina, einer der Leibwächter schließt enttäuscht, weil es nicht Ana ist, das Gartentor auf, ein zweiter oder dritter sind vielleicht zu Eschen geworden und bewegen wie jene die Blätter, mir kam es so vor, als ob das Licht auf dem Dachboden brannte und jemand in der Dachluke wäre, aber wahrscheinlich war es ein Glitzern des Teiches, nur die Lichter in der Gardine im Erdgeschoß, schon unter dem Vordach schien es mir so, als stiege jemand die Stufen zum Salon herunter, ich entfernte mich plötzlich von der Tür

– Wer von euch beiden war hinter meinem Rücken heimlich da oben

meine Mutter und meine Schwester empört über mich

– Maria Clara

– Clarinha

einen Augenblick lang stelle ich mir vor, daß Leopoldina, und im nächsten Augenblick, so ein Unsinn von mir, mir vorzustellen, daß Leopoldina, die hat überhaupt keine Ahnung, wo wir wohnen, sie hat noch nie etwas von uns gehört, sie muß seit Ewigkeiten tot sein, und selbst wenn sie gewußt hätte, wo wir wohnten, und gehört hätte

sie konnte unmöglich etwas gehört haben

wie jemand in Alcoitão über uns redete, würde sie aus Furcht vor den Dienstmädchen, den Leibwächtern, der Polizei, die den Reichen gehorcht und uns verscheucht, nicht wagen, sich der Mauer zu nähern, Leopoldina, das Gespenst eines Namens, beschränkt auf die Schränke, die Truhen, die von Staub matten Gegenstände, auf bescheidene Einkäufe in der Apotheke, beim Schlachter, Woche für Woche im Haus von Alcoitão

(an der Kreuzung nach São Domingos de Rana, in einem der zwei oder drei Hinterhöfe, darin nur die Sonne, nur der Regen, nur ein Geschöpf, das in einem nach hintenhinaus liegenden Gemüsegarten Wäsche wusch?)

und Sonntage mit dem Lehrer und der Kranken

und Sonntage mit meinem Großvater und meiner Großmutter

anfangs glaubte ich, der Tod meines Vaters habe sich zwischen beide gestellt, jener Rahmen am Kopf des Bettes bei den Medizinflaschen, die Umrisse, an die ich mich nicht erinnere, die Rekrutenuniform, ich erinnere mich daran, wie sie mir Schuhe anzogen, in denen die Zehennägel weh taten, und wie sie mich zwangen, eine Pyramide aus Blumen zu begleiten, die in einem Loch in der Erde verschwand, wie sie mich wieder zwangen, die Schuhe anzuziehen, als meine Mutter nach Kanada auswanderte, in Begleitung eines Mannes, den ich nicht genau erkenne, meine Großmutter

– Miststück

mein Großvater nur Ellenbogen

– Idalina

das Schiff wurde in dem Maße kleiner, wie die Zehennägel größer wurden, sich ihre Schreie mit den Schreien der Strandläufer vermischten, viele Monate später eine Postkarte mit einem Elch und zedernbewachsenen Hügeln, meine Großmutter zerknüllte die Postkarte, während sie den Rekruten anstarrte

– Miststück

in einem Winkel meiner Erinnerung schwankte die Blumenpyramide ein wenig, begleitet von Geschniefe und Trauerflor, anfangs dachte ich, daß der Tod meines Vaters sich zwischen beide stellen, Gleichgültigkeit mit sich bringen würde, die Angst und die Steine in der Stimme

– Gib dem Jungen einen Keks Leopoldina

(wo könnte das Haus in Alcoitão liegen, ich möchte wetten, bei der Kreuzung nach São Domingos de Rana, an der die Arbeiter von der Telefongesellschaft arbeiten und die Straße geteert wird, ich möchte wetten, daß du nach so langer Zeit immer noch dort wohnst, allein mit den Medikamentenverpackungen und dem Geruch nach verbranntem Zucker, der sich in den Rüschen festsetzt, ich möchte wetten, daß hin und wieder mein Vater und ein Pralinenkasten und ein Bündel Geld, genauso eins wie das, das er Adelaide geben würde, wenn er aus der Klinik zurück war, ich werde zwei oder drei Tage lang damit verbringen, Mut zu fassen

ich werde Mut fassen

ich drehe trotz des Rechtsanwalts, der Neger und der Araber den Knauf vom Arbeitszimmer und frage ihn)

und ich glaubte immer noch, daß der Tod meines Vaters

(die Blumen, die ins Loch in der Erde glitten)

sich zwischen beide stellte, monatelang weinerliche Vorwürfe, ein Trauerflor schräg am Rahmen, aufwachen und sich einer Gegenwart gewiß sein, eines bekannten Schrittes, eines Schlüssels in der Tür, das Licht anmachen, und die Kleider auf dem Bügel, alles still, nichts, vielleicht in der Küche, auf dem verglasten Balkon, im Wohnzimmer, vielleicht kommt er jetzt in der Rekrutenuniform mit diesem wunderschönen Lächeln, das diese verdammte Frau mit ihrer Vorliebe für Kino und Klamotten nicht würdigen konnte, das Lachen mit einer glücklichen Grimasse, die die Sorge wegen meines Rheumas überspielte

– Hallo Mutter

das Licht anmachen, und die Kleider auf dem Bügel, alles still, nichts, die zwei Teller aus dem Alentejo, die meinem Onkel gehört hatten, bedeutungslos angesichts des nackten Körpers zwischen nackten Körpern im Kühlraum des Krankenhauses und dieser Lampe dort oben, die ihn noch toter machte, lassen Sie mich ihn mitnehmen, einen Angestellten dafür bezahlen, daß er ihn rasiert und zurechtmacht, das Miststück, nicht einmal einen Kuß, ich habe gleich gemerkt, daß das bei der Beerdigung ihr Liebhaber war, der, der mich am Grab nicht begrüßt und auch nicht auf den Eimer mit Kalk der Totengräber gewartet hat, er stand feige bei einer Beerdigung drei Kruzifixe weiter längs, ich habe gesehen, wie er bei einer Grabstätte in Richtung Ausgang verschwunden ist, am Abfahrtskai erschien er wieder, diesmal mit einem Koffer, der meinem Sohn gehört hatte, meine Enkelin, die Arme, versuchte sich verdrossen die Schuhe auszuziehen, das Miststück, als sie meine Empörung bemerkte

– Keine Angst Sie kriegen Ihren Koffer wieder zurück

die Augenblicke jetzt zu schnell, diese Eigenschaft bevorstehender Abfahrten, die Schiffen sogar noch bei ihrer Ankunft innewohnt, die Seeschwalben kreisten in Alcantara, mein Mann, so sicher mit den Schülern, so sicher mit mir, sagte zur Taschenuhr nur die Worte, was diesem Land fehlt, ist ein König, zog das Taschentuch hervor, um sich zu schneuzen, und das Tuch fuhr ihm übers Gesicht, ohne die Nase zu treffen, der Koffer meines Sohnes wurde ohne irgendwelche Sorgfalt ins Schiff geschleift, schlug auf den Stufen auf, und kein Hemd gehörte ihm, keine Krawatte, kein Gürtel, die Hemden, die Krawatten und die Gürtel vom Geliebten, der ihn mit beiden Händen schob, das Schildchen ruinierte, das ich dort anbringen ließ mit dem eingravierten Namen

Afonso Henriques

Schiffsschrauben durchpflügten träge wie Eingeweide das Wasser, ein Schlepper zog, nur gespannte Sehnen, was von meinem Sohn übrig war, zur Mündung, und es war Schluß mit dem Aufwachen mitten in der Nacht, sich einer Gegenwart gewiß sein, eines vertrauten Schrittes, eines Schlüssels in der Tür, das Licht anmachen, und anstelle der Kleider auf dem Bügel, und alles still, und nichts, das wunderschöne Lachen mit einer glücklichen Grimasse, ich zu meiner Enkelin

– Komm her Leopoldina

und fast immer nach dem Abendessen, wenn ich abwusch, während die Kaninchen die Nacht zerkauten, und nach dem Abwasch die Servietten faltete, damit sie in die Schublade paßten, die nicht ganz zuging, ein kariertes Stück Stoff lugte heraus, die Schublade aufziehen, den Stoff zurückschieben, und ein Schmerz im Rücken, fast immer nach dem Abendessen, wenn man die Streitereien und die Radios besser hörte, meine Großmutter

– Ich möchte wetten dein Vater war eben hier

und ich weiß nicht wie, heute noch, wo ich erwachsen bin, tun mir in den Schuhen die Zehennägel weh, gleitet die Blumenpyramide ins Loch, meine Großmutter, als wartete sie noch immer, oben oder unten das Telefon, dem niemand antwortet, den Treppenabsatz erreichen und, ohne mit den Leuten zu reden, den Hörer vom Apparat nehmen und seine Qual beenden, ich habe erst begriffen, daß nicht der Tod meines Vaters sich zwischen sie stellte

Muß ich dieses Medikament bis an mein Lebensende nehmen?

Manchmal bin ich vollkomm klar, aber dann gibt es Augenblicke, in denen ich vollkomm still stehe, ich weiß nich was ich tun oder sagen soll oder wo ich bin, die Leute reden mit mir und ich schweige, weiß gar nichts. Es gibt aber auch Augenblicke da schließe ich mich allein ein und rede mit niemand. Manchmal fühle ich eine so große Traurigkeit in mir, manchmal weine ich, manchmal muß ich den Kopf festhalten weil er gleich platzt. Dann denke ich ich nehm all diese Medikamente um meinem Leben ein Ende zu machen, aber in dem Augenblick denke ich dann an meine Mutter die schon 90 is und daher hab ich es noch nich gemacht. Manchmal hab ich Komplechse wegen meine Krankheit manchmal sehe ich wie die Wirklichkeit is aber nur selten. Ich bin sehr vergeßlich und nerwös so wie ich denke schreibe ich ihnen Herr Doktor damit sie sich meine Krankheit vorstellen können

Ich möchte sie bitten daß sie mir sagen ob ich Kaffee trinken darf aber einen aus Muckefuck oder ob irgendwas was nich gut für meine Gesuntheit is, ich trinke viel Tee aber nur aus Pflanzen, also Melissentee, Zitronenkrauttee, Zitronentee, andere Tees, wenn ich wo zu Besuch bin, aber nur selten, trinke ich keinen Alkohol, denn ich weiß daß der mir nicht gut tut. Ich bin doch nicht etwa eine Nervensäge? Wenn sie das so finden dann bitte ich vielmals um Entschuldigung. Danke, Idalina

ich habe erst begriffen, daß nicht der Tod meines Vaters zwischen ihnen stand, als ich an einem Nachmittag mit dem Patensohn beim Laden mit den Erfrischungsgetränken im Park stand, mein Großvater sich dem Kind gegenüber wie immer so verhielt, als sei es ihm fremd, und ich das Muttermal bemerkte, das genau dem glich, das ich an der Wölbung des Kinns habe, die gleiche Größe, die gleiche Stelle, die gleiche Farbe, das Muttermal auch im Rahmen mit dem schwarzen Trauerflor hinter den Medikamentenverpackungen, und da der Zweifel, die Verwirrung, meine Schuhe taten mir wieder weh, die Schiffsschrauben durchpflügten das Wasser träge wie Eingeweide, der Patensohn, als wollten wir ihm wegnehmen, was er nicht besaß, die Spielzeuge, die nichts wert waren, der Ballon, das Wägelchen, das Plastiksaxophon

(der Ballon auf keinen Fall, so lange, wie das her ist, und das Plastiksaxophon auch nicht, aber das Wägelchen in einer der Truhen auf dem Dachboden, ich glaube nicht, daß ein erwachsener Mann damit spielt, vielleicht sieht er es sich hin und wieder an, wenn er weiß ich was fühlt, die wohlwollende Zärtlichkeit für den anderen, der wir einmal waren)

der Laden mit den Erfrischungsgetränken, der Angestellte zerstückelte Eis und kippte es in die Gläser, die Handfläche meines Großvaters plötzlich am Geschwür, denn eine Frau in meinem Alter beobachtete uns von einem Baumstamm aus, das Kleid abgetragen, alte Sandalen, und da glaubte ich, daß ich es begriff, oder ich begriff, daß ich es begriff

manchmal bin ich vollkomm klar, aber dann gibt es Augenblicke, in denen ich vollkomm still stehe, ich weiß nich was ich tun oder sagen soll oder wo ich bin

ich glaube, ich begriff, daß ich begriff, obwohl der Patensohn still war, als mein Großvater

– Mädchen

rief, ich glaube

– Mädchen

ich bin mir sicher, daß es

– Mädchen

war, trotz des Windes in den Zedern, daß er

– Mädchen

rief, ohne mich damit zu rufen

aber auch Augenblicke da schliesse ich mich allein ein und rede mit niemand. Manchmal fühle ich eine so große Traurigkeit in mir, manchmal weine ich, manchmal muß ich den Kopf festhalten weil er gleich platzt. Dann denke ich ich nehm all diese Medikamente um meinem Leben ein Ende zu machen, aber in dem Augenblick denke ich dann an meine Mutter

eine Frau in meinem Alter, zu ärmlich, um eine ehemalige Schülerin oder eine Angestellte der Schule zu sein

manchmal sehe ich wie die Wirklichkeit is aber nur selten

ärmer als wir, in einem noch älteren Haus als wir, mein

Großvater wartete auf sie, wenn sie von der Arbeit kam, mit seiner Autorität eines Lehrers und des Geldes, von dem sie glaubte, er habe es, Spätnachmittage bei einem Barbier wie unserem in Alcoitão, sie sagten mir auch, daß es kleine Pensionen waren, Hinterzimmer in Tavernen, von geschiedenen Frauen vermietete Zimmer, mein Großvater, der an der Weste die Uhrzeit feststellte

– Ich muß gehen Mädchen

er kaufte ihr traurige kleine Geschenke, Filigranarbeiten, Friedhofshyazinthen, Haarspangen bei den Chinesen der Jahrmärkte, einen Musiker aus Gips, der Flöte spielt

manchmal sehe ich wie die Wirklichkeit is aber nur selten

die Frau ging blindlings davon, die Flucht eines Tausendfüßlers, der eine Mauerritze sucht, dachte, daß ich vielleicht nicht die Enkelin war und mein Großvater und ich

so etwas Unerhörtes

der Patensohn vergnügte sich mit einer Orange, nicht die Spur eines Verdachts, daß er mit dem Geschöpf Umgang hatte oder an ihm interessiert war

– Gib dem Jungen einen Keks Leopoldina

und der Lampenschirm aus Pergamentimitat bauschte Eifersucht auf, ich sah sie im Sommer wieder, als die Palmen schon groß waren, ich kam vom Arzt in Estoril zurück, die Villen der Reichen ums Casino, die Frau schüttelte Teppiche auf einer Terrasse aus, im offenen Verandafenster, Damastvorhänge, ein Herr mit dunkler Brille

ihr Vater?

vor einem Schachbrett, der Bus nach Alcoitão brachte mich zum Rahmen mit dem schwarzen Flor zurück, man hörte die Rheumamikroben nachts die Gelenke verschweißen, der Wind der Kiefern schob das Stöhnen nach Linhó hinüber, nur der Mund blieb lebendig, nahm das ganze Gesicht ein, während der Hustensaftlöffel, hin und wieder die Schritte meines Vaters auf der Treppe, diese Art zu gehen, die meine Großmutter so gut erkannte, die wir alle an der Art und Weise so gut erkannten, wie er die Stufen hinaufstieg und jedesmal den Rand mit dem Metall unter den Schuhspitzen berührte, der Schlüssel im Schloß, der Trost des Lächelns

– Komm her Leopoldina

manchmal bin ich vollkomm klar

Spuren von Sohlen auf den Dielen, sosehr ich sie auch schrubbte, Kiefernnadeln, die ich weiß nicht wie durchs geschlossene Fenster hereinkamen, Rauten, die wie Helligkeit wirkten, aber Knoten im Holz waren, wenn ich gegangen wäre, wenn ich in Leiria lebte, die Enttäuschung der Kranken wanderte vom Bügel zur Tür und von der Tür zu mir

aber dann gibt es Augenblicke, in denen ich vollkomm still stehe, ich weiß nich was ich tun oder sagen soll oder wo ich bin, die Leute reden mit mir und ich schweige, weiß

– Ich hätte schwören mögen daß dein Vater

gar nichts. Es gibt aber auch Augenblicke da schließe ich mich allein ein und rede mit niemand, warum reden, wenn meine Enkelin nichts versteht, niemand von all denen versteht was, ich habe versucht, es dem Arzt zu sagen, aber der Arzt mit kleinen eiligen Klapsen

– Strengen Sie sich nicht an reden Sie nicht

als ich fünf Jahre alt war, haben sie mir einen Fisch in einem großen Einmachglas geschenkt, er kreiste zwei Tage lang, und am dritten schwamm er mit dem Bauch nach oben und sah mich an, die Perle seines Auges starrt mich noch immer an, mein Sohn, den Bauch nach oben, den Rosenkranz zwischen den Fingern, die Fingerknöchel haben die Farbe der Vaterunser, auf dem Friedhof in Abrigada, der Duft der Mimosen verteilte sich in den riesig hohen Eichen, wir spielten Himmel und Hölle auf den Grabstätten, warfen die kleinen Vasen mit den künstlichen Blumen um, deren Stengel aus Draht waren, der Wärter trottete auf den Spazierstock gestützt zu uns

– Verschwindet

dem Arzt sagen, daß ich eine sehr große Traurigkeit in mir fühle, manchmal weine ich, manchmal muß ich meinen Kopf festhalten, weil mir so ist, als würde er gleich platzen, dann den-

ke ich, ich nehme all diese Medikamente, um meinem Leben ein Ende zu machen, und der Arzt

– So ein Unsinn beruhigen Sie sich reden Sie nicht

aber wie soll ich es anstellen, meiner Enkelin nicht sagen, daß ihr Vater zurückgekommen ist

die Enttäuschung vom Bügel zur Tür und von der Tür zu mir, der Löffel mit dem Hustensaft tropfte auf die Laken, mein Großvater, ohne die Zeitung loszulassen, die er auf dem Boden hinter sich herzog, nur mein Vater, der sich aus dem Rahmen beugte, kümmerte sich um sie

– Ich hätte schwören mögen

– Strengen Sie sich nicht an reden Sie nicht

die seine Schritte auf der Treppe hörte, wo er die Ränder der Stufen mit dem Eisen unter den Schuhspitzen berührte, der Schlüssel im Schloß, der Trost des Lächelns, ich hätte wetten mögen, daß dein Vater, der Arzt mit einer Geste, die abbrach, noch bevor sie ganz ausgeführt war, und die Blütenblätter der Finger im Zimmer schweben ließ, mein Großvater klappte die Zeitung zu und räumte sie auf ein Bord, mein Vater kehrte wieder in den Bilderrahmen zurück und vergaß uns, ich gehe mittwochs mit dem Staubwedel darüber und achte nicht auf ihn, einen Rekruten, der an den eigenen Schatten und Platanen oder Strähnen von Bougainvilleen gelehnt dasteht, die seine Schultern verdunkeln, und ich sehe meinen Vater nicht, manchmal zeigt meine Großmutter auf ihn, eine Art Lächeln erhellt den Türpfeiler

vollkomm klar

– Komm her Leopoldina

und dennoch sehe ich meinen Vater nicht, ich stellte die Stühle und den Tisch um, rückte das Konsoltischchen an die gegenüberliegende Wand

dieses Stück leere Wand tadelte mich

letztes Jahr habe ich neue Vorhänge gekauft, den Sekretär meines Großvaters gegen die Nähmaschine getauscht, bis die Wohnung zum Haus in Leiria wurde, aber ohne einen Mann darin, die Illusion, mit achtunddreißig von neuem anzufangen, keine

Großeltern, keine Krankheit, allein, von nun an nicht allein, seit jeher allein, keine Schuhe, die mir weh taten, und kein Koffer, der über die Treppe hoppelte, der Patensohn nahm die monarchistischen Zeitungen und die Kupferstiche mit dem König mit

noch mehr leere Rechtecke an der Wand

seit achtunddreißig Jahren allein in Alcoitão, nach São Domingos de Rana hin, hinter den Kiefern und den Turteltauben, kurz vor der Kreuzung zum alten Steinbruch

unten die Werkstatt des Schmiedes, ein Geschöpf, das in einem Gemüsegarten hinter dem Haus Wäsche wusch, kleine Straßen, die noch nicht geteert worden waren

in hundert Jahren nicht geteert werden würden

nachmittags auf dem Weg zum Krämerladen, ohne mit den Nachbarn zu reden, die Freundinnen, die ich erfunden habe, niemand, ein Herrenschneider an der Stelle des Barbiers, Lehrlinge, die die Rücken der Kunden mit Kreide bemalten

Augenblicke da schließe ich mich allein ein und rede mit niemand

jeden zweiten Sonntag im Monat der Wagen des Patensohns im Café, der Weg durch Nebengassen unter der Empörung der Hunde, ihn an der Ecke sehen, wie er Blätter abschüttelt, ihn auf dem verglasten Balkon erwarten, damit er nicht den Türklopfer benutzt oder klingelt, alles, was das Mädchen auf dem Dachboden zu wissen begann

– Warte auf dem Balkon auf mich damit ich nicht den Türklopfer bedienen oder klingeln muß

der Knabe im Teich hebt den Kopf, Bienen im Hohlraum des Feigenbaums und in den aufgeplatzten Früchten, andere Schritte als die Schritte meines Vaters auf der Treppe, die zögern, ob sie heraufkommen sollen oder nicht, die Pralinen mit der Pfefferminzfüllung, die er zu meiner Lieblingssorte erklärt hatte, anstelle des Ballons und des Spielzeugwägelchens, erst wenn er gegangen war, fand ich das Bündel Geld im Korb mit den Blusen, die genäht werden mußten, die Schreibkraft vom Erdgeschoß schluckte, überzeugt, daß ein Mann, Empörungen herunter, ich wußte genau, daß sie beim Bäcker, beim Schlachter über mich redete, der Schneckenschleim der Worte und das Entsetzen der Kunden klebten an meinem Rock, der Patensohn setzte sich in den Korbsessel, nahm einen Likör an, ich war sicher, daß im Bett meine Großmutter, der der Husten durch Steingrate rann

– Gib dem Kind einen Keks

mich umschauen, und da ist niemand außer dem Mädchen im Schaukelstuhl, das uns sieht, ich wollte den Patensohn fragen, wer das ist, und hatte nicht den Mut, die Schreibkraft vom Erdgeschoß klingelte absichtlich, Aluminium und Glas, eine Drossel strich sich auf der Balkonbrüstung das Gefieder glatt, nach dem Ableben meiner Großmutter ist der Patensohn in mein Zimmer gezogen, und ich spürte, wie er sogar bei gelöschtem Licht das Fenster prüfend ansah, das erst lila, dann schwarz und dann ganz langsam blau wurde, während die Hähne und die Marktlastwagen nach Cascais, das Mädchen verfolgte unser Leben in den Alben, den Zeichnungen, den Margeriten, unscharfen Fotos, fand eine Postkarte, die ich mit Gerede und Vorschlägen aus Leiria erhalten hatte, die Zigarette aber hat nie mehr auf mich gewartet, auch kein verlorener Ohrring mehr auf dem Kissen, der aufgeregte Türknauf

– Fünf Minuten

das Mädchen, das noch mehr Postkarten aus den Schränken holte, Fotos, auf denen ich im Laufe der Jahre gealtert war, Kleider fürs mittlere Alter, die Gesichtszüge verändert, sie fand meinen Liebsten in den Seiten des Herbariums, ich und er im Steinbruch, sah mich weiterhin in Schreibblocks, Büchern, folgte den Sätzen mit dem Fingernagel, ich hätte nie zulassen dürfen, daß ihr Vater

ihr Vater?

(nun tu doch nicht so unschuldig, du weißt, daß er mein Vater war)

ich hätte nicht zulassen sollen, daß der Patensohn

(wieso ihr Vater, wenn er mir nie von seiner Familie erzählt hat?)

uns hier herausholt, er hatte immer eine Aktentasche dabei, und jeden Sonntag

– Es ist dir doch recht oder?

mehr Nippes, mehr Papiere, mehr Zeitschriften, mein Liebster breitete eine Decke aus, und ich, ganz eckig, schob ihn von mir weg

– Warte

stellte ein Brett auf, damit man uns nicht über die Wipfel der Bäume hinweg sehen konnte, sie, ihre Schwester und ihre Mutter auf der Terrasse, die Mutter zur Schwester

– Geh da weg

das Brett aufrichten und die Ritzen zwischen den Planken mit Müll ausfüllen, und dennoch ihre Mutter und ihre Schwester, aufstehen, wegrennen, dabei bemerken, daß der Körper sich verbraucht hatte, einen Tag zuvor noch üppig im Spiegel und gleich darauf, mein Gott, mein Liebster richtete seine Hosenträger

– Wohin gehst du Leopoldina?

wenn ich wie sie leben würde, wenn Leiria und die Hochzeit und Töpfe mit Gardenien und Möbel, die mir gehören, anstelle von Alcoitão, das Mädchen im Schaukelstuhl

die Tochter meines

das Mädchen im Schaukelstuhl, das nicht aufhörte zu lesen, mit dem Fingernagel über die Seiten hinweg mein ganzes Leben verfolgte, zugleich auf dem Dachboden und bei mir, vor allem bei mir, im Haus, im Krämerladen, auf der Straße, sonntags mit dem

wie soll ich ihn nun nennen?

sonntags mit ihrem Vater, dem Patensohn, ihrem Vater, dem Herrn, der mich heimlich mit einer kleinen Schachtel Pfefferminzpralinen besuchte, wenn sie nicht weiterlesen und mir helfen würde, beispielsweise mehr Müll zu finden, der die Mutter und die Schwester daran hinderte, beispielsweise mich von meinem Liebsten zu befreien, der mir das Kleid voll blinder Beharrlichkeit festhielt

– Wohin gehst du Leopoldina?

und unter die Kiefern und zu den Turteltauben in die Wohnung zurückzukehren, in der Truhen und Reliquien von Fürsten fehlten, mich in meinem Zimmer einzuschließen, meiner Großmutter nicht zu antworten, die zum Bilderrahmen sprach

– Ich hätte wetten mögen daß dein Vater

wenn sie mich zum Zug bringen und mich gehen lassen, Alcoitão verlassen lassen würde, und ich mich, indem ich Alcoitão verließ, für immer vom Dachboden in Estoril befreien würde, auf dem ich nichts weiter bin als ein kleines Foto, aus dem der, der neben mir stand, mit einer Klinge herausgeschnitten wurde, wenn sie nicht die Kisten durchstöberte, bis sie mich ganz unten findet, aufgelöst, winzig, vollkommen bedeutungslos

glauben Sie, ich bin vollkommen bedeutungslos, machen Sie sich meinetwegen keine Mühe, lassen Sie mich, vergessen Sie mich

sobald Sie mich finden

mich gefunden haben, es ist so einfach, mich zu finden

in diesem zweistöckigen Haus gleich vor dem Kaninchenstall, in dem Dutzende von Schnauzen uns zernagen, wenn sie die Zeit zernagen, machen Sie sich meinetwegen keine Mühe, lassen Sie mich los, vergessen Sie mich

ich habe gesagt, sie zernagen uns, wenn sie die Zeit zernagen, diejenige zernagen, die nicht aufgibt zu suchen, zu lesen

vergessen Sie mich und diesen alten Ofen, diese nicht zusammenpassenden Gläser, diesen Geruch nach verbranntem Zucker, der in den Dingen hängenbleibt, das Echo eines Schreis

– Komm her Leopoldina

setzen Sie sich nicht in den Korbsessel, bitten Sie mich nicht um Likör, fragen Sie mich nichts, leisten Sie mir nicht Gesellschaft, sagen Sie mir nicht, wer Sie sind, zeigen Sie mir nicht das kleine Foto mit einem Schatten von Leuten, Ihr Vater, der vor Jahren aufgehört hat, mich zu besuchen, hat auf diesem Foto nie existiert, als er es halb durchgeschnitten hat, fürchtete er, darauf zu sein

die Möglichkeit, daß Ihre Mutter, verstehen Sie, Ihre Großeltern, verstehen Sie, der Sohn eines Dienstmädchens und irgendeines Dahergelaufenen, was für ein Unsinn, Maria Clara, was für eine verrückte Idee, dein Vater hat keine Familie, hatte nie eine Familie

sie legte ein Streichholz an seinen Teil des Fotos und verbrannte es in einem Waschbecken, eine Ascheschnecke, ein Kohlestrich, den das Wasser aus dem Hahn, und daher hat Ihr Vater nie hier gewohnt, hat nie gewußt, wer wir waren, hat nie bei uns gelebt

Manchmal bin ich vollkomm klar, aber dann gibt es Augenblicke, in denen ich vollkomm still stehe, ich weiß nich was ich tun oder sagen soll oder wo ich bin, die Leute reden mit mir und ich schweige, weiß gar nichts. Es gibt aber auch Augenblicke da schließe ich mich allein ein und rede mit niemand

und da es Augenblicke gibt, in denen ich mich allein einschließe und mit niemandem rede, bitte ich Sie, sich sogleich aus dem Schaukelstuhl auf dem Dachboden und aus dem Korbsessel zu erheben und sich die Treppe hinunter auf die Straße und in den Salon zu begeben, das heißt in den Gemüsegarten hinter dem Haus, wo ein Geschöpf inmitten der Raserei der Pferdebremsen Wäsche wäscht, und zu den Vasen aus Kanton, bei denen Ihre Mutter und Ihre Schwester sie erwarten

– Dein Vater hat keine Familie Maria Clara hörst du er hat nie eine Familie gehabt

und pflichten Sie ihnen bei, wiederholen Sie, daß Sie sich geirrt haben, daß möglicherweise eine leichte Stirnhöhlenentzündung oder so, daß es Ihnen hin und wieder Spaß macht, sich Intrigen auszudenken, zu phantasieren, zu lügen, daß ich ein für allemal verspreche, erwachsen zu werden, Mutter, ich werde Sie nicht weiter damit ärgern, ich wollte Sie nicht beleidigen, das kommt nicht wieder vor, hören Sie auf, mit dem Rosenkranz und dem Taschentuch herumzumachen, beruhigen Sie sich, wenn Sie sich beruhigen, wirken Sie wie ein kleines Mädchen in meinem Alter, was heißt hier in meinem Alter, in Anas Alter, eine Haut, eine Figur, wenn Sie nicht verheiratet wären, würden alle Männer der Welt hier anrufen, vielleicht begreift der Vater ja durch diese

Geschichte mit der Krankheit, obwohl er aus guter Familie stammt und reich und verwöhnt war, eines Tages endlich, was für ein Glück er gehabt hat.

Neuntes Kapitel

Wie oft passiert es mir nachts, daß ich jemanden höre, der sich in den Levkojen nähert und entfernt, und ich wage nicht, ans Fenster zu gehen, denn ich fürchte mich vor den Toten

etwas sagt mir, wenn ich aufwache, das da draußen sind die Toten

der Herr General und der Präsident Krüger, die sich auf einer Veranda in Afrika glauben und über Mosambik reden, mein Großvater, der in der Gartenlaube am Teich die Schachfiguren einräumt, meine Großmutter, die vom Casino zurück ist, und Adelaide, die sie mit Kräutertees und Umschlagtüchern erwartet, wer weiß, vielleicht ist mein Vater gerade in der Klinik gestorben, und gleich das Telefon, zuerst eine unvermittelte Stille in der Villa, während das Telefon sich windet, dann die gleiche Stille im Salon im Erdgeschoß, im Dienstmädchenzimmer und im ersten Stock derweil Flüche, Pantoffelgestolper, Zimmer, in denen schlagartig das Licht angeht, die vertraut werden und allmählich ihr Geheimnis verlieren

Regale, Spiegel

meine Schwester, barfuß auf der Treppe, wo sie mit den Armen Nebelschwaden vertreibt

– Das ist für mich

Dutzende Hunde wer weiß wo, die neue Köchin in einem Morgenmantel meiner Mutter, dem fliederfarbenen, um den ich sie immer so beneidet habe, als wir klein waren, zog ich ihn heimlich an und verschloß mich, um mich im Kleiderschrankspiegel zu begrüßen in einer strengen Grimasse

– Guten Tag gnädige Frau

wütend, weil meine Füße nicht wuchsen und meine Brust platt war, jemand hatte das Pendel der Uhr angehalten, und der

Mechanismus geriet unter Rädchenschluchzern aus dem Gleichgewicht, meine Mutter, die sich selber entglitt

– Es ist dein Vater nicht wahr?

ich möchte wetten, wenn ich den Schlüssel nähme und ihn zweimal umdrehen würde, kein einziger Schrank, keine Truhe mehr auf dem Dachboden, wie oft passiert es mir nachts, daß ich jemanden höre, der sich in den Levkojen nähert und entfernt, und ich wage nicht, ans Fenster zu gehen, denn ich fürchte mich vor den Toten

– Ihr Gatte gnädige Frau

die Aufregung von Adelaide, von der ich nicht weiß, ob sie Leopoldina kannte, vielleicht als mein Vater zu dir gezogen ist, nachdem die Kranke gestorben war, der Hustensaftlöffel endlich außer Dienst, ein halbes Dutzend Nachbarinnen hinter einem Kruzifix und eine zweite Blumenpyramide, die von einem zweiten Loch verschluckt wird, der in den Trauerrahmen verbannte Rekrut öffnet euch nicht

öffnet uns nicht die Tür, lächelt nicht am Eingang

wie oft passiert es mir nachts, daß ich jemanden höre, der sich in den Levkojen nähert und entfernt

lächelt uns nicht am Eingang zu, ich glaubte noch, daß mein Vater, und sah die Gegenstände mit der gequälten Anspannung der Dinge warten, blieb in der Hoffnung neben dem Bett stehen, ihn anzutreffen, doch statt der Schritte und des Metalls im Schloß der Fensterladen oder vielleicht die Zweige beim Abflauen des Ostwindes

(so wie wir nachts aufwachen und jemanden hören, der sich in den Levkojen nähert und entfernt, und ich

– Das da draußen sind die Toten)

mein Großvater schaute mich von den Halbgardinen des verglasten Balkons her an, eine Kiste mit Margeriten, Nägel in die Veranda schlagen, um der Kletterpflanze beim Wachsen zu helfen, der Patensohn

(oder, besser gesagt, mein Vater, es ist jetzt gleichgültig, ob du mein Vater sagst, mein Vater in der Klinik starrt an die

Decke, läßt zu, daß wir ihn küssen, nimmt uns jedoch nicht wahr)

ich in der Klinik ließ zu, daß man mich küßte, ohne euch überhaupt wahrzunehmen, denn mich interessierte nur die Dekke, und mit Decke ist jeder Punkt gemeint, an dem ihr nicht seid, die, die sich für meine Frau hält, die, die sich für meine Töchter halten, Ana Maria und die blöde, wie heißt noch die Schwester, Carolina, nein, Carlota, nein, ich glaube, Maria Clara, der Mann im Haus, die immer darauf wartet, daß ich mich für sie interessiere, was ich an ihrem Gesichtsausdruck sehe, sie interessiert mich nicht, keine von beiden interessiert mich, nicht einmal an mir bin ich interessiert, mich interessiert die brennende Lampe an der Decke, der, der sich für einen Arzt hält, stimmt uns vom Kopf des Bettes zu wie

so ein Schwachsinn

ein Familienoberhaupt, mein Vater auf dem verglasten Balkon, wo er sich, ohne die Weste auszuziehen, rasierte, während das Spielzeugwägelchen sich am Boden mit den Muscheln und Kieseln vorwärtsbewegte, die Leopoldina mir gegeben hat, trotz meiner blöden Frau und meiner blöden Töchter sehe ich, wenn ich an die Klinikdecke schaue, die Meeresschnecken, und die Frau, von der ich nicht wußte, wer sie war, stand am Garderobenständer, an dem ein fadenscheiniger Regenmantel, dieselbe, die meinen Ballon haben wollte, als sie mich vom Baumstamm aus beobachtete, bitten, daß man sie wegschickt, bevor meine Familie oder Leopoldina wissen, wer sie ist, bevor mein Vater sie fragt, ob sie Geld haben will oder so, sich den Schaum vom Gesicht trocknet, das Rasiermesser losläßt, in der Hosentasche nach dem Portemonnaie sucht, eine mitleidige Grimasse als Antwort

nein, ein leerer Gesichtsausdruck

und das abgetragene Kleid stieg die Treppe hinunter, mein Großvater und ich vor der Villa in Estoril, und die Frau begleitet eine Dame mit einem Hütchen mit einer Brosche, der die Rubine fehlen, und einer mottenzerfressenen Fuchsstola

(so war es doch, Leopoldina, ändere es, falls ich es nicht richtig verstanden habe, korrigiere mich, falls ich mich geirrt habe, sag, welche Papiere aus den Truhen ich noch lesen muß, welche Zeitschriften, welche Zeitungen, es sei denn, meine Mutter

es fällt mir schwer, das zu glauben

es sei denn, nichts von alldem ist wahr, und meine Mutter auf dem Dachboden mit wachsender Überraschung, die Frage, die sich zu den im Licht kreiselnden Staubkörnern gesellte

– Wozu?

und mit ihnen zitterte, wozu war sie die Treppe hinaufgestiegen und hier eingetreten)

so war es nicht, Fräulein Clarinha, die Frau besuchte uns sogar, bevor meine Großmutter starb, sie redete nicht, aß nicht mit uns, blieb am Garderobenständer stehen, hielt ihre Handtasche fest, die zu teuer und zu alt war, als daß sie sie sich selbst gekauft hätte, eine dieser Geschenke, die uns die Reichen machen

– Da nimm

wenn sie sie überhaben, die Frau in meinem Alter schützte sich vor uns, so etwas Dummes, denn wir waren mein Großvater, ein kleiner Junge und ich, deren Wunsch es nur war, dem Elend von Alcoitão zu entkommen, irgendwo hinzugehen, wo mich niemand kannte, wenn ich durch die Straße vom Barbier ging, wechselte ich den Bürgersteig, einmal habe ich die Besitzerin vom Laden mit den Einfaßbändern beim Schlachter getroffen und bin, den Kopf hinterm Ärmel verborgen, geflohen, ohne das Wechselgeld zu erbitten, der Angestellte rief mir hinterher, bis eine Ecke mich verschluckte, und mein Name allein zwischen lauter Olivenbäumen, mir schien es so, als wenn die Fasane in der Ferne eigensinnig

– Leopoldina

einen Namen, der meinem Körper so fremd ist, so wenig ist, was ich bin, die Lehrerin in der Schule

– Leopoldina

und etwa fünfzehn Zöpfe drehten sich mir zu

– Ich bin das nicht ich bin das nicht

eine Schreibfeder piekste mich in den Arm, die Lehrerin blitzschnell am Schreibtisch, wieder die Schreibfeder

– Leopoldina

dabei war

– Leopoldina

nicht ich, die Brillengläser verbargen ein schielendes Auge

wenn die Lehrerin nur das gutartige Auge wäre, hätte ich keine Angst vor ihr, das Lineal hob mein Kinn an, zwei wütende Glaskreise, ihr Mann kam sie immer nachmittags mit einem Militärjeep abholen

– Schläfst du Leopoldina?

und ich zog mühsam den Namen an, der mir nicht paßte, wäre ich Rosa oder Alice, wäre es leichter, mich hinzusetzen, zu gehen, Gesten zu machen, ich versuchte

– Rosa

und er war ein ganz klein bißchen zu eng, ich versuchte

– Alice

und er paßte, es erübrigte sich

– Schläfst du Alice

zu sagen, mir das Kinn mit dem Lineal anzuheben, am Morgen des Tages, an dem meine Großmutter starb, das ist im Oktober achtundzwanzig Jahre her, hörte ich

– Leopoldina

(wie oft passiert es mir nachts, daß ich jemanden höre, der sich in den Levkojen nähert und entfernt, und ich wage nicht, ans Fenster zu gehen, denn ich fürchte mich vor den Toten, wenn jemand starb, wurden die Spiegel verhängt, damit das Pech uns nicht fand)

am Morgen, an dem meine Großmutter starb, hörte ich

– Leopoldina

aber es war nicht ihre Stimme, ein Ruf, der von weiter her kam, rätselhafter war, ich spähte vom verglasten Balkon, auf dem ich Wäsche aufhängte, in die Wohnung, die Verpackungen der Medikamente aufgereiht, die Hyazinthen in der Emaillevase, und dennoch

– Leopoldina

nicht Rosa oder Alice, Leopoldina, wäre ich Alice gewesen,

hätte ich geheiratet und würde in Leiria leben, mit Blumen auf dem Balkon, meine Großmutter mochte meinen Vater, mich mochte sie nicht, sie starrte mich an, und ihr fiel ein Koffer auf den Stufen eines Schiffes nach Kanada wieder ein, Monate später eine einzige Postkarte, ein Elch und zedernbewachsene Hügel, eine komplizierte Briefmarke, Worte, die ich nicht gelesen hatte, und die Tochter des Miststücks rief ihr das Passagierschiff ins Gedächtnis

das Miststück, das mir, wenn ich es mal besuchte, auf der Fußmatte den Eintritt in die Wohnung verwehrte, es heißt, Töchter glichen ihren Vätern, aber ich entdecke in ihrer Tochter keine Ähnlichkeit mit meinem Sohn, ich habe noch versucht, ihr den Namen Ester zu geben wegen meiner Patin, die die Hochzeit gezahlt hat, mein Sohn, ein willenloser Schwächling, flehte mich schweigend an

– Mutter

und sie forderte in Gegenwart des Priesters Leopoldina, immer wenn ich es sagen muß

– Leopoldina

hasse ich sie beide, meine Enkelin

wer weiß, ob sie überhaupt meine Enkelin ist

die an dem Tag, an dem ich gestorben bin, auf dem verglasten Balkon Wäsche aufhängte, die Kiefern wie die Wellen von Estoril, so viele alte Stimmen steigen zu mir auf, meine Patin, die Cousine des Herrn Abtes, die mir Erdbeeren schenkte, der Gevatter meines Vaters, der eine Weinflasche öffnete und das Messer an der Serviette abwischte, ich bin mir nicht ganz sicher, doch ich glaube, mein Mund, ohne daß ich es mitbekam

– Leopoldina

und der Name tat mir weh, Ester tat mir nicht weh, Serafita wie die Stieftochter meiner Gevatterin tat mir nicht weh, Leopoldina tat mir weh, und ihr Mund an meinem Mund

– Senhora

meine Knochen quälen mich nicht, ich spüre nicht, daß meine Zunge gelähmt ist, ich habe keine Schwierigkeiten zu atmen, hilf mir zu verhindern, daß das Schiff nach Kanada, daß der Koffer, der ihr nicht gehört, auf den Stufen, daß die Blumen in einem Erdloch und

– Leopoldina

steck mir noch ein Kissen ins Bett, heb mich ein bißchen an, damit ich ihn empfangen kann, und das dumme Ding, ohne zu begreifen

– Senhora

wo doch alles, worum ich bat, nur war, daß sie auf den Balkon zurückgehen und mich in Frieden lassen, mich mit meinem Sohn allein lassen soll, ich brauche dich jetzt nicht, ich habe Gesellschaft, jemand lächelt mich an, jemand sorgt für mich, jemand

also habe ich an dem Tag, an dem meine Großmutter starb

– Leopoldina

auf dem Balkon gehört, auf dem ich Wäsche aufhängte, und es war weder ihre noch die Stimme der Kiefern, noch die wilden Turteltauben, noch die Geräusche der Gärten

jemand schnitt einem Huhn die Kehle durch, es mußte gerade jemand einem Huhn die Kehle durchschneiden, denn ich hörte die Verzweiflung der mit einem Strick zusammengebundenen Flügel, ich spürte das Blut, nahezu schwarze Tropfen, die an den Armen herunterrannen oder dickflüssig wie Lack auf die Fliesen fielen, Federn bedeckten mein Gesicht, hinderten mich am Sprechen, ich stellte den Korb mit den Wäscheklammern ab, versuchte

– Senhora

zu sagen

oder es gelang mir

– Senhora

zu sagen, während ich gegen die Federn kämpfte, ich erinnere mich nicht mehr, als ich aus der Helligkeit der Küche in das Dunkel des Zimmers trat, saß mein Vater auf dem Bett und lächelte sie an, nicht der Rahmen, gnädiges Fräulein, mein Vater, anfangs glaubte ich, es sei der Lampenschirm aus Pergamentimitat, die Umrisse eines Baumes, meine Großmutter saß im Bett, verfolgte mich mit dem Zorn, mit dem sie meine Mutter verfolgte, die Postkarte aus Kanada zerrissen, glänzende Hügelfetzen, matte Wortfetzen, meine Mutter auf dem Boden hierhin und dorthin, bevor ich sie wieder lebendig machen konnte, indem ich das zerrissene Papier zusammenfügte, was allerdings schwierig war, mir gelangen einige Zedern, ein zusammenhangsloser Satz, dem Buchstaben fehlten, und auf jeden Fall bin ich mir sicher, daß sie sich um mich keine Sorgen machte und auch nicht nach mir fragte, denn sosehr ich mich auch bemühe, gelingt es mir nicht, mich an meine Mutter zu erinnern, ich erinnere mich an gar nichts, außer daß sie mich auf den Arm genommen hat, die Erde unendlich weit weg, Igel am Kastanienbaum, nur an einen Mann, den ich nicht sah und der fragte

– Wann?

die Kastanien entfernten sich von mir, die Person, die mich auf den Arm nahm, entfern

– Morgen übermorgen Mittwoch was weiß ich

te sich von mir, und ich begann

ich glaube, ich fühlte überhaupt nichts, ich fühle überhaupt nichts, wenn ich mich daran erinnere, alles so lange her, so wirr, so schwach

zu jammern, die Kastanienbäume näherten sich mir wieder, ich konnte die Igel berühren, die Käfer im Laub sehen, und dennoch

fühlte ich nichts, überhaupt nichts, vielleicht ein Armband, das mein Haar streifte

schwieg ich, als ich den Mann und die Käfer im Laub nicht mehr hörte und jemand mich am Ärmel zog an einem Ort mit Häusern, denn es gab Dächer und Schornsteine und Fenster, und ich mich fragen hörte

vielleicht war es Alcabideche oder Birre, so wie Sie es sich vorstellen, gnädiges Fräulein, nicht wahr?

ich hatte nicht das Gefühl zu fragen, ich hörte mich, ohne Mund und Zähne, hörte einen Mechanismus wie den einer Puppe, der einfach so funktionierte, in der Hoffnung

– Wann?

fragen, daß die Erde wieder endlos weit weg war und die Igel in Reichweite, die Person, die mich am Ärmel zog, war hoch über mir, ging mit Schritten, die größer waren als meine, die Schuhe zu den Schuhen des Mannes gewandt, Beine, die in den Strümpfen schimmerten, der Arm mit dem Armband in fröhlicher Herausforderung um etwas gelegt, das ich nicht sah

– Morgen übermorgen Mittwoch was weiß ich

in einem Spiel, das nicht wirklich Spiel war, der andere Arm griff nach einer Jackentasche, bemerkte mich, ließ sie los, wischte sich mit einem kraftlosen Seufzer über die Stirn

– Ich muß verrückt sein mein Gott wenn die Kleine etwas merkt

die Spitzen der Schuhe vereint, die kleineren zerquetschten die größeren beinahe, eine Handfläche, die sich zwischen Stoffen, Gummibändern einen Weg bahnte, der Arm vom Hals ließ sie machen, schob sie weg, ließ sie machen, die Stimme, die wann fragte

– Die Kleine kriegt das nicht mit die Arme sie weiß noch nichts vom Leben

der Arm vom Hals legte seine Handfläche auf die Handfläche, die weiterhin suchte, eine Gürtelschnalle zu lösen, berührte das eigene Gesicht, ging langsam, wie wenn man aufwacht, mit mir davon, Dächer und Schornsteine und Fenster, ein Mädchen auf einem Fahrrad, ein Bettler, der auf einer Bank einen Apfel schälte

Alcabideche, Birre?

die nunmehr schnelleren Schritte hinderten mich daran, auf eine tote Schwalbe zu treten, da ich nicht auf die Schwalbe trat, hörte ich meine Enttäuschung fragen

– Wann?

und diesmal ahmte mein Mund den des Mannes nach, kein Mechanismus, der ohne Genehmigung funktionierte wie der von Puppen, die Person, die mich am Ärmel zog, stieg auf einen Bürgersteig mit einem vom Regen des Vortages großartigen Rinnstein, wo Zigarettenkippen, anstatt

– Ich falle gleich

anstatt

– Die Schwalbe der Rinnstein

anstatt

– Warten Sie

die Erinnerung an die Schwalbe und den Rinnstein wuchs in mir, während wir eine unbeleuchtete Treppe hinaufstiegen, Stufen, die fast so groß waren wie ich, ein Treppenabsatz mit Fußmatten, ein Dreirad mit nur einem Pedal

das fehlende Pedal war eine verchromte Stange

das ich nicht anfassen durfte, ich durfte mich nur mit einem verbeulten Schwan aus Bakelit voller Spuren von Zähnen auf den Boden hocken, mir wurde nicht erlaubt, Streichhölzer zu kauen, den Ofen anzuzünden, sofortiges Aufspringen, Gerenne, ein Finger im Hals

– Willst du etwa ins Krankenhaus Leopoldina?

sie gestanden mir ein Gitterbett zu, in dem ich durch einen Sumpf von Streitigkeiten, Geschirr, Schrecken schipperte, oberhalb der Knie der anderen gab es keine Welt, es gab eine von oben, aus dem Nichts kommende Gabel, unvermittelt auf meiner Höhe

– Iß

die Gabel verschwand, um einen Teller zu malträtieren, die Stimme, die in den Kastanienbäumen flüsterte

– Morgen übermorgen Mittwoch was weiß ich

schaltete das Radio aus, Männersocken, die anders waren als die

– Wann?

mit einem Fersenrechteck, das herausschaute, eine Nadel in einer Ritze, die Lampe schaukelte, wenn der Wind auf der Straße, und die Nadel oder die Stecknadel glitzerte nicht mehr, das Zimmer wurde gerade, und wieder die Nadel, die Person, die mich auf den Arm nahm und mir die Igel zeigte

– Ich gehe mit meiner Tochter weg hast du gehört?

nicht meine Mutter, meine Mutter schrie nicht, nur eine Gabel und ein amüsiertes Murmeln

– Was weiß ich

meine Mutter nur eine zerrissene Postkarte

– Miststück

wenn ich die Postkarte zusammenbekäme, wären die Kastanienbäume hier, ich würde eine kleine Schachtel mitnehmen, heimlich einen Käfer entführen, Fluchtvorhaben im Inneren der kleinen Schachtel, sie ein ganz bißchen öffnen und ihm die Flügel ausreißen, aber gerade wenn ich ihm die Flügel ausreißen will, entwischt er, würde mich die zerrissene Postkarte auf den Arm nehmen, eine Welt ohne Beine oder Schwalben oder Rinnsteine, von dem Tag an, an dem sie den Ehering abnahm

mein Vater hat seinen nie abgenommen, nur das Miststück hat

wochenlang oder zumindest kam es mir wie Wochen vor

eine Woche ist heute, morgen und Mittwoch

und wahrscheinlich waren es Tage, eine Falte in der Haut, die man auch noch in der Zeit, als das mit dem Schiff war, sehen konnte, ich bin sicher, mein Großvater bemerkte sie, während meine Großmutter nur den Koffer sah, und während ich das denke, wo ich hier mit Ihnen sitze, gnädiges Fräulein, erinnere ich mich an den Regen, mir fällt nur der Regen auf dem Kai ein, Rinnsteine, in die zu treten mir niemand verbot, wozu ich im übrigen ebensowenig Lust hatte, wie auf Schwalben zu treten, ich hatte Lust

ich habe jetzt Lust

mich samt dem Bakelitschwan mit den Zahnspuren auf den Boden zu hocken und den Staub an den Scheuerleisten anzuschauen und diesen mit Pappkeilen

wie lange noch

austarierten Tisch, wenn ich das Radio anschalte, höre ich vielleicht Musik, Streitereien und Geschirr, vielleicht verstehe ich dann, warum ich noch hier bin, ins Bett gehe, wieder aufstehe, auf dem Balkon Wäsche aufhänge, und wenn es keine nasse Wäsche gibt, die auf dem Balkon aufgehängt werden muß, hole ich ein Laken aus der Schublade, egal, ob es gebügelt oder trocken ist, und verbringe Ewigkeiten damit, es aufzuhängen, ohne auf die Nachbarn zu achten, auf die Zigarette, die manchmal

scheint es

kommt und mich vom Schaufenster aus beobachtet, vielleicht ist ein Brief aus Leiria in der Post, und wenn es ein Brief aus Leiria ist, freue ich mich nicht, lese ich ihn nicht, öffne ich ihn nicht einmal, gnädiges Fräulein, lege ich ihn in die Schublade zwischen Kleberöhrchen ohne Kleber, Tintenfässer mit blauem Sediment und Tuben, deren Etiketten verblaßt sind, abends setze ich mich in den Korbsessel und schaue ins Nichts, denke an nichts, die Hühner im Garten, die Arbeiter, die ihre Hände am Wasserhahn in der Wand waschen, das Gitter zuschieben, und endlich Stille und der Beginn der Nacht, ich bewege mich nicht, mache nichts zu essen, zünde die Lampe mit dem Schirm aus Pergamentimitat nicht an, bleibe im Sessel sitzen und gehe im restlichen Hausrat auf, spüre die Fledermäuse um die Laternen, die Bäume, und die Gebäude wachsen zu einem einzigen Schatten zusammen, in dem es Sie und Ihren Vater und mich nicht mehr gibt, vielleicht gibt es Ihre Mutter, Ihre Schwester und das Haus weiterhin, Sie, mich und Ihren Vater aber nicht mehr

nicht mehr den Dachboden und das Holzpferd und die Truhen und die Schränke, nicht mehr die Fotos, sinnlose Gesten, zufriedene Gesichter, zufrieden, weshalb wohl, Züge, die anders sind als die der Lebenden, mein Großvater war nicht so, meine Großmutter war nicht so, ich war niemals so, wenn Sie mich aus dem Portemonnaie ziehen und mich im Krämerladen oder beim Schlachter zeigen

morgen, übermorgen, Mittwoch, was weiß ich

werden die über das Foto gebeugten Menschen abwechselnd Sie und mich ansehen, oder das, was nicht ich bin, niemals ich auf diesem abgegriffenen Stück Film war

– Wer ist das?

oder war ich das und Ihr Vater, obwohl wir bis zu dem Augenblick nicht wir waren, als das Messer, und dann nur ich nicht mehr ich, seit jeher nur ich nicht ich, und eine Gegenwart, von der man eine Schulter erahnt oder wir zu erahnen glauben, und man errät nichts, nimmt man einmal

werden die Leute sagen

ein Mädchen aus, das nie bei uns gewohnt hat

– Wer ist das?

genau wie die Unbekannte, die es zeigt, nie bei uns gewohnt hat, das Kleid teuer, ihr Verhalten wie das einer Reichen, sollten sie von uns partout erwarten, daß wir etwas finden, würden wir eine Ähnlichkeit mit der Enkelin des Lehrers in ihr finden, das Waisenkind, das auch dieses Verhalten reicher Menschen an den Tag legt, das weder Grüße erwidert noch sich in der Drogerie unterhält, trockene Laken auf die Leine hängt, kein Klappern von Besteck, kein Lebenszeichen, ein Mann, der es nicht mehr gewohnt ist, über Steine zu gehen, stört sonntags die Ziegen und Kälber hinter dem Viertel, steht unvermittelt vorm Röhricht, macht mehr auf sich aufmerksam, als wenn er die Straße entlanggehen würde, wir haben den Verdacht, daß er ihr Liebhaber ist, der, der ihr die Miete bezahlt, der fünf Stunden lang bei ihr ist, und kein einziger Satz, und jetzt sucht wahrscheinlich diese hier, die Ehefrau, die andere, anstatt

– Wer ist das?

sie unter geheimnisvollem Gewisper den Bürgersteig entlangzuführen, ihr den Ort zu zeigen

– Da

ihr vom Barbierladen und der Zigarette im Schaufenster zu erzählen, zu ihr zu sagen

und ziehen Sie nicht meine Hälfte des Fotos aus dem Portemonnaie, bevor sie es Ihnen sagen, zeigen Sie es nicht im Krämerladen und beim Schlachter, vergessen Sie mich im Korbsessel, wo ich ins Nichts schaue, an nichts denke, allmählich in den noch übriggebliebenen Möbeln aufgehe, die Fledermäuse um die Laternen herum spüre, die Bäume und die Gebäude, die zu einem einzigen Schatten zusammenwachsen, in dem Sie, Ihr Vater und ich nicht wahr sind, so wie auch der Dachboden und das Holzpferd und der Schaukelstuhl nicht wahr sind, den er mir vor vielen Jahren gebracht hat, wahr ist der Morgen des Tages, an dem meine Großmutter starb, als ich

– Leopoldina

hörte, aber es war nicht ihre Stimme, auch nicht die der Kiefern oder der wilden Turteltauben, auch nicht die Gärten

Hühner, Hacken, Sicheln

als ich aus der Helligkeit der Küche in das Dunkel des Zimmers trat und

– Senhora?

fragte, sah ich meinen Vater auf dem Bett der Kranken, der mich anlächelte

wie oft passiert es mir nachts, daß ich jemanden höre, der sich in den Levkojen nähert und entfernt, und ich wage nicht, ans Fenster zu gehen, denn ich fürchte mich vor den Toten

mein Vater

– Hallo mein Kind

während sie ihn in einer Blumenpyramide, die vor mir herschaukelte, durch den Vorplatz trugen

Gladiolen, Gerbera

bis er in einem Erdloch verschwand, und ich erinnere mich an nichts mehr, außer daß jemand mich auf den Arm nahm, Kastanienigel und Käfer in Reichweite, und ich spürte nichts, absolut gar nichts, ich schwöre, überhaupt nichts

– Die Kleine versteht nichts die Arme

es sei denn den Wind in der Ruhe des Laubes und ein fernes Weinen.

Zehntes Kapitel

Wenn meine Mutter und meine Schwester später vom Krankenhaus zurückkommen, weil sie gehofft haben, mein Vater würde aufwachen, können wir uns beide auf dem Dachboden unterhalten, Leopoldina, oder ich zeige dir mein Zimmer, das Arbeitszimmer, den Salon, die Verwunderung der Dienstmädchen, die mich allein reden sehen

glauben sie

sehen, wie ich niemandem Schüsseln, Kristallgegenstände zeige, das Gesicht von der, die gerade den Tisch deckt, den Teller in der Luft, und ich, als merkte ich nichts, hebe wegen der Signatur darunter Rosen aus Porzellan an, wenn Leopoldina

– Guten Abend

sagen würde, das arme Ding fiele in Ohnmacht, aber zum Glück ist Leopoldina so diskret, daß sie sich auf den Möbeln kaum widerspiegelte, die den Tisch deckte, rief ihre Kolleginnen

ich sah, ohne den Kopf zu wenden, durchaus ihre Gesten, das Fingerchen ausgestreckt vorm Mund

und ein zwei drei vier fünf Köpfe, ohne die Köchin mitzuzählen, die von meiner Mutter dazu verdonnert war, eine Haube zu tragen, stapelten sich in einem Vorhangspalt, ich stellte die Rosen wieder ab

Leopoldina stellte die Rosen wieder ab, und die Köpfe verschwanden, die Katze hatte es begriffen, denn sie entfloh schnell gleitend wie Wasser, wieder die Köpfe

nicht fünf, drei, einer gehört der, die immer in singendem Tonfall in der Anrichte redete

wir gingen vom Salon auf den Balkon der dem Meer abgewandten Seite, wo die Leibwächter meines Vaters die Wagen aufreihten, die Katze an Leopoldinas Beinen wer hätte das gedacht

mit einem leisen, Zärtlichkeit brodelnden Motorengeräusch, die Köchin glaubte, weil es sich wand, das Tier sei krank, Büsche und Rasen anstelle von Apfelbäumen, die in die Mauer geschnittene Plattform, auf die meine Großmutter und Adelaide sich immer setzten

nachdem Adelaide den Stein zuerst mit der Schürze abgewischt hatte

die Münzen aus der Tasche zählten und abermals zählten, wir hatten soundsoviel, haben soundsoviel verloren, schulden soundsoviel, und wenn ich die Brosche in Paço de Arcos ins Pfandhaus bringe, da zahlen sie mehr als in Estoril, meine Großmutter wollte ihr unbedingt die billigen Ringe geben, die keinen Heller wert waren, man kratzte am Gold, und rostiges Metall, ich schämte mich für ihre Armeleuterechnereien, rechtfertigte sie vor Leopoldina, die sich über deren Illusionen wunderte

– Die sind schon alt kümmere dich nicht um sie

der kleine Motor der Katze erzitterte vor Leidenschaft, Ana mochte sie nicht, mich mochte sie nicht, sie leckte Schläfrigkeiten aus einer Lichtpfütze auf dem Teppich, sie verachtete alle, und jetzt verging sie vor Liebeswallungen für eine arme Person, die keinen Platz zum Sterben hatte und die ich nur aus Mitleid begleitete, sie wegschicken, bevor meine Mutter und Ana, die Augen unisono in lärmender Stille

– Was soll das denn?

eine Entschuldigung erfinden, mich ihrer entledigen, so wie Leopoldina sich meiner entledigen wollte, sie folgte mir nicht, weil es ihr gefiel, sondern aus Befangenheit, dachte sich Vorwände aus, der Fahrplan des Autobusses, ein Arztbesuch wegen der Arthritis, eine nicht existierende Freundin, die, weil sie nicht existierte, anfing zu existieren, sie beschrieb mir ihr Aussehen, ihre Vorlieben, ihren Gang

(– Wir sind zusammen aufgewachsen gnädiges Fräulein)

während sie heimlich

– Mein Gott es ist schon so spät

den Ärmel über der Uhr hochschob, und ich quälte sie, litt dabei, ohne zu wissen warum

und je mehr ich sie quälte, um so mehr litt ich, und je mehr ich litt, um so weniger konnte ich aufhören, die Wut, die Grenze des Schmerzes zu erreichen und sie jenseits der Schmerzgrenze weiter zu zerstören und meinen Vater zu zerstören, eine Harmonie

hoffte ich

ein Gefühl von Frieden, den Dachboden zuschließen, ihn vergessen, Gleichgültigkeit darüber empfinden, ob sie noch immer dort oben waren oder nicht, weil es ein Dortoben nicht gab, nur die Eschen, die Levkojen, und ich in Lissabon verheiratet, pflichte meiner Mutter an den Sonntagen, an denen ich sie besuche, bei, und wenn ich beipflichten sage, meine ich es ernst, ich überzeugt, ich sicher

– Mein Vater hatte keine Familie hat nie eine Familie gehabt

Leopoldina mit noch mehr Schalen, mehr Kristall verletzen, während du mit einem verglasten Balkon, einem Waschtrog, mit einem Geruch

ich könnte ihn nicht definieren, rieche ihn aber meilenweit

mit dem ihr uns, ohne es zu bemerken, ansteckt, es ist die Armut, die riecht, es sind weder die Körper noch die Kleider, die Armut, die riecht, so wie auch das Alter riecht, etwas Unangenehmes, was ihr mit euch tragt

mein Vater hatte ihn trotz des Rasierwassers, und jetzt wird er sterben

nein, er wird wieder gesund werden, noch fünf Tage, und er ist wieder bei uns zu Hause

mein Vater hatte ihn, wenn er mich umarmen würde

stell es dir einfach nur vor, er umarmte mich nie, wir tun beide so, als wäre er zärtlich

– Maria Clara

ich würde mich verdrücken, meine Mutter und meine Schwester werden, wenn du gegangen bist, nur noch Nase sein und die Dienstmädchen beschuldigen, in den Sesseln gesessen zu haben

– Als wenn der Gestank aus der Klinik nicht schon reichen würde

Leopoldina auffordern, den Teich anzusehen, zuschauen, wie sie vor dem tönernen Knaben errötet, sie mit einem Lächeln fragen, der das Leiden noch vergrößerte

nein, ich will mich jetzt nicht ansehen

bevor die Uhr sie mit dem Bus oder der Arthritis rettete

– Es ist doch noch nicht spät oder?

eine schlecht erzählte Geschichte über eine Freundin ertragen, die früher aus dem Büro kam und sie im Café erwartete

Dora Leonor Raquel?

Raquel

wo die Kellner bereits die Tür anlehnten, die Stühle auf die Tische stellten, ich muß jetzt gehen, gnädiges Fräulein, ich bin schon spät dran, nein, so ist es nicht, sie schließen die Pastelaria und

wie hieß sie noch?

Raquel

Raquel auf dem Bürgersteig mit all diesen Arbeitern um sie herum, ich habe ihr einen Stiefvater, einen Beruf, eine Wohnung erfunden, so wie Sie mich von einem Foto von irgendeinem mir unbekannten Mädchen ausgehend erfunden haben, das Sie auf dem Dachboden gefunden haben und das Ihnen schwört, dies alles hier sei wahr und sie ginge tatsächlich mit Ihnen durch den Garten, wer garantiert Ihnen, daß ich nicht in São Domingos de Rana jung gestorben bin

Alcoitão

in Alcoitão, nicht einmal Ihre Dienstmädchen glauben, daß wir beide im Garten sind, nur eine Gestalt, nur eine Person zwischen den Beeten, schauen Sie nur, wie sie von oben heimlich zuschauen und sich über Sie amüsieren, ärgern Sie mich nicht weiter, geben Sie es auf, sehen Sie ein, daß Sie sich geirrt haben, Raquel steigt stocksauer auf mich in den Bus nach

Paderne

in den Bus in eine dieser Städte voller hoher Gebäude im

Hinterland von Carcavelos, Projekte breiter Alleen, die an Hügeln enden, ja, Paderne, woher wußten Sie, daß meine Freundin in Paderne wohnt, der Bauunternehmer hat sich in Luft aufgelöst, bevor die Küche fertig war, manchmal, wenn ich mich mit meiner Großmutter unterhielt, verwechselte ich den Ort, irgendwann habe ich behauptet, es sei Tires, dann wieder Ramada, dachte dabei an das kleine Zimmer des Barbiers oder an einen Ausflug an den Guincho, brachte ihre Verwandten durcheinander, mal war es ein Stiefvater, dann wieder eine Stiefmutter oder eine barmherzige Tante, mit der ich die Kranke besänftigte, ich habe mir sogar Briefe von Raquel geschickt, die Ihr Vater aufgehoben hat, sofern Sie es nicht an den Briefmarken herausfanden, die Handschrift auf der Postkarte jedenfalls hatte ich nachgemacht, sie verkündete Sehnsucht, fragte nach mir, ich gab sie meiner Großmutter, in der Hoffnung auf Verzeihung, und meine Großmutter, die dem Haus nicht verzeihen konnte, zu dem ihr der Zutritt verwehrt wurde

– Miststück

der Schwächling von meinem Vater machte drinnen den Toaster heil und stimmte seiner Frau zu

ich habe ihn großgezogen, ihm alles gegeben, bin seinetwegen an der Lunge und den Knochen erkrankt, ganze Nächte lang ohne Pullover oder Decke an seiner Wiege, als er Masern hatte, ich hatte nicht einmal mehr an den Regenschirm gedacht, als ich, das Thermometer in der Faust, losgegangen war, um den Arzt anzurufen, und jetzt stehe ich wie ein Stück Lumpen auf der Fußmatte, das Miststück verwehrt mir den Zutritt, und er schweigt, während er den Toaster repariert, ich sah seinen Rükken und den Rauch seiner Zigarette, die Erniedrigung auf der Treppe, als ich die Zwiebeln und die Tomaten wieder hinuntertrug, die ich ihm mitgebracht hatte, während oben die Tür zufiel, aus Rache das Gemüse in den Müll werfen, zurückkommen und es wieder einsammeln, weil die Rente meines Mannes und meine Rente, und inzwischen noch mehr Müll oben drüber, und dann erwischen sie mich, wie ich einer Bettlerin gleich in den Mülleimern wühle, in der Wohnung meines Sohnes brennt

Licht, und er beobachtet mich, den Toaster im Arm, meine Enkelin, das dumme Ding, behaucht eine Fensterscheibe und malt eine Sonne, sogar heute, wenn sie glaubt, daß ich schlafe, sehe ich sie an den Scheiben kleben und mit dem Finger Kreise zeichnen, die Tropfen laufen kreisförmig oder von meinen Wangen in durchsichtigen Rinnsalen herunter, ich sage überhaupt nichts, ich beklage mich nicht, so wie ich auch an dem Tag, an dem mein Sohn starb, weder etwas gesagt noch geklagt habe, drei Tage im Hof vom Leichenschauhaus zwischen Leichenwagen, ein Mann, der einen Blutfleck mit einem Schlauch wegspritzte, etwas, das wie Raben aussah, aber Statuen von Frauen in Tuniken auf dem Rand des Daches waren, Krankenwagen mit noch mehr in Lakenfetzen eingewickelten Söhnen, Ellenbogen oder Füßen, die, wenn sie über die Tragen hinausragten, riesig wurden, eine blaue Helligkeit, in der Wasserhähne tropften und Leichen in Stücke geschnitten wurden, meine Schwiegertochter mit dem dummen Ding auf dem Arm wieder zurück nach Alcoitão, ohne sich von uns zu verabschieden, ich fragte sie

– Und dein Mann?

die Stimme wiederholte sich von Wand zu Wand in einer Frage, die nun nicht mehr meine war, es waren die Krankenwagen und die blaue Helligkeit, die redeten, diese Tropfen an der Fensterscheibe, die Zwiebeln, die Tomaten, die Koteletts, die ich ihm schickte, sobald ich meine Rente erhalten hatte, ich fragte

– Dein Mann?

und meine Schwiegertochter auf dem Weg zum Treffen mit dem Kofferdieb, der anstatt meines Sohnes den Toaster reparierte, er war es, der mich von nun an von den Rolläden her beobachtete, er war es, der, die Zigarette im Mundwinkel, verkündete

– Morgen übermorgen Mittwoch was weiß ich

– Er ist draufgegangen wir können gehen er ist draufgegangen

mein Mann gab der Republik die Schuld, der Mond vertikal auf den Gebäuden mit Zeigern und Uhrzeiten

zehn vor elf, zwanzig nach elf, elf Uhr fünfunddreißig, die

Zeit verkehrt herum in den Pfützen des Schlauchs, das dumme Ding gibt mir eine Tablette

– Senhora

ist während der Beerdigung ständig ungezogen aus den Schuhen geschlüpft, hat eine Stoffpuppe hinter sich hergeschleift, die die Trauer mit ihren verdrehten Gliedmaßen verspottete

hast du sie noch, Leopoldina, oder hat sie mein Vater dir weggenommen und auf dem Dachboden verwahrt?

ich zwang sie, sich vom Sarg zu verabschieden, erkannte meinen Sohn nicht mehr, einen viel älteren Mann mit riesigen Nasenlöchern, die niemals so gewesen waren, das dumme Ding und die Puppe weigerten sich, ihn zu berühren, der Gesichtsausdruck von beiden aufgemalt, die Beine von beiden kraftlos, sie ähnelten einander so sehr, daß ich nicht wußte, welche von beiden mir samstags das Haar frisierte, mir die Decke zurechtrückte und mir den Hustensaft gab, welche von beiden dem Schaufenster von der Straße aus zuwinkte und dachte, ich hätte die Glut einer Zigarette und die Eichelhäherfeder am Hut nicht gesehen, ein Miststück von derselben Rasse wie ihre Mutter, ihr die Puppe zerreißen und ihr das Haus verbieten, zuschauen, wie das Sägemehl auf den Boden rieselt, dieses Sägemehl, dieses Maisstroh, diese Holzspäne, all das, was wir in uns haben und immer mit uns tragen, immer wenn der Arzt mich mit diesen Rohren abhorcht

wenn sie uns abhorchen, hören die Augen auf zu sehen

– Atmen Sie normal

konnte er bestimmt das schläfrige Rascheln von Eichenblättern im April wahrnehmen, mein Vetter, das Jagdgewehr schräg umgehängt, um ihn herum brodelten die kleinen Hunde wie heißes Öl, am Gürtelhaken hatte er vier oder fünf Hasen

wen horchten die Augen der Hasen ab?

der Brunnen, in dem die Schwägerin meines Vetters von Insekten umgeben ertrunken ist, in bestimmten Nächten wandelt sie im Nachthemd durch den Gemüsegarten, ein Topf löst sich vom Nagel, und gleichzeitig mit dem Topf mein Sohn oder eine Maus, die Pfötchen einer Maus, die aus der Gerste flieht nein, keine Maus, mein Sohn, den ich großgezogen, dem ich alles gegeben habe, seinetwegen bin ich an Lunge und den Knochen erkrankt, der so tut, als sähe er mich nicht, während er den Toaster repariert, bald schon werde ich keine Kräfte mehr haben, mein Gott, wieder ein Schiff nach Kanada, wieder eine Postkarte, diese grauenhafte Reglosigkeit der Dinge, meine Unfähigkeit zu wissen, was man mit ihnen macht

wozu ist ein Handtuch gut, wozu braucht man eine Gabel?

wenn ich meine Enkelin umarmen und gleichzeitig töten könnte, das heißt einen Teil meines Sohnes umarmen, wie er damals Masern hatte, und den anderen Teil töten, die Puppe, das Maisstroh, das Sägemehl, die Holzspäne, die Freundin, die ihr Geld schuldete

– Dora Leonor Raquel

wartete im Café, in dem sie die Fensterläden vorhängten, wartete auf dem Bürgersteig zwischen all den Arbeitern

siehst du, wie ich es kann, Leopoldina, siehst du, wie deine Großmutter

während meine Enkelin auf allen vieren den Ohrring suchte, als wäre eine Tablette aus dem Fläschchen gefallen und rollte auf dem Fußboden herum, der Mann mit beiden Beinen in einem Hosenbein, und die Hemdknöpfe an der verkehrten Stelle

– Leopoldina

der Barbier drehte in dem Augenblick am Türknauf, in dem sich die Tauben auf den Weg nach Sintra machten, wenn ich meinem Ehemann erzählen würde, daß der Koffer wieder auf den Stufen, der Arzt

– Strengen Sie sich nicht an

hinderte mich daran, ihm zu sagen, daß ich gleich sterben würde, die Entfernung zwischen mir und dem Passagierschiff ließ die Taschentücher sich vermehren und größer werden, die Abfälle des Tejo rannen über den Stein, ich nahm noch den Schlüssel im Schloß, noch ein Lächeln wahr, spürte noch meinen Sohn an der Bettkante, ich bemerkte zwei Frauen

oder ein Mädchen und eine Frau

beim Stand mit den Erfrischungen, ein Kind mit einem Spielzeugwägelchen, das zu uns herübersah, während ich, während

– Strengen Sie sich nicht an

während die Eichen im April, mein Vetter mit vier oder fünf Hasen am Haken, richtete das Gewehr auf mich, kein Abzugshahn, kein Explosionsgeräusch, nur eine Stoffpuppe, auf der Brust bereits geflickt, die mit verdrehten Gliedmaßen auf die Tenne fiel, und das Läuten der Glocken, das sich über die Weinberge ergoß

die Puppe, die ich morgen oder später in einem der Schränke finden werde

wie hast du sie genannt, Leopoldina, wie hast du sie noch genannt?

oder wenn

bald schon, mach dir keine Sorgen, brauche ich dich nicht mehr

ich dich zurück nach Alcoitão gehen lasse, niemand, der sich mit mir unterhält, mich begleitet, mir zuhört, wenn du mir deine Stoffpuppe leihen würdest

mit verdrehten Gliedmaßen bäuchlings auf der Tenne

ich dich gehen lasse, sobald meine Mutter und meine Schwester vom Krankenhaus zurückkehren, ich warte in den Levkojen

– Mein Vater?

obwohl mich mein Vater nicht interessiert, frage ich

– Mein Vater?

aus Furcht, sie könnten dich sehen, es gibt Augenblicke, in denen glaube ich

eine Schlüsselumdrehung, nicht zwei, wer wird wohl während meiner Abwesenheit auf den Dachboden steigen

wenn eine von beiden

welche von beiden?

dir Geld gegeben hat, damit du mit mir redest, ein unberührtes Likörglas auf dem Tablett, ein verächtlicher Blick auf den Korbsessel, den Hausrat, der in ihren Augen noch bescheidener und unnützer ist, es gibt Augenblicke, in denen glaube ich, daß sie dich im Haus suchen, und meine Mutter zu dir, Maria Clara, wissen Sie, die ist so eigenartig, so verlogen, geben Sie nicht noch den Geschichten Nahrung, die sie sonstwoher hat, ihr Vater hat keine Familie, hat nie eine Familie gehabt, manchmal denke ich mir, daß auf Anordnung meines Vaters eine Fahrkarte in irgendein Dorf, in dem ich dich nicht finden könnte

– Hier nimm

und der verglaste Balkon verwaist, der Korb mit den Wäscheklammern auf dem Boden ausgeschüttet, der Wagen der Jugoslawen und der Araber beobachtet mich von den Gärten aus, das Geschöpf, das im Gemüsegarten Wäsche wusch, flüsterte ängstlich

– Dort

meine Mutter, die die Strickmaschen ruhiger, langsamer zählt, den Rosenkranz nicht braucht, Ana, die mich über eine Modezeitschrift hinweg irgendwie mitleidig anschaut, mich aufs Sofa legen, wie man eine Stoffpuppe hinlegen würde, während Sägemehl, Maisstroh, Holzspäne mir aus dem Leib quellen, wenn die Dienstmädchen morgen den Salon saubermachen, wird inmitten von Haseneingeweiden ein kleiner Lumpen auf dem Teppich liegen, wenn du bei mir in Estoril bleibst, kann ich dich im Keller verstecken, wie ich es als Kind immer gemacht habe, meine Mutter in den Beeten, in der Gartenlaube, am Teich, verdonnerte Adelaide, mich zwischen den Fischen zu suchen

– Maria Clara

ich unterdrückte ein Niesen, wechselte die Stellung, warf einen Eimer um, der im Dunkeln schepperte, draußen Stille, meine Mutter

– Im Keller

die Taschenlampe des Gärtners auf meine Augen gerichtet, phosphoreszierend wie die Augen von Tieren, auf meinen zitternden Schwanz, auf meine erschrockene Schnauze, ich glaubte

– Sie werden mich töten

mich am Hals aufhängen, und ein einziger Schlag auf den Nacken, ein Arm, der nach meinem Arm griff, meine Mutter im Lichtoval

– Komm her

mein Vater betrachtete mich einen Augenblick lang und ging wieder ins Arbeitszimmer zurück, mir kam es so vor, als ob der Rechtsanwalt mit den üblichen Verbeugungen

– Ich hätte nie gedacht daß Sie sich so sehr um Ihre Tochter sorgen würden Herr Doktor

aber er irrte sich bestimmt, da mein Vater mich nicht mochte

was brachten die Lastwagen, und was fuhren sie in das Lagerhaus von

Murtal?

das Lagerhaus von Murtal, wozu so viele Männer, die ganze Verschwörung, all die wartenden Fischkutter?

wenn du bei mir in Estoril bleibst, werden dich die Leibwächter nicht bemerken, wenn du gebügelte Laken auf der Wäscheleine des verglasten Balkons aufhängst, erst

– Dona Leopoldina

dann die Zugfahrkarte in ein Dorf im Norden

– Morgen

nicht Leiria, wo ein Hund, ordentliche Möbel, nasse Hemden, die auf der Wäscheleine trocknen, ein Dorf im Norden, Peniche, wer weiß, der Chef der Leibwächter legt die Fahrkarte auf den Gasbrenner des Herdes

– Morgen

oder noch weiter weg, weiter weg als Tomar, nach Spanien oder Tunesien in einem der Lastwagen des Lagerhauses in Murtal

Manique?

ich glaube, nicht Manique, des Lagerhauses von Murtal, du in Spanien oder in Tunesien, wo du niemanden kennst, ohne jemanden, dem du schreiben kannst, oder wo du

Dora Leonor Raquel

Raquel in der Hoffnung auf einen Brief oder eine Postkarte aus Kanada mit einem Elch und Hügeln schreibst, mit der Sehnsucht nach dir, von der du nicht wußtest, ob es sie gegeben hat, die Teile wieder zusammensetzen, die deine Großmutter zerrissen hat, ohne daß es dir bei den Zeilen gelingt, einzelne Vokale,

Stempelflecken, die verhindern, daß man sie lesen kann, die Feder, die über eines der Körner im Papier stolpert

die Erzieherin in der Schule

– Schreib das ab

die Pulte leer und du an der Wandtafel im Klassenzimmer

sobald sich ein Satz zu bilden begann, kam meine Großmutter mit dem Besen und warf ihn in den Müll, ich sah noch

Liebe To

bevor ein Streichholz, und dann eine kleine, graue Ascheflokke, ich hätte wetten mögen, daß die Flocke mit der Sehnsucht das Fenster streifte, eine zweite Ascheflocke, die sich an der Decke auflöste

das dumme Ding, ohne eine einzige Träne, diese Augen der Mutter, die Verachtung, die Bosheit, die mir meinen Sohn verwehrte, den ich großgezogen habe und dem ich alles gegeben habe, seinetwegen bin ich an Lunge und Knochen erkrankt, ganze Nächte ohne Pullover oder Decke an seiner Wiege, als er Masern hatte, der Toaster Stück für Stück auf dem Abendbrotstisch, und das Miststück stank nach Parfüm, wie die elenden Weiber in der Gasse, die sich den Männern gleichgültig wo hingaben, an einem Baumstamm, in einem Busch, einem Hauseingang, das Miststück mit Kommas anstelle von Augenbrauen und einem Lippenstiftstrich am Zahnfleisch, ein Strich, ungelogen, der mich foppte und mir den Eintritt verwehrte

– Was wollen Sie überhaupt?

die Puppe lugte an ihrem Rocksaum hervor, die Kaninchennase kaute den Schnuller, sie und der Eintrag des Priesters sagen, es sei meine Enkelin, und dennoch möchte ich schwören

selbstverständlich habe ich es niemandem gestanden, und dennoch möchte ich schwören, daß in dieser Seelenlosen kein einziger Tropfen unseres Blutes ist, ich möchte schwören, daß bereits zu Zeiten meines Sohnes der Liebhaber und das Miststück in den Stundenzimmern des Barbiers von Alcoitão, mich hat nie ein anderer besessen, und gleich nachdem mein Sohn geboren war, auch mein Ehemann nicht mehr, die Nächte endlos lang, und die Eichen draußen strichen über meinen Leib, berührten mich und baten, und er taub neben mir, hörte die Bäume nicht, bis das Rheuma, die Schmerzen, der Arzt

– Strengen Sie sich nicht an

obwohl mich die Eichen immer noch berühren, und etwas, das den Feldern unter meinem Körper angehört, ruft mich, wenn es keine Sünde wäre, würde ich mich nähern und allein antworten, wenn mein Ehemann es auch hören würde, wenn er dieses Drängen verzeihen würde, für das ich mich schäme, der Wunsch, ein Schlammtier im Inneren der Welt zu sein, er würde im Garten eine Reihe Kohl hacken, und die Wurzeln der Pflanzen wüchsen aus meinen Nieren, würde er eine Furche fürs Wasser hacken, mein Leib würde es trinken, meine Mutter riß mir die Hacke aus den Händen

– Sünde

mein Vetter hakte einen Hasen vom Gürtel, nahm das Messer und schlitzte ihn von den Schenkeln bis zum Hals auf, während ich brannte, ohne zu bemerken, daß ich von Wespen umgeben brannte, wenn ich mich in die Eichenblätter legen könnte, wenn ich sterben, mich unter dem Läuten der Glocken von Terrasse zu Terrasse bis zu den Überresten der Villa des Brasilianers schleppen könnte, der Engel aus Basalt rief mir aus dem Unkraut zu

– Sünde

rief mir nein zu, tadelte mich ohne Stimme, ich erinnere mich an die Brombeersträucher und ihre Früchte, an meine Mutter, die mir auf die Finger schlug

– Sünde

der Herr Abt im Beichtstuhl, die Segnung nicht vollendet, zurückgezogen, wie er sich weigerte, die Heiligen aus Gips stocksauer auf mich, der Engel des Brasilianers nicht, das Herz Jesu schalt mich vom Altar, mich erdrosselten die gleichen Dornen

– Sünde

während mich die Eichen im Bett suchten, strich der Lehrer um mein Fenster, tat so, als sähe er mich nicht, meine Mutter scheuchte mich in den hinteren Teil des Zimmers, wartete hinter den Rolladenrippen, daß der Platz leer würde, mein Vater kämpfte mit den Dünsten des Branntweins, thronte pompös und grimmig auf dem Hocker

– Alle Böcke riechen ihre Ziege

nicht böse, glücklich, während er in der Werkzeugkiste nach dem Hammer suchte und den Herd mit methodischer Fröhlichkeit zerstörte

– Alle Männer riechen ihre Ziege

bis er auf den kaputten Rohren einschlief und ich ihm die Hose zuknöpfte, den Gürtel festzog, ihm das Kinn mit dem Geschirrtuch abwischte, und dennoch verstummten die Eichen, kaum hatte der Lehrer mit meiner Mutter eines dieser Gespräche geführt, wie sie in Büchern stehen, runde Sätze, die aufeinanderfolgen, und die Schüler schreiben sie in Hefte ab, so wie meine Mutter sie in sich aufschrieb, und etwas, was den Feldern angehörte, aber nicht die Felder waren, hörte auf, in meinem Körper nach mir zu rufen oder unter meinem Körper

ich weiß nicht

etwas, das einem Hasen glich, den mein Vetter von den Schenkeln bis zum Hals aufschlitzte, wenn er mich vom Haken lösen würde, mich mit einem Echo von Myrthe in der Handfläche glattstriche, wenn er sich zu mir beugte

alle Böcke riechen ihre Ziege

Tiere, die mich mit ihren Hufen verletzen, als sie meine Kruppe suchen, ich dachte, ein Rabe auf der Stechpalme, und ich von Terrasse zu Terrasse beim Läuten der Glocken, der Herr Abt verließ, im Schatten wankend, den Beichtstuhl, und am nächsten Tag der Lehrer und ich auf dem Weg nach Lissabon, die Wohnung in Alcoitão kleiner, als ich sie mir für einen so ernsten Mann vorgestellt hatte, Kiefern und Turteltauben, die mir den Schlaf raubten, niemals auch nur ein Messer, und mir wurde klar, daß ich starb oder an der Wiege meines Sohnes sterben, indes so lange weiterleben würde, wie die Lampe mit dem Schirm aus Pergamentimitat meine Enttäuschung im Spiegel zeigte, und der Arzt

– Strengen Sie sich nicht an

bis eine Bewässerungsfurche mich ganz und gar bedeckte und ich das Gewicht des Kalks auf dem Sarg ebensowenig spürte wie die Schritte, die sich in Richtung Stadt entfernten

wenn du bei mir in Estoril bleibst, Leopoldina, bis meine Mutter und meine Schwester vom Krankenhaus zurück sind, Anas Parfüm löst sich in den Levkojen auf, und ihr Lächeln, nicht meines, niemals meines

(wie schön Ihre Tochter Ana Maria ist, Dona Amélia, so sympathisch, eine so gute Figur, Maria Clara hingegen ist der Mann im Haus, ich verstehe wirklich nicht, warum Ihr Mann sie vorzieht, glaube nicht, daß ich das sage, um dich schlechtzumachen, Clarinha, du bist nicht einmal häßlich, wenn du hin und wieder dein Haar kämmen, dich besser anziehen, dich etwas mehr um dich kümmern würdest)

ihre Absätze im ersten Stock bewirken, daß ich mich meiner flachen Schuhe schäme

(wenn du dich etwas mehr um dich kümmern würdest, Rökke anstatt Hosen, ein Tuch um den Hals

die kauft man im Flugzeug

ein diskretes Make-up)

meines Haares, das mit einem Gummi zusammengebunden ist, und wenn du bei mir in Estoril bleibst, noch schlimmer als ich, diese grauenhaften Galoschen, die Bluse, dessen Stoff das Bügeleisen versengt hat, der lose Saum und die Strümpfe, die zu keiner Farbe passen, Herrschaften, endlich kamen die Absätze die Treppe herunter, die meiner Schwester schneller, die meiner Mutter gemessener, das Parfüm wurde stärker, löschte die Beete aus, man sah die Eschen nicht mehr in den tiefdunklen Fensterscheiben, man sah ihre Gesichter

(wie schön Ihre Tochter Ana Maria ist, Dona Amélia, so vornehm, so wohlerzogen)

die ernst wurden, als sie mich sahen, meine Mutter, die um was weiß ich bat und mitten im Satz verstummte, den Herrn General, der den Präsidenten Krüger mit in die Luft gereckter Handfläche unterbrach, meine Freundin Dora Leonor Raquel

Raquel

die mir Geld schuldet, ist früher aus dem Büro gekommen und erwartet mich im Café

– Meine Freundin Raquel Mutter

sie wohnt nicht in Alcoitão, glauben Sie auch nicht einen Augenblick, daß sie in Alcoitão wohnt, Vater kennt sie, sie wohnt in Cascais neben dem König von Bulgarien in einer riesigen Villa mit Schwimmbad und chinesischen Rankpflanzen, Silbersachen, die verzierter sind als unsere, mit burmesischen Polstern, Möbeln aus Ebenholz, ich habe sie eingeladen, mit uns zu Abend zu essen, da sie morgen in einem der Lastwagen des Lagerhauses in Manique nach Spanien reist

in Murtal

sie fährt morgen in einem der Lastwagen aus dem Lagerhaus in Murtal weg, Sie haben sie nie getroffen, haben sie nie kennengelernt, nicht wahr, sind niemals auf dem Boden auf ihr Foto gestoßen, nicht wahr

eine Schlüsseldrehung, nicht zwei

sie fährt morgen in einem der Lastwagen vom Lager in Murtal nach Spanien, weil Sie es den Leibwächtern befohlen haben, Mutter, schieben Sie nicht meinen Vater vor, erzählen Sie mir keine Geschichten, und nach der Grenze, nicht wahr, wird niemand eine in einem Graben verscharrte und mit Säure übergossene Leiche finden, mit so vielen Steinen und Unkraut und Büschen darüber.

Und Gott sprach: Es sammle sich das Wasser
unter dem Himmel an besondere Orte,
daß man das Trockene sehe. Und es geschah so.
Und Gott nannte das Trockene Erde,
und die Sammlung der Wasser nannte er Meer.
Und Gott sah, daß es gut war. Und Gott sprach:
Es lasse die Erde aufgehen Gras und Kraut,
das Samen bringe, und fruchtbare Bäume auf Erden,
die ein jeder nach seiner Art Früchte tragen,
in denen ihr Same ist, ein jeder nach seiner Art.
Und Gott sah, daß es gut war.
Da ward aus Abend und Morgen der dritte Tag.

Elftes Kapitel

Soll doch meine Schwester denken, was sie will

(wieso glaubst du, daß ich dumm bin, Maria Clara?)

oder gar nichts denken, sie schaut mich mit diesem Gesicht an, das ohne zu fragen fragt, will heißen, es fragt, aber außer mir versteht niemand die Frage

– Was machst du da Maria Clara was ist mit dir los?

die Dienstmädchen hängen faul herum, dafür bezahlen wir sie ja schließlich, meine Mutter am Sekretär massiert, aus den Schuhen geschlüpft, ihre Zehen und zieht die Ausgaben für den Haushalt zusammen, sichtet Rechnungen, Ana im Salon, in der Klinik, im Schlafzimmer

– Was machst du da Maria Clara was ist mit dir los?

sogar auf der Inten ivstation, jede auf einer Seite des Bettes, während mein Vater nicht uns, sondern die Lampe an der Decke anstarrte oder nicht atmete, dalag wie ein Toter, obwohl die Anzeigen der Apparate uns versicherten, er lebe noch, der Arzt nahm seinen Puls, prüfte das Herz anhand der Uhr, legte das Handgelenk vorsichtig wie einen Ziergegenstand auf die Bettdekke zurück, drehte den Sauerstoffregler nach rechts und nach links und ließ ihn auf der Zahl stehen, auf der er zuvor gestanden hatte

eine sinnlose Aufregung wie die der Dienstmädchen, die erneut aufräumen und saubermachen, was bereits sauber, aufgeräumt war, während ein Flugzeug mit der komplizierten Anstrengung Fettleibiger vom Flughafen abhob, teilte der Arzt in der Hoffnung auf unseren Dank für das Wunder, das nicht ihm zuzuschreiben war, meiner Mutter mit

– Morgen kommt Ihr Mann aus der Inten ivstation in ein Zimmer und in zwei oder drei Tagen

Blumen, Genesungswünsche, Pralinenschachteln, Zeitschriften, der Morgenmantel am verchromten Angelhaken der Tür, die neue Zahnbürste und die Tube in einem Glas, die Pantoffeln in Wartestellung neben der Waage, die Krankenschwester richtete eine Ecke des Lakens und machte sie damit noch schiefer, der Arzt suchte Ana, die wiederum mich suchte

– Was machst du da Maria Clara was ist mit dir los?

jede seiner Wimpern eine wache Antenne, aus Angst vor Eheringen ließ meine Mutter ihre Hand an seinem Ärmel hinuntergleiten, prüfte die andere Hand, beruhigte sich, eine Angestellte reichte meinem Vater ein Glas Wasser und trocknete ihm den Mund ab, wobei sie sein Gebiß verrückte, das widerstand und kämpfte, so verstrubbelt, in einem an den Nähten geflickten Krankenhaushemd, waren seine Falten besser zu sehen, der schutzlose Hals, den irgendein Messer

wie die Tiere im Hühnerstall, die Enten, die Truthähne, ich weiß nicht, wie häufig ich Adelaide darum gebeten habe, aber sie hat mich nie einem Tier den Hals aufschneiden lassen, da schneiden Sie sich nur selber, hören Sie auf, einmal zumindest ein Schatten über meinem Schatten, ich wandte mich um, und mein Vater in der Küche, einmal zumindest kurz vor einem Satz, den er dann doch nicht sagte, nicht sagen würde, Ana, eine rote Schleife im Zopf

– Truthähne töten einfach widerlich

und der Schatten verflüchtigte sich

– Vater

rufen und mich mit den Plastikbausteinen auf den Teppich ins Arbeitszimmer hocken, während er mit den Jugoslawen und den Negern redete, meine Mutter

– Wie fühlst du dich heute?

eine der Maschinen antwortete mit einem leisen elektrischen Pfeifen, der erste Leibwächter auf dem Parkplatz, der zweite im Flur, wenn wir nach Tomar fuhren, spielten wir den ganzen Tag in der Apotheke Domino, wenn die Sonne untergegangen und die Helligkeit in den Zinnen noch unangetastet war und an den Geruch nach Erde erinnerte, der uns manchmal am Meer überrascht, die Gewißheit, daß wir eines Tages aufhören werden zu leben, mein Vater löste sich von der Deckenlampe, suchte meine Mutter, oder aber er versuchte mich, Ana, Adelaide zu sehen, die versuchte zu sehen, ob womöglich der Lehrer, womöglich die Kranke, womöglich jemand Verborgenes in den Schränken auf dem Boden in einem Brief, den ich noch nicht gelesen hatte, meine Mutter, deren Hand wie ein Blatt zitternd auf seiner Schulter lag

die Besonnenheit der Blätter

die Judasbäume beispielsweise

die überlegen, wohin sie fallen

– Luís Filipe

den Boden beinahe erreichen, sich entfernen, wiederkommen, mit einem Windstoß jenseits der Mauer verschwinden

die Gewißheit, daß wir eines Tages aufhören zu leben

und mir war in diesem Augenblick so, als schaute mich ein kleiner Junge mit einem Ballon über die Jahre hinweg an, ich näherte mich dem Kissen, doch an die Stelle des kleinen Jungen traten Falten, falsche Zähne, eine Geste, die jener ähnlich war, die den Rechtsanwalt zum Schweigen brachte

– Halten Sie den Mund

und meine Mutter zum Schweigen brachte

– Halten Sie den Mund

wenn er hinter Adelaide her war oder mit mir schalt, die auf dem Kopf stehend im Teich abgebildete Gartenlaube verwirrte die Fische, die Gewißheit, daß es irgendwann in ferner Zukunft dieses Haus nicht mehr geben wird, mein Vater löste sich von der Lampe an der Decke und traf auf uns

– Raus hier

nachdem die Sonne untergegangen war, blieb in Tomar die Helligkeit in den Zinnen unangetastet, der Platz am Bahnhof war nachtdunkel, und am Gericht, in den Wipfeln, dem Gebäude, in dem die Soldaten aßen, war es taghell, als wir im September wiederkamen, fehlten Bilder an den Wänden, zwei Männer trugen den indischen Teppich zu einem Lieferwagen, meine Großmutter, die das Teeservice und die Hälfte der Silbergegenstände versetzt hatte, versteckte einen Umschlag in der Tasche, Adelaide rüttelte an ihrem Arm, als sie uns bemerkte

– Gnädiges Fräulein

der indische Teppich wurde mit Stricken auf dem Dach festgezurrt, hing schräg zur Straße herunter, mein Vater, der zu lächeln schien

oder ich nahm an, daß er lächelte

für etwas gerächt, aber ich weiß nicht wofür und wie

(für etwas gerächt, aber ich weiß nicht wie, doch ohne zu lächeln, wieso glaubst du, ich sei dumm, Maria Clara, wenn du wüßtest, daß ich mich selber nicht einmal hübsch finde, würde dein Neid mir gegenüber vielleicht nachlassen)

meine Großmutter

nur damit du es weißt, ich fand dich nie hübsch, wie kommst du nur darauf, daß ich dich hübsch fand

meine Großmutter folgte meiner Mutter, die im ganzen Haus Schubladen aufzog

– Alles nur nutzloser Kram alles nur nutzloser Kram

nicht das Stehpult erwähnte, das der Herr General aus Australien mitgebracht hatte, die langstieligen Gläser mit Goldrand, meine Mutter zeigte meiner Großmutter das übriggebliebene Glas, das sie mit einem Rest Staub aus etwas Glitzerndem hervorgezogen hatte

versilberte Gegenstände womöglich, Glasscherben womöglich

hielt sie dem unschuldigen Hütchen hin

– Alles nutzloser Kram sagen Sie?

Adelaide war in ihrem Zimmer verschwunden, stöberte im Koffer nach irgendwelchem Müll, der den Teppich einlösen konnte, leere Tablettenröhrchen, Häkeldeckchenkreise

die ganze Schwangerschaft hindurch zwängte ich den Bauch mit Korsetts ein, aber sie bemerkten den Umfang nicht, so wie sie auch die geschwollenen Knöchel nicht bemerkten, in den letzten Monaten kochte ich im Sitzen, die Mutter vom gnädigen Fräulein wollte den Doktor rufen

– Ich habe mich nie wohler gefühlt

ich erinnere mich daran, wie der Herr General die Eschen pflanzen ließ

die Fußspuren des Mannes vom Lieferwagen auf dem Boden, die Porzellandrachen aus der Nische verschwunden, Adelaide bot meiner Mutter eine kleine Schatulle an, in der ein Nagel oder eine Schraube klingelte, leere Tablettenröhrchen, Häkeldeckchenkreise

– Das müßte reichen gnädige Frau

die Mutter vom gnädigen Fräulein wollte den Doktor rufen, und ich stand sofort auf

– Mir fehlt nichts

obwohl die Wände sich drehten, damals waren die Eschen höchstens drei Handbreit hoch, der Gärtner deckte sie im Winter mit Kartoffelsäcken zu, die Gartenlaube war ein Metallkäfig, an dem die Kletterpflanzen noch nicht hochgeklettert waren und in dem die Fische vergebens auf der Suche nach einem Unterschlupf kreisten, sie klebten den Knaben auf einen Sockel, ein hohles Kind mit einem Rohr darin, durch das Wasser floß, und daher stand ich, sobald die Mutter vom gnädigen Fräulein den Doktor rufen wollte, sofort auf

– Mir fehlt nichts

hielt mich am Herd fest, und obwohl die Verbrennungen schmerzten und die Handfläche auf dem Zink zerfloß, stritt ich es weiterhin ab

meine Mutter schüttelte ihren Finger

– Dummes Ding

Ana und ich in Sandalen mit den Strohhüten der Ferien

genauso müssen wir in den Alben aussehen, ich damals die Größere

mein Vater schweigend auf der Schwelle, und als sich die kleine Schatulle öffnete, ein Nagel und eine Schraube, beide grün angelaufen, Adelaide zeigte die Schätze, anstelle eines Heiligenbildchens das gnädige Fräulein im Brautkleid

wahrscheinlich betete sie abends zu ihr und küßte das Glas

und vor allem dieser Armeleutegeruch, mein Gott, der nicht einmal mit Seife, mit Parfüm, mit Reichwerden wegzukriegen war, mein Vater sonntags auch einer von ihnen, in der Kirche hinten, verschlossen, feierlich, knieten sie weder nieder, noch sangen sie, und wenn es mal so kam, daß sie niederknieten, zogen sie das Taschentuch aus der Tasche und entfalteten es auf dem Stein

darunter abgewetzte Buchstaben und die Verstorbenen

um die Bügelfalte nicht schmutzig zu machen

eines Morgens gelang es mir zu lesen, hier ruht manoel athayde de sovsa, und beim Todesdatum konnte man nicht erkennen, ob es eine Drei oder eine Acht war, und Ana ließ sich nicht davon abbringen, daß es eine Acht war

– Das ist eine Acht

wie unmöglich zu sterben

als sich die kleine Schatulle öffnete, kam mir mein Vater vor wie ein Bauer

er kam mir nicht nur so vor, ein Bauer wie die anderen, ein Provinzler, meine Mutter auf dem Kirchplatz verlegen, als sie ihn ihren Freundinnen vorstellt, seine Kragenspitzen hochgebogen, die gleiche dicke Joppe, die gleichen Stiefel, meine Mutter richtete ihm den Kragen, glättete sein Haar

als sich die kleine Schatulle öffnete, half mein Vater Adelaide, den Nagel aufzuheben

(– Das ist doch nur Mist mein Gott nur Mist)

leere Tablettenröhrchen, Häkeldeckchenkreise, nicht mehr beige, sondern grau, der Anwalt, der nicht nach armen Leuten roch, bückte sich seinerseits, mein Vater auf der Höhe seiner Fußknöchel

– Nicht bewegen

gab Adelaide den Mist und schloß sich im Arbeitszimmer ein, mir kam es so vor, als schneuzte sich meine Mutter, den Kopf an die Fensterscheiben gelehnt, ihre Kleidung hüpfte auf den Rippen, vielleicht aber auch nur die Sonne, immer wenn der Wind die Stellung der Zweige veränderte, meine Großmutter befestigte das Hütchen mit einer Spange, überprüfte die Handtasche und machte sich im Seiltänzertrippeltrab zum Casino auf, meine Schwester

– Warum entlassen Sie Adelaide nicht Mutter?

ihre Kleider hüpften nicht mehr, ihr Kopf zog sich von der Fensterscheibe zurück, und meine Mutter

– Halt den Mund

ihr Gesicht erinnerte mich an eine alte Fassade, an der alles zusammensackte, Fenster, Fliesen, Lippen

obwohl die Verbrennung schmerzte und obwohl meine Handfläche auf dem Zink zerfloß, redete ich weiter, als die Müdigkeit mir die Beine einschlafen ließ und das, was in mir herumkämpfte, wobei mir nicht klar war, worum es sich handelte, mir die Knochen zu zerreißen begann, stützte ich Stufe für Stufe den Sack meines Körpers die Stufen zum Schulanbau hinauf, etwas wie Wasser

oder Algen und Wasser

oder ein nasser Stein am Ansatz der Schenkel, der Lehrer, der Diktate korrigierte, beachtete mich nicht, Kreidestaub auf den Pulten, auf der Erdkugel, auf dem von Häkchen zusammengehaltenen Skelett, das an Stangen hing, die so ähnlich waren wie

meine Schwester angesichts der Häckeldeckchen und der leeren Tablettenröhrchen

– Warum entlassen Sie Adelaide nicht Mutter?

da, wo der indische Teppich gelegen hatte, Wachskrümel, eine Spalte in den Dielen, durch die man die Flaschen im Weinkeller erahnte, meine Mutter, nicht in Tomar, in der Klinik, mein Vater starrte zuerst meine Mutter und dann Ana an, um mich kümmerte er sich nicht, ein Autoauspuff schoß vom Viadukt aus auf uns zu, wie auf Leopoldina, die sie an der spanischen Grenze aus dem Bus aussteigen hießen

du hättest in Estoril bleiben und nicht nach Alcoitão zurückkehren sollen, Adelaide steckte die kleine Schatulle in die Schürze und, ohne meinem Vater zu danken, der

– Raus hier

nicht mein Vater, ein Bauer, ein armer Mann mit Armeleutegeruch hinten in der Kirche, steif, feierlich, er zieht das Taschentuch aus der Tasche und entfaltet es auf der Steinplatte, um die Bügelfalten nicht schmutzig zu machen

– Raus hier

er wurde nicht böse, er schalt nicht mit uns, meine Mutter bat ihn, weil sie Anas Kleider empörten, mit den Mundwinkeln um Unterstützung

– Du wirst doch nicht etwa in dem Aufzug das Haus verlassen?

aber er schwieg, rollte die Nudeln um die Gabel, manchmal finde ich

beweist mir das Gegenteil

daß er sich uns unterlegen fühlte, er sich am Dienstmädchentisch oder im Kabuff des Gärtners ungezwungener gefühlt hätte, wo er von ähnlichem Krimskrams umgeben gewesen wäre wie der, mit dem er den Dachboden bevölkerte, noch dreißig Jahre, und er ist haargenau wie Adelaide und sammelt Nägel in einer Aluminiumschatulle

der Lehrer wurde zwischen den Pulten und den Landkarten auf mich aufmerksam, der Wunsch zu fliehen, mich zu verlassen, auf Wiedersehen, die Hand verweigern, die auf dem Zink zerflossen war und ihm die Bäume am Teich verkehrt herum auf der blutigen Oberfläche zeigte, rosa Orchideen- und Fliederzweige, an einem der Pulte zusammensacken, Mitleid mit Adelaide haben, aber nicht den Wunsch verspüren, ihr zu helfen, meiner Herrin helfe ich, ihr helfe ich nicht, denn ich kenne sie nicht

Adelaide Lopes Salgueiro

ich bin das nicht, ich kenne sie nicht

und während ich ohnmächtig wurde und Algen und Membranen mir an den Beinen herunterrannen, die Verben, das Einmaleins, die Flüsse lernen, ich bin zwei Wochen in die Schule gegangen, bis meine Eltern mich brauchten, damit ich bei einer Witwe arbeitete, in einem Haus mit einem hohen Weinstock, der alles schwarz machte, ich ging voller Angst zwischen Traubenflecken umher, wusch das Geschirr ab, machte die Einkäufe, half ihr bei ihrem kranken Sohn, dem die Arme immer dünner wurden, nur die Knöchelchen im Körper

so zart

unter der Haut, auf dem Dach immer dasselbe Rotkehlchen, das verstummte

zack

als hätte ihm ein Beil den Ton abgehackt, an einem Pult zusammengesunken, sieht Adelaide trotz der Schmerzen der Verbrennung, wie der Lehrer die Brille wegsteckt, Papiere faltet, den Platz ausspäht, wobei er den Vorhang mit dem Finger zur Seite schiebt, und während er den Vorhang zur Seite schiebt, Palmen, die der Fehler im Glas zerstückelte, wie er den Hut sucht, und der Hut in Reichweite, er bittet Adelaide, ihm den Hut zu geben, Adelaide gehorcht

– Hier

hier, nehmen Sie Ihren Hut, die verbrannte Handfläche geschwollen, mit Bläschen übersät, als Adelaide

kenne ich nicht

– Hier

die Wunde am Daumen, als sie ihm den Hut reicht, Adelaide zum Glück allein in ihrem Blut bei den Schiefertafeln und den Landkarten und dem, was kämpfte und wuchs, ohne daß ich darüber nachdachte, was es war, kurz bevor ich bei der Witwe arbeitete, ließen sie mich die Herde holen, und eine dickere Ziege

anders dick als die dicken Ziegen, die wir hatten

entfernte sich zum Sumpf bei den Steineichen, in dem der Schlamm blubberte und sich wieder beruhigte, das Tier, dessen Kruppe zitterte, gehorchte dem Hund nicht, das heißt, der Hund bellte es an oder biß es, doch die Ziege wanderte gedankenverloren auf dem Ödland herum, ein Huf hier, ein Huf da, unsicher, schwer, blieb unvermittelt stehen, machte einen Buckel, und es war so, als würde sie sabbernd stückweise aus sich selber herausfallen, dünner werden, da zwei Beine und eine Schnauze

Adelaide Lopes Salgueiro kenne ich nicht, ich habe nie je-

manden gekannt, der so hieß, wahrscheinlich gibt es sie überhaupt nicht

zwei Beine und eine Schnauze, die ruckweise aus dem Tier herauskamen und die der Hund auch biß, der Schlamm blubberte wie heißes Wasser hoch, Sprungfedern, die sich zusammenzogen und zitterten, zwei Beine und eine Schnauze, ein zweites Paar Beine, alles in einer Art Schleier auf den Steinen und der Erde, der Hund wich zurück, hatte nicht den Mut, es zu berühren, die zwei Paar Beine und die Schnauze versuchten sich trotz der Schleier aufzurichten, der Hund schnappte sich einen überzähligen Fetzen und trabte davon, Adelaide stand ebenfalls

ich helfe meiner Herrin und helfe dem Sohn der Witwe, vom Stuhl ins Bett zu kommen, sein Gesicht fast nur Augen, die Ohren riesig, aber da ich sie nicht kenne, helfe ich ihr nicht

Blut und Wasser und Blut, nicht viel Blut, aber viel Wasser und eine Schnauze, zwei Beine, ein weiteres Paar Beine im Schulanbau, die gleichen Schleier, die Palme bellt an der Gardine, weicht zurück, hat nicht den Mut, sie zu berühren, ich stützte mich auf den Schreibtisch, so wie ich mich auf den Herd gestützt und die Mutter des gnädigen Fräuleins beruhigt hatte, damit sie mir nicht kündigte und mich von ihrer Tochter trennte

– Trennen Sie mich nicht von Ihrer Tochter gnädige Frau

während meine Handfläche

Adelaides Handfläche

auf dem Zink zerfloß, es tat nicht weh, Adelaide in Korsetts gezwängt, während die Töpfe kreiseln und die Menschen auch kreiseln, so viele vermengte Gesichter, und die Fußknöchel geschwollen

– Mir fehlt nichts

denn ich hatte tatsächlich nichts, ich hatte nichts, die Wörter, die auf die Schiefertafel geschrieben und mit dem Schwamm weggewischt wurden

nur undeutliche Kreidestriche

erklärten mir, was ich nicht wußte, wenn sie mir wenigstens Lesen beibringen würden, mir die Striche übersetzen, mir sagen würden, das gnädige Fräulein mir ein Bild von sich geben würde, damit ich es in der Handtasche verwahre, oder Schuhe, die ich nicht brauchte und mit denen ich nach Haus zurückgehen könnte, ihr mein Geld geben und das Geld, das ihr Schwiegersohn mir gibt, bitten, daß sie einen Brief an meine Verwandten schreiben

an Adelaides Verwandte mit der Bitte um Geld für ein Perlentäschchen, für Ringe, die vorgaben, aus Silber zu sein, für ein neues Hütchen, eine Kamee, die nicht so gerupft war wie diese, der Hund kam in einer vorsichtigen Ellipse mit hängendem Kiefer schnüffelnd näher, die Ziege begann die Steine und die Erde zusammen mit den Schleiern aufzulecken, die Zähne mahlten unaufhörlich, die zwei Paar Beine und die Schnauze hielten sich mühsam aufrecht, eine zitternde Kruppe, ein schräger Schritt, ein Hinfallen, noch ein Schritt, Adelaide

– Mir fehlt nichts mir fehlt nichts

und brachte die Bratpfanne vom Tisch, verscheuchte damit den Hund, der mit den Krallen auf der Erde kratzte, hinderte ihn daran, die zitternde Kruppe zu zerfleischen, und stand weiter allein im Schulanbau, Adelaide Lopes Salgueiro, so weit weg von ihren Eltern, so weit weg von jemandem, der sie begleiten könnte, die mir das Gefühl gab, allein zu sein, ohne daß ich den Wunsch verspürte, ihr zu helfen

ich kenne sie nicht

sie steht im Schulanbau und betrachtet den eigenen Körper, ohne das Blut zu bemerken, sagt immer wieder

– Mir fehlt nichts ich habe mich nie besser gefühlt mir fehlt nichts

während mit dem Fortschreiten des Nachmittags die Palme aus dem Fenster verschwand und mit der Palme die Landkarten, der Schreibtisch, die Erdkugel, das Geschöpf, das da stand

Adelaide

das etwas unter sich suchte, was ich nicht sehen konnte, etwas Kleines, das weinte

nein, etwas Kleines, Unbedeutendes, das sie im Kleid versteckte nein, etwas, für das sich nicht einmal die Mühe lohnte, es zu halten, etwas Kleines, von dem sie nicht wußte, was sie damit anfangen sollte

meiner Herrin helfe ich, mir helfe ich nicht

etwas Kleines, von dem sie nicht wußte, was sie damit anfangen sollte, und mein Vater in der Klinik

– Raus hier

von dem sie nicht wußte, was sie damit machen sollte, während sie sich zitternd auf unsicheren Beinen aufrecht hielt

mein Vater in der Klinik

– Raus hier

ein Armer mit dem Armeleutegeruch, er zieht das Taschentuch aus der Tasche und breitet es auf einer Steinplatte aus, um die Bügelfalte nicht schmutzig zu machen, der Taufstein nicht durchsichtig, grau von Fingern, Ana wächst in der Bluse, die Brust rundet sich wie Blumenzwiebeln nach dem Regen

Ihre jüngere Tochter ist so hübsch, Maria Clara, das sieht man gleich, ist der Mann im Haus, ich möchte wetten, Ihr Mann hätte gern einen Jungen gehabt, sie wollen alle zuerst einen Jungen, als João geboren wurde, hat Alberto zu mir in der Klinik, schwach, wie ich war, gesagt, stellen Sie sich die Frechheit vor, ich hätte dich umgebracht, wenn es kein Junge gewesen wäre

die Krankenschwester kam mit einem Tablett voller Katheter an uns vorbei, der Arzt zog die Gummihandschuhe aus, anstatt Ana zu küssen

das Haar so blond, die Haut so weiß, die Blumenzwiebeln noch weißer

– Morgen können Sie den ganzen Tag mit ihm in seinem Zimmer verbringen

auf dem Parkplatz lehnten die Leibwächter am Wagen, der Rechtsanwalt wartete auf dem Flur auf Anweisungen, die Jugoslawen und die Neger im Arbeitszimmer, Umrisse im Profil, Arme, Schultern, Gesten, die stritten

baten?

ohne Stimme stritten, und eine Woche später, vierzehn Tage,

drei Wochen später nachts die Lastwagen aus Murtal auf dem Weg nach Spanien oder zu einem Hafen im Algarve, Fischkutter, die mit ausgeschaltetem Motor an den Strand kamen, diese honigfarbenen Vögel in den Felsgrotten, man erzählt mir, daß früher jede Menge Ochsengespanne die Schiffe vom Meer ans Land zogen, ertrunkene Tiere wurden mit dem Wechsel der Gezeiten an die Küste geschwemmt

morgen den ganzen Tag mit eurem Vater

die Ochsengespanne zogen die Schiffe auf dem Sand entlang, Furchen von Kielen, in denen der Schaum trocknete, was ist mit dir, Maria Clara, laß uns einmal im Leben Freundinnen sein und erzähl mir, was mit dir los ist, Ana noch im Wagen, als wir in Estoril ankommen, aber außer mir hört niemand die Frage

im kleinen Rechteck des Spiegels starren die Augen des Chauffeurs auf die Straße, meine Mutter kurbelt das Fenster hoch, und die Landschaft ist trübe

wie lange haben sie den Wagen nicht gewaschen oder die Bäume nicht gewaschen

– Was machst du da Maria Clara was ist mit dir?

ich hätte nie gedacht, daß du oben auf dem Dachboden in den Truhen herumsuchst, daß die Ausländer dich verwirren, daß er dir wichtig war, ich dachte nur der Friseur, die Schneiderin, das Telefon, die Verehrer, die Hupen samstags am Gartentor

– Wieso glaubst du daß ich dumm bin Maria Clara?

und deshalb erklär mir, was mit den Leibwächtern ist, den Gesprächen im Arbeitszimmer, meiner Mutter im Salon, die wichtige Verstorbene um Hilfe bittet, ich werde eher von dir erfahren, was die Lastwagen vom Lagerhaus in Murtal aus transportierten, nicht aus dem Ort Murtal, aus einem Landgut hinter dem Ort, das mit einem Stacheldrahtzaun versehen war, aus dem, was vor vielen Jahren ein Landgut und jetzt ein Ödland mit Lagerhallen war, von denen wir glaubten, sie stünden leer zwischen den verdorrten Mandelbäumen, und da ein Pfiff, Männer, die hinter Gerippen von Pflügen hervorkommen, ein Mulatte mit Jagdgewehr, der auf uns zuspringt, erklär mir, was die Lastwagen aus diesem

Niemandsland mit Katzen und Fasanen holten, Leopoldina fragen, Adelaide fragen, sie dazu verdonnern, den Mund zu halten, falls meine Schwester Maria Clara

oder meine Tochter Maria Clara

welche von euch beiden, wenn ich erraten könnte, welche von euch beiden, der Schlüssel einmal umgedreht, nicht zweimal, die Papiere, die ich neben die Dachluke gelegt habe, anders geordnet

Maria Clara daran hindern, daß sie mit meinem Vater spricht

mit meinem Mann

ihn quält, ihn verfolgt, der Arzt erklärte, daß das Herz Ihres Vaters, mein Fräulein, das Herz Ihres Mannes, gnädige Frau, du, der Mann im Haus, glaubst, daß ich dumm bin, nicht wahr, glaubst, ich wüßte nicht

mein Blut vom Schreibtisch wischen, von den Pulten, weil niemand hier war, ich war nicht hier, der Herr Lehrer war nicht hier, er war im Traum nicht hier, Estoril erreichen, während die Rathausuhr drei-, vier-, fünf-, sechsmal im Takt erzittert und damit die Eschen durcheinanderbringt

sie sind so empfindsam, die Eschen, ihre Zweige winken wie zum Abschied, zum Auseinandergehen

durch die Hinterpforte und den Küchenhof, auf dem uns die Rankgewächse verbergen oder wir uns in ihnen, in die Villa gehen

durch den Dienstboteneingang hineingehen, damit die Herrschaften und die Besucher nicht von meinem Armeleutegeruch gestört werden, kleine Parfümflakons und Nelkenseife für die, die bei Tisch bedienen

nimm ein Bad wasch dich nimm ein Bad kämm mich gleich mit, so ein Krampf, das Schwalbennest dieses gräßlichen Haars, daß wir so blöd sind, sie wie Menschen zu behandeln, aber sie sind keine, sie wie unsereins zu behandeln, aber sie sind es nicht, beinahe Geschöpfe Gottes, beinahe Verwandte, beinahe Freundinnen, aber sie sind keine Geschöpfe Gottes und auch keine Verwandten oder Freundinnen, mangelnde Erziehung, Enttäuschungen, Ernüchterung, sie erkennen nicht an, was wir ihnen bieten, unsere Großzügigkeit, die Geduld, und sie, sie reden, nachdem sie uns bestohlen haben, noch schlecht über uns, lachen grundlos und weinen unmotiviert, ihnen stirbt ein Kind, und keine einzige Träne zeigt sich, ihnen wird ein Schaf krank, und Geschrei und Gebete und drei Jahre Trauer, sie heften sich beharrlich wie Pilze an unser Leben, machen sich breit, lassen es rosten, korrodieren es, während wir nicht bemerken, daß sie sich darin breitmachen, es rosten lassen und korrodieren, wenn sie sich uns in geschluchzten Dankesbezeugungen an die Kleider hängen, Sie sind so gut zu mir, gnädige Frau, Sie sind so gut zu mir, gnädige Frau, danke, gnädige Frau, ja, gnädige Frau, Sie sind so gut zu mir, gnädige Frau, sofort, gnädige Frau, ja, gnädige Frau, ja

ich ging durch die Pforte, die so mit Bauschutt und Nußbaumwurzeln verstellt war, daß sie kaum aufging, über den Küchenhof, auf dem uns die Rankgewächse mit ihren fächerförmig ausgebreiteten Dolden vor den Besuchern verbargen, die Mutter des gnädigen Fräuleins, die die Anordnungen für das Abendessen oder das Mittagessen gab, ich erinnere mich nicht so genau, ich erinnere mich an die Perlenkette und das graue Haar

– Fühlst du dich schon besser?

mißtrauisch, die Angst, ich könnte ihr weh tun, sie anstekken, Tierkrankheiten ins Haus schleppen

Gesundheitsstörungen der Provinzler, die von den Enzyklopädien nicht einmal erwähnt werden und jahrelang brauchen, bis sie ausheilen, Flechten, Entstellungen, Fieber, gäbe es die Launen meiner Tochter nicht, würde sie

– Fühlst du dich schon besser?

keine Stunde länger hierbleiben

ich zur Mutter des gnädigen Fräuleins, während ich versuchte, mich nicht am Herd festzuhalten, mich nicht zu setzen

– Mir fehlt nichts

ich habe nichts, ich habe nicht einmal einen Sohn, nur den Schlüssel eines Schulanbaus in der Handfläche, ich habe nichts, den Schlüssel im Koffer unter dem Bett zwischen den leeren Tablettenröhrchen und der Bürste verwahren, von der sie behaupten, sie habe einen silbernen Griff, dabei ist er angemalt, ich habe keinen Sohn, ich habe einen Schlüssel in der Falte der Bluse versteckt, diesen, den ich dir feierlich überreiche, damit du mit ihm der Unschuld der Kinder, den reuigen Prostituierten, die ich mit Meiner Gnade erweckt habe, denen, die an Mich glauben und gerettet wurden, und den Menschen am Himmelstor, die ohne Sünde sind, öffnen kannst, ich sagte zur Mutter des gnädigen Fräuleins

– Mir fehlt nichts

holte das Feuerholz aus dem Keller, heizte den Herd, band die Schürze um, füllte einen Topf mit Wasser, schob die Butter, die Eier, Lorbeer, das Öl an die Arbeitsplatte und begann zu kochen

als wir von der Klinik kamen

(wieso glaubst du, daß ich dumm bin, Maria Clara?)

schaute sie mich mit diesem Gesicht an, das ohne zu fragen fragt, will heißen, es fragt, ohne daß außer mir jemand die Frage hört

– Was machst du da Maria Clara was ist mit dir los?

und obwohl meine Mutter

– Komm her

rannte ich die Treppe hinauf und schloß mich in meinem Zimmer ein, hörte sie nicht, wollte sie nicht hören, meine Mutter, glaube ich, immer noch

– Komm her

dort unten, und ich denke, wegen der Lastwagen von Murtal dämpfen sie das Geräusch der Stimmen, der Schritte, des Schlosses in der Tür

einmal, zweimal

und ich stehe aufrecht auf dem Fußboden, von Landkarten, Schiefertafeln und Erdkugeln umringt, und lecke einen Blutstropfen von meiner Hand.

Zwölftes Kapitel

Ich beklage mich ja nicht, Ana, ich weiß nur nicht, wie ich es sonst sagen soll, aber was willst du eigentlich von mir? Wenn ich im Haus bin, wartest du im Salon hinter der Leserinnenpost verschanzt auf mich

Muß ich mich schuldig fühlen, weil ich keinen Orgasmus habe?

oder an Scheidungen, Prinzessinnen, Schuhen interessiert hinter der Herbst/Wintermode der Zeitschrift, aber ich fühle, daß du mich anschaust, mich beobachtest, mich verfolgst, aber du tust so

Liebe zwischen Frauen, etwas Normales oder eine Krankheit: die Sicht der Psychologen

du tust so, als schautest du mich nicht an, als beobachtetest du mich nicht, als verfolgtest du mich nicht, wenn ich mich in den Garten setze, finde ich dich zwischen den Blumen vor

so hübsch, so blond, so weiß

unter dem Vorwand einer Schere oder einer Vase, ich höre deine kleinen Schritte auf dem Flur vor meinem Zimmer, ich möchte wetten, daß du barfuß bist, ziehe auch meine Schuhe aus, drücke die Klinke herunter und frage

– Ana

und im leeren Haus, wo die Kommoden dich mit diesem Wir-können-kein-Wässerchen-trüben-Ausdruck beschützen

spöttisch

mit diesem Wir-können-kein-Wässerchen-trüben-Ausdruck der Gegenstände, scheint es mir doch so, als wäre da eine kleine, flüchtige Wäschehelligkeit, als verschwände da gerade ein Fußknöchel, keine Antwort, kein Du schaut mich an, nur Porzellan, Wandleuchten, das Radio der Dienstmädchen singt in der Küche, so etwas wie Angst

Angst, du könntest über mich reden

– Maria Clara na ja ihr wißt schon

Angst vor den Lastwagen aus Spanien

der Wunsch, mich im Bett zu verstecken, die Ohren zuzuhalten wie bei den Donnerschlägen der Kindheit, immer wenn ich die Augenbrauen hob

– Ist schon vorbei

die Panik der Bäume, will heißen der Skelette mit den Tausenden von blauen Armen, von im Regen wie Waffen gezückten Zweigfingern, und ein Blitz, der das Fenster tötete, indem er es zersplitterte, wenn ich mich ganz ruhig verhalten würde, das Gesicht im Kissen, die Revolver der Zeigefinger in den Ohren, dann hätten die Leibwächter meines Vaters nicht den Mut, mich mitzunehmen, vielleicht würden sie sich einen Augenblick lang hier aufhalten, im Korb mit den Seesternen stöbern oder mein Tagebuch inspizieren, das in Großbuchstaben auf dem Umschlag warnt

Nicht lesen

sich wünschen, daß ich huste

nicht husten, niemals husten, mein Gott, mach, daß ich nicht huste

mich sogar in Pantoffeln und im Pyjama

– Du bist ja doch wach du Lügnerin

mit sich zur Grenze schleppen, eine halbe Stunde, eine Stunde, einem Stechen in der Schulter und einem eingeschlafenen Knie zwei Stunden widerstehen, den Mund fest geschlossen, um die Schluchzer zum Schweigen zu bringen, und dann

große Erleichterung

klimpern die Leibwächter mit ihren Zwick- und Verdrehwerkzeugen auf der Straße

– Sie schläft kommt nicht mit

Stiefel, die auf der Treppe leiser werden, die Laterne unter dem Vordach genauso erschrocken wie ich

Liebe zwischen Frauen, etwas Normales oder eine Krankheit: die Sicht der Psychologen

Motoren jenseits des Zaunes in Richtung Murtal, und wenn die Motoren weg sind, noch einen Augenblick warten, die Schulter reiben, mich kratzen, mich mit karamelbonbonklebrigen Gesten vom Kissen lösen, in dem meine Nase abgedrückt ist, auf den geöffneten Korb der Seesterne stoßen und auf die aus meinem Tagebuch herausgerissenen Seiten

(es gibt Bücher, da steht sogar Mein Tagebuch, mit einem schreibend vorgebeugten Mädchen

in orthopädisch korrekter Haltung

und mit Schließe und Vorhängeschloß)

die sie meinen Eltern zeigen werden, ungläubige Verwunderung

– Das kann nicht sein

alles, von Verdruß zu Verdruß, ein zweites Mal gelesen

– Das kann nicht sein

Gespräche mit dem Arzt, der zu einer Untersuchung der Drüsen und zu Vorsicht rät

– Bis die Ergebnisse nicht da sind sagen Sie ihr nichts

Abendessen voller stummer Gräten, wenn mein Ellenbogen meine Mutter streifte, machte ihrer aus panischer Angst vor Ansteckung einen Satz, unvermittelte Sorgen mit stirnrunzelndem Mißtrauen

– Wo warst du mit wem und wie lange

anklagendem, schmerzerfülltem Mißtrauen, die Befürchtung, daß die Freunde, die Nachbarn, die Familie, sie zwingen, zur Schneiderin, zum Friseur, zum Nagellackieren zu gehen, der Arzt vergleicht die Laborergebnisse mit Namen von Cousinen aus der Provinz, die im Herrenhaus in Tomar wie tot ums Kohlebecken hocken

Hämoglobine Glykämie

hinter den Namen ihr Alter, 65, 87, das der Doktor, indem er es mit klugen Bleistiftstrichen umkringelte, guthieß

– Alles prima machen Sie sich keine Sorgen Mädchenphantasien

verwitwete Cousinen, zittrige Tees, religiöse Zeitungen auf

dem Teller für die Post, von schwachen kleinen Lampen beleuchtete Abende, die Harfe der Cousine Hämoglobine

eine Schwägerin meines Großvaters

der Saiten fehlten, neben dem Schemel ein Notenpult, Akkorde, die, bevor ich geboren wurde, wie Motten schlingernd herumschwebten, Dienstmädchen, die uns in der Küche empfingen, Emotionen an der Schürze abtrockneten, emphysematische Lobeshymnen, die in einer schlammigen Kaskade kullernd herabfielen

– Schon so groß geworden mein heiliger Antonius schon so groß geworden

alles kurz vor dem Zusammenbruch, sogar die Katze, die mit dem Löffel gefüttert wurde, konnte die Decke im Korb nicht mehr verlassen, zwei erstaunliche Augen im räudigen Fell, der Wasserbehälter tropfte Mutlosigkeiten, an deren Grund sich keiner erinnern konnte, Schwalben wie Sonette aus dem Almanach, Winke, die die Zeit in schmiedeeiserne Schnörkel verwandelt hatte, kleine Gärten mit bleichen, in Siestanickerchen dösenden Dahlien, berührte man ihren Stengel, fuhren sie auf

– Was möchtest du mein Kind?

Cousine Hämoglobine, Cousine Glykämie

in der Apotheke in kleinen dunklen Fläschchen zubereitete Medikamente, Enterovioform für Verdauungsprobleme, Argirol für die Entzündung der Augenlider

Vetter Enterovioform, Vetter Argirol, in der Brigadiersuniform der Schlachten in Frankreich, wer von den beiden hat sich noch mit geöffnetem Gashahn in einem Hotelzimmer in Nantes das Leben genommen und in der Westentasche ein Liebesbillett gehabt

Je ne peux pas

Vetter Argirol

als eine deutsche Tänzerin

der Abschiedsbrief wurde fünf Monate später während der Zeit der tiefen Trauer Cousine Glykämie überreicht

Liebe Schwester Glykämie, wenn Du diesen Brief erhältst

und mit einem Schleifchen dem Stapel hinzugefügt, in dem Vetter Enterovioform, der in ein Bataillon nach Goa verbannt worden war, über die Monsunmigränen klagte

Liebe Schwester Glykämie, erst gestern hat ein Elefant

bis ein Telegramm des Ministeriums ihn von der Migräne geheilt hatte, in dem Cousine Hämoglobine mitgeteilt wurde, daß die Kanone aus der Zeit der Spezereien nach hinten losgegangen war und den Vetter Enterovioform, der das Schießen befehligte, ins Meer geschleudert hatte, der Arzt überprüfte pingelig wie ein Ladeninhaber Hormon für Hormon die Drüsen

– Alles prima machen Sie sich keine Sorgen Mädchenphantasien

Cousine Hämoglobine und Cousine Glykämie verbrachten den ganzen Winter im Gebirge von Tomar, die Harfe, eine Ruine aus Vierundsechzigstelnoten, die Dahlienbeete

– Was möchtest du mein Kind?

vom Regen aufgelöst, einstmals riesige Badewannen, in denen man jetzt gerade noch sitzen konnte, eine winzige Welt aus Zugluft, die eng war bis auf die schiffsrudergroßen Wasserhähne, im Zucker der Tassen Fliegen mit in die Luft gestreckten Beinen, die Haustür schlug und schlug, von der Reise müde Gespenster

Vetter Enterovioform, Vetter Argirol

auf der Suche nach ihren Betten in den windigen Zimmern, die Katze war im Eimer des Hausmeisters weggetragen und irgendwo begraben worden, in Spanien wie Leopoldina, falls die Lastwagen aus Murtal, oder wie ich, wenn meine Schwester den Leibwächtern von mir erzählt und sagt, sie habe mich seit Monaten angeschaut, mich beobachtet, sei mir gefolgt, die Modezeitschrift, wenn ich nach Hause komme, die Ecken der Seiten bei den kurzen Kleidern umgeknickt, die ich wegen meiner Hüften nicht tragen kann, Ana spaziert wie ein Storch über den Teppich, läßt mit ausgebreiteten Armen einen unsichtbaren Rock kreiseln

– Findest du nicht daß er mir großartig steht?

während ich auf dem Sofa sitze, nebensächlich, besiegt, die Seiten der Leserinnenbriefe überspringe

Muß ich mich schuldig fühlen, weil ich keinen Orgasmus habe?

Ich habe mich in den Bruder meines Mannes verliebt

Welches Make-up empfehlen Sie mir für das erste Treffen?

für die eine Dame mit wohlwollender Brille zuständig ist

ein ganz bestimmt geschöntes Foto oben rechts, Frau Dr. Aura antwortet

Seiten überspringe wegen der Models, die mich erniedrigen, indem sie meine Mängel zu grauenhaften Unvollkommenheiten machen, von den Leserinnenbriefen zu den Ferienvorschlägen springe

Alle haben sich für dieses Jahr eine Safari in Kenia ausgesucht

und von den Ferienvorschlägen zu den Sex-Katastrophen, Ingenieurinnen, Maniküren, Journalistinnen, in schamvollen Initialen langzeithaltbar gemacht

Júlia F., Marília C., Carla X.

und wie dem auch sei, Liebe zwischen Frauen, und wie dem auch sei, etwas Normales oder eine Krankheit, und wie dem auch sei, die Meinung der Psychologen, ich beklage mich ja nicht, Ana, ich weiß nur nicht, wie ich es sonst sagen soll, aber was willst du eigentlich von mir, wenn ich mich in die Gartenlaube setze, treffe ich auf dich zwischen den Levkojen

so hübsch, so blond, so weiß

unter dem Vorwand einer Schere und einer Vase, der Ärger meiner Mutter, ihr

– Warum?

ihr

– Wo?

ihre Ängste, die uns lähmten, die Araber und die Neger strichen auf dem Weg zum Arbeitszimmer durch den Garten, mein Vater am Abend stumm, in ein Buch versunken

keine unterschiedlichen Bücher, monatelang dasselbe Buch

mit diesem Es-lohnt-sich-nicht-Gesicht, wo haben Sie ihn kennengelernt, Mutter, wo haben Sie ihn zum erstenmal getroffen, in einem Kino, bei einem Ball, an einem Strand im Norden, an dem eine Freundin meiner Großmutter

Cousine Glykämie, Cousine Hämoglobine

ein Chalet auf den Felsen bewohnte, das von Salpeter zerfressen wurde, wir kauern im Nebel, der undeutliche Eindruck von Wellen, mein Vater im Leinenanzug, mit Tennisschläger

nein, ein Bauer, der Sohn eines Dienstmädchens

mein Vater mit aufgerollten Hosenbeinen, die Schuhe in der Hand, der kleine, bescheidene Hut, das Mittagessen in einem Korb, seine Kollegen, die sich in energischen Handständen entfalten

nein, so nicht, sie hätten niemals miteinander geredet

mein Vater allein, ernst, schon Betriebswirt, von Tabellen mit Kosinussen und Quadratwurzeln zivilisiert, jemand zwischen den im Nebel Kauernden, der ihm einmal bei einer Soll-und-Haben-Versammlung begegnet war, zieht ihn in das Foto hinein, vielleicht dieser aufgelöste Schatten dort hinten, vielleicht diese nichtssagende Weste, Abende mit Monopoli

oder Lotto

oder Backgammon

oder Canasta um Bohnenkerne im Chalet über der Felsenklippe, der Konus des Leuchtturms in Nagelbettentzündungsmuhen, die siebte Gischttumult

eins zwei drei vier fünf sechs

immer der größte, die Laternen von Póvoa

oder von Vila do Conde?

am anderen Ende der Welt, wo Migrationen von Gänsen

von Gänsen?

mein Vater beim Canasta unverzichtbar, dieses Flappen von Spielkarten, in die man am liebsten beißen möchte, der Schneidezahn meiner Mutter ist über den Eckzahn geschoben, mitten im Spiel machte die Feuchtigkeit den Sicherungen den Garaus, und eine Pause im Stockfinstern, der Leuchtturm stöberte in Kalkschutthöhlen

Welches Make-up empfehlen Sie für das erste Treffen?

etwas wie Finger, noch bevor das Streichholz und die Kerze, eine weitere Kerze hebt den Zahn hervor, die Finger zucken erschrocken zurück, die Pastelaria in Póvoa nach dem Mittagessen

oder die in Vila do Conde?

für einen Dialog von Zitronentees, und keine Finger oder Handflächen, Worte, die verschämt in die Tassen glitten, der Schneide- und der Eckzahn meiner Mutter

die Lippe hochschieben und meinen Schneide- und meinen Eckzahn vor dem Spiegel nachprüfen

– Es ist schon spät finden Sie nicht auch?

der Besuch bei meinen Großeltern auf der Rückreise aus dem Norden, der Anruf bei der Cousine Hämoglobine, die sein Benehmen lobt

Muß ich mich schuldig fühlen, weil ich keinen Orgasmus habe

oder

Ich habe mich in den Mann meiner Schwester verliebt

oder

Welches Make-up empfehlen Sie für das erste Treffen

oder

habe ich es nicht gesagt, da steht es

Die subtilen, aber sichtbaren Zeichen, an denen Sie einen zivilisierten Mann erkennen können. Wir zeigen Sie Ihnen

meine Großmutter spielte damals noch nicht im Casino, auch schmückte sie, den subtilen, aber sichtbaren Zeichen gegenüber mißtrauisch, die einem erlauben, einen zivilisierten Mann zu erkennen, ihren Kopf noch nicht mit einem lächerlichen Hütchen, mein blinder Großvater hatte die Haltung eines Hühnerhundes angenommen, eine der Hinterpfoten in den Teppich gerammt, die andere bereit zum Lauf, während er im Salon nach dem Armeleutegeruch schnupperte

– Es riecht nach armen Leuten

meine Großmutter witterte, die Teekanne in der Luft erhoben, ihn ebenfalls, ging an Büschen aus Stühlen auf meinen Vater oder den Fasan auf dem Sofa zu, der sich mit den Federn von

Knie und Ärmel schützte, meine Großeltern drehten ihm den Hals um, legten ihn zu Füßen des Rahmens mit dem Herrn General ab, rollten sich mit geschlossenen Augen auf dem Teppich zusammen, hatten das Federbüschel mit einer roten Krawatte bereits wieder vergessen

die subtilen, aber sichtbaren Zeichen, an denen wir einen zivilisierten Mann erkennen können

meine Mutter

– Es riecht nach armen Leuten?

ein Fasan, genau wie der Chauffeur, der Gärtner, Geschöpfe, die nur aus Muskeln und Hunger nach Trinkgeldern bestanden, in der Küche die Gasflaschen auswechselten, der Oberleutnantsvetter, so christlich, einfach grauenhaft, ebenso voller Mitleid mit dem Fasan wie mit der Welt

– Es riecht nach armen Leuten

ein Geruch, der sich fünf Monate später

sieben Monate, ein Jahr, anderthalb Jahre?

in der Form von zwei Koffern mit Kleidung, einer Truhe voller obskurer Dinge in ihrem Haus installierte

vielleicht Gasflaschen

und gestreifte Socken, der letzte, der bei Tisch bedient wurde, der, der den Rest des Kuchens bekam, die Ausländer begannen das Arbeitszimmer zu besuchen, die Gartenlaube und die Levkojen mit ihrem Armeleutegeruch zu verseuchen

Hunderte von gestreiften Socken entweihten das Haus mit schwerem Armeleutegeruch

das Auftauchen von falschen Juwelen und die Nachmittage im Casino, und von da an ging alles schnell, einfach, so monströs einfach wie der Tod, Kalamitäten mit den Rohren, die Türknäufe der Schränke blieben einem in der Faust

blieben in ihren Fäusten stecken, ich war damals noch nicht geboren

die Nacht brachte das Meer und die Züge und gab uns

gab ihnen, ich war damals noch nicht geboren

das unwirkliche Gefühl, daß die Villa Schiffbruch erlitt, eine

Insel mit winzigen Bäumen an der Mündung des Tejo, vielleicht die Welten, die es jenseits von Estoril gibt, und wenn ich an diese Welten denke, ist hier alles so eng, nimmt einem die Luft, der Wunsch zu bitten

– Geben Sie mir Küßchen Mutter

und nicht imstande sein zu bitten, ich weiß nicht, ob du jemals imstande warst

wenn du das Gegenteil behaupten solltest, lügst du, keine von uns beiden war imstande, sie nahm uns nur auf den Fotos auf den Arm, ihr Kopf von unseren Köpfen weggewandt

vielleicht hatten wir ja den Armeleutegeruch, Ana, anstatt mich von der Zeitung aus zu beobachten, sag mir, ob du findest, daß wir so einen Armeleutegeruch haben wie mein Vater, Adelaide, die Dienstmädchen, die uns der Gutsverwalter aus Tomar schickte, wurde ihnen wegen diesem oder jenem gekündigt

fast immer grundlos

desinfizierte meine Mutter das Lager, auf dem sie schliefen, mit Criolina

– Ich möchte wetten hier laufen Dutzende von Wanzen frei herum kommt nicht näher

trotz der geöffneten Fenster widerstand der Armeleutegeruch allem, tränkte alles, wir fanden ihn an meiner Großmutter, seit sie begonnen hatte, die Perlentasche und den mottenzerfressenen Kragen zu tragen, die Schulkinder

– Die Irre

Adelaide an der Hinterpforte

– Hier entlang gnädiges Fräulein

aber meine Großmutter bemerkte sie nicht, sie, die Tochter des Herrn General und das Patenkind des Präsidenten Krüger, kümmerte sich nicht um den mangelnden Respekt des Casinoportiers, der Geschäftsführer schüttelte, als er sie schüttelte, sich selber, vom Armeleutegeruch aufgeschreckt, weil er ihn auch an sich spürte

– Demnächst verbiete ich dir hier reinzukommen Tantchen

während Ana mich beobachtete, nicht vom Muß ich mich

schuldig fühlen, weil ich keinen Orgasmus habe aus, auch nicht vom Ich habe mich in den Bruder meines Mannes verliebt, nicht vom Welches Make-up empfehlen Sie für das erste Treffen, sondern von Liebe zwischen Frauen, ist sie normal oder eine Krankheit: die Meinung der Psychologen, du nimmst den anderen Hörer ab, wenn ich am Telefon bin

du empfängst meine Freundinnen mit grausamem Gekicher, ich fühle, daß du uns im Türrahmen versteckt belauschst

normal oder eine Krankheit

du tauchst auf, wenn wir schweigen, und hoffst, daß zwei Hände, daß zwei Knie, daß zwei Schultern aneinanderlehnen, ich kann das nicht anders sagen, aber was willst du eigentlich von mir, meine Mutter sieht dich, sieht mich an, wo haben Sie Vater kennengelernt, Mutter, wo haben Sie ihn zum erstenmal getroffen, Mut fassen, um die Infusionen nicht zu sehen, den Sauerstoff, den Arzt, und es zwischen der Suppe und dem Fisch wagen

– Wo haben Sie Vater kennengelernt Mutter wo haben Sie ihn zum erstenmal getroffen

in einem Kino, bei einem Ball, an einem Strand im Norden, meine Mutter schaut eingehend den Fisch auf der Platte an, das Krankenhausbett wird kleiner, nimmt den Tod mit sich, eine Sehnsucht, die lange Zeit zurückweicht

keine Sehnsucht, etwas, von dem ich dachte, es sei Sehnsucht, das aber keine Sehnsucht war

Sehnsucht ein Stirnrunzeln aus Ärger nennen

aus Ärger?

kaum war das Bett wieder da, auch das Krankenhaus und der Tod, der Armeleutegeruch war mit der Operation verschwunden, nur ein Rest Wasserstoffperoxyd, eine Ahnung von Blut, und in dem Maße wie die Ahnung von Blut, Frau Dr. Aura

Welches Make-up empfehlen Sie mir für das erste Treffen

diskretes Make-up, diskrete Kleidung, diskretes Verhalten, nicht zuviel reden oder zuviel lachen oder zeigen, wie wir sind, die Männer lieben es zu raten, sich zu fragen

genau wie Maria Clara, die der Mann im Haus ist, und zwischen Suppe und Fisch Mut faßt, und sobald das Gesicht meiner Mutter meines bemerkt, wo haben Sie den

– Vater Mutter wo haben Sie ihn zum erstenmal getroffen?

Betriebsw., led. 30J. brün. möchte Frl. od. Fr. 22–25 ebenf. led. kennenl., ernstgem., der Fisch immer weniger Fisch, vielmehr ein archäologisches Fundstück, wir drei in den dunklen Fensterscheiben, Ana

was willst du eigentlich von mir?

so hübsch, so blond, die einen Pfirsich schält, als sähe sie mich nicht, und dennoch

ich bin mir sicher

beobachtet sie mich im Fenster, der Platz meines Vaters am Kopfende seit der Herr General, seit mein Großvater, und dennoch kein Glas, keine Serviette, kein Besteck, der Zeigefinger vervollkommnet Brotkügelchen, der Stuhl gleich nach dem Obst wortlos zurückgeschoben, und er blieb zurückgeschoben, klagt uns wegen wer weiß was an, bis meine Mutter ihn an den Tisch stellt und der Stuhl wieder Stuhl ist, wir waren die Stufen bei der Küche hinuntergestiegen

– Mach keinen Lärm sei still mach keinen Lärm

hatten ihn immer vom Garten her ausgespäht, wo der Knabe vom Teich uns riesig vorkam, wo haben Sie Vater kennengelernt, Mutter, wo haben Sie ihn zum erstenmal getroffen, der Stuhl, ohne uns anzuklagen, sein Platz wartete, keine Kletterpflanzen, keine Levkojen, keine Eschen, auch nicht die benachbarten Villen, die Glühbirnen

ein Kreis mit acht Glühbirnen an der bronzenen Lampe

und wir im Fenster gespiegelt, der Samowar, den der Herr General vor Ewigkeiten aus Moskau mitgebracht hatte, und dessen Zierknopf

Maria Clara, wer sonst wohl, wenn nicht Maria Clara

weg war, die Uhr hier im Zimmer schlug halb

halb was?

und im Spiegelbild Stille, die Lampe, unschärfer als diese, im Zentrum der Nacht und ein Samowar, dem ebenfalls der Zierknopf fehlte

der Platz am Kopf verlassen, meine Mutter und wir

eine Frau von vierzig Jahren und zwei Mädchen von fast zwanzig

ein Mädchen von fast zwanzig, denn das andere Mädchen war der Mann im Haus

die eine unsichtbare Serviette anstarrten, die auf das Tischtuch fallen würde, ein geradestehender Stuhl, der sich gleich von allein zurückschieben würde, und ein Feuerzeug, das auf dem Weg durch die Tür die Gleichgültigkeit eines Toten anleuchten würde.

Dreizehntes Kapitel

Wenn ich doch aufhören könnte, mich zu quälen, aufhören könnte zu denken, wenn die Wellen und die Palmen mich nachts nicht immer aufwecken würden, und ich keine Ahnung, was sie von mir wollen

– Wir sind hier keine Angst Clarinha

würde ich nicht um Hilfe bitten, niemanden rufen, nur dem Tejo und den Zweigen um das Casino lauschen, eine Brise erfinden, die es im Juli nicht gab, und ein Durcheinander von Fledermäusen, die der Fluß vor Ewigkeiten zum Fuß des Gebirges geschickt hatte, wenn ich meine Schwester nicht in der Dachluke sehen würde, die das Telefon vergessen hatte, das mit ärgerlichen kleinen Schreien rief

– Antworte Ana Maria

wie sie mich von der Gartenlaube dort unten zusammen mit ihrem Bild im Teich anschaute

eher ihr Bild als sie selber, das der Villa, des Balkons, der Terrasse

nicht die Villa oder zumindest nicht die ganze Villa, nur der Balkon und die Terrasse, im Wasser sich überlagernd, so wie mein Vater sie das erste Mal gesehen haben wird, als er in Estoril ankam und wußte, daß er Adelaide treffen würde

oder nicht wußte, daß er Adelaide treffen würde

wußte, daß Adelaide in dieser Villa oder einer nahe gelegenen Villa war, und falls es diese Villa war, ihn nicht ansah, so tat, als würde sie seine Anwesenheit nicht bemerken, und vielleicht bemerkte sie sie ja wirklich nicht, mein Vater, wie er zwischen der Tür mit dem Bronzering, die für Besucher vorgesehen ist, und der kleineren Tür zögert, durch die der Gärtner, der Chauffeur und Leute wie er die Tür, durch die er noch heute immer kommt, meine Mutter, Ana und ich im Salon, und da eine Stille, die zur Stille hinzukommt, sich in den Sessel setzt, die Beine überschlägt, uns anstarrt, wir sind über den einen Fußknöchel überrascht, und indem wir die Blicke hochwandern lassen, ist da unser Vater bei uns, stumm, kein

– Hallo

kein

– Guten Abend

kein

– Wie geht's

schweigend wartet er auf das Abendessen oder nicht einmal auf das Abendessen, er wartet auf gar nichts, meine Mutter

– Luís Filipe

und die Worte zerfließen in einem welken Echo, ins

– Luís Filipe

vom Vortag, ins

– Luís Filipe

vom Vorvortag und ins

– Luís Filipe

des Vortages des Vorvortages, was mochten Sie an ihm, Mutter, was erwarten Sie von ihm

mein Vater zwischen der Tür mit dem Ring und der kleineren Tür schwankend, bemerkt meinen blinden Großvater, die aus Mosambik mitgebrachten Pfauen, die es damals noch gab, ein Weibchen auf dem Garagendach, das versuchte herunterzukommen und nicht schaffte herunterzukommen, so wie ich versuchte, nicht zu denken, und es nicht schaffte, ich kann es einfach nicht, wenn ich glaube, daß ich es geschafft habe, die Fremden im Arbeitszimmer und die Lastwagen aus Murtal auf der Reise nach Spanien, Ana dort unten, vergnügt, grausam, dir die Zeitschrift aus der Hand reißen, dich fragen

– Warum haßt du mich Ana?

mich genauso fühlen wie das Weibchen auf dem Garagendach, das außerstande ist, herunterzukommen, mein Vater in Estoril mit einem Nelkenstrauß in der Faust, fegt mit den Nelken den Kies auf der Allee, mein blinder Großvater auf dem Gartenstuhl

– Wer ist da?

die Nase höher gereckt, die Ohren ausgerichtet, diese Angst eines Tieres, die uns die Krankheit eingibt, so etwas wie Krallen wachsen in ihm, er wird uns zerfetzen, uns töten, die Ellipse des Spazierstockes, die die Finger verlängert, läßt nicht locker

– Wer ist da?

und das

– Wer ist da?

legt sich um den Hals meines Vaters, erwürgt ihn zwischen der Tür mit dem Bronzering und der kleineren Tür, durch die der Gärtner, der Chauffeur und Leute wie er, meine Mutter

– Luís Filipe

wenn er schon gegangen war, und die Mulde der Abwesenheit im Sessel, wie ich

– Ana

wenn du nicht da bist, ist es so viel einfacher

– Ana

zu sagen, wenn du nicht da bist

– Hilf mir

zu sagen, weil ich mir sicher bin, daß du es nicht hörst, vielleicht könnten wir beide, vielleicht könnten wir zusammen unseren Vater sehen, als er noch jung war, mit gestreiften Socken beim ersten Mal, als er in Estoril ankam, mit dem Dutzend Nelken den Kies streifte, auf die dunkle Brille und die Ellipse des Spazierstokkes traf

– Wer ist da?

meinen blinden Großvater auf dem Gartenstuhl, ich erinnere mich kaum mehr an meinen Großvater, erinnerst du dich an Großvater, ich erinnere mich an seinen Tod oder, besser gesagt, an unsere Mutter in Trauerkleidern und ohne Make-up, wie sie zu uns ans Bett kam, um uns zu küssen, und der Kuß, ich würde nicht sagen Kummer

würdest du Kummer sagen, Ana?

sondern einen feuchten Geschmack mitbrachte, vielleicht ist der Tod ein Kuß, bevor das Licht gelöscht wird, Schuhe, die nicht ins Erdgeschoß hinunterstiegen, bis zum Mittelpunkt der Erde, ich erinnere mich an einen Beerdigungskranz aus Hyazinthen mit einer violetten Schleife, wenn man die Blütenblätter berührte, tanzte ziellos ein feiner körperloser Staub, der von den alten Kleidern und den Grammophonen im Keller, meine Mutter empört über die Hyazinthen

– Warum sind die nicht auf dem Friedhof?

was ist ein Friedhof?

sie ließ sich den Tee heraufbringen und schloß sich im Zimmer ein

also

wo war ich stehengeblieben, wo waren wir stehengeblieben, Ana?

also, mein Vater kommt in Estoril an, schleift mit seinen Nelken über den Kies und trägt gestreifte Socken, zögert zwischen dem Bronzering und der kleineren Tür

dem Ring von heute, die Emaillegefäße und der Schwan aus Biskuit auf dem Möbel

und die kleinere Tür, die ist inzwischen verändert worden, der Stuck mit den Girlanden darbietenden Nymphen hingegen nicht, mein Großvater

– Wer ist da?

es gibt kein Foto von ihm auf den Borden, aber ich habe auch noch nirgends das Bild eines Blinden gesehen, als würde die Tatsache, daß sie blind sind, sie für die Welt unsichtbar machen, so wie die Welt für sie unsichtbar ist, mein Großvater, der endgültig verschwand, als der Hyazinthenkranz verschwand, und daher

also

daher erinnere ich mich nicht an seine Gesichtszüge, oder ich erinnere mich an ein Schwanken zwischen Schatten, so wie die Nymphen im Stuck schwankten, wenn der Strom wegblieb, die Kommodendeckel sich mit Kerzen bevölkerten und die Flamme der Kerzen das Haus zum Hüpfen brachte dieser Mann ohne Gesicht, dem wir im Garten den Hut klauten, das fiel mir gerade ein, wie merkwürdig

also

unterbrich mich jetzt nicht

also, mein Vater schaut die Gardinen an

die Gardinen kräuseln sich nicht, oder vielleicht kräuseln sich die Gardinen

sie kräuseln sich nicht, er entscheidet sich, während er die Nelken mit der Handfläche frisiert, für die kleinere Tür, umrundet, was einst der Stall der Pfauen aus Mosambik war

von denen gibt es Fotos und zwei oder drei Federn irgendwo in einer zerbrochenen Solitärvase

und wo heute die Ruine eines Gewächshauses steht, Säcke mit Saatgut, Katzenurin, also, mein Vater geht ums Haus, an dem ein Mandarinenbaum sich zwischen den Eschen behauptete, ich habe ihn nicht mehr gekannt, und dennoch hat es ihn ganz bestimmt gegeben

(was die Kindheit betrifft, wenn er denn eine hatte

ich bezweifle das

meine Mutter redete immer von den Mandarinenbäumen im Garten, Pferdebremsen, Eidechsen, kleinen, sauren Früchten)

geht in den gestreiften Socken um das Haus herum, während der Blinde

– Wer ist da?

geht am Fenster des Nähzimmers vorbei, wo der Schnabel der Maschine Bettlaken pickte, weniger Gras zwischen den Platten, weniger Röhricht, das in Mauerspalten wuchs, fünf

vier

vier Zementstufen bis zur kleineren Tür, keine Glocke, keine Klingel

in Alcoitão oder in der Wohnung mit Fremdenzimmern, in der er damals wohnte, eine dienstbeflissene Helligkeit auf der Fußmatte, sobald seine Schritte gehört wurden

etwas, das in der Stille wie ein Kessel oder ein Ofen klang, der Wunsch, den Weg wieder zurückzugehen, die Nelken in ein

Gebüsch zu werfen, wegzugehen, aber da gab es die Möglichkeit, daß ein Hund sich bellend näherte, oder die Gewißheit, daß der Alte auf seinem Stuhl bedrohlich wuchs

– Wer ist da?

beide ihn daran hinderten zu fliehen, er wechselt die Nelken von der rechten Hand in die linke, wobei er die silberne Schleife und das Papier zerknittert, in das sie eingewickelt sind, nimmt sie in der Hoffnung wieder in die rechte Hand, sie würden sich in einen Ballon oder ein Holzwägelchen verwandeln, daß Estoril nichts als ein Fotostudio wäre, darin ein Lehrer und ein Mädchen aus der Provinz inmitten von Leinwänden, das nicht den Mut hatte, ihn auf den Arm zu nehmen oder mit ihm zu sprechen, wenn sie mir, wenn diese Tür hier nur nicht wäre und sie mir das Haar mit einem Kamm zähmen würden, dem Zähne fehlen, mir die Bluse mit gezischeltem Schelten zurechtrückten

– Wie schafft es dieses Kind bloß immer so unordentlich auszusehen

mich auf einen Samtschemel stellen und sagen würden

– Beweg dich nicht

und nach dem Musikpavillon Adelaide, die Turteltauben von Alcoitão auf dem Weg nach Sintra, die Augen auf dem Kissen, die ihn haßten

– Ich weiß wer du bist ich weiß wer du bist geh weg

wenn wenigstens die Augen anstelle der Tür hier wären

wenn ich aufhören könnte mich zu quälen, aufhören zu denken, wenn mich die Palmen nachts nicht aufwecken würden

im Fenster des Nähzimmers hält eine Frau ein Handtuch

die Manschette eines Hemdes

und während sie sich Diebe vorstellt, Wäschetabletts mit Hosen, Taschentüchern, Kleidern, der Mund, der gleich schreien wird, schreit nicht, eine andre Frau ruft

Adelaide?

nicht Adelaide

Adelaide

nicht Adelaide, Maria Clara, wir bewahren uns die Überraschungen auf wie im Theater, ein noch junges Dienstmädchen, das ihn abschätzt

Lieferant, der Botenjunge vom Schlachter, der Stromableser?

hinter der Hand verborgene Worte auf der anderen Seite der Scheibe, wo er eine Leiter bei grauen Paketen und Kisten und Flaschen zu erkennen glaubt

mein Vater, wenn ich hier einmal wohne, falls ich hier einmal wohne, wenn ich hier einmal wohne, werde ich sie beide entlassen

nein, mein Vater mit erhobenen Armen, als ob jener Hund oder als ob jener Blinde

– Wer ist da

die Nelken rutschen aus der silbernen Schleife, ganz welk, häßlich schon beim Verlassen des Ladens, alles, was ich anfasse, wird

das hat mein Vater ganz bestimmt nicht gedacht, du denkst das, streich es

alles, was ich anfasse, verliert seinen Charme, ich lege ein Paar Ohrringe an oder eine von deinen Ketten, diese, die zu allem passen, und bei mir, wieso auch immer, passen sie zu gar nichts, ein Kleid, das in der Taille sitzt, ist an der Hüfte zu weit und rutscht vom Körper, es wirkt gebraucht oder geliehen oder alt, der Idiot von einem Mann im Haus, der versucht eine Frau zu sein, ein Haarschopf, der vom Dunst des Haarlacks zu Pappe geworden ist, Absätze, die zwischen Steinen steckenbleiben, die Ferse hochziehen geht schwer, ein verzweifelter Ruck, das Leder zerrissen, eine Katastrophe, ins nächste Taxi humpeln, das sich hinter mir schließt wie ein Krankenwagen über den Resten eines Toten, mein Vater steckt die Nelken wieder in die Schleife, frisiert den Strauß, und jetzt drei Frauen am Fenster, die Schneiderin, das Dienstmädchen, meine Mutter

meine Mutter noch nicht

wie gesagt, die Schneiderin, das Dienstmädchen und anschließend meine Mutter, die Nase, die ganz hinten späht, glaubt ihn zu erkennen, ohne ihn zu erkennen, noch gerümpfter näher kommt, und ihn schließlich erkennt, eine erneute Besprechung auf der anderen Seite des Fensters, umgehend Respekt

Neugier?

Respekt seitens der Schneiderin, Geräusche, die sich vermischen, als sie sich der Tür nähern, ein tonnenschwerer Schlüssel zertrümmert das Schloß, indem er Felsen bewegt oder in noch größeren Felsen steckenbleibt, die wütend widerstehen, Proteste von Eisen gegen Granit, von Granit gegen Granit, von Granit gegen Eisen, von Eisen gegen Eisen, der Schlüssel befreit sich ein ganz klein wenig, schiebt einen Felsbrocken zur Seite, der sich mit einem Kreischen löst, ein zweiter Brocken, der einen von ihnen zerquetscht

die Schneiderin, das Dienstmädchen, meine Mutter?

um Gottes willen, Ana

wenn man von den zermalmten Knochen ausgeht, die die Explosion begleiten, ein dritter Brocken, die Höhlung eines Brunnens, in dem man faulige Stagnationen vermutet, und in der Höhlung des Brunnens ein Steinchen, das mit dem Klirren von Geschirr endlos lange abtaucht, was ich für

was mein Vater für

sich drehende Türangeln und für Holz hielt, das sich unabhängig von den Nägeln bewegte, eine Fußmatte, ein Flur, ein einzelner zerbeulter Pantoffel auf dem Boden, Intimes aus dem Haushalt, das wir Besuchern vorenthalten, die Sicherheitsnadeln, die dazu dienen, das Futter des Lebens heimlich zu richten, die unwichtigen Mängel, die jedoch

wie soll ich es sagen

grauenhaft sind, unmöglich gezeigt werden können, da sie uns entstellen

nicht entstellen

entstellen, ich kann nicht ohne sie und hasse sie, der Gummiseehund aus unserer Kindheit, Lockenwickler, finstere Wollsokken

die von damals, als ich dreizehn war, so alt

um im Winter damit zu schlafen, und also

also also

hör damit auf, Ana

die Türangeln, die sich drehen, und Holz, das sich unabhängig von den Nägeln bewegt, die Fußmatte mit einem verblichenen, schwer zu entziffernden Wort

Willkommen

nein, auf englisch

Welcome

ein verblichenes, schwer zu entzifferndes Wort, eines dieser Aquarelle mit einem Stilleben

Weintrauben und ein an den Füßen aufgehängtes Zicklein, das kleiner als die Trauben ist

und von einer Tante gemalt worden war, die keinen Platz in den Alben hat, Geruch nach Chlorbleiche, Rohre, die Flüssigkeiten tropfen

Wasser

kein Wasser, was einmal Wasser gewesen war und jetzt dicke Flüssigkeiten im Gips der Wand, Hocker, die seit Ewigkeiten vom Polsterer träumten, bevor ein angewiderter Arm sie in den Keller schubste, meine Mutter

– Achten Sie nicht darauf

mich dadurch zwang

meinen Vater dadurch zwang

meinen Vater dadurch zwang, genauer hinzusehen, kein Unterschied zu Alcoitão oder zu dem Zimmer, das er in Lissabon gemietet hatte, drei Stockwerke mit hohen, schmutzigen Decken, der Spalt zum Dachboden des benachbarten Hauses, hin und wieder eine Taube auf der Regenrinne, niemals beide Augen zugleich, eine einzige, zornige Pupille, die rechte, die linke, die Lampe, deren Fuß ein Pavian aus Terrakotta oder so war, mein Vater zu meiner Mutter, beschämt wegen der Stockwerke ohne Aufzug und den Rissen in der Bettdecke

– Entschuldigen Sie

eifrig damit beschäftig, Falten für sie zu erfinden

– Entschuldigen Sie

meine Mutter außerstande einzutreten, ganz sicher, daß es hinter seinen Lidern regnete, der Wunsch, nicht dort zu sein, zu gehen, sich in das Bild des Herrn General zu kuscheln, der sie vor den Unbilden der Welt beschützte und vor allem vor diesem zusammenhangslosen Regen, weshalb hatte sie zugestimmt heraufzukommen, aber der Tee in der Konditorei, das Nichtlockerlassen, das Aussehen, das unserem fast aufs Haar glich, wäre da nicht dieser Geruch, woher kenne ich diesen Geruch, ich glaube

nur so eine Idee, ohne Begründung selbstverständlich

daß in dem Teil des Hauses, in dem die Dienstmädchen wohnen, und an den Dienstmädchen selbst, wenn sie sonntags frei haben

die Messe und ein schüchterner Spaziergang auf der Mauer am Fluß

weshalb habe ich zugestimmt heraufzukommen, aber der Angestellte stellte das Radio lauter, und ein Walzer

sei doch nicht blöd

ein Walzer

ist ja gut

und jetzt, der hockende Pavian, sie setzt sich auf die Bettdecke, steht auf, schüttelt den Rock, weil Wanzen und so

wenn die Dienstmädchen aus Tomar kamen, schickte meine Großmutter Adelaide nach dem Schwamm, und Adelaide

– Gnädiges Fräulein

nahm den Gartenschlauch und ein Stück Seife, reichte ihr ein Handtuch

– Trockne dich ab

schüttete das Insektengift für die Eschen über sie, und die nackten Dienstmädchen voll respektvollem Schrecken, damals, als sie angefangen hat, im Casino zu spielen und sich Lumpen anzuziehen, was hätte sie da mit sich selber gemacht, die falschen Juwelen verächtlich heruntergerissen, das Hütchen und der mottenzerfressene Fuchs im Garten unter Petroleumgestank in Flammen, nimm den Schlauch, Mutter, zwing ihn

– Zieh bloß diese Schuhe diese Krawatte diesen Anzug aus

mein Vater zieht den Bauchnabel wegen der Blinddarmnarbe ein mich haben sie operiert, als ich sechs war, Ana, und du hast mich nicht besucht, dich haben sie nicht operiert, du hast einen glatten Bauch, du hast nie ein Loch im Kopf gehabt, du hast dir nie einen Arm gebrochen, wenn du mit dem Finger oben über die Elle streichst

die Elle?

die Elle, wenn ein Mann den oberen Teil der Elle fühlt, was denkt er dann von mir

eine Taube auf der Regenrinne, erst das rechte Auge, dann das linke Auge

ein Männchen oder ein Weibchen?

warum so viele Details, ein Männchen und Schluß, ein Männchen, blau, wenn du willst, ein Männchen, wenn du willst, ist egal

mein Vater sucht nach dem Haken ihrer Bluse, meine Mutter

– Nein

und die Straße noch in weiter Ferne, Hände, die sie würgen, als sie den Kragen gewaltsam aufmachen, der Atem, als würde das ganze Gebäude für ihn atmen, vor Angst feuchte Finger auf vor Angst feuchter Haut, der Regen hinter den Augenlidern verwirrte die Sonne, der Pavian von der Lampe bereit zu

– Töten Sie mich nicht

die nackten Dienstmädchen in einem Schaumfleck, Adelaide brachte ihnen bei, wie man den Herd anzündet, bei Tisch serviert, die Herrschaften ruft, hinderte sie daran, sich um das gnädige Fräulein zu kümmern

– Gnädiges Fräulein

die bereits mit Perlentasche und zerrupfter Brosche auf dem Weg zum Casino war, mich über das Tischtuch beugen

– Wo haben Sie Vater kennengelernt Mutter wo haben Sie ihn zum erstenmal getroffen?

ein Seitenblick, den ich lieber, den ich nicht will, dessen Aussage ich mich verweigere, und die Gabel kehrt müde zum Teller zurück

– In der Oper

mein Vater immer allein

– Warum immer allein Maria Clara?

mein Vater immer allein auf den weniger teuren Plätzen, das Orchester stimmt, Messer über Porzellan ziehend, die Instrumente

die Kreide der Lehrerin, wie sie die Schiefertafel foltert

der Seitenblick, den ich lieber, den ich nicht will, dessen Aussage ich mich verweigere

sagte, daß er ihn nicht mochte, uns nicht mochte

die Gabel beförderte fuderweise Schmerz anstatt Erbsen, legte den Schmerz mit den Gräten auf dem Salatteller ab

– In der Oper

das Orchester, das eine Handfläche zum Schweigen brachte

– Töten Sie mich nicht

die Handfläche meines Vaters oder des Chauffeurs in der Garage, Regale mit Werkzeug, gebrauchte Reifen, billiges Eau de Cologne, ein Schlüssel, der das Schloß zertrümmert, indem er Felsen bewegt oder in noch größeren Felsen steckenbleibt, die wütend widerstehen, Proteste von Eisen gegen Granit, von Granit gegen Granit, von Granit gegen Eisen, von Eisen gegen Eisen, der Schlüssel befreit sich ein ganz klein wenig, schiebt einen Felsbrocken zur Seite, der sich mit einem Kreischen löst, und die Stille eines Brunnens, in dem man faulige Stagnationen vermutet, und in der Stille des Brunnens ein Steinchen, das mit dem Klirren von Geschirr endlos lange abtaucht, was ich für

was mein Vater für

Türangeln und für Holz hielt, das sich unabhängig von den Nägeln bewegte, eine Fußmatte

Welcome

ein Flur, ein einzelner zerbeulter Pantoffel auf dem Boden, Intimes aus dem Haushalt, das wir Besuchern vorenthalten, ein verblichenes Wort

Willkommen

das so schwer zu entziffern war wie die Worte, die der Chauffeur oder mein Vater, Hocker, die seit Ewigkeiten vom Polsterer träumten, bevor ein angewiderter Arm sie in den Keller schubste, meine Mutter

– Achten Sie nicht darauf

sie führt ihn durch die Küche, wo Adelaide und ein Messer und ein totes Huhn, Adelaide oder das Mädchen, das ihn sonntags am Stand der Erfrischungen ausspähte, nicht den Mut hatte, näher zu kommen, ihn anzusprechen, das Mädchen oder Adelaide, die sich nicht für ihn interessiert, das Gefühl, sie zugleich in der Vergangenheit zu erkennen und jetzt als fremd zu empfinden, und nach der Küche meine Großmutter auf dem Sofa, auf das wir uns heute setzen, die ihm aus Mitleid ihre Rabenfischhand reicht

wenn ich diesen Fisch loslasse, die Ringe auf dem Fußboden, der Oberleutnantsvetter und der Blinde fuchsteufelswild auf mich

Zimmer, die weitläufiger waren, als mein Vater verstand, der Rabenfisch ließ ihn mit einem Rubinenschlenker los und rückte den Ausschnitt zurecht, meine Mutter im dritten Stock ohne Fahrstuhl, so etwas wie ein Walzer im Radio, der ihre Schritte lenkte, und mein Vater so nervös

– Ich habe Ihnen doch nicht weh getan nicht wahr bin Ihnen doch nicht zu nahe getreten

im Sessel in Estoril, hofft, daß der General oder Präsident Krüger ihn nicht bemerken, wenn ich aufhören könnte, mich zu quälen, aufhören könnte zu denken, wenn die Wellen und die Palmen mich nachts nicht immer aufwecken würden

würde ich nicht um Hilfe bitten, niemanden rufen, nur dem Tejo lauschen und den Zweigen um das Casino, eine Brise erfinden, die es im Juli nicht gab, und ein Durcheinander von Fledermäusen, die der Fluß vor Ewigkeiten zum Fuß des Gebirges geschickt hatte

wenn ich den Kopf heben würde

wenn wir den Kopf heben würden, Ana

würden wir meine Mutter sehen, nicht wie sie die Treppe herunterkommt, hier im Salon neben meinem Vater sitzt, sich wegen des Pavians und des Armeleutegeruchs schämt, sondern wie sie im Ausgehkleid aus der Garage kommt, und ich habe Angst, meine Großmutter könnte sie zwischen den Levkojen entdecken, wie sie aufgeregt, zufrieden, mit einem kleinen Ölfleck an der geschminkten Wange auf uns zukommt und ihr Haar richtet.

Vierzehntes Kapitel

So könnte es enden: mein Vater im Bett im ersten Stock anstatt auf der Liege im Arbeitszimmer, ohne auf die Fragen zu antworten, nicht weil er sie nicht hört

ich bin mir sicher, daß er sie hört

sondern weil Worte ihm nichts bedeuten oder etwas anderes bedeuten, denn er winkt uns zu, spindeldürr an die Kissen gelehnt und beinahe ohne Kraft für diese einzige Geste, mit der er uns zuwinkt, manchmal sagt er Unverständliches, das zumeist in einer vagen Frage endet, hebt die Hand zum Sauerstoffnasenkatheter

der Arzt bezeichnet so einen Schlauch für jedes Nasenloch, der von einem Gefäß ausgeht, in dem Blasen blubbern, als Sauerstoffnasenkatheter

hebt die Hand zum Sauerstoffnasenkatheter, schaut die Hand an, verwundert über sich selber, verwundert darüber, daß er Finger hat, und läßt sie dann, ohne die Geste zu vollenden, wieder fallen, nicht schnell fallen, sie zittert auf seiner Brust, die rechte Hand ist reglos, oder sie zeigt langsam auf die Zeitung am Ende der Bettdecke, wir geben ihm die Zeitung, und die Augen meines Vaters befragen sich in einem ruhigen Nebel, nehmen uns wahr und dann schon nicht mehr, verlieren sich in einer Schwäche, die uns nicht einmal abweist, uns nur ausschließt

– Das will ich nicht was soll ich damit?

verblüfft zur Uhr auf dem Nachttisch, die Stunden anbietet, die nicht zur Zeit gehören, seit Wochen schon gibt es keine Zeit, nur den Zeitpunkt, an dem die Medizin genommen wird

– Vater die Medizin

und seine winkende Hand stimmt uns zu, es gibt weder Zeit noch Schmerz, auch nicht eine irgendwie geartete Beunruhigung, nur die Tatsache, daß der Körper aufgehört hat, ihm zu gehören, nur mehr sich selber und uns mit diesem Winken beiwohnt, das immer da ist, das Haar ist kein Haar mehr, Strähnen, die von einem Öl der Erschöpfung an die Stirn geklebt sind, die Knochen werden vom Pyjama daran gehindert, sich auf dem Laken zu verteilen, ein Knie zieht sich von ganz allein zusammen, und am Ende des Knies lugt der geschwollene, spitze Fuß

der keine Beziehung zu ihm hat

unter der Bettdecke hervor, mein Vater

der glaubte, er habe eine Beziehung zu ihm

redet Worte mit ihm, die, ohne den Satz zu vollenden, in Schweigen abgleiten, und diesmal schaut er meine Mutter oder Ana oder mich an, die Jalousie ein bißchen herunterlassen, damit das Licht ihn nicht ermüdet

– Ich will das nicht was soll ich damit?

obwohl das Licht ihn ebensowenig ermüdet wie die Besucher, es gibt keine Besucher, es gibt nur meinen Vater ganz allein, was wäre mit meinem Vater, wenn wir ihm kein Glas Wasser hinhalten, es kippen würden, damit er trinkt, der Adamsapfel, den die Krankheit vergrößert hat, während sie seinen Hals verkleinerte, hüpft von Knorpel zu Knorpel bis zum Kragenknopf, ein Husten, der nicht ganz zu Husten wird, ein zarter Schluckauf, der Arzt hat uns versprochen, daß es unserem Vater bessergehen würde, und es geht ihm tatsächlich besser, er hat die Kissen verlassen und kein Sauerstoffnasenkatheter mehr und winkt immer noch und zeigt auf die Zeitung, die er nicht lesen wird, die ihn nicht interessiert, er weiß überhaupt nichts, weder, wo er ist, noch, wer wir sind, er seufzt unsere Namen wie leere Diphthonge, wer ist in diesem Augenblick Maria Clara für Sie, Vater, oder Ana oder die Mutter, woraus ist dieser Dunst oder was auch immer gemacht, der zwischen uns liegt

man kann es ebensogut Dunst oder Nebel nennen oder Tod, es ist einfacher, es Dunst oder Nebel zu nennen als Tod, finden Sie nicht auch, Vater?

der Ihnen nicht erlaubt, uns zu sehen, oder aber

– Ich will das nicht was soll ich damit?

Sie sehen uns winzig klein, während der Raum der Bettlaken uns unaufhörlich größer macht, nicht wir sind es, die zurückweichen, wir drei stehen still da und schauen Sie an, es ist Ihre Müdigkeit, Ihre Erschöpfung, Sie sind es, Vater, einer der Schläuche des Sauerstoffnasenkatheters

bescheuerter Name, Vater, Sauerstoffnasenkatheter

verrutscht, die Hand gleitet herunter, die Tabletten, die meine Mutter, ärgerlich darüber, sie hier zu finden, einem Hospiz oder den Alten der Gemeinde schenken wird, Medikamente, die sie zu sehr an die schlaflosen Nächte erinnern

sind es Nächte gewesen?

die endlos langen Tage

sind es Tage gewesen?

von Bettpfanne zu Bettpfanne und von einem Elend zum anderen, Dialoge, die von Grimassen ersetzt wurden, Augenbrauen, die die Bitten, das Interesse an Angelegenheiten, die uns überhaupt nicht interessierten, eine übersteigerte Aufmerksamkeit der Zugluft, dem Fett auf der Brühe, der Gesundheit der Agonie gegenüber zusammenfaßten

wenn man davon ausgeht, daß man alles zusammenfassen kann

die Gesundheit der Agonie und dann diesen Geruch, der zum erstenmal nicht der Armeleutegeruch ist und noch nicht zum Geruch des Todes geworden, nur der Beginn dessen ist, was den Geruch der Abwesenheit ausmacht, seine Post wird von niemandem aufgemacht, der Anzug kommt aus der Reinigung in einer Hülle mit Namen und Adresse des Ladens und wird einfach auf der Sofalehne liegengelassen, weil wir alle übereinstimmend denken

muß man es in Worte fassen?

daß er der Leiche nicht schlecht stehen würde, diskret, sauber gebügelt und wenig abgetragen, man muß nur noch ein Paar Schuhe mit fast neuen Sohlen finden, ein Paar schwarze Strümpfe, die italienische Krawatte, und das, während mein Vater noch winkt, noch atmet, aus einer ruhigen Müdigkeit ohne Bangigkeit heraus auf die Zeitung zeigt, Backenzähne und Stirn wachsen ständig weiter, graue Löcher treten an die Stelle von Augenlidern, das Gummiband des Nasenkatheters rutscht in den Nacken, der Arzt riet zu einer Maske, aber die Maske beschlägt schnell, verletzt seine Haut, und da bewegt sich schon die Hand ohne Arm, versucht sie abzunehmen, die Augen schließen sich in einem Schlaf, der kein Schlaf ist, meine Mutter

– Jesus

öffnen sich zugleich, eines schneller als das andere, wacher, und suchen uns erneut oder, besser gesagt, gleiten über uns, verlassen uns, wir helfen ihm mit Taschentüchern bei der Spucke, kehren wieder zum Gedanken an den Anzug auf dem Sofa und der Frage zurück, was wir mit den anderen Anzügen, dem Regenmantel, all diesen Männerdingen, Rasiercremes, Lotionen, dem Mundwasser auf dem Waschtisch machen sollen, den Dingen im Schlafzimmer, auch wenn wir sie an ihrem Platz gelassen haben, sind sie nicht mehr die von vorher, bemerken nicht einmal mehr die Eschen, die Eschen gibt es nicht mehr, nur den Tejo und die Züge, keine Eschen und Levkojen, auch nicht die Gartenlaube, das Fenster steigt ein Stockwerk nach dem anderen hoch bis über den Dachboden, und Alcoitão ist jetzt hier, die Kranke, Adelaide, so viele Fremde bei uns

– Ich will das nicht was soll ich damit?

der Bauch bläht sich trotz seiner Magerkeit, die Infusionen, die sie ihm unsretwegen, nicht seinetwegen verabreichen, eine Illusion von Besserung, von Fortschritten, von Heilung

– Papa wirkt lebhafter finden Sie nicht?

und die ihm die Handgelenke schwärzten trotz der Schiene und der Massagen mit Creme, daher denke ich, daß es so enden könnte, diese übertriebene Freude, dieses Er-fühlt-sich-gut-Theater, wir erfinden ihm Launen, wo seine einzige Laune darin besteht, auf die Zeitung zu zeigen, die überhaupt keine Zeitung ist, irgend etwas, was er anstelle der Zeitung sieht, vielleicht das Gedruckte auf den Seiten

ein Foto, einen Titel

oder ein Gespenst aus der Vergangenheit, eine Keksdose, der Flug wilder Turteltauben, ein Kindersaxophon, wir fragen ihn was auch immer, und er stimmt uns zu, wir behaupten das Gegenteil, und er stimmt uns immer noch wortlos zu, denn Worte ermüden ihn, die Ausländer, die vergebens im Arbeitszimmer warten, gehen ans Fenster, unterhalten sich mit den Leibwächtern, der Anwalt grüßt uns im dunklen Flur, so wird es enden, stumme Abendessen nach seinem Abendessen, meine Mutter hat die Gabel in einer Hand, in der anderen das Taschentuch, etwas, das einem Flakon gleicht, rollt über den Teppich, was einem Schemel gleicht, umgekippt, Ana, die nahezu aufgehört hat, sich zu schminken und sich um Kleider zu kümmern

ihre Gesichtszüge nicht ganz so vollkommen, das Haar glanzlos

hält über der Butterschnecke inne, und keine laute Warnung, ein Wispern

– Vater

der Arzt, das Telefon, die Freunde, die Blumen, die in den Vasen unter dem Vordach überquellen, jeden Morgen werden sie in den Müllwagen gekippt, und dennoch werden sie mehr, vermehren sie sich, nehmen den Tod voraus, dann wird das mit dem Sarg kommen und die Totenwache und die Beerdigung, die Tage werden ihre übliche Ordnung wiedererlangen, aber davor noch bemerkt meine Mutter den Flakon auf dem Teppich und den umgekippten Schemel, betrachtet Ana, betrachtet mich, legt die Gabel ab und ist nur noch auf das Taschentuch gestützt

so könnte es enden

beschließt die Treppe hinaufzusteigen, voller Angst, meinen Vater

– Was ist mit Vater?

ohne Nasenkatheter, ohne Erschöpfung, ohne Winken, ohne Worte anzutreffen, die der Husten durcheinandermischt und die sich in der Stille verlieren, die keine Stille ist, ein Geräusch im Rachen, ein Zähneknirschen

– Was ist mit Vater?

Ana

durch das fehlende Make-up sind ihre Züge nicht ganz so vollkommen, die Haare glanzlos, wenn ich zum Friseur ginge und die Schneiderin sich meiner annehmen würde, vielleicht könnte dann

Liebe zwischen Frauen normal oder eine Krankheit

Ana im alten Kleid, mit alten Sandalen, läßt meine Mutter auf der Treppe hinter sich, ich am Tisch antworte dem Winken meines Vaters mit genauso einem Winken, den Zeigefinger zur Zeitung ausgestreckt, ich im Damast der Kirche beim Kreuz auf dem Sarg, Geschäftspartner, die uns mit übertriebener Trauer begrüßen, das Horoskop meines Vaters wird ihm an diesem Tag raten, sein Leben endlich zu ändern, achten Sie auf Ihre Leber und übertreiben Sie es nicht mit Süßem, und was noch fehlt, ist so einfach, so sauber, so schnell, die Grube ausgehoben, die Männer warten schon, die Kränze mit ihren Beileidsschleifen aufgereiht, eine kleine runde Wolke

warum nicht eine kleine, runde Wolke?

mit von der Sonne silbrigen Rändern reist gen Osten, die Leibwächter halten im Bogen der Kapelle Wache, alles ganz einfach, sauber und schnell von dem Augenblick, an dem sie den Deckel zulöten und dabei nicht einen einzigen Tropfen fallen lassen, und der Anzug, die Schuhe und die Krawatte verschwinden in dieser braunen Truhe, wir kommen nach Estoril zurück, wo die Palmen am Casino

hallo, ihr Palmen

der Drahtbügel und der Beutel der Reinigung

zerknittert, leer

auf der Sofalehne, das Wasser in den Vasen abgestanden, das Bett frisch bezogen mit nur einem Kissen, der Balkon offen, damit der Geruch verfliegt, die Sauerstoffflasche und der Nasenkatheter an die Klinik zurückgegeben

so könnte es enden

die Zimmer durch das Nichts größer geworden, durch die Angst vor dem Nichts, sich schnell in den Sessel zwischen dem

Sofa und dem Kamin setzen, männlich lässig die Beine überschlagen

Clara ist der im Haus

und meinen Vater beseitigen, weder mit meiner Mutter noch mit meiner Schwester reden, zerstreut aufmerksam die Decke betrachten, darauf warten, daß mich die Terrine und die Suppe und der Lüster rufen, auf Neger mit Bargeld warten, nur mit Bargeld, damit noch mehr Lastwagen aus Murtal und aus dem Gut zwischen Beja und der Grenze losführen, bevor die Polizei davon Wind bekäme, der Rechtsanwalt hatte mit ihnen gesprochen, so daß die Polizei, die vorgewarnt war, nie etwas erfahren würde, das Gut in Beja, in dessen Treibhäusern überhaupt keine Tomaten waren, nur Container und Kisten und als Bauern verkleidete Angestellte, die so taten, als würden sie aus Einzelteilen Mähmaschinen zusammenbauen, im ehemaligen Stall auf dem Boden zusammengerollte Matratzen, ein kahler Maulesel humpelte im Stechginster, Kork, den niemand von den Korkeichen schälte, ich im Sessel, die Beine männlich lässig übereinandergeschlagen

Maria Clara ist der im Haus

das zugeschlossene Arbeitszimmer am Ende des Flurs spüren, ich höre

oder ich stelle mir vor, ich höre

den Schaukelstuhl auf dem Dachboden, die ersten Fliegen im März in beharrlichen Ellipsen, meine Mutter mit ihrer üblichen Schüchternheit zu mir

es war nie Liebe, mit der üblichen Schüchternheit, Liebe war, was ich

– Luís Filipe

Liebe war, was ich ihr sozusagen gab, ich wollte keine Aufmerksamkeit, wozu Aufmerksamkeit, Ana zu mir mit den üblichen Umschweifen

– Papa

Maria Clara mit dem üblichen Zorn

– Vater

und ich wartete stumm im Sessel zwischen Sofa und Kamin

darauf, daß sie mich zum Abendessen riefen oder ich sie nicht mehr hörte, einfach nur noch die Eschen und die Blüten der Levkojen, die Stille, die mich seit Jahren schon mit ihrem Statuengeräusch verfolgt, dieser Porzellanschimmer im Teich, das Dienstmädchen, dem sie mit Seifen und Schwämmen den Geruch abwaschen, und dennoch bleibt etwas unbesiegbar zurück, ein Duft nach Heidekraut, ein Duft nach Wald, ein Duft nach diesen verwaisten Fasanen, die aus der Erde rufen, uns aus ihren Mulden anschauen, außerstande sind, vor uns zu fliehen, die Haare

nein, das Gefieder

das wir zart glätten, wenn wir ihren Hals über dem Ansatz der Flügel suchen, nicht wirklich Hals, winzige Wirbel, die nicht knacken, die zerbröseln, sich auflösen, aufgeben, der Duft nach Heidekraut entfernt sich von mir und trägt die Terrine davon, der Daumen und der Mittelfinger schließen sich um nichts, meine Frau begreift, was sie nicht begreifen sollte

was sie begreifen sollte?

da ihre Schultern starrer sind und ihr Blick auf dem Teller, da morgen das Licht ruckartig durch die Jalousien dringen wird, das Aufschrecken des Dienstmädchens

– Was ist los was ist los?

ein verwaister Fasan ohne Haare, der Hals so zerbrechlich, die Hand über den Augen im vergeblichen Versuch, die Nacht wiederzuerlangen, ein oder zwei Kleider hinter einem Vorhang aus Serge herausgerissen, wobei sie kaputtgehen, in einen offenen Koffer geworfen, darin ein aus dem Müll gerettetes Lippenstiftröhrchen ohne Lippenstift und eine kleine, wertlose Metalleule, die Arme noch rund, die Beine so hell, die Füße beinahe kindlich vom Barfußgehen, das Nachthemd hat eine Rüsche, die ihre Patentante darangenäht hat, damit sie hübsch aussieht in Lissabon, fünfzehn, sechzehn Jahre, höchstens siebzehn

die Eisenbahnfahrkarte

– Am besten du protestierst nicht am besten sagst du nichts

für die Rückfahrt nach Tomar, der empörte Brief an den Priester, das Elfenbeinmesser schneidet den Umschlag auf schneidet sie doch

in aufeinanderfolgenden Stößen, und der Priester merkt gleich das mit dem Wald, merkt das Heidekraut

– Wenn ich das deinem Onkel erzähle

in Tomar der Mouchão, der Park, die Blumen bei meiner Beerdigung, die, die sie nicht rechtzeitig aus dem Salon geholt haben und die nun das Band der Straße säumen, nicht nur die Blumen, das Plastik der Reinigung und der Drahtbügel, die Kondolenzkarten, die meine Frau auf dem Sekretär ordnen wird, um eine nach der anderen zu beantworten

in Anbetracht der Umstände

ein Kugelschreiber mit schwarzer Mine

nein, der alte Füllfederhalter, der meiner Großmutter gehört hat, will heißen, ihrer Mutter, die Hälfte, die keine Feder hat, wird in der Mitte aufgeschraubt, und man füllt ihn, indem man langsam auf den verchromten Zylinder drückt, meine Mutter

meine Frau verschreibt sich, zerknüllt das Blatt, bittet Ana um Hilfe, fängt wieder von vorn an

Lieber Freund

das Bild

auf dem ich keine gestreiften Socken und auch nicht diese Kassiererjoppen tragen sollte, die euer Vater

der Arme, mit seinem schlechten Geschmack

immer, das Foto nicht neben dem Herrn General oder dem Präsidenten Krüger, sondern auf dem Bord mit den minderen Verstorbenen, Stiertreibern, Bohemiens, Vettern, die sich herumgetrieben, nie studiert und auf Kosten von Freunden gelebt hatten, die Züge eines Namenlosen in einem diskreten Rahmen aufgelöst zwischen Zügen Namenloser in diskreten Rahmen, bis der Rahmen seinerseits auch verschied und ich heimlich und ohne großes Aufsehen in der Schublade zu den Umschlägen, die nach Orten und Jahren sortiert waren, verschwinden konnte, Peniche 1950 und eine Gruppe Badender, Faro 1953 in einem Restaurant mit Stierkampfplakaten, Valença 1949 und die Traube der Schülerinnen der Nonnenschule an der Grenze nach Galicien, in der Gewißheit, daß Ana

nein, nicht Ana, sie ist zu sehr damit beschäftigt, die Welt zu bezaubern

ganz bestimmt Maria Clara

soweit man bei Maria Clara sicher sein konnte, daß sie

in der Gewißheit, daß Maria Clara sich nicht wundern würde

– Vater?

meine Frau in der Bequemlichkeit der Einsamkeit wie in einem Brutnest installiert, die Ausländer verschwunden, die Lastwagen von Murtal jetzt auf Rechnung des Anwalts, das Gut in Beja an den Juden abgetreten, die Polizei ruhig, seit ich gestorben bin, meine Frau

– Wieso Vater?

in diesem Haus, aus dem alles herausgetragen wurde, außer den Vorhängen, die altern, und Erinnerungen an große Zeiten, meine Frau, die gezwungen ist, Silber, Beistelltische zu verkaufen, dem Chauffeur zu kündigen, die Beete verwildern zu lassen, der Garten ist zu einem Dickicht aus Unkraut geworden, das von den übriggebliebenen Blüten überzuckert wird, das Arbeitszimmer steht immer offen, befreit sie vom Gestank der Araber und der Neger, der meine Schwiegermutter anekelte, bevor sie von Adelaide abhing, von der Maria Clara

und nicht nur Maria Clara

sich vorstellte, daß

das Arbeitszimmer steht offen, befreit sie vom Gestank der Araber und der Neger, der sich in den Polstern, den Möbeln festgesetzt hatte, ihr Geld erlaubte meiner Frau, daß der Chauffeur und die Beete, daß die Schneiderin, daß die Einkäufe, und so haben sie nach mir nur noch zwei oder drei Dienstmädchen, die Wäsche, die gewaschen werden muß, häuft sich in der Anrichte, auf das Landgut wurde eine Hypothek genommen, und da dies so enden könnte, da ich sicher bin, daß es so enden wird, ich im Zimmer im ersten Stock, ohne auf die Fragen zu antworten, nicht weil ich sie nicht höre, sondern weil Worte nichts bedeuten oder etwas anderes bedeuten, das niemand sonst versteht, und ich winke beinahe kraftlos mit einer Art Geste, mich beispielsweise vom Nasenkatheter befreien mit Fingern, die sich von selber bewegen, von ganz allein auf den Brandfleck einer Zigarette auf der Bettdecke zeigen, einen Fleck, die Zeitung, am Tag, bevor ich starb, als ich begann, mich wegen der Stunden zu quälen, die es nicht mehr gab, es gab Zeiger, und dennoch, warum logen die Zeiger, da es doch immer Nacht war, die Lastwagen von Beja und Murtal auf dem Weg in den Algarve, und ich nahm an ihrer Abreise mit einem Ballon oder einem Spielzeugsaxophon teil, die ich an die Brust gedrückt hielt, um einen Spiegel bitten, um zu überprüfen, ob ich schwach bin, meine Frau, als hörte sie mir nicht zu, und eine Haarsträhne zwischen mir und dem Zimmer, der Polizeioffizier rief aus dem Alentejo an, versicherte, daß die Lastwagen durchgekommen seien, Herr Doktor, die Lastwagen sind durch, ich zu den Arabern, den Jugoslawen und den Negern, denen ich versichere, daß die Lastwagen durchgekommen seien, sieben oder acht Scheinwerferpaare in Richtung Sagres

Lagos?

nach Sagres, und meine Wagen bei den Verkehrsschildern der Kreuzungen und den Tavernen an der Straße

wo immer ein Hund heult

hinter der Ware alle zwanzig oder dreißig Kilometer meine Wagen und wahrscheinlich auch Wagen des Polizeioffiziers und der Feldwebel, denen der Offizier etwas für ihre Wache zwischen Carvoeiro und Albufeira, zwischen Albufeira und Portimão, zwischen Portimão und Lagos zahlt

Sagres

und hinter Sagres der Ginsterweg, Bodensenken über Bodensenken, Bäume, die wer weiß wie heißen, und ich, der seit mehr als zwanzig Jahren nichts anderes kennt als Eschen, und nicht alle Eschen, diejenigen, die mit dem Herrn General aus Mosambik oder aus Indien mit ihren Drosseln und Brisen des Meeres angereist waren, des Meeres, das die Lastwagen dort unten als eine unendliche Leere sehen, eine Lücke in der Dunkelheit, ein Nichts, noch mehr Steinbrüche, noch mehr Dünen, noch mehr Bäume, die ich nicht kenne, noch mehr Abbremsen, das die Räder gegen Salzkraut und Büsche wirft, der Ballon löst sich und schaukelt an der Decke, die Uhr auf dem Nachttisch ist, was die Stunden betrifft, unentschlossen, aber es ist immer Nacht, immer Nacht, so sehr immer Nacht, daß ich eure Gesichter kaum sehen kann, meine Frau zu Ana

– Er hat Durst gib ihm Saft

keinen Saft, eine träge Substanz, der Lastwagen, der sich mit Hilfe von Brettern wieder aus dem Sand hievte, etwas, das wie aufeinanderfolgende Fragmente eines wie von einer Folge von Wellen oder weniger dunklen Rändern

helleren

in Ordnung, Tochter, helleren Gischträndern zerschnittenen Mondes wirkte, das zwischen Dächer geklemmte Trapez eines Fensters leuchtete auf und erlosch, und während es leuchtete, kam es mir so vor, als wenn eine Kiste oder eine Katze oder nur die Kiste, und etwas lief darin, der über den Strand gebeugte Weg, Holzhütten für die Fischernetze

jetzt witschte tatsächlich, von den Scheinwerfern verfolgt, eine Katze aus einer Hütte

noch einer unserer Wagen

oder der vom Polizeioffizier

oder einer unserer Wagen und der des Polizeioffiziers, jeder in seinem Winkel der felsigen Küste, die Stücke vom Mond vereinigten sich nie, man erwartete einen beinahe vollständigen Kreis, doch statt des beinahe vollständigen Kreises ein Akkordeon aus feinen Strichen, das die abfließende Ebbe zurückließ, die auch meine Frau und meine Töchter vom Bett entfernte, in das sie mich gelegt hatten und in dem ich schon jahrelang nicht mehr schlafe, seit ich eine Decke zum Sofa mitgenommen habe, und kaum habe ich das Licht ausgeschaltet, da hilft mir das Knistern der Bougainvillea, ein Geräusch, das dem der Tauben in Alcoitão und der Wäsche sehr nahe kommt, die Leopoldina auf der Leine im verglasten Balkon aufhängte, sie legten mir ein Kissen auf den

Bastteppich neben der Küche, während mein Vater die Brille zusammenklappte und in die Weste steckte und die Kranke ihren Zorn abhustete, ich erinnere mich an das Glitzern der Hustensaftflasche, an den Fischkutter und die Matrosen, die von Deck kamen

erst die Matrosen und dann die Bootsleute

ebenso durch die aufeinanderfolgenden Wellen mit dem Messer zerschnitten, die Ware aus den Lastwagen ins Wasser, was das Duplikat des Schiffes dazu zwang, vor Müdigkeit zu nicken, die linke Hand zum Nasenkatheter führen oder, im Falle des Polizeioffiziers in seinem Felsenwinkel zum Gewehr, sie erleichtert senken, die Geste nicht vollenden, da es mir abgesehen von dieser Schwäche gutgeht, abgesehen von dem hier in der Brust, ein Schmerz, der kein Schmerz ist, etwas Unangenehmes, etwas Nichtssagendes, über das man kein Wort zu verlieren braucht, der Polizeioffizier scheint sein Geld einzufordern, aber ich konnte ihn nicht hören, da der Arzt mich gerade abhorchte und fand, daß es mir bessergehe, mich zufrieden aufrichtete und sich mit einem kleinen Zwacken in meine Schulter von mir befreite

– Ich wollte ich hätte Ihre Gesundheit

und gleich darauf ernst, mit in bitterem Verzicht ausgebreiteten Armen, wobei er versuchte, es mich nicht merken zu lassen, weil er sich sicher war, mich würde es beunruhigen, dies zu sehen, daß ich erschrecken, Angst haben, alle mit erstaunten Blicken

ungläubigen

Blicken fragen würde, Leopoldina kniete neben mir in der Küche, bewegte ihre von der Chlorbleiche runzlige Hand über das Kissen, fand meinen Kopf

– Sei still

die Kranke bewegte sich in ihrem hohen Bett, die leeren Lastwagen kletterten mit ausgeschalteten Scheinwerfern unter einer Drehung der Muskeln um ihre Längsachse den Hang hinauf, die jener gleicht, die ich zum Winken brauche, eine Versunkenheit, die euch nicht einmal abweist, euch nur ausschließt, gebannt von den Sauerstoffblasen im Gefäß, von der Krankenschwester, die

die Spritze gegen das Licht hebt und den Kolben hochdrückt, bis ein Tröpfchen am Ende der Nadel balanciert und dann langsam wie Wachs herunterrinnt, wie sie die Flasche mit dem Alkohol auf den Kopf stellt und die Watte anfeuchtet, die Laken zurückschlägt, Kühle am Schenkel, ein Klaps, der mir nicht weh tut, ein beinahe fester Knoten läßt meine Hinterbacke anschwellen, meine Frau, die Angst vor Spritzen hat, verbirgt das Gesicht im Arm, ich wollte diese Gardinen am Fenster nicht, ich hätte gern die Kletterpflanze oder die Bettlaken auf dem verglasten Balkon, damit sie mir beim Schlafen helfen, Leopoldina, die über das Kissen wandert, meinen Kopf findet

– Sei still

mir das Spielzeugwägelchen gibt, den Strick vom Ballon festbindet, damit ich mich versichern konnte, daß er da war, die Wohnung in Alcoitão und Adelai

die Wohnung in Alcoitão und ich mit einem Keks an die Wand gelehnt, den ich gern essen würde, aber nicht zu essen wage, durch die Fensterscheibe die Turteltauben, die Kiefern, eine Alte mit einem Eimer, von Hühnern umringt, ich glaube, sie hat mich auf den Arm genommen, mir den Kratzer am Bein gewaschen und mir die Nase geschneuzt, als ich hingefallen bin, ich erinnere mich an einen Leberfleck am Hals und einen silbernen Ohrring, der ein Kleeblatt nachahmt, an meinen Vater, der mich auf den Boden setzt

– Vielen Dank Dona

Dona was?

zwei Reihen Kohl, die Hühner erreichen in Flügeleile den Mais, ich glaube, jemand in meinem Alter, barfuß, bewirft die Hühner mit Steinen

Dona was?

wenn der Arzt und die Krankenschwester mir helfen würden, mich zu erinnern, auf das weisen, was sie für die Zeitung halten, aber der Kratzer am Bein ist, und sie fragen, ihnen sagen, daß ich den Namen unbedingt wissen muß, daß mein Leben davon abhängt, diesen Namen zu erfahren

Dona was?

Blicke, die sich fragen, Ana zum Arzt und den Falten des Arztes

– Ja

nicht ja, eher

– Was macht das in seinem Zustand noch für einen Unterschied?

und dann meine Tochter Maria Clara, die überhaupt nichts begreift

– Möchten Sie die Zeitung Vater?

nicht begreift, daß meine Wunde dringend gewaschen werden muß, die Alte mit den Hühnern und dem Kleeblattohrring

ich bin nie wieder einem Kleeblattohrring begegnet

nahm mich auf den Arm, machte das Taschentuch im Waschtrog naß, und ein kleiner roter Streifen gleich über dem Schienbein, ich wollte ihn Leopoldina in Alcoitão zeigen

– Schau meine Wunde

und Leopoldina

– Sei still

die Alte mit dem Eimer voll Mais

– Dona was?

hier mit mir im Zimmer, sie nimmt mich nicht auf den Arm, hackt den Kohl, vom Zitronenbaum ist die Hälfte der Früchte noch grün abgefallen, im Nachbargarten eine Gießkanne, eine Sichel, etwas wie der Wunsch zu klagen, weil das Wasser auf dem Taschentuch mir das Bein so kalt macht

– Sei still

die Hand, die den Nasenkatheter zurechtgerückt hat, zittert auf der Brust, die andere

das sieht man doch, weist die Zeitung zurück

– Ich will das nicht was soll ich damit?

Maria Clara, die mir deswegen böse ist, zerreißt die Seiten und steckt sie in die Kommode, meine Frau verbirgt das Gesicht im Arm, während Ana ohne Make-up und mit ungefärbtem Haar sich zu ihr hinunterbeugt und sie wegen was weiß ich tröstet und ihr was weiß ich sagt, die Gesichtsausdrücke beinahe vereint, während sie mich mit grundlosem Tadel anschauen, die Krankenschwester stellt die Sauerstoffblasen höher, wechselt die Kissen, korrigiert die Schläuche, antwortet

dem Arzt?

irgend etwas, das mir wegen der Hühner, des Eimers mit Mais, wegen des barfüßigen Jungen entgeht, der die Hühner mit Steinen bewarf, und wegen der beleidigten Maria Clara, die im Zimmer auf dem Stuhl sitzt, bis die Alte mit der Hacke

Dona was? um Gottes willen, Dona was?

vom Kohl abließ, ans Bett kam, mich auf den Schoß nahm, Leopoldina

– Sei still

als hätte ich etwas gesagt, indem ich Worte murmelte, die fast immer in einer vagen Frage endeten, aber Maria Clara hielt noch meine Hand, rief noch

– Vater

bat mich noch, bei euch zu bleiben, aber ich konnte es nicht, mein Kind, ich konnte es nicht, ich konnte nicht, weil die Alte das nasse Taschentuch nahm und es mir, indem sie mir ihren Namen sagte, auf dem Gesicht entfaltete.

Fünfzehntes Kapitel

Und jetzt, wo mein Vater gestorben ist

(er ist überhaupt nicht gestorben, in drei oder vier Tagen ist er wieder zu Hause, wir holen ihn mit dem Anzug im Plastikbeutel funkelnagelneu aus der Reinigung ab, sobald man den Beutel abnimmt, altert er etwas, die Schuhe, die ich ganz allein geputzt habe, Socken ohne Streifen, ein vorzeigbares Hemd)

ich werde ein vorzeigbares Hemd finden und das Dienstmädchen anhalten, es ordentlich zu bügeln, ohne die Falten zu verdoppeln

wir helfen ihm beim Ankleiden, weil die Operation ihn geschwächt hat, das Krankenhausessen, das ist ja bekannt, die Zimmernachbarn rufen ständig die Krankenschwester, und ganz frühmorgens schon schleifen die Reinemachefrauen Gelächter und Feudel über den Flur, scherzen mit ihm, machen ihm in einem Spiel aus Schelten und Zärtlichkeit Mut, uns nicht die Sorgen anmerken lassen, ihn im Rollstuhl zum Wagen bringen

– Nach dem ganzen Aufstand möchte ich jetzt nicht hinfallen und mir ein Bein brechen

mit einem Dutzend Gerbera, die er nicht einmal angeschaut hat, der einsame Strauß rutscht ihm die Beine herunter, meine Mutter

Mutter hinterher, sucht Trinkgeld in der Handtasche, das geizige, Schein für Schein abgezählte Geld, der Arzt statuarisch erstaunt

– Was soll das?

die Krankenschwestern lehnen Centavos ab

– Nein nein

die Fahrt von der Klinik nach Estoril, während der niemand niemanden ansah und die zufriedenen Sätze nicht kamen, mein

Vater, dem der Krankenhausaufenthalt Würde verliehen hatte, endlich mit den eleganten Umgangsformen des Herrn General, endlich konnte man ihn den Gästen, ohne sich zu schämen, präsentieren

– Mein Mann Cousine Glykämie

die Finger meiner Mutter berührten seine Finger, Maria Clara neben dem Chauffeur, sogleich wutschnaubend, die Finger in den Gerberas versteckt, der schwankende Gang, der Hilfe ablehnte, sich an den Möbeln abstützend innehielt, um Atem zu schöpfen, eine Falte vereinte die Augenbrauen, was überlegte er, was dachte er, was beschloß er, ganze Nachmittage auf der Terrasse, die Faltenfurche immer dabei, Tabletts mit Tee wurden mit dem Kinn weggeschickt, Maria Claras ruckartige Heuschrecken- oder Vogelbewegungen, wie sie ihn von fern mit dem Egoismus einer Herrin ausspähte, einmal ganz abgesehen von ihren plötzlichen Männeranwandlungen, und dann ganz allmählich entfernten sich die Augenbrauen voneinander, gestreifte Socken, Ausverkaufskrawatten, Scham, ihn den Besuchern vorzuzeigen

– Mein Mann Cousine Hämoglobine

die Ausländer, die Araber, die Franzosen

die Jugoslawen

(die Araber, die Jugoslawen und die Neger am Nachmittag in Estoril, kaum daß es nicht mehr nötig war, ihn zu waschen, ihm das Fleisch zu scheiden, ihm die Schublade mit den Pullovern aufzumachen, die man nur mit einem Trick in die Führungsschiene bekommt, das ganze Abendessen lang Brotkügelchen zwischen Gabel und Teller, sie auf der Kaffeeuntertasse deponieren, bevor die Serviette auf den Tisch gelegt, der Stuhl weggerückt wird und eine halbgeschälte Birne seinen Abgang verstärkt, irgend etwas Hündisches an meiner Mutter, irgend etwas Fröstelndes wie November, möchte ich schwören

wie sie die Silberananas des Zuckerfasses heranzieht

Maria Clara zufrieden, als hätte sie sie besiegt

warum?

und meine Mutter)

du sagst immer Mutter, Ana

(und Mutter tatsächlich besiegt, demnächst das Hütchen, das Casino, die Perlentasche, anstatt des Casinos

zum Casino war irgendeine Adelaide vonnöten

die Strickarbeit im Salon, der fertige Schal, der mit wütender Geduld wieder neu angefangen wird, uns wegschicken, da sie sich verwaist fühlt, in den Handflächen verschwinden und sterben wollen, wenn wir beide allein bleiben, gebe ich dir das Landgut von Tomar, Maria Clara, damit du deine Freundinnen dort verstecken kannst, die Astrologin, die Teppiche macht, die mulattische Ingenieurin, die Schauspielerin, und die Fremden wurden vom Rechtsanwalt, dem Offizier in Zivil, dem gutgekleideten Juden begleitet, der die Besucher beeindruckte und den der Herr General hingerissen akzeptieren würde

der Jude, der beinahe nie, und während dieses Beinahe-Nie von Frauen begleitet wurde, die so waren, wie ich gern wäre, die nicht aus dem Wagen ausstiegen, ihre Armreifen nachprüften, den Radiosender verstellten, den kleinen Spiegel im Wagen verdrehten und sich schräg hinreckten, um den Lippenstift zu retouchieren oder das Rouge zu vervollkommnen, ein Setter oder ein Schäferhund

ein Setter

betrachtete sie hingerissen, der Jude war wieder da

Ringe gegen Ringe, Ringe auf einem Schenkel, der Setter jubilierend

setzte sich ans Steuer, bemerkte im Spiegel einen lächelnden Tadel, brauchte ewig lange, um den Rahmen geradezurücken, Haare, die das Fenster zu einer roten Wolke machte, die den Neid meiner Mutter an der Gardine erblassen und ihr Stricken zum Handwerk eines Arbeiters werden ließen, würde mich der Jude begrüßen, meine Bluse würde zu einem Abendkleid mit Pailletten und ich wahrscheinlich ohnmächtig werden, ich möchte einen Schäf

ich wünsche mir zu Weihnachten einen Setter, ich wünsche mir eine Smaragdkette, ich wünsche mir einen silbrigen Nagellack, ich wünsche mir, in diesem Augenblick eine Fee am Rand des Teiches zu sein, und meine Schwester Maria Clara ist die Hexe, der ich den Rohrstöckchenzauberstab nähere, der an der Spitze einen Stern hat, und schon verschwindet sie in einem Schwefelwölkchen, mein Vater)

Vater

(der Vater von dir befreit auf der Terrasse, meine Mutter)

Mutter

(Mutter breitet eine Decke über seine Knie, wenn der Nachmittag kühler wird, und er nicht einmal einen Kuß, nicht einmal einen Dank, er verhindert nur

indem er sich klein macht?)

indem er sich klein macht

(daß ihre Hände ihn streifen, meine Mutter an der Verandatür hat etwas Fröstelndes wie November, erinnert mich an den Spatz, der gegen einen Zweig flog und wie ein Lumpen herunterfiel, ihr Gesicht, das von einer Schulter träumte, an die es sich lehnen konnte, und anstatt einer Schulter die Abrechnung der Haushälterin, sie setzte sich an den Sekretär, verglich Rechungen, rechnete Ausgaben zusammen, empörte Züge hoch über der Brille, es fehlen zweihundertfünfzig Escudos, Lucília, du hast sie gestohlen, die Haushälterin suchte in der Schürze, darin der Schlüssel, Streichhölzer, ein nicht sehr sauberes Taschentuch, meine Mutter)

nun ja

(Mutter angewidert vom Taschentuch

– Nimm das da weg

weil sie diese Provinzkrankheiten fürchtete, Tuberkulose, Krätze, wenn sie den Bandwürmern widerstehen und fünfzig Jahre alt werden, halten wir sie für über siebzig, so alt wie ich und schon keine Begeisterung mehr, schon Überbeine, schon Kinder, schon resigniertes Warten in den staatlichen Sprechstunden, die Haushälterin vergrub die Mikroben des Taschentuchs in der Schürze, meine

also gut, also gut

Mutter kam noch mehr über der Brille hoch, und die Haushälterin gab den Dienstmädchen, dem Krämer, dem Angestellten des Schlachters die Schuld, der viel zu sympathisch war, als daß die Haushälterin ihn für ehrlich halten konnte

Dona Lucília und Komplimente und ein spezielles Schwanzstück, wenn mein Chef das wüßte

mei

Mutter wartete, klopfte mit dem Bleistift auf die Platte, starrte dabei auf die Rahmen, stellte fest, daß einer schief hing und Fingerabdrücke auf dem Glas hatte, der Rhythmus des Bleistiftes immer schneller, wenn ich nicht geheiratet hätte, wenn meine Töchter nicht wären, aber wohin und mit wem, mein Mann ist der einzige, der mich je beachtet hat, wenn es auch nur kurz war, zu kurzsichtig, zu plattbrüstig, zu sehr die Enkelin des Herrn General, in verlorene große Zeiten versunken, die Villa, in der die Zugluft uns sogar im Sommer die Knochen gefrieren ließ, Verstorbene uns von den Häkelkreisen aus anzubellen schienen, und trotz der losen Dielen und der Risse in der Decke der Stolz, die Verachtung, der Herr General, der Mosambik regiert hat, und da sich niemand kümmert

wer kümmert sich?

um Mosambik kümmert, die Mutter

so ist es doch, Clara?

in den Ecken, bekräftigend, schweigend, inmitten all dieses zwischen Eschen und Levkojen verborgenen oder unter den Teppich gekehrten Elends, aus Gewohnheit gehorchen, aus Trägheit ja sagen, aus Schwäche akzeptieren, was ist aus den Pfauen geworden, was ist aus den Schwänen und der Bronzestatue des schimmernden Schützen geworden, meine Großmutter gab ihre Zustimmung zum Armeleutegeruch, dazu, daß der Armeleutegeruch meines Vaters sie vor dem Pfandleiher bewahrte, vor den Bitten an ihre Freundinnen, ihr ein Konsoltischchen oder ein Porzellanservice abzukaufen

– Wir haben zu viele Konsoltischchen

und vor der Erniedrigung der Versteigerungen, bei denen die

Zinngegenstände und die Stühle urplötzlich billig waren, der Grünspan auf dem Besteck zeigte, daß es nicht von Christofle war, Kohleeinschlüsse, die Diamanten zu lächerlichen Steinchen machten, der Rechtsanwalt begrüßte

meine Mutter und den Herrn General

– Guter Junge

seine Frau trug wegen eines Sturzes als Kind einen Apparat am Bein, Maria Clara und ich beneideten sie insgeheim darum, muß toll sein, den Stiefel mit einem Schwung des Knies einfach vorschnellen zu lassen wie einen toten Stein, der auf den Boden donnert, und ihn dann mit einem Gondelstaken wieder zurückzuholen, wenn ich auch stürzen würde)

ich nicht, du

(wenn meine Muskeln schrumpfen würden, ich einen Stiefel hätte, der aussah, als wäre er rein zufällig dort, eingeschlafen, allein, ohne jemandem zu gehören, am wenigsten der Frau des Rechtsanwalts, die von der Taille aufwärts dick und fröhlich war, die meiner Mutter mit flammendem Gelächter die Luft nahm und nur schwer mit dem leblosen Anhängsel in Verbindung zu bringen war und von der Taille abwärts ruckartig ging, der Stiefel und ein Schuh mit Absatz vereinten sich mit ihr, der Stiefel und ein Schuh mit Absatz vereinten sich mit ihr, die in Flammen stehende Fröhlichkeit wich mühsamen Verdrehungen, während bei jedem Aufschlag des Steines die Terrinendeckel zitterten, meine Mutter die Terrinen mit einer Handbewegung festhielt, als wischte sie Staub, Maria Clara und ich sahen den Wurfbahnen der Prothese mit verhohlener Bewunderung zu, mein Vater rückte ihr das Sofa hin, und sobald der Stiefel sich nicht mehr bewegte und die Hand Haarsträhnen schüttelte, war die Fröhlichkeit wieder da, aber mit einem merkwürdigen Schuß Ressentiment, Bitterkeit, einem Überdruß an Keksen, einer Ablehnung von Tee, Lust, eine Schere zu nehmen und den welken Fußknöchel abzuschneiden, der kleine, schmale Schenkel neben dem runden Schenkel, die Wunden, die der Apparat in die Haut drückte, der Leidensweg der Massagen, der Bäder, der elektrischen Behandlungen, der Krankengymnastin

– Sehen Sie sehen Sie?

die sie zwang, sich in ein Schwimmbad voller Wracks wie sie selbst zu schleppen, die alle komisch herumtrabten

denn sie waren komisch, hören Sie, warum sind wir so komisch

das Telefon nach dem Abendessen und mein Mann

– Falsch verbunden

den Hörer ans Ohr gedrückt, so daß nur ein Wispern, ein Summen, ein schneller Vorschlag

– Wenn die Behinderte dran ist sei still ich rede mit ihr

die Physiotherapeutin machte in der Kabine am Ausgang des Sportstudios Treffen ab, das erste Mal ohne Kittel

die Spitze des Büstenhalters im Ausschnitt des Kittels

beide Beine gleich, die Bewegungen leicht, die Arme, die mich mühelos aus dem Schwimmbecken hoben

– Sehen Sie sehen Sie?

der Haarknoten mit einem Gummiband zusammengehalten, und wenn sie das Gummiband abnimmt, fließt ihr eine Fülle lebendiger Schlangen über die Schultern, Treppen mit den Einkaufstüten hinaufsteigen können, und mein Mann schnauft auf den Stufen, ein Gebäude in Algés bei der Feuerwehrwache, die Welt oder, besser gesagt, ich und die Arbeit in Estoril elf Stockwerke weit weg, weiße Sessel, Fotos vom Urlaub in Ägypten oder in der Schweiz, und wo wir schon von der Schweiz reden, ein Wilhelm Tell für die Pralinen, und sein Sohn mit dem Apfel auf dem Kopf dient als Aschenbecher, während ich die Einkäufe in der Küche einräumte, suchte mein Mann die Gläser, indem er die Bücher im Regal mit lockerer Vertrautheit drehte und hinter den Buchrücken, die keine Buchrücken waren, Flaschen und Eis, wenn ich am Dienstag wieder ins Sportstudio gehe, was mache ich dann, was sage ich dann, das kleine Schild am Kittel, in das mein Name eingraviert ist

Irene

die unerschütterliche Geduld, die unerschütterliche Freundlichkeit, der mit magischer Geschwindigkeit ausgezogene Apparat legte grausam den Stumpf frei, ein Geruch nach Männer-Eaude-Cologne in ihrem Parfüm, am Hals eine Furche, die die Form eines Zahnes hatte, am Anfang bemerkte mich mein Mann im Sekretariat, Schwimmbadgegurgel, ein ultraviolettes Licht färbte die Tür blau, das Gespräch über orthopädische Erfindungen, Sehnen, chirurgische Eingriffe, trotz der Büstenhalterspitze im Ausschnitt, ein feiner, weißer Rand)

nein, cremefarben

(nein, weiß, verklärte den Kittel, das Goldkettchen mit einer winzigen Muschel, die Locke, die sich aus dem Gummiband gelöst hat, um das Ohr zu streifen, ein zweiter Besuch zwei Wochen später

wie sollte ich mich anziehen, wie sie ansprechen, wie ein Mittagessen suggerieren, ohne es zu suggerieren

unter dem Vorwand von Ratschlägen zu den relativen Vorzügen von Salben, von Pomaden, die Sekretariatsangestellte hieß ihn in einem kleinen Zimmer warten, das zur Rückseite eines Hotels hinausging, in dem Schwertfische und Geschrei abgeladen wurden, er wischte mit einem Hosenbein einen Tropfen von der Schuhspitze, dachte dabei an Dona Irene, Fräulein Irene, Irene, diese drei entweder zu förmlichen oder zu vertrauten Anredeformen irgendwie vermeiden, sie durch ein vages Sie oder ein zärtlich-ironisches gnädige Frau ersetzen

Ironie war hilfreich

er probierte halblaut das zärtlich-ironische gnädige Frau, und es klang wie Falschgeld, er probierte es noch einmal mit festerer Stimme, und es kam ihm wie eine widerliche Klage ohne jede Zärtlichkeit und Ironie vor, er kehrte zu einem in unterschiedlichen Tonfällen ausgesprochenen Dona Irene, Fräulein Irene, Irene zurück, aber keines gefiel ihm, wenn er sich wenigstens die Hände waschen könnte, auf denen ein klebriger Film

es gab bestimmt einen dieser Glasbälle, bei denen man auf ein Plättchen drückte, und rosa Tränen, und neben dem Ball ein Metallkasten, bereit, einem die Handflächen zu trocknen)

sie trockneten die Handflächen nie ganz, er mußte sie immer noch an der Weste abreiben (mit seinem windigen Atem

den Scheitel prüfen, dabei ein letzter zorniger, blökender Versuch, Dona Irene, Fräulein Irene, Irene, eine Ahnung von Schwere in der Blase

der Körper gehorcht uns mit wachsendem Alter nicht mehr, das mit den glitschigen Handflächen zum Beispiel, die Lungen, die man hört, das galoppierende Herz

eine Ahnung von Schwere in der Blase, die ich leugnete, indem ich den Gürtel enger zog, eine in Gips gewickelte Alte kam, auf die Hilfsbereitschaft eines Verwandten gestützt, den Flur entlang, jemand sagte immer wieder, in einer Garagenleere, wenn man vom Echo ausging

– Au Matilde

und da der Kittel, das Goldkettchen, die winzige Muschel mit einem eingravierten Namen, ein Dreieck weißen oder cremefarbenen Büstenhalters)

eher weiß als cremefarben, vielleicht ganz blaß fliederfarben

(das Dona Irene, Fräulein Irene oder Irene verhaspelten sich in einem Kreisel, der ihn stumm bleiben ließ, während die Blase sich jetzt doch bei mir beschwerte

wie den Gürtel lockern?

vergessen die relativen Vorzüge von Pomaden, Härchen am Nacken, eine Konstellation aus Leberflecken, der Haarknoten mit Klammern glattgezogen und fest im Gummiband, die linke Augenbraue fragt, begreift in dem Augenblick, in dem ich

– Dona Irene

einfach idiotisch, dies Dona Irene, sie hatte nichts von einer Dona, Freunde, die studierten, Amsterdam per Anhalter, Kaugummi, höchstens fünfundzwanzig Jahre, Ziele und Wünsche und Gemeinplätze, die vor Ewigkeiten meine waren, die Augenbraue fragte, begriff, überwachte die Tür aus Furcht, die Chefin könnte, und nur das

– Au Matilde

beharrlich in der Garage, maß mich amüsiert)

empört?

(die Falten, die Glatze, anstatt Blouson und Pullover und Sandalen ein Cheviotanzug für alte, kompetente Männer, so einer, wie mein Vater ihn trug, einen Augenblick lang dachte ich, werden Sie nicht böse, daß Ihre Schultern, Ihr Hexenschuß, die Arthrose, im Restaurant der Büroangestellten, die im Stehen aßen, die Äuglein voll ausführlicher Neugier, sie bitten, und sich dabei uralt vorkommen, bitte nicht Herr Doktor, um Gottes willen, nur Ernesto, und du die Wahl treffen, nicht Ernesto zu heißen, Germano zu heißen, die Büstenhalterspitze so nah, so sehr einem Streicheln ausgeliefert, das Dona Irene oder Fräulein Irene erloschen langsam, bis bei Banane und Käse angelangt)

Banane und Käse in so einem Restaurant?

(bei Banane und Käse angelangt, gab es, Afonso auf der winzigen Muschel, keinen Liebsten, keinen Ehemann, Sie tragen keinen Ehering, wenn Sie mit Ihren entstellten Monstern arbeiten, sie ins Schwimmbad tauchen, sie stützen, ihnen mit einem kleinen in den Sand der Tränen gesetzten Hoffnungspflänzchen Mut machen

– Sehen Sie sehen Sie?

die Rechnung bezahlen, die Büroangestellten zwischen Ellenbogenknüffen und Teigtaschen spüren, außerhalb des Schutzbereichs des Bratens gab ihm die Straße seine Verklemmtheit, seine Förmlichkeit, die Schwere in der Blase zurück, am Eingang des Gebäudes mit Schildern von Zahnärzten und Versicherungsmaklern Abschied nehmen, das Dona Irene ist wieder da, das

– Entschuldigung

eilig, und ein spöttischer Blick aus den Augenwinkeln, das Afonso nun ganz deutlich auf der Muschel, jemand in ihrem Alter, dem sie von mir erzählen würde, und wie sie sich amüsieren

– Ein alter Knacker

meine Handflächen nun flüssig, das Schaufenster eines Ladens zeigt erbarmungslos eine gebeugte Gestalt

ich?

der mit blödem Gehabe um einen Kittel und ein Gummiband im Haar herumwuselt, die ein paar Zentimeter größer sind als ich, die Büroangestellten verstehen und stoßen sich auch gegenseitig mit den Ellenbogen an, nicht lange, und die Pflanzen in seiner Wohnung, die ihm die Luft nehmen und ihn ersticken würden, von einem Stuhl auf den anderen setzen und dabei den Hemdkragen lockern, auf den Balkon flüchten, und noch mehr Blumentöpfe, eine sich an einem Draht stützende Kletterpflanze, deren Ranken ihm den Ärmel festhielten, nicht lange, und der Stiefel würde mit Getöse auf ihn zugeschleudert werden, auf dem Fußboden aufknallen, ein dürrer Kuß, die zu Herzen gehende Freude, nicht lange und dann Freudenflammen ähnlich wie die der Pflanzen, der Steigbügel würde neben mir auf dem Sofa glitzern, Kaiserkronen, Margeriten, Petunien, Dona Irene, Fräulein Irene, Irene, Irene umarmt den Ehemann in einem Zimmer mit Weihrauch und Kissen

– Es stört dich doch nicht oder?

und statt dessen Algés und allein, und Afonso ist der Bruder, ein Veterinär, den im letzten September ein Autounfall, ein brünettes Lächeln, das mich von der sechsbändigen Enzyklopädie aus akzeptierte, deren fünfter Band fehlte, von den Kochbüchern mit Papierstreifen aus, die Rezepte markierten, Dona Irene, Fräulein Irene, Irene

– Ernesto

und in Gedanken bei dem Stiefel, der auf mich wartend umherstapfte, hörte ich nichts, der fehlende Band der Enzyklopädie war mir gegenwärtiger als die anderen, die Gewißheit, mein Leben darin zu finden, wenn ich ihn durchblätterte, jene Geheimnisse, die ich enthülle, wenn ich schlafe, aber beim Aufwachen nicht mehr weiß, meine Mutter redet dann beispielsweise mit mir über das, was wir nie angesprochen haben, mein Vater, an den ich mich nicht erinnere, wie er so jung war, geht in einer Stadt mit mir spazieren, von der ich nicht weiß, wo sie liegt, wenn ich aufstehe, meine Frau

– Germano

und der Stiefel hohl auf dem Boden, ich entwische ihr, indem ich ihre Schulter mit dem Zeigefinger liebkose, bevor sie mich mit der ganzen Hand liebkost, mich ohne das flammende Lachen heranzieht, nur verstrubbeltes Haar und Ängste und Müdigkeit, mich versichern, daß meine Fußknöchel nicht schrumpfen und ich mit gleichmäßigen Schritten gehe, Irene

Schluß mit dem Dona Irene und dem Fräulein Irene

– Ernesto

ein Name, der dem gleicht, was ich bin, Germano nicht, ich nehme an, daß ein ferner Großvater, den keine Sehnsucht fortleben läßt, oder die Laune eines Paten, der sich an einen Gefährten aus seiner Kindheit erinnerte, oder ein Romanheld, meine Frau

– Germano

ein schreckliches

– Germano

sobald der Schlüssel im Schloß, der Schuh, der sich mit der Explosion abwechselt, als würden zwei Menschen auf mich zugetrabt kommen, und beim letzten Knall ein Arm, der die erdrosselnden Pflanzen nachahmt, indem er mir die Luft nimmt, mein Gesicht bittet im Spiegel um Hilfe, Dona Irene, Fräulein Irene, Irene

machen Sie es sich bequem, Ernesto, und Garderobe und Sofa, der Büstenhalter)

der cremefarbene Büstenhalter

(mit einer Tulpe in der Mitte und einem perfiden Haken am Rücken, der nur widerwillig aufgeht, ich versuchte ihn hochzuschieben, zur Seite zu rücken, versuchte es nach oben, zerriß den Stoff, zerstückelte ihn in dem Augenblick mit den Zähnen, als die Sirene der Feuerwehrwache, die Schulterblätter von Dona Irene, von Fräulein Irene, von Irene wuchsen, drohten im Flug abzuheben, ich glaubte schon, sie würde schwerelos durch das Fenster entschweben

was mein Rückgrat und mein Alter mir Armem niemals erlauben würden, der ich so ungeschickt, so irdisch bin, nur den Krankenstiefel verdiene

und währenddessen tat sie nur einen Griff zum Haken des Büstenhalters, löste ihn, fast ohne das Handgelenk zu bewegen, allenfalls das Erzittern einer Weinranke, der fehlende Band der Enzyklopädie erklärte bestimmt, wie man es machen mußte, jetzt würde meine Frau sich, auf meinen Wagen wartend, aus dem Fenster lehnen, und ein wirres Reuegefühl, ein ärgerliches Schuldgefühl, eine Zärtlichkeit wegen ihrer Liebe sozusagen

aber war es Liebe?

wegen ihrer Besorgnis, ihretwegen, das Mitleid, das ich hatte, als wir uns kennenlernten, sie jünger als die Krankengymnastin, ähnelte der kleinen holländischen Figur mit dem Sprung im Sockel vom Frisiertisch meiner Mutter, das Mitleid, das ich monatelang mit Interesse, mit dem Wunsch verwechselte, sie heilzumachen, wie meine Mutter die kleine Figur heilgemacht hatte, ihr das Taschentuch zu leihen, um Kummer zu trocknen und gleichzeitig die Ehe zu versprechen, und zwar im Angesicht der Tante, bei der sie wohnte, die ich aber nicht bemerkt hatte, als ich es machte, an der ungläubigen Überraschung merkte ich, daß ich es gemacht hatte)

dankbare Überraschung?

(einer Gevatterin, die unerschütterliche Fotos als Zeugen aufrief, die Erleichterung der Tante, keinen nächtlichen Stiefel im Wohnungsflur auf dem Weg zum Glas Wasser, der Tee zur Feier des Tages in der kleinen indischen Kanne, beaufsichtigt vom Mißtrauen der Gevatterin, die ganz und gar strenger Samt war, einen Opportunisten oder einen Dieb befürchtete, obwohl sie nichts hatten, was ich ihnen hätte stehlen können, außer der kleinen, wertlosen, schon abgenutzten, billigen Kanne

sie bewohnten ein lichtloses Trödellager

und eine winzige Pension verflüchtigte sich mit Arzneien, die Tage näherten ihn flugs der Kirche und dem Priester, der orthopädische Apparat begleitete ihn mit lärmender Langsamkeit ins Kino, die flammende Fröhlichkeit ihres Sinns entledigt, der Priester irrte sich im Latein, weil er eine Farce befürchtete, sieben oder acht Leute in der leeren Kirche, die Märtyrer auf den Altären, Spezialisten für die unterschiedlichsten Leiden, wehklagten in den Gips ihrer Bärte, ein Kind oder ich, der nicht fliehen konnte, nicht fliehen konnte?

weinte die ganze Zeremonie über laut schreiend, der Kuchen mit einem Paar hoch oben auf der Creme, das, als wir das Messer ansetzten, auf das Tischtuch kullerte, die Ketten des Apparates

den ich mir weniger kompliziert und diskreter vorgestellt hatte

wurden auf der Bettkante mühsam aufgeschnürt, Knochen traten durch die Haut, die Kruste einer Wunde, der unermüdliche Glanz des Eherings an meinem Finger

mit deinem Namen

Afonso

Afonso auf der Muschel, der Bruder vom Unfall, mit deinem Namen

Suzana

den ich nur schwer aussprechen konnte, der Ehering verfolgte mich mit beharrlichem Spott, in Algés brach die Sirene von der Feuerwehrwache in einer bangen Frage ab, die niemand beantwortete, vielleicht

– Als du gesagt hast du willst mich heiraten war das ernst gemeint?

vielleicht

– Bist du sicher daß du mich nicht überbekommen wirst?

der Stiefel hüpfte mit seinem Steingepolter um mich herum, Irene, Fräulein Irene, Dona Irene

– Ernesto

die Lampe enthüllte im Nebenzimmer auf dem Teppich Pyramiden und Sphinxe, einen Mann mit Vogelkopf)

irgendeinen Gott

(der mit schweren Anschuldigungen auf mir herumpickte, zum Wagen unter den Platanen zurückkehren, doch der Bruder Afonso machte mir vom Regal her Mut, ein verschämter Schritt, weil ich mir meines Bauches und des Hohns der Zeit bewußt war, und zwei Schritte, drei Schritte, und der Veterinär nickte beinahe komplizenhaft, freundschaftlich, ein kürzerer kleiner Schritt und da gleich die Bettdecke, ein Hochhaus aus Zeitschriften kurz vor dem Umfallen, Gott sei Dank lag der Band der Enzyklopädie mit meinem Leben und den Geheimnissen, die ich enthülle, wenn ich schlafe

Buchstaben O bis S

auf dem Nachttisch, einem Küchenschemel mit einem Wecker darauf, einem Pelikan mit Zeigern auf dem Bauch

neun Uhr fünfunddreißig

der Kittel über dem Lenker eines Fahrrads, auf dem man Fett vorbeugend auf der Stelle strampelte

neun Uhr fünfunddreißig, und die Gevatterin fragte mich, wieviel ich bei meiner Arbeit verdiente, wer sagt mir, daß er kein Betrüger, kein Dieb ist, neun Uhr fünfunddreißig auf dem großnasigen Pelikan, und als du gesagt hast, du wolltest mich heiraten, Germano, deine Hoffnung auf Liebesworte oder ein kräftiges Ja, dein Gesicht tat mir leid, dein Mund zitterte, neun Uhr sechsunddreißig, und Dona Irene half mir bei der Gürtelschnalle, stützte mich, machte mir Mut, tauchte mich mit kenntnisreicher Vorsicht in das Schwimmbecken der Matratze

– Siehst du siehst du?

zwang mich, mühsam auf allen vieren zu krabbeln, die Bettlaken wegzuschieben, nicht eigentlich Verzweiflung, ein ätzender Zorn auf das Gebrechen meines Alters, auf sie zugehen, sie finden, sie berühren, das Dona Irene, das Fräulein Irene, das Irene durch Larvengekrieche ersetzen, sie beinahe nicht bemerken, oder bemerken, daß sie mich zustimmend anlächelte, daß der Band der Enzyklopädie

– Siehst du siehst du?

mir meine Mutter zurückgab, die mit mir über das redete, was wir nie angesprochen hatten, mein Vater, der mit mir ihn einer Stadt spazierenging, von der ich nicht weiß, wo sie liegt, und die Algés ähnlich ist, die Brautleute aus Mandeln kullern über das Tischtuch, die Gäste

der widerwillige Priester, die Tante, die, ich weiß nicht warum, in Trauer ging, ein finsterer Herr, den sie Kommandant nannten, mit einem Kreuzworträtselmagazin

Großbuchstaben in weißen Quadraten

das ihm aus der Tasche ragte

die uns mit Schaumweingläsern Glück wünschten, meine Frau tat so, als tränke sie, ich trank wirklich, um nicht dort zu sein, neun Uhr siebenunddreißig, neun Uhr achtundvierzig auf dem Pelikanwecker, zwingen Sie mich nicht zum Leidensweg der Massagen, quälen Sie mich nicht, lassen Sie mich in meinem komischen Trab auf die Straße fliehen

denn ich bin doch komisch, oder nicht, denn von Anfang an, sagen Sie mir die Wahrheit, fanden Sie mich komisch

ziehen Sie mich mühelos von diesem Bett, stecken Sie Ihren Knoten mit den Haarnadeln und dem Gummiband fest, und nehmen Sie sie vor allem nicht heraus, bieten Sie mir nicht diese Kaskade aus lebenden Schlangen dar, geben Sie mir mein Hemd, die Krawatte, die Jacke, verzeihen Sie mir, daß ich Ihnen die Zeitschriften umstoße, mich auf das Fahrrad stütze, Ihnen den Teppich mit dem unförmigen Stiefel aufrolle, feuern Sie mich nicht an, feuern Sie mich vor allem nicht an, machen Sie mir keinen Mut, applaudieren Sie mir nicht, belohnen Sie die Raserei nicht mit einem abschließenden kleinen Klaps

– Sehen Sie sehen Sie?

erlauben Sie mir

neun Uhr dreiundfünfzig

meiner Frau zu versichern, daß ich es, als ich vom Heiraten sprach, ernst gemeint habe, daß ich ehrlich war, als ich schwor, ich würde mich nicht langweilen, ich langweile mich nicht, ich langweile mich nicht sehr, ich langweile mich fast gar nicht, in neunzehn Ehejahren habe ich nie den Ehering abgenommen, nach dem Abendessen der gemusterte Sessel, der meinen Körper gelernt hat, die Gesellschaft der Pflanzen

ich habe Pflanzen immer gern gemocht, du ahnst gar nicht, wie sehr ich mich jetzt nach ihnen sehne

Kaiserkronen, Margeriten, Petunien, Nippes, die wir für die niedrige Kommode gekauft haben, die Lampe, die ich, je nachdem wie müde ich bin, heller oder dunkler stelle, deine wenn auch ungleichen Schritte in der Küche, der Nacken, den ich auf der gehäkelten Schutzauflage ruhen lasse, und morgen ein dürrer Kuß und der Stiefel leer, und morgen

– Siehst du siehst du?

die unsinnige Hoffnung, beide geheilt zu sein.)

Und Gott sprach:
Es werden Lichter an der Feste des Himmels,
die da scheiden Tag und Nacht
und geben Zeichen, Zeiten, Tage und Jahre
und seien Lichter an der Feste des Himmels,
daß sie scheinen auf die Erde. Und es geschah so.
Und Gott machte zwei große Lichter:
ein großes Licht, das den Tag regiere,
und ein kleines Licht, das die Nacht regiere,
dazu auch die Sterne.
Und Gott setzte sie an die Feste des Himmels,
daß sie schienen auf die Erde
und den Tag und die Nacht regierten
und schieden Licht und Finsternis.
Und Gott sah, daß es gut war.
Da ward aus Abend und Morgen der vierte Tag.

Sechzehntes Kapitel

Als Ana beim Mittagessen sagte, wir drei saßen um den verlassenen Platz am Kopfende herum, und die Sonne beschien nur die Hälfte des Tischtuchs

– Du willst doch daß der Vater stirbt Maria Clara oder etwa nicht?

präsidierte der Stuhl mit den Armlehnen dort ohne Glas oder Teller oder Besteck davor, und trotzdem machte das Dienstmädchen, wenn es mit der Schüssel daran vorbeiging, Anstalten, sich zu nähern, wurde sich dessen gewahr und ließ es sein, und auch ich erwischte mich mehr als einmal dabei, wie ich die Menage oder das Salz reichte, und niemand an dem im Schatten verbliebenen Teil des Tischtuchs nahm sie an, und ich glaubte auch

darauf hätte ich wetten mögen

an einer Falte entlang Brotkügelchen, desgleichen

nehme ich an

ein desinteressierter oder ein unter dem Desinteresse interessierter Blick, ein genervter Seufzer

ich glaube, genervt

den die Serviette aufsaugte, als Ana in dem Augenblick, in dem das Wasser aus dem tönernen Knaben in der Gartenlaube zwischen Insekten und Laub zu singen begann, leise sagte

– Du willst doch daß der Vater stirbt Maria Clara oder etwa nicht?

meine Mutter machte das Gesicht, das sie immer macht, wenn man nicht weiß, was für ein Gesicht man machen soll, dazu eine Handbewegung, die, weil sie nichts bedeutete, alles bedeutete, der Ring der Menage mit der abgestoßenen Tülle schaukelte an meinem Zeigefinger warum gab es auf der ganzen Welt keine Menage ohne abgestoßene Tülle?

und wartete darauf, mir abgenommen zu werden

um die Seebrasse mit Olivenölkreisen zu kolorieren, der Gärtner labte, den Gartenschlauch schräg umgehängt, die Wurzeln, der Sohn des Chauffeurs hüpfte auf einem Bein und wechselte es alle drei Hüpfer, Ana zu weit weg, als daß ich sie hätte schlagen können

so weiß, so hübsch, Ihre Tochter, verglichen mit der anderen, Gott möge mir verzeihen, sie sehen nicht einmal wie Schwestern aus

– Du willst doch daß der Vater stirbt Maria Clara oder etwa nicht?

ich war mir sicher, am Kopfende ein Husten oder eine ungehaltene Bewegung, aber wie sollte ich sie von den Eschen am Balkon unterscheiden, Brotkügelchen an Brotkügelchen, meine Mutter, deren Schultern nicht

– Ana Maria

so schwer es Ihnen und mir fallen mag, aber ich sehe Ihnen ähnlich

meine Mutter, deren Schultern nicht von der Sonne beschienen waren, nur die Ringe, wenn sie sich vom Brot nahm, je nachdem ob die Gaze des Vorhangs sich blähte und zurückwich, war der Diamant am Ringfinger mal geschliffen, mal matt, und sobald er matt war

– Ana Maria

Ihnen sehe ich ähnlich, Mutter, die Ohren, die Augenlider, was bei mir noch keine Falten sind, ich aber dennoch bereits im Spiegel erkenne, an der gleichen Stelle wie Ihre, ich mag Sie nicht, weil ich mich selber nicht mag, und weil ich Sie in mir nicht mag, wurde ich zum Mann im Haus, diese Schnürschuhe, diese Hosen, meine Mutter, die uns zeigt, daß sie leidet, obwohl man es sich nicht erklären kann, sagen Sie nichts

– Schweigen Sie Mutter

allgegenwärtig, obwohl Sie nicht wollen, daß wir Sie sehen,

wir stolpern auf der Terrasse, in den Zimmern über Sie, überraschen Sie dabei, wie Sie uns von dort oben ausspähen, so wie sie auch ängstlich die Araber und die Neger ausspähte, sie verbarg sich in den Kletterpflanzen, versuchte zu horchen, die Leibwächter stampften mit der Sohle auf den Kies, wie man ein Tier verscheucht

– Gehen Sie da weg

eine Villa, zu der man ihnen vor fünfzig

was heißt fünfzig, zwanzig

Jahren den Eintritt verwehrt hätte, es sei denn als Chauffeure, Möbelpacker, Sielarbeiter, die Hand für das Trinkgeld, das Almosen in die Luft gestreckt, die Leibwächter meines Mannes

– Gehen Sie da weg

ein paar armselige Kerle, die mein Großvater nicht eine Sekunde lang angeschaut hätte und die ich dabei erwischt habe, wie sie mit übergeschlagenen Beinen dasaßen und meine Teppiche schmutzig machten, nach meinem Wein rochen und eine ruhige Gleichgültigkeit zu mir erhoben

– Wir können uns doch ausruhen oder?

wobei einer auf seine Kollegen wies

einer der Hunde zeigt auf das Rudel, während er das Feuerzeug aus dem Salon an- und ausmachte

der Korb mit meiner Strickarbeit, die Nadeln, ein angefangener Pullover, ein zweiter übte Klavier, wagte eine Note, erschrak wegen des Lärms, und dieses Hundesabbern, dieser Geruch nach Wald, Präsident Krüger bekam im Rahmen eine Gänsehaut, da die Saite des Pianos

das seit Jahren verstimmt ist, weil mein Mann für Musik nichts übrig hat

endlos jaulte, mich nicht zu ihnen setzen, ihnen keine Gesellschaft leisten, Ana Maria schaut sie, trotz ihres Kleides nackt, von der Treppe aus an, kein Körper, eine Kruppe, kein Gesäß, ein Schwanz, kein Gesicht, eine Schnauze, die zustimmte, bellte, die Schritte des Rechtsanwalts und der Hunde in den Beeten unter Blumenzwiebelgeknister, während die Note welkte

– Entschuldigen Sie

sie ins Gewächshaus einsperren lassen, Adelaide befehlen, daß sie ihr Fressen vergiftet, meine Knäuel auf dem Boden verstreut, eine Nadel verloren, Ana Marias Kleid wird wieder angezogen, der Rechtsanwalt mit tadelnden Peitschenhieben und sie

– Das war doch nicht bös gemeint Herr Doktor

das Körbchen wieder hinstellen, die Nadeln nehmen, die Pulloverärmel an meinen Ärmeln abmessen, und sie passen, mein Mann wird in zwei oder drei Tagen wieder zu Hause sein, der Geruch, an den ich mich gewöhnt habe und den ich ihm verzeihe

– Ich verzeihe dir

und ein Spielzeugwägelchen an die Brust gedrückt, der Keks auf dem Weg in den Mund in einem Hustensaftnebel mit Gejammer darin, ihm die Decke ins Arbeitszimmer legen, damit er nicht friert, das Kissen neben mir ohne die Gegenwart von jemandem, die Levkojen im Fenster kümmern sich nicht um mich, das Rascheln der Palmen bringt meine Träume durcheinander, läßt mich glauben, daß auf dem Dachboden, auf den ich nicht zu steigen wage, und sollte ich es wagen, mein Mann dort

– Amélia

nicht einmal anklagend, erschrocken

– Amélia

sagen würde wie jemand, der eine endgültige Tür schließt und mich aus seinem Leben tilgt, obwohl ich weiterhin dort sein würde, bis ich aufhörte zu sein, ohne jemals gewesen zu sein, sollte ich versuchen zu sprechen, würde mein Mann

– Amélia

sagen und merken, daß ich längst gegangen war, bevor ich ging, würde er meiner nicht gewahr werden, mich vielleicht in Estoril oder der Klinik nicht erkennen

mich in der Klinik erkennen?

die Gewißheit, daß sogar in der Inten ivstation die Brotkügelchen, wenn

– Luís Filipe

ein Kügelchen, das sich vollkommen rundet, sich zu den anderen gesellt, ich glaube, daß meine Tochter Maria Clara auf dem Dachboden

das Haus mit diesen Sandalen zum Erzittern bringt, die sie wer weiß wo aufgetrieben hat und die ihr zu groß sind, ich frage mich, ob sie meinem Vater gehört haben, so alt und ausgelatscht sind sie, meine Sofaecke einnehmen, die Füße auf den Fußwärmer stellen, den Wollfaden um den Hals herumlegen und, anstatt mich aufzuhängen, den Pullover weiterstricken, der für niemanden ist, den ich unter dem Vorwand, mich bei den Maßen geirrt zu haben, nicht zu Ende stricke

was für Maße

denn wenn ich ihn zu Ende strickte, wer würde ihn dann nehmen, daher die Lampe links von mir, die große Vase dort, diese Ruhe ohne Ruhe, dieser erfundene Friede, ich habe eine zweite Zahnbürste ins Badezimmer gestellt, um beim Aufwachen die Illusion zu haben, daß wir zwei sind, weiterhin zwei sind

– Amélia

und die Brotkügelchen

sie mir dabei hilft, die Augen zu entknittern, von denen ich nicht wußte, daß ich sie hatte, zwanzig Jahre, wenn ich schlafe, und im Spiegel neunundvierzig oder fünfzig

einundvierzig im März, nein, vierzig, nein, zweiundvierzig am siebzehnten März, ehrlich, seit Monaten habe ich

die Lampe links von mir, ein Beinahefrieden, eine Beinahefreu

genau, eine Beinahe

oder wenigstens der Aschenbecher, den ich wieder neben die Zeitschriften gestellt habe

(Liebe zwischen Frauen normal oder eine Krankheit: die Meinung der)

und kaum die Nadeln, kaum die Vettern und Cousinen auf dem Bord

– Mélita

Vetter Argirol

kaum bin ich um die Kletterpflanzen herumgegangen

möglich, daß Geckos und Wespen und Schlangen

und nähere mich dem Arbeitszimmer und versuche zu horchen, da stampfen die Leibwächter meines Mannes

die Chauffeure, die Möbelpacker, die Arbeiter

auf den Boden, als würden sie ein Tier verscheuchen

– Gehen Sie da weg

die Herren von unsereins, wie immer, wenn die Armen

damals bei der Revolution haben sie unsere Häuser besetzt

– Gehen Sie da weg

zwei oder drei Straßenköter, die mich anbellen

zwei oder drei Straßenköter, die sie wegscheuchten

autoritär, böse, gestreifte Socken und Krawatten, die nicht zum Hemd passen, wie die meines Mannes, genau der gleiche Geruch, die Gesichtszüge ebenfalls nachlässig gebaut, unvollkommen, grob

Sklaven, Sklaven

die aus der gleichen Gußform stammen wie die Haushälterin, die Köchin, der Chauffeur, wie meine Töchter, wenn ich sie mir genauer ansehe, vor allem in Ana Maria eine Verwandtschaft mit dem Herrn General, der Stolz, die Verachtung und unter dem Stolz und der Verachtung die servile Bewunderung, Adelaide, die Krimskrams verkauft, den sie weiß Gott wo zusammengesammelt hat, um noch mehr Füchse, noch mehr Glasjuwelen, noch mehr zahnlose Broschen zu kaufen

– Hier nehmen Sie hier nehmen Sie

wir, das heißt meine Töchter und ich, um das leere Haupt des Tisches, die Sonne beschien nur die Hälfte des Tischtuchs, zerteilte die Schatten und den von den Jahren verblichenen Damast, Ana Maria

– Du willst doch daß der Vater stirbt Maria Clara oder etwa nicht?

in dem Augenblick, als das Wasser im Teich zwischen Insekten und Laub zu singen begann, das der Gärtner nicht rausfischt, ich werde ihm anordnen, es herauszuholen

– Heute nachmittag ganz bestimmt

eine spöttische Verbeugung, die Eschen sind auf dieser Seite krank, trockene Zweige auf dem Boden, die Wipfel schütterer, der Chauffeur, der kaum grüßt und die Mütze nicht abnimmt, wenn er mir den Wagenschlag öffnet, ihn schließt und mich, wie es gerade kommt, einklemmt, das Autoradio anstellt, ohne daß es ihm gestattet wurde, ein Stück Brot zerkrümelt auf dem Polster, der Ohrring seiner Frau oder einer anderen Frau

welcher Frau?

piekt mir in eine Hinterbacke, ein Schmerz wie ein Nadelstich, und als ich die Nadel nehme, eine abgestoßene Perle und eine Kupferumrandung mit einem verlängerten Dorn, ich möchte beinahe schwören, daß Flecken, klebrige Bereiche, Spuren von

Begierde?

die Augen schließen, nichts berühren, den Rock waschen, die heruntergelassene Scheibe zerzauste mein Haar, mir, die ich Wind hasse, die Bürste vergessen haben und wie eine Hexe aussehen, wenn ich ihn bitten würde

nein, ihm befehlen würde, ihn bitten würde

und ich habe nichts befohlen, habe ihn gebeten, streifte dabei fast seinen Nacken, trat dabei in einen Wettstreit mit dem Radio

– Mach die Scheibe hoch

– Sei so gut und mach die Scheibe hoch

– Würde es dir etwas ausmachen die Scheibe hochzumachen?

den Nacken fester, die Ohren karminrot, auf der Bank zurückweichen, die Krümel vermeiden, die Flecken und die Spuren von

Begierde?

wer weiß, ob da noch ein Ohrring mit rostigem Dorn, mir schien, in einer Polsterritze die Spange einer Frau, mit welchem Dienstmädchen fuhr er spazieren und wo, eine dieser Pensionen, von denen mir erzählt wurde, daß dort, eine Düne am Guincho, ein Pfad im Gebirge, die, die sich um die Zimmer kümmerte und die ich gegen meinen Willen eingestellt habe, weil der Prior sie empfohlen hatte

eine Düne am Guincho

deren Verlobter ertrunken war

warum?

im Staubecken des Zêzere

ein Pfad im Gebirge

man fand das Mofa an einer Mauer und den Hut, der im Wasser schwamm

eine dieser Pensionen, von denen mir erzählt wurde, daß dort, wo ich selber

Treppen, die, so weit man auch auf ihnen hinaufstieg, nirgendwohin führten, ein kleines Fenster mit Läden, und hinter dem Fensterchen der Herr General

– Amélia

das Dienstmädchen, das mich ständig anstarrte und sich mein Gesicht einprägte, nicht einmal eine Tür, ein Vorhang, der von einem Strick herunterhing, und hinter dem Vorhang

beinahe sterben wollen

ein Nagel für die Kleider, eine Schüssel mit trübem Wasser, nicht wollen und doch wollen, nicht wollen und doch wollen, nicht wollen und Müdigkeit oder Zustimmung, die die Arme in Handschellen legten, beharren

– Ich will nicht

und ihm helfen, ohne es zu merken, oder zu helfen, nicht mich auszuziehen

versteht sich

sondern damit er den Stoff nicht zerriß, niemals würde er mich so ausziehen, auch wenn ich frei wäre, weder Töchter noch einen Ehemann hätte, ich bin sicher, daß das Dienstmädchen durch den Vorhang späht, und dieses Jucken, dieser Drang, mich zu kratzen, dieses Kribbeln ist ein Floh, der auf meinem Bein herumspaziert, und eine Handfläche zermalmt ihn, zermalmt mich auf der Matratze, der Hauch an meinem Ohr

– Ach

die Eile riß an Gummibändern und zerwühlte Nylon, ein Regengrau oder anstelle des Regens der Herr General nachdrücklich

– Amélia

mich noch einmal anziehen, weil ein Knopf übrig war, und als ich noch einmal anfing, mich anzuziehen, war die Hälfte des Kragens schief und wieder ein Knopf übrig, keine normalen Knöpfe, rote Kügelchen, das Jucken am Bein erschwerte mir das Gehen, die Treppen, die nirgendwohin führten, wurden in der anderen Richtung durchmessen, wobei ich mich ständig in Kretonnevorhängen verlor, und meine Stimme

– Ich will nicht

vor einem Fensterchen mit einem Laden davor, mich auf den Vordersitz neben den Chauffeur setzen bis zum Schild Estoril, die Ecke eines Chalets ließ Zinnen kreiseln, ein Kiefernhain teilte die Straße in zwei auseinanderlaufende Wege, schwarze, hohe Stämme, die mir angst machten, und daher das Stück Brot, die Zähne zwingen, gegen die Kruste zu kämpfen, die Krümelsteinchen schwer im Mund spüren, meine Schulter an der Schulter des Chauffeurs, während ich ihm die Perle zeige, nicht böse, neugierig

nicht neugierig, böse

– Wem gehört dieser Ohrring?

Eifersucht zu amüsiertem Interesse werden lassen, hinter der Lippe, die Entschuldigungen sucht, ein Stück Kiefer entdecken, dem Zähne fehlen, den Herrn General daran hindern, daß er

– Amélia

die Augen in der Uniformjacke verbergen, neben uns der Kiefernhain mit Nadelraunen

– Setzen Sie sich auf den Platz für die Herrschaften ich möchte meine Stellung nicht verlieren

als würde er die Geldscheine nicht bemerken, die ich ihm in die Tasche faltete, und auf dem Platz für die Herrschaften die Flecken, die Spange und die Spuren von

– Begierde?

vorstellen

nicht böse, neugierig

welches der Dienstmädchen mit ihm

was für einen Sinn hätte es, mich über Mädchen aus der Provinz zu ärgern, die ich bezahle, oder mich ihnen gleich zu fühlen?

ein paar Idiotinnen aus Tomar, ungeschickt in ihren Handschuhen, der Schürze, dem Häubchen, betrachten sie die Lüster

jede Woche ein Klunker weniger

voll bäuerlicher Andacht, aber welche von ihnen im Auto, jede Woche ein Klunker weniger und ein Draht mehr, früher eine Traube aus Glas, heute Haken, an den gelöschten Glühbirnen, die niemand ersetzte, das Fehlen wogender Reflexe, die uns halfen zu fliegen, demnächst sitzen wir im Salon im Dunkeln, orten uns durch ein Räuspern, ein Erzittern des Bodens, der Garten hier drinnen, brodelnd von Käfern, Dahlien, die wie lebende Tiere schreien, Ana Maria flüstert am Telefon oder

– Du willst doch daß der Vater stirbt Maria Clara oder etwa nicht?

und Maria Clara vierteilt uns mit einem unsichtbaren Messer, hin und wieder schien es mir so, als hätte ich sie auf dem Dachboden gesehen, obwohl die Wipfel der Bäume mir vorgaukeln, es seien Menschen, und das Haus in manchen Nächten mit uns atmete, mein Mann, der die Krümel nicht bemerkte, die sich ihm an die Kleidung hefteten, und auch nicht den Herrn General, der ihm riet

– Amélia

nur auf dem Tischtuch aufgereihte Brotkügelchen, wenn auf mein

– Luís Filipe

Schweigen und nach dem Schweigen die Serviette auf dem Obstteller, darauf ein beinahe unangetasteter Pfirsich mit der Hälfte der Schale, der Stuhl zurückgeschoben, während er noch kaut, das Schloß des Arbeitszimmers, eine Umdrehung, zwei Umdrehungen, das Dienstmädchen bringt den Kaffee, einen Ohrring in jedem Ohr, keine abgestoßenen Perlen, zwei winzige Herzchen, nach dem Abendessen in die Küche platzen, wenn sie, die Stirn dicht am Dampf, die Suppe essen, sie anschauen, als wäre in allen Flecken auf ihren Uniformen, auf allen Spangen Spuren von

– Begierde?

die

dummen Dinger?

Undankbaren?

Schwachköpfe?

Verräterinnen?

warten mit eingefrorenem Löffel darauf, daß ich ihnen erlaube, sich in die Schüsseln mit Resten zu ducken, hinter dem Herd das Zimmer, an dessen Bügeln die Sonntagskleider, die aus meinen alten, von den Wochentagen zerschlissenen Kleidern gemacht sind, kleine Heilige mit abgeblättertem Lack vom Jahrmarkt, Miniaturseifen, die sie in der Post gefunden und auf einem kleinen Weidentisch der Größe nach ausgelegt hatten, die Koffer in einer Ecke, Waisen von Provinzbahnhöfen, in denen eine Milchstraße von Hahnengekrähe die Dämmerung vergrößert, in Tomar, in der Nähe des Landgutes, konnte man Schienen zwischen den Lorbeerbäumen entdecken, ich in der Küche versuche zu raten, welche von ihnen, von welcher das Stück Brot und die Flecken in meinem Wagen stammen, dieselbe kleine Pension, mit Treppen, die nirgendwohin führen, der Chauffeur zeigt ihr das Eau de Cologne, das Geld, den Ring, den ich beim fahrenden Goldschmied neben der Apotheke gekauft habe, deine Chefin, Conceição

oder Clotilde

oder Alice

oder die von dem mit dem Hut, der im Stausee schwimmt

Jacinta

der Chauffeur erzählt ihr von meiner Sorge um meinen Nagellack, meiner aufreizenden Scham, wenn ich mich weigere und zustimme und mich in meinen Händen verberge, die kleine Pension, die Ruinen der Festung, der Birkenwald auf dem Weg nach Sintra, guck dir deine Chefin genau an, Conceição, denk an die Birken, wenn du heute abend bei Tisch servierst

oder Clotilde oder Alice oder Jacinta

und verbannte mich auf dem Rückweg nach Estoril auf den Rücksitz, um seine Stellung nicht zu verlieren, hin und wieder ein Hemd oder ein Paar Hosen in einer Plastiktüte

– Sollten sie nicht passen tausche ich sie um

diese Seidenkrawatte wie eine von meinem Mann, Clotilde

oder Conceição oder Alice oder Jacinta oder die Patentochter des Priors

Manuela, ich glaube, Manuela, das Gedächtnis verläßt mich manchmal

die eine Zigarette miteinander teilen und den Rauch mit dem Fächer der Finger wegwedeln

– Das kann nicht angehen

in der Küche verweilen, während das Olivenöl und der Kohl von den Löffeln herunterrutschen und den Marmor sprenkeln, fünf blöde, undurchdringliche, überraschte Gesichter, vielleicht dieser beinahe lila Fleck auf der Schulter

doch das Zahnfleisch, dem Zähne fehlten, doch seine Vorsicht

vielleicht das Haar, das über dem Ohr schaukelte, im Alter meiner Töchter

Maria Clara ist der Mann im Haus

in Ana Marias Alter, obwohl die Bäuerinnen und die Terrinen trügen, falls Ana Maria, ganz aufgesetzte Freundlichkeit, was auch immer zu mir sagen sollte, ins Kino gehen, Mutter, jemand von der Klinik hat angerufen, Mutter, möchten Sie mit mir einkaufen gehen, Mutter, ihr sagen, sie soll den Mund halten

so hübsch, Ihre Kleine, so vornehm, eine richtige Prinzessin

– Kommt es mir nur so vor oder hast du Perlenohrringe Ana Maria zeig mal den Schmuckkasten

bemerken, daß in ihrer Art, die Beine überzuschlagen oder in einer Zeitschrift zu blättern, etwas anderes liegt, eine langsame Harmonie, ein Wohlbehagen, das ich an ihr nicht kannte, das Gesicht hebt sich aus dem Artikel Wie man Nischen am besten nutzen kann, überzeugt, sie hätte sich verhört, oder Sie sind so ungeduldig, seit Vater erkrankt ist, Mutter

– Wie bitte?

meine Tochter in der Festung am Guincho, von wo aus man die Wellen sieht, die Reifen des Wagens im Regenmatsch, der Chauffeur dreht auf der Suche nach Halt am Lenkrad, der Wagen befreit sich in einem Schlagloch, rutscht auf den Mittagsblumen, ein Flaschenzug über einem Brunnen, und dort unten wird meine Stimme riesig, als sie deinen Namen ausspricht, die Köpfe vereint mit dem Himmel darüber und kleinen runden Wolken, Ana Maria durch das Wasser gesehen, Gesten, die sich aufgrund der Brechung in die Höhe recken, sich jemandem nähern, der sie rief, der Ellenbogen, der einen Hals umfängt und mit ihm verschwindet, ich glaube, Wispern, Spottgelächter, Geheimnisse, und daher die Strickarbeit in den Korb werfen, mich vom Sofa erheben, die Zeitschrift wegreißen, die mit Seiten oder Flügeln flattert

Vergrößern Sie Ihre Wohnung, indem Sie die Nischen nutzen, zehn Vorschläge von zehn bekannten portugiesischen Innenarchitekten

meine Tochter zu überrascht, um zu bemerken, daß ich sie schlug, tastete sich die Lippe ab, wobei die Armreifen klimperten, die in der Festung über den Rücken des Chauffeurs gewandert waren und mich besudelten, Maria Clara hielt mich an der Taille fest

– Mutter

bis ich auf dem Sofa erschlaffte, das Taschentuch in der Handtasche suchte und den Rosenkranz fand, das Papiertaschentuch entfaltete, das sie mir reichte, um die Nase zu trocknen, die Wangen, die Augenlider, ich bemerkte Ana Maria, die die Wäscheschubladen und die Ketten in den Rucksack kippte, durch den Garten in Richtung Bushaltestelle ging, während Maria Clara mit der Krankheit des Vaters argumentierte, die Angst, die Nerven, während ich bei der Nutzung der Nischen war, dem geschickten Ausnutzen einer blinden Tür

Zur Hälfte Phantasie und zur Hälfte guter Geschmack, versicherte der Untertitel

eine wirklich originelle Bibliothek

Bücher, kleine Zinntöpfe, afrikanische Statuetten

das Quentchen Phantasie

eine Ecke für die Blumen

und zur Hälfte guter Geschmack

ich glaubte zu sehen, wie der Chauffeur ihr nachschaute, der in der Garage stand, wo er den Wagen wusch, glaubte Adelaide unter dem Vordach zu sehen

– Gnädiges Fräulein

aber es konnten ebensogut die Eschen sein oder der Abend in den Beeten, wenn die Blüten raunen, ich konnte es sein

tatsächlich war ich es

auf dem einzigen Kissen auf der linken Seite des Bettes, soviel überschüssige Matratze, soviel nutzloses Bettlaken, ein Drittel der Kommode und des Kleiderschrankes leer, kein Körper, wenn Schlaflosigkeit oder ein Traum, keine reale Person, die, indem sie reale Sätze sagte, Geheimnisse verscheuchte, der Kamm meines Mannes auf der Frisierkommode in der Erwartung, er werde eines Tages, die Pantoffeln immer noch, der Bademantel bei der Badewanne, es gab Zeiten

ehrlich

in denen habe ich mit den Brandflecken eines Streichholzes geredet, und der Bademantel hat mir geantwortet, es gab Zeiten, in denen ich ihn angezogen habe, damit wir beide zusammen waren und die Kletterpflanzen einen Augenblick lang aufhörten, schwarzen Tüchern zu gleichen, die schweigend den Sarg bedekken, in den ich mich lege und Maria Clara zuhöre, wie sie Gegenstände über den Dachboden schleift, der morgendliche Staubsauger, das Dienstmädchen

welches von ihnen?

bei den Blumentöpfen auf der Veranda, mit zehn bekannten portugiesischen Innenarchitekten in der Zeitschrift lernen, Nischen mit Phantasie und gutem Geschmack zu nutzen

und eine Flasche Eau de Cologne, um den Chauffeur zu verbessern

vor allem, wenn das Leben aus blinden Türen besteht, und hinter den Türen der Herr General oder ich zu mir selber, während ich vor den Lockenwicklern, dem Parfüm, dem Haarspray sitze und den Brandfleck vom Streichholz stopfe

– Amélia

zum Spiegel, der meine Gesichtszüge verzerrte, in dem meine Mutter, bevor das mit dem Casino und dem Krimskrams war, den Adelaide verpfändete, vor ihrer Manie, die Villa am Roulettetisch wiederaufzubauen, ihr eine koloniale Veranda hinzuzufügen, um am Winter teilzuhaben, im Keller muß noch eine Leinwand mit Büffeln in einem regnerischen Reisfeld sein, ich kann mich daran erinnern, wie ich Ewigkeiten davor auf dem Boden hockte und mir sicher war, daß die Büffel zwischen den Stengeln und dem Wasser anfangen würden zu laufen, demnächst wird das Kissen meines Mannes meines fast berühren, er wird sich langsam ausziehen

er hat sich immer langsam entkleidet, immer einen Rest trocknender Zahnpasta am Kinn

in der üblichen Reihenfolge, die Schuhe, die Hose, die übliche Pause, die dem Hemd voranging, der Pyjama, der ihn jünger aussehen ließ

beinahe anziehend

dann wurde die Bettdecke mit der bogenförmigen Geste eines Elefanten, der eine Karotte packt, zurückgeschlagen, die Füße endlich nackt wie Märtyrerfüße in der Kirche, die Armbanduhr wurde in dem Augenblick mit der elektrischen Uhr verglichen, in dem er sich hinlegte, der Zweifel wegen der Minute Unterschied, der ihn zu stirnrunzelnden Überlegungen zwang, die Brille wurde aus dem Etui gezogen, am Kissenbezug geputzt, auf die Wirtschaftsbeilage

Wirtschaft?

Wirtschaftsbeilage der Zeitung gerichtet, der Dachboden dehnte sich über uns mit einer Schattendichte aus, in der Truhen vibrieren, es wird nicht notwendig sein, in die Küche zu stürmen, die Löffel zum Innehalten zu bringen, mich in die rückwärtigen Polster des Wagens zu setzen, und kein Ohrring, kein Krümel, keine Spur von

Begierde?

kein verräterischer Dorn, der Wagen von Estoril zur Klinik und von der Klinik nach Estoril, ich erinnere mich nicht an die Pension oder an die Festung oder an den Birkenhain, der Chauffeur öffnet mir den Wagenschlag, zieht die Mütze, vom Fenster der Inten ivstation aus sehe ich ihn auf dem Parkplatz, wie er die Kühlerhaube mit einem Filzlappen poliert, meine Tochter Ana Maria

so hübsch, Dona Amélia, eine englische Gräfin, eine richtige Prinzessin

in der Einrichtungszeitschrift vergraben, der Rucksack auf dem Sessel, ich möchte schwören, daß Maria Clara dort oben ist, denn so etwas wie das Hin und Her eines Schaukelstuhls oder des Holzpferdes, die Erde ist frisch begossen, die Bäume werden langsam dunkel, ich dachte das erste Mal seit vielen Jahren daran

einundzwanzig, zweiundzwanzig?

mich ans Klavier zu setzen, und ein Mai wie damals, als ich mit dem Fahrrad

demselben, das ohne Lenker und Sattel im Keller verrostet

von der Gartenpforte zum Vordach strampelte, Dahlien auswich, an der Gartenlaube vorbeifuhr, die Mauer erreichte, den Mispelbaum mit einem schnellen Manöver verschonte

ich erinnere mich an die Kühle im Gesicht, das rechte Pedal ohne Gummischutz, manchmal rutschte ich ab

meine Mutter

jünger als ich heute

kam, um zuzuschauen, auf den Balkon, mein Vater winkte mir auf gut Glück

– Wo ist sie?

in Richtung des tönernen Knaben, und wenn sie die Pforte für die Bediensteten aufgemacht hätten, anstatt sie mit einem Stück Draht zu verrammeln, wäre ich auf die Allee hinausgefahren, die zum Strand führte, hätte die Möwen erschreckt, ohne Ana Maria zu hören, die

– Mutter

und Maria Clara, die

– Mutter

und meinen Mann im Arbeitszimmer, der meinetwegen besorgt die Leibwächter zusammenruft, während ich in der Boca do Inferno, unter Klavierakkorden im Höllenschlund verschwinde, und jetzt nur noch Wellen, die kommen und gehen, etwas wie ein Boot, etwas wie ein Schiff, aber ich bin mir nicht sicher, da meine Aufmerksamkeit ganz den Kieseln, dem Strandgut im Sand, vor allem aber den Händen gilt, die sich mir von der anderen Seite des Meeres entgegenstrecken.

Siebzehntes Kapitel

Heute nachmittag wurde mein Vater ins Zimmer verlegt. Als wir in der Inten ivstation ankamen, war kein Kranker mehr im Saal, die Bildschirme erloschen und die Zeiger reglos, drohend wie bewegliche Gegenstände, die, wenn sie aufhören sich zu bewegen, den Eindruck vermitteln, daß unser Leben endet, falls sie sich erneut regen, kein Herz schrieb unaufhörlich sein Autogramm auf einen Papierstreifen, eine Angestellte wischte Überreste von Agonie vom Boden, die Wechselfieber hatten ein Ende, der Tod hatte ein Ende

– Habe ich Ihnen nicht versprochen daß Ihr Mann wieder gesund wird?

das Zimmer, das versuchte, ein normales Zimmer zu sein, aber Stühle hatte, die wir bei uns zu Hause verabscheuen würden, mitten auf dem Tisch eine Vase, die verkündete

– Ich gehöre euch nicht

eine übertriebene Sauberkeit, eine übermäßige Symmetrie, zuviel Bohnerwachsgeruch, der andere Gerüche überdeckte

nach Desinfektionsmitteln, nach Panik, nach verfaultem Blut

das Aufzucken eines nicht vollendeten Satzes, und wir

– Vater

der Blick, der aufhört, uns anzustarren, und dennoch dort bleibt, deshalb an seiner Schulter rütteln, auf die Klingel drücken, die nicht läutet, die Temperatur seines Gesichtes mit der Rückseite der Hand prüfen

– Fühlen Sie sich nicht gut Vater?

der Blick, der uns Gott sei Dank wahrnimmt, die Süßigkeiten, die er mag und noch nicht einmal probiert hat, das Buch mit einer Visitenkarte als Lesezeichen, das aber kein Buch mehr ist, ein Ding, die Uhr immer noch auf drei Uhr eines endlosen Tages, mich nutzlosen Aufgaben widmen, die, solange sie andauerten, den   aufschoben, das Essen zittert auf dem Tablett, der gekochte Apfel, die Scheibe Toast, und mein Vater ärgerlich, angewidert, der Beutel, in dem der Urin

rot?

immer mehr wurde, sie hießen uns wegen Injektionen oder Verbänden das Zimmer verlassen, und auf dem Korridor, ebenfalls vertrieben, Herren, die nachdenklich saugend rauchten, die unerwartete Höflichkeit

– Bitte sehr bitte sehr

die die Aussicht auf den   mit sich bringt

– Bitte sehr bitte sehr

mein Vater stellt sich, während er die Bewegung macht, mit der man ein Spielzeug umarmt, vor, er sei in Alcoitão, Kapseln rutschten mühsam wie Steine die Kehle hinunter, und der Arzt applaudierte

– Ausgezeichnet ausgezeichnet

Ana im Kleid applaudierte gurrend, meine Mutter trocknete ihm zum Abschluß den Hals, und der Rechtsanwalt bewundernd

– Seine Widerstandskraft

das Bett wurde mit einer Kurbel hochgestellt, und mein Vater ruckelte wie eine Marionette, die fast nur aus falschen Zähnen bestand, das Buch war wieder ein Buch, und feiernder Applaus, weil er um seine Brille bat, und diesen Nachmittag mindestens eine Seite, die Schachtel Pralinen endlich angebrochen, die Hand hatte wieder Leben gewonnen, seit der Ehering am Finger war, der Urinbeutel wurde im Triumph abgenommen, sich allein rasieren, sich allein kämmen, der energische Physiotherapeut mit dem rasierten Kopf

– Nennen Sie mich Amadeu

drückte ihm die Rippen

– Einatmen

und zwang ihn, mit Pausen

– Ruhen Sie sich aus

die riesige Entfernung vom Tisch zum Stuhl zu durchmessen, ich lauschte aufmerksam

– Vater

Silben, die sich in eine Bitte um Wasser verwandelten

eine Bitte um Wasser?

der Arm schüttelte mich, hielt mich für eine Fremde

– Ich bin Maria Clara Vater

die Lampe ausmachen, und die Scheinwerfer auf dem Viadukt erleuchten die Gardinen, mein Vater in einer zusammenhangslosen Rede, aus der ich

– Leopoldina

heraushörte, die Lastwagen fahren von Murtal aus in den Algarve, in den Minho, nach Galicien, wo in einer Bucht zwischen Felsen das Schiff wartet, Leibwächter rennen wie auf Rollschuhen über den Sand, jetzt, wo wir uns allmählich an den Gedanken an den Tod gewöhnen, an den Kleiderschrank, in dem man das Unglück in Form von Trauerkleidern aussuchte, eine Bluse, einen Schal

– Nicht den Schal lieber ein Seidentuch Mutter

die Jacke von vor einem Jahr, die, wenn ich nicht dicker geworden bin, aber ich werde sogar ohne zu essen zugenommen haben, man wird vierzig, und statt eines Körpers hat man einen Sack, alles nebeneinander auf der Bettdecke, dies für April zu warm, das zu leicht, denn im Frühjahr gibt es verräterische kleine Brisen, Anas Meinung, denn sie verstand etwas von Mode

– Warum kein Seidentuch?

die Angestellten des Beerdigungsunternehmens, Dutzende von Verwandten

von wessen Seite?

die wir für verstorben gehalten hatten, schleppen eine Nase wie unsere durch die Schatten und auch unsere Art zu gehen

sie sind von weither mit dem Zug gekommen, erinnern uns daran, daß die Schwester des Herrn General einen Dorfdrogisten geheiratet hat, sie sind genau wie die Dienstboten und dennoch nicht in der Küche, sondern bei uns, haben nicht den Mut, uns zu duzen oder sich aufs Sofa zu setzen, entdeckten den Todesfall in der Zeitung, sind gerührt, wie das Volk gerührt ist, wenn es nichts gibt, weshalb man gerührt sein könnte

eine Nase wie unsere, unsere Art zu gehen

Onkel Narciso, Tante Eva, Vetter Acácio, Sohn von Tante Palmira, vielleicht im Album

oder in einem Korb im Keller, Tante Palmira mit Vetter Acácio als Matrose auf dem Schoß, als würde meine als Schneiderin verkleidete Mutter

– Habe ich Ihnen nicht von Anfang an gesagt daß Ihr Mann wieder gesund wird?

aus einer schimmelpilzgeschwängerten Zeit mit einem unerwarteten Sohn auftauchen, meine Mutter und Ana in der Grabkapelle, ich, die Hände in den Taschen

der Mann im Haus

auf einer Allee verloren, damit beschäftigt, Grabsteine zu entziffern, während die Verwandten mit einem letzten Kuß verschwinden

– Mélita

Mélita, einfach grauenhaft

und die Lastwagen aus Murtal kommen von Vigo herunter, rollen langsam drohend an mir vorbei, Männer, die mich durch die Scheiben verfolgen, der Lärm der Motoren wächst, macht mich taub, der Schrei einer Bremsung, kein Schmerz, die Bitte, von den Reifen unterbrochen, und darauf nichts

genau wie bei Leopoldina, auf Anordnung meines Vaters

oder des Rechtsanwalts oder meiner Mutter oder des Juden

sie in Alcoitão bei den Kiefern und den Turteltauben aufsuchen, die Jalousien heruntergelassen, also ist es wahr, daß sie getötet wurde, aber Bettlaken auf dem verglasten Balkon und der Vogelkäfig am Haken, also lebt sie noch, mich an die Glocke hängen, und die Tür angelehnt, die Stufen fast auf allen vieren, wobei ich mir an der Schulter weh tue, und im zweiten Stock die geflochtene Fußmatte, Leopoldina

– Gnädiges Fräulein

ein Kupferstich mit Pferden, im Galopp rasende Mähnen oder die Lastwagen aus Murtal, die auf uns zukommen, Leopoldina überrascht, weil ich sie vom Bild wegziehe und mich mit ihr in die Nische in der Küche flüchte

– Gnädiges Fräulein

in der die Lastwagen aus Murtal uns nicht töten können, wir beide an einem Hang oder bei einem Steineichenstamm, der Wagen, von dem aus der Rechtsanwalt meinen Vater immer anrief, und der Jeep der Polizei zehn Minuten später, ich hatte für ein paar Momente den Eindruck, als sei am Lenkrad die Pistole meines Großvaters, der sie aus dem Versteck in der Bibliothek holte, sie entsicherte, auf den Kopf zielte

Ana und ich auf Zehenspitzen am Hang oder am Steineichenstamm des englischen Sekretärs, wo wir dicht über die Schreibplatte spähten, nicht den Mut hatten, zu fliehen, wenigstens die Ohren zuhalten, und dennoch, wenn er uns hört, wenn er uns hört, meine Mutter behauptete immer, die Blinden hörten alles, und das ist wahr, wenn wir im Garten niesten, wenn wir Obst klauten, wenn die Wurzeln der Eschen in der Erde größer wurden, der Spazierstock wie ein Tausendfüßler über das Regal, hielt inne, öffnete ein kleines Etui, überprüfte trotz des Verrats der Levkojen, die sich zum Vorhang geneigt hatten, das Magazin

– Ihre Enkelinnen sind da

der Tausendfüßler suchte den Sessel, den zuerst die Fußknöchel fanden, die blöden Levkojen lauter

– Ihre Enkelinnen mein Freund

Ana, ohne sich umzudrehen

– Sagt nichts

er lehnte den Spazierstock an das Schachbrett, während die Lippen ein Wiegenlied murmelten, das Wasser im Teich und die Palmen versprühten Musik, die Levkojen, die ich, wenn ich hier weggehe, mit der Schere abschneiden werde, klagten im Garten

– Singt langsamer wir verstehen nichts

der Lauf auf den Sekretär, auf das Tintenfaß, das Papiermesser, auf uns gerichtet

– Er hat uns gehört er hat uns gehört er hat uns ganz bestimmt gehört

schwenkte hinüber zu einem Aquarell, das meine Mutter in der Nonnenschule gemalt hat

Amélia Klasse 4 B

die Gewißheit, daß die Blinden oberhalb der Kehle nicht existieren, man schraubt ihnen irgendwo anders gemachte Köpfe aus Holz oder Pappmaché auf, meine Mutter, die mit Adelaide schimpfte, weil meine Großmutter im Casino war, in der Perlentasche nach der letzten Münze stöberte

wenn Onkel Narciso, Tante Eva, Vetter Acácio, der Sohn von Tante Palmira davon wüßten, würden sie ihr Geld leihen?

der Lauf an der Schläfe des unechten Kopfes, und der Kopf zerspringt in Gipsstücke, Tante Palmira auf Knien mit dem Maßband versieht die Ehefrau des Rechtsbeistandes mit Stecknadeln, die sie im Spiegel korrigierte, die Nähmaschine mit Pedal, Dutzende von Fäden auf dem Boden, im Nebenzimmer schlug die Flasche des Ehemannes ans Glas

oder ein Löffel an eine Schale?

im Nebenzimmer schlug ein Löffel an eine Schale

oder einer dieser kleinen Hunde, die ohne Unterlaß von Batterien angetrieben bellen?

im Nebenzimmer schlug die Flasche des Ehemannes

Onkel Manuel João

gegen das Glas, ein Löffel gegen eine Schale, einer dieser kleinen Hunde, die ohne Unterlaß von Batterien angetrieben bellen, weil sie das Universum hassen, das sie haßt, der unheimlich dikke Vetter Acácio spielte mit der Schneiderkreide, wuchs plötzlich und wurde auf der Beerdigung meines Vaters zum Besitzer eines Ladens, die Levkojen ebenfalls auf Zehenspitzen und genauso still wie wir, während sich die Pistole meines Großvaters auf die Stirn einstellte, die Gattin des Rechtsbeistandes und Tante Palmira sahen ihm, von den Nadeln abgelenkt, aus dem Spiegel heraus zu, die Flasche reglos über dem Glas, der Löffel reglos in der Schale, der Hund stumm, der Zeigefinger meines Großvaters legt sich auf den Abzugshahn, die andere Hand hilft am Griff, wenn der Gärtner oder mein Vater oder der Rechtsanwalt zufällig im kleinen Salon, und Ana

– Clarinha

die Gattin des Rechtsbeistandes machte Tante Palmira darauf aufmerksam, die nach dem Nähmaschinentisch griff, um sich zu erheben und zu uns zu laufen, eine Gasse in Abrantes, die nur im Spiegel zu sehen war, und ein Kurzwarenladen mit spiegelverkehrtem Namen, meine Mutter bei der Masseurin, die gegen ihren Körper kämpfte

und verlor

oder in der Kirche

wieso in der Kirche?

bei der Dame, die die Haare wegmachte, indem sie weiße Stoffstreifen unter kleinen Wachsschreien abzog, oder beim Casino, wo sie herumstrich und auf das Hütchen meiner Großmutter wartete, um es nach Hause zu treiben und unter Tränen Reden zu halten, Adelaide, für die wir nicht existierten und die niemals kommen würde, wenn Vetter Acácio, der uns mit dem Frieden eines Dicken vom Boden aus ansah, erwachsen und Besitzer eines Ladens werden würde, Ana und ich mit Zöpfen und gleichen Schürzen, die auf der Brille des Blinden in Miniatur abgedruckt waren, der gleiche Pony, die gleichen offenen Münder, und jetzt, da Tante Palmira den Nähmaschinentisch nicht fand und den Abzugshahn nicht so schnell erreichte, der Schuß und der unechte Kopf zerborsten auf dem Teppich, die Bäume von Abrantes verabschiedeten Drosseln, rote Flecken auf dem Spiegelrahmen, der Oberleutnantsvetter

– Hernâni

die Enttäuschung der Levkojen, mein Großvater legte die Pistole auf das Schachbrett, brachte damit das Spiel durcheinander, der Kopf, der ihm letztlich doch gehörte

tat er das wirklich?

der, worauf alles hinwies, ihm gehörte, mit unter den Brillengläsern hervorwachsendem parallelem Glanz und dem Lächeln eines Bettlers

– Ich kann es nicht

die Levkojen schwankten unter der Entschuldigung, es sei der Wind, fuchsteufelswild hin und her

– Wir sind das nicht das ist der Wind

oder waren wir es vielleicht, die Feen mit dem Zauberstab, die sie auf dem Weg zum Teich unter dem Vorwand von Grashüpfern oder der zwischen den Stengeln verlorenen Zopfschleife zermalmten, der Gärtner verfolgte uns von fern

– Ihr beiden

Tante Palmira, die in der Zeit zwischen den Anproben Lil

Lilien?

Strelizien aussäte, war über uns empört, das Versteck der Pistole wurde geändert

auf Anraten der Gattin des Rechtsbeistandes, den niemand außer uns zu hören schien

mein Großvater schloß die Tür zu und bemerkte uns nicht, öffnete, die Nase an der Decke, das kleine Etui, dasjenige, das ihm nicht gehörte, das er während des Krieges in Spanien gekauft hatte, die Gattin des Rechtsbeistandes im Profil, im Dreiviertelprofil hob den linken Arm, bemerkte Mängel, würde der Gärtner die Kleiderpuppen in die Beete stellen, die Drosseln würden sich in den Eschen zu einem Angstknoten zusammenballen, die Finger meines Großvaters warfen den schwarzen König um, häuften sich auf dem Schoß, verkündeten

– Ich bin gestorben

eine kleine belegte Stimme, die das Arbeitszimmer schrumpfen ließ, die Möbel zusammenrückte, wenn wir die Hand ausstreckten, würden wir den Blinden berühren, der fast neben uns stand, Anas Mund übertrieb die Silben

– Gestorben?

Tante Palmira zur Gattin des Rechtsbeistandes, während sie Falten änderte und Mängel minderte

– Es sind Kinder kümmern Sie sich nicht um sie

eine Eidechse auf der Fensterbrüstung, und indem sich der Finger näherte, war auch der Daumen eine Eidechse, sie führten meinen Großvater zum Eßtisch, an dem er stumm, aber ohne Brotkügelchen präsidierte, führten ihn vom Tisch wieder weg, vergaßen die ins Hemd geklemmte Serviette

– Sie haben Ihren Kaffee getrunken das war's jetzt

führten ihn zum Ledersofa, das damals im Salon stand und heute faltig ist und sich mit fehlender Armlehne auf dem Friedhof im Keller befindet, wir sind ständig über diesen Alten gestolpert, der sich auf halbem Weg zwischen Hindernis und Mensch befand, dem man beim Baden, beim Essen helfen mußte, wenn er sprach, setzte möglicherweise ein Mechanismus in ihm Sätze in Gang, die aus dem Sägemehl oder aus der gelben Weste kamen, wir

– Was?

und der Mechanismus taub, das Kinn auf dem Spazierstock, Besucher mit ausgestreckter Hand, bis meine Mutter ihn mit Gesten entschuldigte

– Der Herr Ingenieur begrüßt Sie gerade Papa

eine Pause, in der der Satz Labyrinthe aus Spulen und Rädern durchlief, die der Erbauer in das Gipsgehirn eingepaßt hatte, das Lämpchen für Verständnis ging schließlich an, Klemmen stellten Verbindungen her und kontrahierten Muskeln, der Ärmel meines Großvaters aufgrund eines Fabrikationsfehlers in die verkehrte Richtung, die Sägemehlsätze in der Zunge verhaspelt

– Guten Abend

oder

– Bis später

oder

– Angenehm

oder

– Ich bin gestorben

Ana und ich zermalmten die Levkojen und brachten sie so zum Schweigen

– Das ist gelogen

der Herr Ingenieur stieg über den Spazierstock, um den Ärmel zu treffen, der in elektrischen Vibrationen schwebte, und hatte er ihn einmal ergriffen, ließ dieser ihn nicht wieder los, ein erster Versuch, die Hand herauszuziehen, ein

– Mit Verlaub

erwies sich als sinnlos, ein zweiter bereits weniger lächelnder Versuch, in dem schon Sorge, Angst lagen, meine Mutter löste einzeln jede kleine Klaue des Blinden

– Der Herr Ingenieur hat es eilig will wieder gehen Papa

die zu einem Fingernagelstern ausgestreckt blieben

die Verwachsung am Daumen von einem Sturz als kleiner Junge

der Herr Ingenieur überprüfte seine eigene Hand, bei Kindern und alten Leuten weiß man nie genau, die Bekannten näherten sich ihm nicht aus Angst, in diese Bergwerkstunnel gezogen zu werden, in denen die Blinden wohnen, wenn sie nicht bei uns sind, der Ärmel meines Großvaters flatterte suchend

– Guten Abend

der Oberleutnantsvetter kam mit dem Schachbrett zurück

– Du bist also nicht gestorben

der Mund des Blinden mit etwas, von dem meine Mutter steif und fest behauptete, es sei ein Lächeln, und das ich mir zwanzig Jahre später

fünfzehn Jahre später

achtzehn Jahre später

als eine Möglichkeit vorstelle, eine Grottenleere zu überspielen, in der Tränen keinen Platz haben, als der Oberleutnantsvetter erkrankte und wir Meldungen über komplizierte Operationen erhielten, erwischte ich meinen Vater dabei, wie er heimlich aus dem Arbeitszimmer kam, um die Figuren zu bewegen und seine Stimme nachzuahmen und um sich nach einem vermeintlich vorteilhaften Springertausch, der ihn aber

wenn eines der Pferde das Vorziehen des Turmes stützen würde

zu einem nicht wiedergutzumachenden Schach verdammte, ebenso geschickt wie jener selber zu besiegen, mein Vater brachte sich selbst Zug um Zug zwischen zwei Diskussionen mit den Jugoslawen und den Arabern und den Lastwagen zum Scheitern, die sich mit fröstelnden Schnauzen von Beja entfernten, diese Morgenkühle, diese auf den Zweigen verharrenden Nebelfetzen, das Gewehr des Fahrers unter einem Stück Decke, der Jude und der Polizeioffizier verfolgten sie von einem Hügel aus, meine Mutter allein im Bett, und kein Körper, selbst wenn er gleichgültig war oder sie abwies, half ihr, die Flure der Schlaflosigkeit zu durchmessen, das Zimmer in der Klinik, das gern ein Zimmer gewesen wäre, aber Stühle hatte, die wir bei uns zu Hause verabscheuen würden, mitten auf dem Tisch eine Vase, die verkündete

– Ich gehöre euch nicht

eine übertriebene Sauberkeit, eine übermäßige Symmetrie, zuviel Bohnerwachsgeruch, der andere Gerüche überdeckte

den Armeleutegeruch, den mein Vater aus Alcoitão mit nach Estoril gebracht hatte, zuviel Bohnerwachsgeruch, der andere Gerüche überdeckte

nach Arzneien, nach Desinfektionsmitteln, nach verfaultem Blut

mein Blut und Leopoldinas Blut zwischen Alentejo und Galicien, wenn die Leibwächter oder der Rechtsanwalt oder der Jude uns ins Brombeerdickicht schleppen und die Motoren auf dem verlassenen Feld leiser werden würden

am Fuß eines Berges

in irgendeinem Dorf

wenn ich nicht die Treppe hinaufgestiegen wäre, die zu den Truhen, zum Lehrer, zu Adelaide führen, hätte ich dich nicht in dieser kleinen leeren Wohnung entdeckt, wo du Bettlaken an einer Schnur aufhängst, würde ich mit meiner Mutter, Ana und dem tönernen Knaben weiter in der Villa sein, mich in die Gartenlaube setzen oder im August hinunter zum Strand gehen und die Möwen zählen, heute morgen neunzehn auf der Mauer in Erwartung der Ebbe, der wertlose Kram, den der Fluß liegenläßt und der ich sein könnte, und ich bin es tatsächlich neben einem Band aus Teer, ich, auf die das Gewehr des Fahrers oder ein Reifen, eine Stoßstange, brodelnde Zylinder gerichtet sind, der beinahe rote

Schnabel der Möwen und ihre Kupferfüßchen, ein Blick, der aufhört, uns zu fixieren, und daher rütteln sie an meiner Schulter, auf die Klingel drücken, die nicht klingelt, nicht klingelt, trotz der Gewißheit des Arztes, der meinen Puls überwacht

– Habe ich Ihnen nicht versprochen daß Ihre Tochter wieder gesund wird?

ich glaube, eine Krankenschwester und schnelle Schritte, die Ehefrau des Rechtsbeistandes und Tante Palmira bemerkten

im Schneiderinnenspiegel in Abrantes

die Lastwagen, die nach Galicien fuhren

– Mein Gott

und um nach Vigo zu gelangen, fuhren sie durch Estoril hinten am Garten entlang, die Pforte drehte sich nur in der unteren Angel, mein Vater im Arbeitszimmer, meine Mutter auf der Terrasse, die Fische im Teich erdolchten Mücken, auf der Uhr auf dem Nachttisch immer drei Uhr eines unendlichen Tages, was, solange es andauerte, den   aufschieben würde, der Polizeioffizier in einer Mauerspalte, und morgen überall im Haus Kerzen, der Kleiderschrank, in dem man das Unglück in Form von Trauerkleidern aussuchte, Blusen Jacken Schals nebeneinander auf der Bettdecke, die Meinung Anas, die etwas von Mode verstand

– Warum kein Seidentuch?

mein Großvater, der das kleine Etui öffnete, die Pistole vom Aquarell meiner Mutter aus der Nonnenschule, vom Glanz des Glasperlenglitzerns, von mir wegbewegte, das Bett wurde mit einer Kurbel hochgestellt, und mein Vater ruckelte wie eine Vogelscheuche, die fast nur aus falschen Zähnen bestand

– Wie Sie sehen halte ich mein Versprechen gnädige Frau Ihr Mann ist nun schon hier

Herren, die nachdenklich saugend rauchten, Damen, die, das Fingerchen am Mund, Stille anempfahlen

mir?

dem anderen Kind, das zu rufen begann?

und da öffnet, vor der Pistole, dem Gewehr, dem Polizeioffizier, mein Vater in der Villa die Tür vom Dachboden, trifft auf die Medaillons und die Zeitungen, die durcheinandergebrachten Hefte, begreift, wird böse, steigt die Treppe hinunter

– Maria Clara

warte, so ist es nicht gewesen, ich sage, wie es war

wie es sein wird

wie es einmal in der Vergangenheit war

der Vater sucht in der Schublade nach den Schlüsseln, findet sie in einer anderen Position, schaut uns an, steigt die Treppe hinauf, bleibt auf der zweiten Stufe stehen und schaut uns wieder an

wie es sein wird

also gut, wie es sein wird, reden wir über die Zukunft und sagen wir, wie es sein wird

wie wird es denn sein?

unterbrich mich bitte nicht immer, wenn er aus der Klinik zurück ist

in zwei oder drei Tagen

in zwei oder drei Tagen, wenn er aus der Klinik zurück ist, sucht der Vater zwischen den Papieren in der Schublade nach dem Schlüssel, findet ihn in einer anderen Position, schaut uns an, steigt die Treppe hinauf, bleibt auf der zweiten Stufe stehen

genauso habe ich es erzählt

nein, warte, bleibt auf der zweiten Stufe stehen und schaut uns noch einmal mit einem Gesicht an, das deinem ähnelt, wie es jetzt aussieht, öffnet die Tür zum Dachboden, schließt einmal, schließt zweimal, dreimal

nein, nur zweimal

der Vater öffnet die Tür zum Dachboden, schließt einmal, schließt zweimal ab, trifft auf die Medaillons und die Zeitungen und die durcheinandergebrachten Hefte, den Schaukelstuhl, der an der Luke steht, steigt die Treppe hinunter, ruft

– Ana Maria

das glaube ich nicht, das warst nicht du, das war Mutter

ich nehme an, es war Mutter, nehmen wir einmal an, daß es Mutter war, steigt die Treppe hinunter, ruft

– Amélia

und die Stricknadeln still, die Gesichtszüge gefaßt, der schmalere Zeiger springt von der VII auf die VIII, der dickere Zeiger klebt auf der XI

oder der IX?

auf der XI, der Vater wird spät kommen, und daher klebt der dickere Zeiger auf der XI, die Dienstmädchen lugen durch den Vorhang im Salon

die Haushälterin lugt zumindest durch den Vorhang im Salon

die Dienstmädchen lugen durch den Vorhang im Salon, runden den Mund zum ersten Schrei.

Achtzehntes Kapitel

Daher wird ab Sonntag alles so sein wie immer, die Klinik, die Krankheit und den Tod hat es niemals gegeben, obwohl der Arzt Ana in den nächsten Tagen bestimmt anrufen wird, sehr viel älter als ich und so distinguiert, ein Chirurg, Maria Clara, er hat geschworen, sich meinetwegen von seiner Frau scheiden zu lassen, und morgen um acht vor dem Casino, was soll ich bloß anziehen, leih mir doch deinen grünen Blazer, wenn du irgend jemandem davon erzählst, zerreiße ich dich in der Luft, ewig lange wie von einem Wunder überrascht den Hörer anschauen, ihn auf die Gabel legen, als legte man ein Kind ins Bett, streichelte es, bis der Schlaf, ohne die geringste Hoffnung darauf warten, daß es wieder läutet, und wenn es läutet, die Verzückung, die zu zorniger Enttäuschung wird

– Ich kann jetzt nicht weg auf Wiederhören

und diesmal allerdings wird der Apparat auf den Tisch geknallt

– So ein Idiot

irgendein Teil protestiert im Gehäuse, ab Sonntag mein Vater von mittags bis abends auf dem Dachboden, meine Mutter versorgt die Pflanzen auf der Terrasse mit der Gießkanne, die von der Badewanne bis zum Mosaik tropft, auf dem sich der Schatten der Eschen winkend fortsetzt

– Bis später Clarinha ist dir schon mal aufgefallen daß du häßlich bist?

eines der Dienstmädchen, das jüngste, das, welches meine Mutter aus irgendeinem mir nicht bekannten Grund nicht ausstehen kann, geht zum Chauffeur in der Garage, trägt Ohrringe, die aus nachgeahmten Perlen in einer metallischen Fassung bestehen, vorige Woche habe ich sie dabei erwischt, wie sie vor dem Spiegel eine meiner Ketten ausprobierte, das Kinn reckte, um die Wirkung zu betonen, mein Kleiderschrank offen, eine Jacke rutschte mit der Entschlossenheit lebendiger Dinge herunter und häufte Schulterpolster und Knöpfe auf den Boden, meine Mutter gab ihr die Schuld an dem Riß in der Porzellanvase, den es schon lange vor ihr gegeben hatte, zog ihn ihr vom Gehalt ab, und da fuhr der Wagen durch das Tor herein, meine Mutter bemerkte den Wagen, verschwand voller Wut, worauf bloß, in ihrem Zimmer, das Dienstmädchen nahm, als es mich sah, die Kette ab, schloß den Schrank und hob die Jacke auf, alles gleichzeitig, und wartete schließlich zitternd wie ein Lamm, das resigniert akzeptiert, daß man ihm die Kehle durchschneidet, ein letzter eitler Seitenblick zum Spiegel hin, mein Vater hätte gesagt

– Ich schenke sie dir

und daher mein Vater durch meinen Mund

– Geh bevor meine Frau ich schenke sie dir

nicht ich, mein Vater durch meinen Mund

– Geh bevor meine Frau ich schenke sie dir

und ich fuchsteufelswild über die Großzügigkeiten meines Vaters, da es die einzige Kette mit Turmalinen war, die ich besaß, seine Fürsorge für die Armen, niemals vor unseren Augen, heimlich, als gehörte er derselben Rasse an, und es sprang ins Auge, daß er ihr nicht angehörte, trotz der gestreiften Socken und der Art, wie er das Besteck anfaßte, wenn ich das so machen würde, meine Mutter

– Maria Clara

seine Fürsorge für Adelaide zum Beispiel, für Leontina

Leopoldina, den Gärtner, den Chauffeur, obwohl es mit dem Chauffeur merkwürdig war, weil er sich zu amüsieren schien, er, der sich nie amüsierte, ihm für etwas dankte, was ich nicht mitbekam, und je mehr er sich amüsierte, um so mehr wand sich schweigend der Chauffeur

noch ein Lamm, das den Hals ausstreckte und akzeptierte, daß man ihm die Kehle durchschnitt, beinahe bat

– Töten Sie mich mein Herr

und mein Vater, wie bei der Episode mit der Kette

– Ich schenke sie dir

stand an das Regal mit den Werkzeugen gelehnt, spielte mit einem Schraubenschlüssel, einem Hammer, einem Armband, das er aus dem Wagen gezogen hatte und das genauso aussah wie das von meiner Mutter und das vor einer Woche von ihrem Arm verschwunden war, meine Mutter, die den Schmuckkasten auf der Frisierkommode auskippte, dutzendfaches Glitzern auf dem Marmor

– Hast du zufällig das Armband mit den drei Herzen gesehen Ana Maria?

ich hätte nicht gedacht, daß sie so viele Colliers, Anstecknadeln, Ringe besaß, die der Eyelinerstift auseinanderschob, dann nachdenklich innehielt, noch schneller auseinanderschob, dabei eine Kette aus Achaten herunterwarf, die sich auf dem Boden krümmte, die Frage fast die Bitte um ein Wunder

– Hast du zufällig das Armband mit den drei Herzen gesehen Ana Maria?

warum soviel Angst, warum soviel Bangigkeit, mein Vater ohne Bangigkeit, ganz ohne Angst, hielt es wie das Besteck, während der reglose Körper des Chauffeurs die Straße hinunter floh, der Bauch, als drehte sich ein Messer darin um, das leichte Zukken der Beine

– Ich schenke sie dir behalt sie ich schenke sie dir

gab ihm nicht das Armband, sondern etwas, von dem ich nicht weiß, was es war, einer der Leibwächter verstellte die Garagentür, durch die der Chauffeur entwischt war, während er zugleich geblieben war, ein zweiter Leibwächter nahm ein Stück Strick von einer Werkbank mit Abfällen, Reifenschläuchen, Flicken, die Bäume zu ruhig, eine unheilverkündende Friedlichkeit in den Beeten, der Teich stumm trotz des Wassers aus dem tönernen Knaben, das die Wipfel besänftigte, das Stück Strick zwischen zwei Fäusten, schieben Sie die Schmuckstücke besser mit dem Stift auseinander, Mutter, geben Sie nicht auf, die Schmückstücke auseinanderzuschieben, erschrecken Sie nicht, lassen Sie sich nicht durch das

Geschehen in der Garage ablenken, schauen Sie in den Etuis auf dem Frisiertisch nach, zwischen den Tuben, den Lockenwicklern, den Parfümflakons, umarmen Sie mich nicht, sagen Sie nicht

– Wie bitte?

weil Sie glauben, jemand habe Sie von draußen gerufen

es hat keiner gerufen

oder aber ein Schluchzen, ein Beipflichten, eine Zustimmung, die ich nicht gehört habe, die Sie haben hören können, Mutter

– Töten Sie mich mein Herr

kaum war die Garagentür zugeschoben, ein Ölfleck

Öl?

auf dem schmutzigen Zement, zurückgeworfene Schultern und ein Strick zwischen zwei Fäusten am Hals von wem auch immer

einem Dieb, einem Bettler, einem der Jugoslawen aus dem Arbeitszimmer

das Armband mit den Herzen schließlich im Schälchen mit dem marokkanischen Schmuck, um den Ana und ich Sie immer gebeten haben, glitzernde Kugeln, Ringe aus Glas, das Gefühl, daß die gesamte Milchstraße an den Ohren schaukelte, und schließlich das Armband und deswegen die Garagentür weit offen, der Chauffeur

kein Lamm, der Chauffeur

poliert die Chromteile des Wagens, die Leibwächter hinter dem Haus, mein Vater schließt sich ohne Schraubenschlüssel oder Hammer auf dem Dachboden ein, ein Echo von Holz und Papieren und vielleicht der Schaukelstuhl auf den Dielen, meine Mutter, die uns grundlos küßte, dankbar, sie, die nie Küsse gab, eine eilige Wange darbot, und der Kopf

– Ist ja gut ist ja gut

schon von uns weggewandt

– Ist ja gut ist ja gut

meine Mutter legte das Armband fröhlich an wie ein Geschenk

– Luís Filipe

beinahe ein kleines Mädchen, das in die Hände klatscht, beinahe jünger als wir, sagte sie abermals

– Luís Filipe

und im

– Luís Filipe

ein triumphierender Arm, an dem Gold tanzte

– Du hast dich geirrt du hast dich geirrt du brauchst ihn nicht mehr umzubringen

stieg mit der Nachricht die Stufen zum Dachboden hinauf oder hinunter in den Garten

– Du brauchst ihn nicht mehr umzubringen du brauchst ihn nicht mehr umzubringen

ein kleines Mädchen, das in die Hände klatscht, beinahe jünger als wir, die Falten verschwunden, die Stirn ohne Furchen, und morgen am Guincho oder am Rest einer Mauer ein rächendes Zwicken, ein zärtlicher Klaps, die Wellen, die mich erregen, mich beruhigen und mich erneut erregen

– Du hast mir vielleicht einen Schrecken eingejagt

das Parfüm löst sich im Abendtau der Armen auf, und dennoch, beim Heraufkommen der kleinen Kiesauffahrt, der Schlund der Garage geschlossen, der Ölfleck

Öl?

der auf dem Zement größer wurde, das Lamm, das mit gerecktem Hals den Strick oder das Messer zum Kehleaufschlitzen akzeptierte, morgen nicht am Guincho, auch nicht am Mauerrest, zwischen zwei Wolken aus dem Gleichgewicht geratene Möwen, die gegen die Kiefern prallten, der unaufhörlich im Nordwind schaukelnde Wagen, morgen nicht in der Düne am Guincho, hier im Salon, faltig, mit grauem Haar

was heißt hier zweiundvierzig Jahre, sechzig ohne Schminke und mit Brille

tut sie so, als beschäftigte sie sich mit der Strickarbeit, während sie das Lamm wegtrugen, in Bettlaken gewickelt, die mit Ölflecken übersät waren, mit Ölflecken, die keine Ölflecken waren oder Ölflecken sein könnten und wenn nicht Ölflecken, dann etwas waren, was ich nicht zu sagen wage, wenn ich es sagen würde

– Blut Mutter?

eine flinke Bewegung der Nadeln, die mich blenden wollen, was heißt hier zweiundvierzig Jahre, sechzig, nicht mehr weit von Ungewißheit, Hinfälligkeit, von einem

– Blut Mutter

Hütchen, wer weiß, einem Perlentäschchen, einem mottenzerfressenen Fuchs, dem mühsam auf dem Boden vorankommenden Trippeln

– Sei still Maria Clara sei still

die Garagentür geschlossen, hinter der Tür unheilverkündende Stille und über der Stille das Knacken der Palmen, zu hoch dort oben, ihnen das Armband geben, bevor der Strick oder das Messer oder diese an der Kehle fest zugedrückten Plastiktüten, und die Gesichtszüge schwellen an, die Blasen der Augen verflüchtigen sich, platzen, der Hammer

oder der Schraubenschlüssel

auf den Rippen, der Hüfte, ein Schuh verloren, die Leibwächter zurückhalten, und die Leibwächter entgeistert, von meinem Mann fordern, daß nicht, ich schob die Garagentür auf

ab Sonntag wird alles wieder so, wie es war, so viele Stunden haben sich auf jeder Uhrzeit der Uhr angehäuft, unglaublich, wie viele Stunden ein einziges Umlaufen des Zeigers enthält, die

und jetzt?

die

wozu?

die Zukunft, die es nicht gab

nicht gibt

nicht wissen, was ich mit mir machen soll, von eins bis tausend zählen, die Anzahl der Fotos auf dem Regal erraten, ist es eine gerade oder eine ungerade Zahl, und durcheinandergeraten, erst gerade, dann ungerade, ich muß mich geirrt und einen Nippesgegenstand für ein Foto gehalten haben, die Rettung der Nacht und der brennenden Lichter, der Sonntag wird Gott sei Dank zu

Montag, und Unterricht, und die Architektin mit dem Ring aus Elefantenhaar

– Clarinha

wartet in dieser Bruchbude auf mich, in der jedes Zimmer vor einem anderen rostigen kleinen Zorn bebte, Ärger, Scham verspüren, ich komme nicht wieder hierher, und dennoch das ja, ist in Ordnung, das nur eine halbe Stunde, es ist schon spät, die Mansarde schrie nach Renovierung mit ihren viel zu vielen Kissen, und dann die lästige, unangenehme Verehrung, Eifersuchtsszenen, Geschmolle, meine untröstlichen Entschuldigungen

– Ich kann nicht verzeih mir

die Erlösung des Taxis, man sah es mir an, keine Frage, man sah es mir am Gesicht an, und Ana bemerkte es

– Eine Migräne laß mich in Ruhe

unter der Dusche Argumente, Bitten, Finger abwaschen, die mich fanden, wo ich schon nicht mehr war

– Clarinha

der Ring aus Elefantenhaar, warum zum Teufel am Daumen, wenn er mich liebkosen sollte, sterbe ich, die blöde Katze mit zärtlichen Nasenstübern, sie kräftig wegstoßen, und ein schmachtendes Klagen wie das der Architektin, sobald das Taxi unten ist, ein demütiges Schniefen, das ich mich zu sehen weigerte, ein Abschied im Fenster, dem zuzuschauen ich mir verbat, das Telefon und niemand am anderen Ende, nur ein mechanisches Summen, das Dienstmädchen mit meinem Blick im Spiegel, Ana, die den grünen Blazer über einer braunen

(nicht braunen, weinroten)

Bluse anprobierte, beide entdeckten mich, wie ich an der Kommode stand, und blieben stehen wie meine Mutter, als sie in der Garage eine Art Paket vorfand, das mit Öl oder Blut bedeckt war, Beine dort angewinkelt, wo sie nicht angewinkelt sein sollten, eine der Handflächen in Schlafhaltung, der Strick an seinem Nagel, der Hammer und der Schraubenschlüssel unschuldig auf dem Bord, auf dem Reste, Ruß, die Reglosigkeit von Vögeln, das Fehlen von Geräuschen, unsichtbare Hunde, die das Nahen der

Dämmerung vor Angst verstörte, bald schon die Laternen, die Neonreklamen, die Fontänen am Casino

ihr war nie aufgefallen, daß die Fontänen orange getönt waren

bevor sie sich zusammen mit den Hunden in einer Woge aus Dunkelheit verloren, die Estoril, die Villa, uns mit einschloß, die Köchin machte im Hof ein Huhn fertig, als die Lampe anging

der Tropfen einer Glühbirne am geflochtenen Kabel

die Garage tauchte dunkler, tiefer auf, die Scheiben des Wagens verbargen die Gewißheit einer Gürtelschnalle und von Krümeln und Flecken, vielleicht sie selber vorgestern oder gestern

gestern nicht, der Zahnarzt

vielleicht sie selber am Montag oder Dienstag in einer Düne am Guincho, die abgestoßene Perle auf dem Rücksitz, sich zum Öl auf dem Paket beugen, ohne zu verstehen und doch zu verstehen, man erahnte die Haushälterin, die die Obstschale zurechtmachte, ich kam mit einem lustlos angenommenen Ring aus Elefantenhaar aus meinem Zimmer herunter

– Clarinha

der meinen Daumen quälte, meine Mutter zu den Ölflecken gebeugt

kein Blut, zu dick für Blut, ganz klar kein Blut, Öl

oder gerade dabei, den Schmuckkasten auf dem Frisiertisch auszukippen, die Frage fast ein Hauch

– Hast du das Armband gesehen Ana Maria?

während der reglose Körper des Chauffeurs die Straße hinunter floh, die Stengel hin und her, und ihre lärmende Erregung, warum soviel Angst, warum soviel Bangigkeit, der Strick zwischen Fäusten, Beine, die dort angewinkelt sind, wo sie nicht angewinkelt sein sollten, meine Mutter hebt eine Ecke des Paketes an, und die Züge meines Vaters

nicht Öl, Blut

die Schläfe eingedrückt, die Pupille

– Amélia

ein Fingernagel am Kopf des Tisches

nur ein Fingernagel, der Rest woanders

löst die Krume aus der Kruste, meine Mutter richtet sich in der Garage auf, richtet sich am Tisch auf

– Grauenhaft

mein Vater, an den Brotkügelchen nicht interessiert, braucht länger, um den Stuhl zurückzuschieben, hat einen kleinen Ölfleck

oder Blutfleck

sternförmig auf dem Hemd, mir schien, daß die Beine angewinkelt waren, wo sie nicht angewinkelt sein sollten, die Schwellung an der Nase, die Pupille

– Maria Clara

Möbel aus gebrauchten Reifen, der Lüster einer Glühbirne an einem geflochtenen Kabel, die Schritte des Dienstmädchens, das das Geschirr abtrug, die Schritte der Leibwächter, die aus dem Garten zurückkamen, der Chauffeur

die Haushälterin?

am Eingang zur Garage, am Eingang zum Salon mit einem Schraubenschlüssel und am Griff des Schraubenschlüssels geronnenes Öl, und es war kein Öl, es war   , die Dünnflüssigkeit von   , dieses dunkle Rot, und dennoch rochen wir es nicht, sahen wir es nicht, meine Mutter wählte einen Pfirsich aus, Ana nahm sich mit dem Gehabe einer Prinzessin vom Milchreis

– Sie hat die Vornehmheit des Herrn General geerbt Dona Amélia schade daß Ihre ältere Tochter nicht nach Ihrer Seite kommt

die Pupille meines Vaters ruft noch immer

– Maria Clara

und da ich ihm nicht geantwortet habe, die Serviette auf dem Tischtuch, der Körper entfernt sich in Richtung Arbeitszimmer, wird auf dem Flur immer kleiner, als würde er auf einer Trage oder Krankenliege transportiert

vor drei oder vier Tagen habe ich in der Klinik einen Krankenwagen gesehen, aus dem ein Maurer auf dem Brett eines Gerüsts ausgeladen wurde, ich werde die Stiefel ohne Schnürsenkel, die kleine Medaille, die ein Bediensteter mit einer Hündin im Arm in seinem Hemd versteckte, niemals wieder vergessen, der Angestellte vom Empfang kam und flüsterte etwas über Zecken, und der Bedienstete und die Hündin auf der Auffahrt des Parkplatzes, ich sah sie noch einen Augenblick zwischen zwei Bussen, aber jetzt, wenn ich daran denke, bin ich mir nicht mehr sicher, Ana

– Was für ein Maurer?

meine Mutter

– Was für ein Maurer?

daher habe ich ihn möglicherweise erfunden, ich weiß nicht, ob es Ihnen schon aufgefallen ist, aber ich erfinde so viel, wenn ich mit Ihnen rede, ich würde es vorziehen, Sie nähmen an, daß ich etwas erfinde, weil mich diese Liege mit einem Papiertaschentuch auf dem Kopfkissen beeindruckt, dieser Händedruck, wenn ich Sie bezahle, diese Aufzeichnungen auf dem Block, meine Mutter hat jetzt einen Pfirsich ausgewählt und den Kern herausgeholt, Ana schreibt ihren Namen mit Zimt auf den Milchreis im Schälchen, mein Vater im Arbeitszimmer, weil es auf dem Fußboden einen feinen Streifen Helligkeit gibt, alles so wie vor dem Krankenhaus und der Angst vor dem Tod, damals, als ich versuchte herauszubekommen, ob die Versprechen einer Heilung wirklich stimmten, meine Mutter mit dem in ordentliche Scheiben geschnittenen Pfirsich, Ana löschte den Namen mit dem Löffel, alles so langsam, langweilig, stumm, in den Garten hinausgehen, und keine Welle, kein Zug, kein Sich-Kräuseln der Palmen, die Nacht von der Glyzinie umschlungen, die sie mit kleinen fliederfarbenen Blumen sprenkelte, bevor die Welt in dem Maße zu schrumpfen begann, in dem ich in einer Konstellation von Vorahnungen, Zweifeln, erregenden Geheimnissen wuchs, und die Küche nunmehr dunkel, das Erdgeschoß dunkel, hinter den Rollläden der Dienstmädchen geht das Licht an und aus, Ana mit der Herbst/Winter-Mode in ihrem Zimmer

Wie Sie mit gewagten Dessous die Leidenschaft Ihres Mannes wecken können

meine Mutter im Nachthemd am Hausaltar

wollen Sie keine gewagten Dessous, um die Leidenschaft Ihres Mannes wiederzuerwecken, wollen Sie kein zweites Kopfkissen im Bett, eine zweite Flasche Wasser auf dem Nachttisch, einen zweiten Körper neben sich, der die Wärmflasche mit Ihnen teilt, irgend etwas, das Sie von Ihren Christussen aus Kupfer und Ihren Heiligen Jungfrauen aus Emaille befreit, Sie vor einem Birkenpfad oder Trümmern von Zinnen im Unkraut am Guincho schützt, wo eine Möwe zwischen den Steinen ihre Eier ausbrütet, kein einziges Fenster mehr in der Villa, ein Würfel, dunkler als das Dunkel der Wipfel, mein Vater, der mit Waffen handelte

es ist noch zu früh, das zu sagen

wechselte auf dem Sofa im Arbeitszimmer seine Lage, in den Nachbarhäusern auch kein einziges Fenster mehr, Spuren von Menschen, aber keine Menschen, nur Würfel, die dunkler waren als das Dunkel der Wipfel, eine Laterne, allerdings in der Straße oberhalb des Hauses, ein gelber Lichtschein im Innenhof des Casinos, Autoscheinwerfer, aber nur selten und auf der Straße beim Autodrom, so daß sie mich nicht berühren konnten, ich, nachdem ich mich heimlich angezogen, den leeren Korridor erreicht, gehorcht hatte, ob meine Mutter, ob Ana, ob plötzlich auf der Schwelle einer Tür

– Maria Clara

ich die Kleider auf dem Treppenabsatz glattgestrichen hatte

– Ich gehe nicht

und während ich noch beschließe

– Ich gehe nicht

war ich die Hintertreppe hinuntergegangen, weil ich den Verrat des Holzes befürchtete, das mich bei meiner Mutter verpetzte

– Dona Amélia

an der Anrichte vorbei, an der Speisekammer, den Kammern der Dienstmädchen, die Türangeln zum Hof drehen, in dem ein Fliesenglitzern, das ich mit dem Ärmel auslöschte, bevor

– Dona Amélia

oder

– Gnädiges Fräulein Ana Maria

und Pantoffelgewirbel und zornige Fragen, wer weiß, ob mein Vater, wenn er das Arbeitszimmer verläßt, die Jacke anzieht, deshalb mit dem Ärmel die Fliesen im Hof löschen

ein Weidenkorb, ein Wasserspeier, ein Edelmann zu Pferde

Furcht vor Lichtern, und statt der Lichter

ich danke dir, Gott

Würfel, dunkler als das Dunkel der Bäume, mein Vater im Arbeitszimmer schimpft auf das Sofa, das Glöckchen ruft den Gärtner, und das Klingeln genau wie das Blöken der Schafe in Tomar, Süßigkeiten des späten Nachmittags, Horizonte aus Gebirge, Bilder von mir als Baby auf dem Schoß meiner Großmutter, die mich dem Fotografen zeigt, eine Erinnerung mit Spitzenhäubchen und Rüschenkleidchen, jemanden bat, es war wohl mein Vater, es war ganz sicher mein Vater, weil ich mich an seinen Duft erinnere, daran, wie ich meine Arme um seinen Hals gelegt hatte, und ein Bonbon und Frieden, ein Badmintonschläger, dem Saiten fehlten, und da mich niemand sah, meine Mutter, meine Schwester, die Haushälterin, die Dienstmädchen, bis ans Ende des Kiesweges gelangen, der beim Teich aufhört, dem Licht gelingt es nicht, die Seerosen zu durchdringen und mein Gesicht zu enthüllen, die Baracke, in der seine Frau und sein Sohn und der Jagdhund alle auf derselben Matratze, die Frau, wenn ich ihr zufällig begegnete

– Gnädiges Fräulein

nicht viel älter als ich, und dennoch so alt, die Lippen kraftlos, fehlende Eckzähne, mir tat dies Elend leid, mir tut das Elend immer leid, und mehr noch, als die Schritte des Mannes in die Gartenlaube traten, zog ich die Ohrringe mit den abgestoßenen Perlen aus der Handtasche, die ich aus einem doppelten Boden mitgebracht hatte, den weder meine Mutter noch Ana jemals entdekken würden, steckte sie mir in die Ohren, und guten Abend, und hallo, und ich bin hier auf dieser Seite, und warum hast du so lange gebraucht, Liebster, warum hast du so lange gebraucht.

Neunzehntes Kapitel

Von der Arbeit meines Vaters weiß ich nichts und will ich auch nichts wissen: was ich Ihnen das letzte Mal gesagt habe

Sie nennen das Sitzungen, das heißt fünfundvierzig Minuten Schweigen zweimal in der Woche, hin und wieder eine Frage, nie eine Meinung, eine Frage und Notizen auf dem Block, was ich Ihnen das letzte Mal gesagt habe, war nur ein Scherz, ein Ausrutscher, ich habe Ihnen ja erklärt, daß ich die ganze Zeit was erfinde, meine Mutter ist nicht so, meine Schwester ist nicht so, oder sie sind es und zugleich nicht, und wenn ich weg bin, können Sie ja die Wahrheit von der Lüge trennen und es dann verstehen, obgleich ich mir vorstelle, daß Sie in der Küche zu Abend essen, den Hals aus Furcht vor Lymphknoten abtasten, Ihre Frau schimpft mit dem unsichtbaren Sohn, der ununterbrochen telefoniert

meine Schwester ist so

die Reihe Fliesen mit Avocados und Kirschen über der Spüle, meine Mutter verbirgt eine Grimasse

– Grauenhaft

und zeigt mir die Lampe, die ein Gaslicht nachahmt

– Ist er wenigstens ein guter Psychologe?

während es in Ihrem Büro kein Gaslicht gibt, den Stuhl, die Liege, anstelle des Frieses mit den Avocados und den Kirschen eine glatte Wand, der Füllfederhalter rennt hinter meinen Worten her, es gelingt ihm nicht, sie zu erreichen, er verabschiedet sich mit einem Gruß, der nicht ganz zum Gruß wird

warum auch grüßen, wenn heute morgen ein Lymphknoten am Hals, Laboruntersuchungen, und in einer Woche wissen wir Genaueres, machen Sie sich bis dahin keine Sorgen, doch Sie machen sich Sorgen, doch Leukämie, doch Krebs, Ihre Frau mit gesundem Hals

– Beunruhige dich nicht Roberto

oder Rui oder Rolando, denn ich kenne nur Ihren Nachnamen und die Initiale des Vornamens

– Raimundo Renato Rogério

warum eine Begrüßung, wenn Nachmittag für Nachmittag der Füllfederhalter, der mich an ein kleines Tier erinnert, das seinen Besitzern folgt und ihnen versichert, sie bittet

man meint, es versichert etwas, aber in Wirklichkeit bittet es sie

– Verlaßt mich nicht ich bin immer noch da

verlaßt mich nicht mit meinen Lymphknoten und dem leichten Fieber, und eine Woche später habe ich bereits Dutzende falscher Positive gesehen, es könnte eine Verwechslung vorliegen, wir wiederholen die Untersuchungen, wir weisen Sie ein paar Stunden für eine Biopsie ein, und das wär's, einen anderen Psychologen empfehlen

– Ich werde eine Zeitlang nicht für Sie dasein können

und diesmal ein Gruß, zumindest zittern die Mundwinkel bei etwas, das er

da bin ich mir ganz sicher

für ein Lächeln hielt und das wahrscheinlich sogar ein Lächeln war bei jemandem, der seit Ewigkeiten zwischen Avocados, Kirschen und Kindern am Telefon zu Abend ißt, die zur Hälfte schon im Apparat verschwunden sind

– Ich kann im Augenblick nicht reden aber die Antwort ist ja

während ich ihn von der Tür aus ansehe, das Taschentuch an der Stirn, die Finger, die den Hals langsam und vorsichtig abtasten, und da die Schreibfeder

– Sie haben behauptet Ihr Vater handelt mit Waffen?

der Lärm eines Motors oder eines Auspuffs auf der Straße

es ist kein Auspuff, es ist ein Schuß

eine Dame, die Leopoldina ähnlich sieht

mir fällt immer Leopoldina ein, warum Leopoldina, immer dieses verblichene, zerrissene Foto

die nicht hier, sondern in Alcoitão, beim Verlassen des Ladens fällt, zum erstenmal wird der Block aufgegeben, und der Füllfederhalter dreht sich vor mir zwischen den Fingern, strichelt feine Linien, er setzt die Kappe auf und nimmt die Kappe ab, darauf Spuren von Zähnen und geplatzter Lack, er schreibt, was ich niemals gesagt habe

niemals sagen würde

daß beispielsweise in unserem Haus Leich

– Sie haben behauptet Ihr Vater handelt mit Waffen?

wo doch das, was ich gesagt habe, nur ein Scherz war, ein Ausrutscher, Geschichten, die ich die ganze Zeit erfinde, die Araber im Arbeitszimmer, die Lastwagen aus Murtal oder Beja, der Rauhreif auf den Agaven, diese Art Rauch, der aus der Erde aufsteigt und die Gesten anfeuchtet, und in der Woche darauf

oder in der darauffolgenden oder in der auf jene folgenden

ein Dorf in Kaschmir zerstört oder ein Bombenangriff im Libanon

ich tue nur so, ist doch klar, gebe ihm einen Grund, sich mit dem Block zu beschäftigen und nicht auf dem Füllfederhalter herumzukauen

zwei oder drei Leichen in einem einzigen aus Hühnerstallbrettern gemachten Sarg zwischen Frauen in weiten Überwürfen und reglosem Kummer, mein Vater liest unaufmerksam wie immer die Zeitung quer, bemerkt die Särge und die Schreie nicht oder deckt sie

absichtlich?

mit freundlicheren Seiten zu, weite Überwürfe und Kummer, der vielleicht in der Form von Brotkügelchen auf dem Abendbrotstisch zurückkehrt, Brotkügelchen oder Soldaten oder brennende Gebäude, die weiter brannten, bis die Serviette auf dem Tisch, der Stuhl zurückgeschoben, die Schulter blindlings den Maschinenpistolen und Minen entwischte, dabei an die

verkohlte

Ecke der Türschwelle stieß, den Soldaten auf dem Flur der Villa entwischte, wo der nächste Mörser, die nächste Bazooka, der Rechtsanwalt besorgt, beflissen

– Bedrückt Sie etwas Herr Doktor?

und kaum

– Bedrückt Sie etwas Herr Doktor?

alles still, ganz unerwartet, alles still, das Archiv, die Karteikästen, Ana und ich mit Pferdeschwanz und Schuluniform, ein Alter mit Kreide am Rockaufschlag

man bekam fast gar nichts mit und erahnte dennoch einen Alten mit Kreide am Rockaufschlag

ich habe das heute alles erfunden, verstehen Sie, ich habe Ihnen ja schon gesagt, daß ich die ganze Zeit etwas erfinde, weder wir in Uniform noch der Alte mit Kreide am Rockaufschlag vor dem Musikpavillon, ein Lehrer oder so, der Mann einer Kranken in der Wohnung in Alcoitão, in Begleitung eines Dienstmädchens im Sonntagsstaat, so wie Adelaide einmal gewesen sein mußte, als sie jung war, und ein kleiner Junge, an ein Holzwägelchen geklammert, der meine Mutter am Ärmel zieht, sie zwingt, mich zwischen Schatten und Konsoltischen zu begleiten

und auch Ruinen, verkohlte Menschen, bucklige Vögel, die in Lumpen picken, die Tür des Arbeitszimmers öffnen, wenn mein Vater im Alentejo ist, ihn der Jude oder der Polizeioffizier dorthin gerufen hat, ohne die Spange oder das Stück Brot auf dem Rücksitz zu bemerken, der kleine Junge mit dem Holzwagen hört meine Frage, die sie beide verletzte

– Wer sind die da Mutter?

Anas Zöpfe struppig, und ich habe keine Schuld, ich habe keine Schuld, denn die Stimme entstand ganz von selber wie das Plätschern des Wassers im Teich, wenn ich mich an ihn erinnerte, während der tönerne Knabe in die Flechten   , der Rasenmäher in den Beeten, und die Levkojen vor Angst zurückgewichen

– Schneide uns nicht ab

meine Mutter setzte die Brille auf, und während sie die Brille aufsetzte, ließ sie eine Bäuerin in der Art von Adelaide aus einem Bündel Papieren erstehen, bei dem sie verweilte, verglich und besorgt war, Anas Zöpfe versuchten mich zum Schweigen zu bringen

– Wer sind die da Mutter?

Adelaide vom Musikpavillon zum Innenhof des Casinos, wo meine Großmutter in die Sonne blinzelte, der Alte korrigierte im Schulanbau Diktate, der Junge mit dem Wägelchen beobachtet uns verblüfft, wie ich manchmal nachts, während mich der Elefantenhaarring am Finger stört, die Zukunft betrachte

ich in einer Mansarde, wo ich die kleinen zärtlichen Motoren der Katzen verscheuche, ich Architektin, ich Astrologin, ich experimentelle Schauspielerin, ich Soziologieprofessorin, ich nichts dergleichen und nur eine extravagante Vierzigjährige, die ihrerseits am Roulettetisch spielt, auf die Vierzigjährige zeigen, die ins Haus kam, ohne uns zu sehen und sich auf den Platz meines Vaters setzte

– Wer ist das Mutter?

in einer Zeitschrift mit der Herbst/Wintermode von vor zwanzig Jahren blätterte, meine Mutter nähert sich der kleinen Frau, die die Zeitschrift auf ihre Knie gelegt hatte und sie durch die Zeit hindurch ohne Neugier oder Zorn anschaute

– Wer ist das Mutter?

sie schob die Brille auf die Stirn wie immer, wenn sie ihre Strickarbeit unterbrach, um mit uns zu reden, normalerweise wo kommst du her, wo warst du, wo gehst du jetzt hin, und jetzt Verblüffung wie von jemandem, der woanders aufwacht

– Ich weiß nicht

meine Mutter an einer Düne am Guincho oder in einem Lorbeerhain, in dem sich Elstern aufregten, sie hörte unten das Meer und schnupperte schamhaft, unglücklich und glücklich, zu voll von Worten, als daß sie sie ausdrücken konnte, oder es dem Sand überlassend, sie für sie zu sagen, als sie sich gegen die Scheiben des Wagens wirft, meine Mutter, die nach billigem Tabak riecht, und der erfolglose Versuch, dies mit Parfüm zu überdecken, während sie eifrig die Vasen zurechtrückt, um uns nicht mit einem Mund küssen zu müssen, bei dem der Lippenstift nicht mehr mit ihren Lippen übereinstimmt, das Blau eines ihrer Augenlider glitzert auf der Wange, das Spiegelbild auf einer silbernen Teekanne zeigt sie sich selbst, konfrontiert sie mit einer zerrupften Silhouette, die zu viele Züge hatte, die Schulterblätter lösten sich fast im Weinen, Ana

– Was ist Mutter?

die Flucht ins Badezimmer, um das Gesicht wiederherzustellen, das blaue Augenlid kehrt aufs Augenlid zurück, ihre Panik, als sie dieselbe Panik auf der Oberfläche des Spiegels entdeckt, und wieder droht Weinen, Haarsträhnen, die der Bürste nicht gehorchen und fragen

– Wer bist du?

die Vase rechts zurechtrücken, sich auf der Teekanne überprüfen, in uns überprüfen, in Ana, die den Test mit den vier Möglichkeiten machte

A, B, C, D

Sind Sie die ideale Ehefrau, in mir, die an den Makrameedeckchen interessiert war, in der Haushälterin, die die Uhrzeit für das Mittagessen bestätigte und bei der meine Mutter sofort kleine Anzeichen von Mitleid oder Spott suchte, währenddessen im Arbeitszimmer das, was von den von zwei oder drei Militärs unendlich weit von uns entfernt in einem einzigen Sarg zusammengebrachten Leichen noch übrig war, Hunderte von Menschen auf staubigen Straßen

oder was das Objektiv des Reporters zu staubigen Straßen gemacht hatte, um den Effekt zu steigern

mit einem einsamen Baum, der das Bild ins Gleichgewicht brachte, Gestalten mit in Lumpen gewickelten Beinstümpfen, die so taten, als hätten sie keine Beine, als stützten sie sich auf eine Holzgabel, eine alte Frau

eine Greisin

eine Alte suchte Müll im Müll, Erfindungen von mir, so dumm, daß es nicht einmal lohnt, sie zu notieren, ein Mann

als wenn jemand, der ganz bei Trost ist, so etwas glauben könnte

schiebt im Schnee

der kein Schnee, sondern ein Fehler im Film ist

einen Kinderwagen voller verkohltem Müll zu einem zerstörten Tor, der Mann bietet etwas dar

ein Waisenkind?

ein Ferkel?

das sie ihm gegeben haben, damit er es in einer Haltung zeigt, die den Reporter eine Stunde Arbeit gekostet haben wird

– So bewirken wir damit gar nichts mein Freund tun Sie so als würden Sie leiden

nun sagen Sie schon, was kann das mit meinem Vater im Krankenhaus zu tun haben und Transfusionen und Bratäpfeln, die in ihrer klebrigen Sauce in die Anrichte zurückkehren, und plötzlich zuckt der Kopf grundlos, die Klingel suchen, die unter das Bett gerutscht ist

funkelnagelneue Pantoffeln mit Papierpolstern in der Spitze

und das Kabel mit anderen Kabeln verheddert, vom Luftbefeuchter, von der Nachttischlampe, vom Sekretabsauger, von der zweiten Lampe

auf die Klingel drücken und kein Ton, stärker drücken, sie schütteln, vielleicht ist eine Schraube locker, die Vorstellung, es habe gesummt, und schließlich das Pfeifen des Lastenaufzugs, doch inzwischen ein Erschauern, und ich weiß nicht, ob das Herz stehengeblieben ist, den Puls fühlen und mein eigenes Blut in seiner Haut pochen fühlen, die Frauen mit den dunklen Überwürfen waren verschwunden, obwohl es in einem Winkel des Gebäudes weiterhin brannte

– So bewirken wir damit gar nichts mein Freund tun Sie so als würden Sie leiden

mein Vater konnte unmöglich sterben, solange noch Scheinwerfer über das Viadukt fuhren, die holländischen oder belgischen Söldner konnten unmöglich auf ihn schießen, ich glaube nicht, daß eine Bazooka oder eine Kanone im Krankenhaus explodieren würde, und Flammen und Bomben und eine Frau auf Knien

nicht ich

vor Schrecken gekreuzigt, die diensthabende Schwester

– Was haben wir denn da?

würde ins Zimmer kommen und mir helfen, wie sollte mein Vater, der keinen Bratapfel und keinen Löffel Brühe mehr zu sich nehmen konnte, jemanden mit Fingern töten, die die Krankheit kindisch gemacht hatte, die beim Zuknöpfen auf dem Stoff abrutschten, mein Vater nicht im Arbeitszimmer beim Handeln mit Waffen

wieso Waffen?

sondern im Krankenhaus, wo er sich von mir entfernte, vielleicht verließen die Lastwagen weiterhin Murtal oder Beja, aber ganz bestimmt keine Panzer oder Waffen, legale Exporte, Dünger, Konserven, Kork, das Fehlen von Levkojen in den Jalousien am Fenster weckte in mir beunruhigende Sehnsucht nach zu Hause, Scheinwerfer auf dem Viadukt, aber nur wenige auf dem Weg nach Norden, vielleicht die Lastwagen aus Murtal mit dem, was ich für Revolver gehalten habe, so ein Unsinn, mein Vater auf dem Sofa im Arbeitszimmer, bevor es dieses Zimmer in der Klinik gab

er wird nicht sterben, er wird nicht sterben, der Arzt so überzeugt zu meiner Mutter

– In drei Tagen haben Sie Ihren Mann wieder zu Hause

und meine Mutter, die glaubte, man warne sie damit vor den Dünen am Guincho

– Passen Sie bloß auf

schob den Chauffeur nervös weg, der Wunsch zu lachen oder zu schlag

die Arme

meine arme Mutter, meine arme Großmutter, die einen Smaragd, der nie ein Smaragd gewesen war, gegen Roulettejetons eintauschen will, während sieben, vierzehn, fünfundzwanzig, Impair und Schwarz, die Tasche wird auf dem Tisch ausgelehrt, und kein einziger Schein, eine Münze, Busfahrscheine, die Spitze eines Bleistifts, die Architektin plant Wochenenden, läßt nicht locker, verschwindet unter schniefendem Schmollen hinter einem Buch

ich habe Ihnen doch gesagt, daß ich ständig etwas erfinde, es ist nie zu einer Einladung von ihr gekommen, nur Anspielungen, Herumgetue, nur eine Herberge hier im Faltblatt

auf denen Wildgänse und die Stadt und all das

Ehrenwort, du wirst schon sehen

vergessen

all das, mein Vater, die Villa, die verfällt, Liebe zwischen Frauen normal oder eine Krankheit, der Gärtner wird nachlässig, denn er hat sein Gehalt noch nicht bekommen, gnädige Frau, meine Mutter ausweichend, in spätestens einer Woche, in diesem Augenblick, ich glaube in diesem Augenblick, und dieses eine Mal erfinde ich es nicht, genauso ist es passiert, näherten sich die Lastwagen, die aus Beja oder Murtal gekommen waren, dem Viertel, umzingelten unser Haus, Neger

oder Araber?

barfuß mit Maschinenpistolen, kamen über die Mauer, versteckten sich in der Gartenlaube, im Hühnerstall, im Taubenschlag, ich nehme an, meine Mutter und Ana vom Wind geweckt, der dem Regen vorangeht, diesem Malvenatem, der vom Meer her kommt, Ana steht auf, geht wie ein Kind, so jung ohne Makeup, völlig gedankenlos, um die Gardine zurechtzurücken, meine Mutter nach vorn über die Bettlaken gebeugt

oder über die Zinnen der Festung, Gestalten, die nicht der Nacht angehören und die Eschen überlagern, zerbrochene Stengel wie unter Füßen, die Hühner

schreiben Sie jetzt nicht, hören Sie

wechselten unter merkwürdigem Aufruhr die Sitzstange, der Fotograf hockt im Hintergarten, und auf dem ersten Negativ ist das Haus unversehrt, die Terrasse, die Wände, das Dach, die Büste einer Göttin oder was auch immer

einer Nymphe, einer Nymphe

auf dem Bronzesockel, und jetzt die Nymphe

kurz vorm Fallen, auf dem zweiten Negativ noch nicht gefallen, keine Veränderung am Haus, es sei denn der Verdacht einer Flasche mit Petroleum

von etwas, das wie eine Petroleumflasche aussieht

in der Bougainvillea bei der Pergola, ein Streichholz, das angeht und erlischt, Worte, die das Bild nicht enthüllt, die aber trotzdem so deutlich hörbar sind, als wären sie jedes einzeln auf den Kalk geschrieben, Ana so jung ohne Make-up, während sie in einem Spalt den Frieden des Hofes sucht, wenn ich, die ich sie von der Klinik aus beobachtete, wie ich auch den Fotografen und die Umzingelung der Villa beobachtete

ich erfinde das nicht, Sie wissen genau, daß ich das nicht erfinde

die Angestellte rufen würde, führen die Lastwagen vielleicht wieder weg, und trotzdem hat die Furcht, meinen Vater zu erschrecken

sein Kopf zuckt grundlos, die Augen

– Clarinha

mich dazu gebracht, das Kabel zwischen den anderen Kabeln loszulassen, als ich auf dem dritten Negativ die Büste der Göttin

der Nymphe

die Büste der Göttin oder der Nymphe, die sich als hohl herausstellte

sollten Sie mich wieder unterbrechen wollen, fände ich es besser, Sie würden wieder schreiben

sah, die nun doch vom Bronzesockel gestürzt war

man hörte den Schuß nicht

mein Vater und ich haben den Schuß in der Klinik nicht gehört, Sie haben den Schuß in der Praxis nicht gehört, so wie Sie ihn auch nicht hören, während ich spreche, nur die vom Bronzesockel gestürzte Büste

und dann weisen die Neger und die Araber doch auf die Türen, den Bereich der Dienstmädchen, die Möglichkeit für uns, auf der Seite zum Casino zu fliehen, und deshalb stellen sie auch Wachen an dieser Biegung der Mauer auf, auf dem vierten und fünften Negativ mit den Palmen im Hintergrund legt ein Hauptmann mit einer Zündschnur Feuer, die Köchin noch ruhig links im Bild, nur erreicht die Hand fast ihren Mund, auf dem sechsten überflüssige Details von Beeten und Vasen, die Köchin vom Apparat vergrößert, wie sie den anderen Arm hebt, den ein Fehler der Perspektive dick und riesig macht, ein paar gekreuzigte Drosseln auf den Stufen, ein Knistern von Flammen begann sich zu blähen, der wilde Wein in einem Wirbel von Blättern, die umgehend weiß, umgehend grau, umgehend tot auf den Fliesen, das Dienstmädchen mit den Ohrringen, ebenfalls unscharf, mit der Köchin streitend, eine Gewehrsalve zertrümmert die Tische auf der Terrasse, eine vergessene Zuckerdose

zum Glück nicht die beste, die billigere, die wir bei der Kirchentombola gewonnen hatten, auf dem siebten Negativ die Haushälterin unter dem Vordach, wo sie etwas aus dem Blickfeld der Linse schiebt, und mit der Explosion des Petroleums die Vorhänge in Flammen, eine Regenrinne zur Garage niedergebeugt, in der der Chauffeur

Mutter

nicht aufgab, einen Hebel zu packen, den die Granaten lächerlich machten, oder vielleicht auch diesen bestimmten Hammer, diesen Strick, diesen Schraubenschlüssel, die Lötlampe nieste Zorneszungen, der Fotograf stellte Entfernung und Blende nach, so daß der Kühler des Wagens, ein Stapel Reifen

ich tue es wirklich ungern, Mutter, aber wie soll ich Sie sonst davon in Kenntnis setzen?

der Chauffeur dort durchgebrochen, wo nicht seine Taille war

das achte Negativ und Teile des neunten und des zehnten, aus dem Palmen lugten, aus dem das Meer lugte

sich am Nichts aufhängte und mit der Trägheit von Kleidern am Nichts herunterglitt, die Seidenkrawatte, das gestreifte Hemd, zu teure Schuhe

das neunte Negativ vom Hang herunter zum Eingang aufgenommen

für das Gehalt, das er bekam, und nur Kleider, nicht er, zwei Schritt von einem Buchsbaum entfernt, ich nehme an, wenn die Bäume nicht drei Viertel des Raumes einnehmen würden, könnte man sehen, was von seinem Gesicht noch übrig war, wenn überhaupt

entschuldigen Sie, Mutter, aber genauso war es

was von seinem Gesicht übrig war, das Dienstmädchen mit den Ohrringen

mit einem Pullover von mir, natürlich, mit dem, den ich ein paar Tage zuvor überall gesucht und deswegen schon Ana die Schuld gegeben hatte

erschien im Schreckenstrab unter dem Vordach, und dann dieser Schrei ohne Schrei, der so einfach einzufangen ist, das Blatt im Vordergrund

die Rippen überdeutlich

absichtlich dort wegen der Ästhetik des Windes, das Dienstmädchen, das die eigenen Finger anstarrt, auf denen merkwürdige Flecken

das besagte Blut, das besagte Öl, die Neger und die Araber verbieten dem Fotografen in einem aus Vokalen bestehenden Dialekt, den Film in der Tasche mit den anderen Apparaten zu wechseln und sie noch einmal zu fotografieren, Großaufnahme von den Fingern und dem Dienstmädchen, die sie mit langanhaltendem Unverständnis anschaut, die Köchin über dem Waschtrog im Hof

da war das Glöckchen der Kapelle, das dazu diente, das Personal zusammenzurufen, und das die Vögel verscheuchte, die es im übrigen nicht gab, die Haube der Köchin im Wasser, und darin ein subtiler Symbolismus wegen des Kontrastes des kraftlosen Haars, das Nadeln auf den Boden säte

elftes Negativ, ehrenvolle Erwähnung

mit Diplom

bei der Ausstellung in Turin

Ana nicht im Schlafzimmer, nicht auf der Treppe, sie geht vom Vordach hinunter zur Avenida

der Gegensatz zwischen dem blonden Haar, vor und zurück, und einem Bajonett in Statuenhaltung unendlich lange in der Luft, meine Schwester

– Maria Clara

während eine Wand brennt, das Eßzimmer mit zerstückelten Konsoltischen, ich bemerkte, daß ich weinte, denn das, was ich sagte, kam mir naß vor, und die Rückseite des Ärmels wischte die Nase ab, die seitliche Wand, die vom Nähzimmer und dem Raum mit den Pflanzen, in dem meine Großmutter allein zu Mittag aß, Adelaide hinter sich, und vom Dünnsein sprach und nicht vom Braten abließ, die Wand der Anrichte und die Gelees mit den von Fäden festgebundenen Stoffvierecken darauf gab es plötzlich nicht mehr

allerhöchstens etwas Rauch, allerhöchstens ein halbes Dutzend zu geometrischen Grieben gewordene Backsteine, vergebens das Erdbeergelee zwischen Kekskrümeln suchen, den Krug, der eine lachende Fratze war, die man am Ohrenhenkel anfaßte, zerquetschte Dosen, Müll, das Dach des oberen Stockwerks

und auch mein Tagebuch, meine Pfauenfeder und meine Turmalinkette

in einem Dachsparrenregen heruntergekommen, die Gartenlaube von den Lastwagen aus Murtal oder aus Angola oder aus dem Libanon umgestürzt, die den wilden Wein zermalmten, ohne das Schießen zu unterbrechen, die Bäume von Petroleum gesättigt, und es war offensichtlich zu spät, um noch zu klingeln, die Angestellte zu rufen, ohne Schlaf zu unterbrechen, der nie zu Schlaf wurde, ohne die Kranken zu stören

– Was haben wir denn jetzt?

zu spät, um was auch immer zu tun, will man dem zwölften Negativ glauben, auf dem man meine Mutter am Teich erkennt

unser Viertel verlassen, Estoril menschenleer, zwei oder drei Leichen, was von zwei oder drei in einem einzigen Sarg zusammengelegten Leichen übrig war, eine Handvoll Asche, der Schlammtropfen eines noch offenen Auges

des Dienstmädchens mit den Ohrringen, des Herrn General, der Haushälterin, meines?

überwacht den Krankenhausparkplatz und die Scheinwerfer auf dem Viadukt, die den Infusionsbeutel und das Bett meines Vaters die Nacht hinauf zum Morgen schoben.

Zwanzigstes Kapitel

Warum lächeln die Schüchternen nur hinter sich selber und beschützen dabei mit ihrem Körper die Scham darüber, mit uns zusammenzusein, warum bloß bleibe ich, wenn ich lächle, hinten, an der Tür des Salons, so fern von mir stehen, sehe ich mich von hinten, wie ich die Leute begrüße, das heißt, ihnen eine Wange darbiete, die keine Wange ist, da mein Gesicht ganz woanders ist und Worte sagt, die ich nicht hören kann, wenn es Aschenbecher heranrückt, zustimmt, sich leicht, immer die Popacke wechselnd auf den Schemel setzt, der sie zu verbrennen scheint, der mich tatsächlich verbrennt, während ich nach Hilfe suche, die nicht kommt, weder meine Mutter noch Ana, noch mein Vater, unfähig, wem auch immer zu helfen, einmal, als sie in den Salon stürmten, erwischte ich ihn, wie er sich in einen Vorhang kauerte und flehte

– Geh weg

während er versuchte, den Fensterriegel zu lockern und im Garten zu verschwinden, aber der Riegel verriet ihn allen

– Schaut nur wo sich Amélias Mann versteckt hat

daher wieder in den Salon und zu den Besuchern zurückgehen, die anfangen, einander und mich anzusehen

– Geht es dir gut Clarinha?

sagen, daß es mir gutgeht, mich interessieren, Fragen stellen, merken, daß sich Fransen vom Teppich gelöst haben, und sie mit der Schuhspitze zurechtrücken und sie dabei noch mehr lösen, während die Besucher darauf aufmerksam werden und so tun, als hätten sie nichts bemerkt, allesamt auf den Teppich konzentriert, helfen sie mir, Mängel an mir selber festzustellen, die mir noch nicht aufgefallen waren, eine lose Naht, einen dreieckigen Brandfleck, den das Bügeleisen auf meiner Bluse hinterlassen hatte, das Haar, das ich mit ungeduldigem Arm hinten zusammenbinde

das Haar, das Maria Clara hinten zusammenbindet, und ich fern, an der Tür des Salons, mache mir Sorgen um sie, außerstande, ihr zu helfen, sie mit mir zu nehmen, während ich meine Mutter, die wirklich weltgewandt ist, die wirklich locker ist, sagen höre

– Sie sind noch nicht lange da hoffe ich es tut mir leid so etwas Dummes

die Teppichfransen tadellos, die Möbel gewachst, was wie ein Riß in der Decke aussah, nur der Zweig einer Kletterpflanze, den eine Laune der Sonne auf dem Balkon bewegte, zu meiner Verblüffung der Garten gepflegt, der tönerne Knabe vollkommen algenfrei, wir sind also nicht arm, wir schulden dem Schlachter nichts, uns wurde der Strom nicht abgestellt, wir werden respektiert, sollte meine Großmutter das Casino besuchen, würde das Roulette warten, während sie bei den Zahlen zögert

– Nehmen Sie sich die Zeit die Sie brauchen gnädige Frau ich würde Ihnen zur Dreißig raten

der Geschäftsführer begleitet sie zur Tür, ruft Taxen herbei

– Madame

wir sind also doch reich, mein Vater hat also doch zugenommen, hat mehr Appetit, eine bessere Farbe, knöpft die Krankenschwestern auf, hört nicht auf, mich zu umarmen

– Clarinha

so wie er die Haushälterin aufknöpfte, wenn meine Mutter einkaufen war, ihn hinter mir selber anlächeln, mich schämen

ich habe meinen Vater nie töten wollen, habe nie versucht ihn zu töten

eine Praline annehmen, die Ana ablehnte, weil sie ihre Haut verderben, der Chauffeur mit immer neuen Blumen, und meine Mutter haargenau wie ihre Mutter in ihrer spontanen Herablassung

– Legen Sie sie dorthin

Visitenkarten von der Firma, den Fabrikarbeitern, den englischen Gesellschaftern vergeben Sie mir die Araber und die Neger, Vater, wie konnte ich nur, vergeben Sie mir den Juden und Alcoitão und die Kranke, vergeben Sie mir Leopoldina, erklären Sie mir, was ich mit den Lastwagen aus Murtal machen soll und Ihrem Waffenhandel, an den Wintermorgen über diskrete Pfade von Beja nach Galicien und an einem Strand nachts die Signale der Fischkutter, wenn die Jugoslawen ans Tor klopfen, welche Entschuldigung soll ich ihnen sagen, wenn der Polizeioffizier kommt und mich ungeduldig, ärgerlich um was weiß ich bittet, und ich ganz allein in der Villa, wo ist das Geld, welches Bild schiebt man zur Seite und in welche Richtung, um den Alarm nicht auszulösen, welches ist die Zahlenkombination für den Safe, die wenigen Male, an denen es uns gelang, durch die Kletterpflanzen zu spähen

die nicht frei von Schädlingen und welken Blättern waren so wie heute, sondern brüchig und hinfällig

war alles, was wir vorfanden, Geflüster und Gestalten und Streitereien auf englisch, der obere Teil eines Schreibtisches, an dem sich der obere Teil einer Person zornig bewegte, und in dem Augenblick, kaum hatte sich der obere Teil der Person zum Bild gereckt, senkte sich der Rolladen, durch eine Ritze zwischen den Holzleisten sah man den Rechtsanwalt, der Gläser und Eis verteilte

oder was ich für Gläser hielt, was ich für Eis hielt und was wahrscheinlich nur Geckos waren, die die Regenrinnen hinunterflüchteten, die giftige, eisige Haut, Ana

– Ich habe Angst vor Schlangen

ich erinnerte mich an eine Fledermaus, die in unser Schlafzimmer eindrang und mit ihrem schlammigen Trauerflor oben an die Schränke stieß

auf denen nie Tag ist

die Köchin zertrümmerte, überzeugt, den Dämon mit Besenfechtereien besiegen zu können, die Lampe

winzige Scherben wie die Asthmascherben in der Brust

die Züge in einem kalkigen Blitz zu Löchern reduziert, die Augenlöcher, die Nasenlöcher, das Loch des Mundes, das in einem

Schrei immer größer wird, und statt eines Schreis unvermittelte Dunkelheit, in der Dunkelheit des Fensters, das heißt der Eschenstämme und des Sich-Kräuselns der Palmen, die Rückkehr des Besens und der Fledermaus, die mit den Pirouetten einer Zeitung im Wind bei der Laterne unter dem Vordach verschwindet, der Gärtner mit einer Leiter und einer neuen Birne, die Palmen hören auf zu existieren, und die Dunkelheit hockt wieder auf dem Schrank, man drehte am Schalter, und sie blieb dort wie das Lächeln der Toten, wenn wir in Tomar waren, den ganzen Sommer über im Salon, Ana und ich waren uns sicher, die gelangweilten, ernsten Toten würden, wenn sie uns nicht bemerkten, in ihren Rahmen lächeln, aber da sie den Wagen auf dem Kies nicht überhören konnten, war es unmöglich, sie dabei zu erwischen, so wie es unmöglich war, daß der Rechtsanwalt und mein Vater Ana nicht bemerkten

– Ich habe Angst vor Schlangen

ein Innehalten im Gespräch, eine Silhouette, die die Levkojen zerkrümelte, wieder ging, den Polizeioffizier beruhigte, den Juden, die Ausländer, wenn ich den Rechtsanwalt in der Klinik erwähnen würde, meine Mutter verwundert, Ana entgeistert, mein Vater haargenau wie mein Vater vor der Operation außer dem Schlafanzug und dem Verband an der Brust, mein Vater, der vergessen hatte, die Angestellte, die ihm das Mittagessen servierte, aufzuknöpfen

– Was für ein Rechtsanwalt Clarinha?

meine Mutter war Amélia, Ana war Ana, Adelaide war Adelaide, ich nur

Clarinha

und am Hals klebte das Eau de Cologne, das mir die Architektin geschenkt hatte und das schwer wieder abging, mit dem Handtuch reiben, bis ich scharlachrot bin, mich auf den Bettlaken, auf dem Kissen finden, während in Anas Bett das Parfüm, das sie meiner Mutter geklaut hatte, und ein Strich von dem Lippenstift, den ihr die Köchin nach einer Belagerung aus Erpressungen und Versprechen geliehen hatte, meine Mutter mit dem Metallröhrchen

– Was ist das hier?

ganz zu schweigen von den Flakons, die der Herr General aus Mosambik und aus Indien mitgebracht hatte und die sich auf dem Dachboden stapelten

Dachboden, Unsinn, ich dachte an die Truhen, an die alten Zeitungen und die Medaillons, die sich im Keller stapeln, Flakons, aus denen sich noch ein blasser Kuß mit Herbariumsgeschmack stahl, und meine Mutter

– Was ist das hier Ana Maria?

genauso verwundert wie mein Vater, der vergessen hatte, die Angestellte, die ihm das Mittagessen servierte, aufzuknöpfen

– Welcher Rechtsanwalt Clarinha?

seine Hand auf meiner Schulter zu meinem Hals hin, wo der Daumen verweilte, Memoranden auf einem Klemmbrett, Informationen, Berichte, der Block

Verwaltung

und neben dem Block der Arzt, der Laborergebnisse entzifferte, wir zitternd wie Tropfen, die eine Frage schaukelten, die immer dicker, länger wurde, zu fallen schien, sich zurückzog und wieder dicker wurde, der Arzt kurz vor einer Schlußrede, die Rede ebenfalls Tropfen, die dicker wurden, länger wurden, fielen, und in dem Augenblick, in dem sie fielen, zog er zwischen den neuen Werten ein altes Papierchen hervor, ließ den Bleistift mit nachdenklichem Picken darauf verweilen, schaute uns an, schaute weg, betrachtete das Papierchen und pickte, mal leicht, dann wieder kräftig, mit dem leisen Klicken von Kohle und Holz daran

das Papierchen so winzig und offenbar so entscheidend

der Arzt steckte alles in eine Mappe, auf die er die Hand legte, stand auf, ohne die Hand wegzunehmen, die um das Papierchen kreiste wie um die Erdachse, einer der Tropfen meiner Mutter stürzte ins Leere

– Herr Doktor

bis er sich ganz unten in

– Herr Doktor

ein Zittern unterirdischer Wasser verwandelte, die sich still glätteten, wenn man mich in diesem Augenblick mit dem Finger berührt hätte

man brauchte mich nur leicht zu berühren, mich einfach nur mit einem Finger zu streifen, damit die Teilchen, aus denen ich mich zusammengesetzt fühlte, sich alle auf dem Boden verteilten, man brauchte nur meinen Namen zu sagen, und ich war auf der Stelle tot, ein Blatt, ein Insekt, das der geringste Luftzug eines Fensters mit sich reißen würde, der Arzt näherte sich uns

– Meine Damen

nachdem er ein letztes Mal an der Mappe gepickt hatte, meine Mutter mit geschlossenen Augen, Anas Augenbrauen, die ich hübsch fand, vor Schreck schwankend, ein Quentchen Rachegeschmack versüßte mir die Angst

– Wenn du zwanzig bist wirst du zum Fürchten aussehen Ana

die Luft voller Dornen, die mich innerlich zerrissen, das Fenster öffnen, damit mich die Wagen auf dem Viadukt weit wegbrachten von dem Papierchen, das anklagte und tötete

– Meine Damen

das Arztzimmer mit einem verglasten Schrank, dessen Scheren und Pinzetten mich bald sezieren würden, ein Ätherklima, das uns zwang zu schweben, jeden Nerv des Körpers löste, der allein dahinhintrieb, ich weiß nicht, wer von uns, vielleicht meine Mutter oder meine potthäßliche Schwester, vielleicht ich

– Herr Doktor

als Antwort die Hand, die uns einen Augenblick lang beobachtete, bevor sie pompös verkündete

– Er wird wieder gesund

der Arzt, nach dem Verschwinden der Krankheit so bar jeder Macht, so gewöhnlich, was war wohl mit dem Bleistift geschehen, der an den Laborergebnissen gepickt hatte, mit der Fähigkeit, uns in Angst und Schrecken zu versetzen, Klagegesänge tropfen zu lassen, wenn ich nach meiner Rückkehr in Estoril zwei Jugoslawen am Tor vorfinde, die in einer Sprache genau wie unserer reden, aber mit umgekehrten Buchstaben, die man im Spiegel verstehen könnte, welche Entschuldigung bringe ich dann vor, ein paar

Typen, die aus Angst vor der Polizei die Geräusche im Haus abschätzen, jeder Baum ein Zollbeamter, jede Blüte ein Abzugshahn, die Lastwagen aus Murtal

und der Daumen an meinem Hals

– Die Lastwagen mein Kind?

die letzte Woche aus Galicien hätten kommen sollen und nicht gekommen sind, der Frachter drei Nächte in Küstennähe, bei jeder Klippe die Flagge wechselnd, immer wenn ein Bus kam, summten die Bögen des Viadukts, mein Vater

– Jugoslawen?

und der Daumen von meinem Hals zu meiner Schulter, amüsiert, geduldig

– Frachter?

Frachter oder Fischkutter, die ich mir nicht genau vorstellte, die es aber bestimmt gab, das Telefon schrie im Arbeitszimmer hinter der verschlossenen Tür, um ans Telefon zu gehen, den Schlüssel in einem der Mäntel finden, sie mit tausend Fingern durchforsten, etwas Hartes, das ist er, so was Blödes, eine Münze, etwas Hartes, das ist er, vielleicht etwas zu dick, so was Blödes, ein Taschenmesser, etwas Hartes und endlich Gott sei Dank der Schlüssel, den die Tür ablehnte, sie kräftig andrücken, ihn nach rechts und nach links drehen, und nichts, es in den Schubladen unter den Hemden versuchen und in einer das Foto einer Frau finden, mein Vater und eine Frau an ein Auto gelehnt, das nicht unseres war, die Wange der Frau an der Wange meines Vaters, blond wie Ana oder vielleicht auch nur zuviel Licht, sie haben den Apparat einem Unbekannten auf der Straße gegeben

– Würden Sie so freundlich sein hier muß man drücken

sie trabten zum Auto, während der Unbekannte, von einem Kollegen unterstützt, der Hebel vorschlug

– Ich versteh nichts davon

sie mit seitlichen Schritten einander annäherte, hinter dem Apparat hervorkam, die Stellung nachprüfte, konzentriert, mit gerunzelter Stirn

– Näher zusammen

bis er sie in einem kleinen nebligen Quadrat gerinnen ließ, man erkannte das Auto, eine Platane, die keine Platane, sondern ein Rentner mit einer Einkaufstasche war, man erkannte sie nicht, nur einen Kragen, einen Ärmel, der Kollege schlug Veränderungen in der Perspektive vor, nachdem er das kleine Quadrat betrachtet hatte, das diesmal eine Apotheke, einen Friseur, niemanden enthielt, die Figuren waren vom Nabel abwärts in einer Lagune aus Schatten verschwunden, wenn ich meinen Vater fragen würde, der Daumen kletterte hoch bis zum Haaransatz und rollte sich in eine Locke ein, von der ich bislang nicht gewußt hatte, daß ich sie besaß, die Zärtlichkeit ließ in mir den Wunsch entstehen, ihn zu kneifen, ihm weh zu tun, ich möchte wetten, der Ring, als ich letztes Jahr auf die Uni gegangen bin, als meine Mutter, nun nerv deinen Vater nicht, laß ihn den Milchpudding essen, und ein Räuspern brachte sie zum Schweigen, seine Stimme an meinem Ohr, was für eine Frau

– Was für eine Frau mein Kind?

die Wange der Frau an seiner Wange, was für eine Frau, mein Kind, mit einer Fröhlichkeit, die mich ausschloß, neben dem Unbekannten und dem Kollegen hinter dem Apparat, wo die Leute stehenblieben und sie anschauten, und die Maulbeerbäume dunkelten anders, meiner Mutter mit einem extra dafür gekauften Füller schreiben, der auf den Linien hängenblieb und Tintenkleckse vervielfältigte, eine verstellte Schrift, die mich stundenlange Mühen kostete, alles unter den Band Verwaltungsrecht schieben, wenn Ana

– Maria Clara

bat

– Zeig mal

wieder wegging und mit einem Fußtritt meine Pantoffeln gezielt unters Bett beförderte, den Grabstein Verwaltungsrecht anheben und

nicht aus Bosheit, aus Gerechtigkeitssinn für eine Halbwaise ohne Vater, die

was für eine Frau?

weggenommen hat, die ihn aber gar nicht mag, sie kann ihn überhaupt nicht mögen, die Wange ist offensichtlich zu stark geschminkt, um Narben, die Gier nach monatlichen Zahlungen, Möbeln aus geschnitztem Holz, Erbschaften zu verbergen, den Brief von Lissabon aus schicken, damit der Stempel von Estoril meine Mutter nicht stutzen ließ, meine Mutter liest ihn mehrmals mit der Strickbrille, der Pullover, den sie mir versprochen hat und den ich aus dem Katalog ausgewählt habe

– Nicht den da den da oben

und der immer wieder neu gestrickt wird, weil sie sich bei den Maßen vertut, sie schüttelt die drei Seiten meines Fälschermeisterwerks mit dem klugen Schluß Seien Sie schwesterlich gegrüßt von einer Freundin

– Wie boshaft die Menschen doch sein können Maria Clara

genauso

– Wie boshaft die Menschen doch sein können Maria Clara

nimmt die Nadeln wieder auf und entfaltet, nein entrollt ein Wollknäuel, in energischem Galopp in den ersten Stock hinauf, die Hemdenschublade am geschliffenen Griff aufreißen, von dem ich als kleines Mädchen immer geglaubt hatte, es sei ein Diamant und meine Eltern daher steinreich, wenn ich das verkaufe, leiste ich mir davon dreihundert Vanilleeis in der Pastelaria, ihr das Foto zeigen

was für eine Frau?

das, nachdem der Finger auf den Knopf gedrückt hatte, anfangs ganz schwarz aus dem Apparat herauskam, und dann verwandelten sich rosige Formen in eine Platane, die zusehends kräftiger wurde, in ein geblümtes Kleid, die Wange unglaublich elastisch, von der aus sich mein Vater zusammensetzte, sein verliebter Ausdruck, die Freude, dort zu sein, die er bei uns nie hatte, schauen Sie, wie er

ich bin nicht boshaft Mutter ich bin nicht boshaft

an der Wange von

welcher Frau?

uns zu verkünden scheint, ich mag euch überhaupt nicht,

macht es gut, ich fahre in diesem weißen Wagen weg, sehen Sie, ich war nie so glücklich wie jetzt und so jung, nur weil ihre Taille sich ihm an die Hüfte hängt, der Platz am Haupt des Tisches für immer leer, der Bote der Firma überreicht uns, ohne die Mütze abzunehmen, einen Umschlag wie ein Almosen, vorher hilfsbereit beim Lockern von Wasserhähnen, umgehend rief er den Maurer wegen der Regenrinne oder dieser Dachpfanne auf dem Boden, und jetzt wird der Umschlag verächtlich aus der Tasche gezogen, ich bin nicht boshaft, Mutter

– Geben Sie nicht alles auf einmal aus hier nehmen Sie

der Beweis, daß ich nicht boshaft bin, ist, daß ich mir Ihretwegen Sorgen mache, wenn ich nach dem Schlüssel des Arbeitszimmers stöbere, damit Sie nicht die Jugoslawen auf dem Sofa mit einer Sprache vorfinden, die wir verstehen würden, wenn man sie umstülpte, so wie es die Schneiderin beim Nähen der Taschen tut, der Daumen fuhr an meinem Ohr mit einem Kitzeln entlang, das mir, wäre ich nicht zornig, gefallen würde, und wie gesagt, warum es der Stimme auf dem Kissen erzählen

– Jugoslawen mein Kind?

der Daumen, der mein Ohrläppchen erforscht, bei Ana nur hallo, Liebes, und das war's, bei meiner Mutter ein Kuß, der ohne Empfänger verlorenging, nachts zwei Umrisse im Bett, die Beine, als schliefe er auf der Liege im Arbeitszimmer, ich habe da nichts erfunden, ich kann sagen, ich habe überhaupt nichts erfunden, so tun, als würden Sie mich vorziehen, und ich bin so blöd und glaube Ihnen, fassen Sie mich ja nicht wieder an, gehen Sie weg, lassen Sie mich in Frieden, bewahren Sie sich für

welche Frau?

kommen Sie mir nicht mit Ausflüchten, mit Fragen nach Freunden, die mich rot werden lassen, ein Knie, auf das ich mich samstags setzen kann, rauf runter hoppe hoppe Reiter, erinnerst du dich daran, daß du mich, kaum daß ich ins Haus kam, darum gebeten hast, hoppe hoppe Reiter, Maria Clara, und mich nach Lollies abgesucht hast, deine Mutter, bei soviel Bonbons wird sie ihr Fleisch nicht essen, die Kleine, irgendwann ist sie nudeldick und hat faule Zähne, und tatsächlich wackelten die Zähne und fielen aus

köstlich, mit der Zunge in die Zwischenräume zu fahren

ich spürte einen festen Grat, es wuchsen neue, und sofort war er beunruhigt, daß ein schiefer Eckzahn die Lippe hochschieben könne, sie setzten mir zur Korrektur einen Draht ein, anfangs, bis ich mich an den Plastikgaumen gewöhnt hatte, den ich, von Worten spuckenaß, heimlich herausnahm und in die Mulde des Taschentuchs legte, protestierte ich, drückte Tränen in den Sack der halb vergessenen und ältesten Kümmernisse

der Hamster, der, den Bauch nach oben, aufgehört hatte, in seinem Käfig zu rennen, die Kugel mit Aschenputtel, die Ana zerbrochen hat, ein Junge

João Pedro, João Pedro und Sommersprossen, ich habe ihn nie wiedergesehen

der das Interesse daran verlor, mich in der Pause am Schulkittel zu ziehen

– Ich geh nicht mehr mit dir

um an dem von Inês zu ziehen, ihr das Etui mit dem Zirkel klaute, nur ihr Fußtritte versetzte

ich protestierte und drückte Tränen in den Sack der Kümmernisse, die nur mein Vater kannte, und Pfefferminzlollies im Hemd, in der Jacke, in der Hosentasche, Arme, die mich dem Hamster und dem Verrat des Sommersprossigen entrissen, das Knie zitterte wartend auf mich, hoppe hoppe Reiter, sogar heute, Sie mögen es mir ja nicht glauben, aber manchmal würde ich gern

ach was, ich möchte es nicht, lassen Sie mich los, behalten Sie Ihr Knie für sich, warum haben Sie keinen Fremden gebeten, Ana nicht wahrgenommen, Anas Eifer, Anas Fotoapparat, die Lollies, die auch sie bekam, und ich tat so, als sähe ich es nicht, ich sah allenfalls die roten und gelben Stiele im Aschenbecher und beschloß sofort

– Das sind meine

der Unbekannte empfahl, von einem Kollegen unterstützt, Hebel, mein Vater zeigte auf die kleine verchromte Scheibe

– Würden Sie so freundlich sein hier muß man drücken

er wollte nie, daß ein Foto von uns gemacht wurde, um es im Salon aufzustellen, entschuldigen Sie sich nicht mit der Erpressung, mir die Ferien mit einer Freundin in Spanien zu bezahlen, wenn ich alle Prüfungen bestand, mein Vater und ich nicht an den Wagen gelehnt, mein Vater, das Knie rauf und runter, hoppe hoppe Reiter, und ich hielt die Zügel der Rockaufschläge, den ganzen Lolli im Mund und den Stiel draußen, der Pfefferminzgeschmack weitete mir die Nase, den Brief zerreißen

– Wie boshaft die Menschen doch sein können Maria Clara

in der Küche im Müll versenken, imstande, meine Mutter wegen ihrer Blindheit zu erwürgen, stundenlange Mühen, die Worte so zu wählen, daß sie sie quälten, sie empörten

Es tut mir leid, Ihnen sagen zu müssen

meinen Vater zwingen, die Wange und das weiße Auto zu vergessen

– Vergiß sofort die Wange und das weiße Auto

mein Meisterwerk

Ihr Gatte, den Sie für treu halten

zwischen Fett, Eierschalen, undeutlichen Widerlichkeiten, und morgen früh der Lastwagen von der Stadtverwaltung, den Füller gleich dazutun, den ich extra gekauft hatte, wie jemand, der einen Revolver kauft

Ihr Gatte, den Sie für gutgläubig und gütig

noch einmal die Hemdenschublade für zukünftigen Gebrauch durchsuchen, und die

was für eine Frau?

ist nicht da, die Hemden einzeln hochnehmen, und nur Seide, Nylon, Baumwolle, die kleinen Würfel zum Mottenverscheuchen, nicht einmal gestreifte Socken

wie kommst du nur auf gestreifte Socken, Maria Clara, was für eine verrückte Idee

nicht einmal

welche Frau?

in der Kommode, es bei der Unterwäsche versuchen, bei den

Gürteln, bei den Pullovern und bei einer Krawattennadel und dem Notizbuch von vor sechs Jahren mit dem unbeschriebenen Adreß- und Telefonteil, alles unbeschrieben bis auf den 15. August, dort quer über die Seite L. Blumen schicken, hätte es sich um einen Mann gehandelt, wäre der Nachname ganz ausgeschrieben, hätte es keine Notwendigkeit für geheimnisvolle Initialen gegeben, mir kam Leopoldina in den Sinn, aber Leopoldina konnte es unmöglich sein, da mein Vater keine Ahnung hat, ich selber habe sie getauft, habe ihr den verglasten Balkon und die Wohnung in Alcoitão gegeben, Leopoldina, die Kranke und den mit Kreide gesprenkelten Lehrer, am 15. August L. Blumen schicken

Luísa Leontina Lídia

Lia, die Diabetikerin in der Klasse unter uns in der Nonnenschule, ein Brillenglas zugeklebt, um das Schielen zu korrigieren, sie spielte Flöte im Orchester der Kapelle, hatte von einer Mutter, die klare Identitäten liebte, Gehört Lia Pinto Reis auf dem Rucksack, auf dem Bucheinband, auf einem der Teile der Flöte mit fünf Löchlein, die mit den Noten Spucketröpfchen spie, die Flöte immer dem Orchester voraus und falsch, das freie Brillenglas folgte den Hieroglyphen der Partitur, Ana in einer der ersten Reihen des Chors, ich und Vitória hinten unter der Bedingung, daß wir bei den Refrains nur den Mund aufmachten, um die Messe an Weihnachten nicht zu verstimmen, Vitória brach eine Zigarette durch und bot mir im Gebüsch hinter den Schaukeln die andere Hälfte an, erst beim dritten Streichholz und beim dritten Strich auf dem Sandpapier ein Flämmchen, das sich nicht hielt, der Rauch trennte meinen Kopf vom Körper, löste ihn in einem Schwindel, durch den Dächer glitten, Vitória, deren Vater Giraffen für Karussells baute, formte einen Ring, der sich im vorangegangenen Ring plazierte, und einen dritten Ring, der die anderen auflöste und ewig lange über dem Brachland schwebte, ich bewunderte sie grenzenlos, wegen der Karussells und der gasförmigen Heldentaten, ich versuchte es in Estoril hinter der Garage, und nur Übelkeit und ein getrübter Blick und ein Kopf, der über den Eschen in Todesqualklagen

– Clarinha

rief, mir war so, als würde mich der Chauffeur auffangen, mir die Zigarette wegnehmen und ein Glas Wasser aus dem Schlauch zum Wagenwaschen bringen, das nach Gummi und nach Ruß schmeckte

– Fühlen Sie sich besser gnädiges Fräulein?

und hätte er Angst gehabt, daß ich in Ohnmacht fiel oder so und sich bei meiner Mutter, bei meinem Vater beklagt, mein Fahrrad wäre konfisziert worden, und ein Monat ohne Kino oder Geburtstagsfeiern oder samstags bei Leonor schlafen, vielleicht gehörte ja der Perlohrring auf dem Rücksitz

welcher Frau?

und das trockene Brot und die Flecken, vielleicht fuhr sie der Chauffeur zur Festung am Guincho und wartete an der Mauer, von Seeschwalben umringt, das Knie meines Vaters, hoppe hoppe Reiter, der Daumen an einem Hals, der nicht mir gehörte, ein Haar, das nicht meins war, im Takt, Kügelchen, die das ganze Abendessen lang auf dem Tischtuch gerollt wurden, anstatt daß er sich um uns kümmerte, der Stuhl vor dem Obst zurückgeschoben wie der Vater von Vitória, ihre Mutter peinlich berührt, während sie mich anstarrte, Silberschüsseln wie unsere, nur kleiner, die Angeln der Haustür kraftvoll, das Geräusch des Motors verflogen wie die Rauchringe hinter den Schaukeln, der Stuhl von Vitórias Mutter seinerseits zurückgeschoben, ihre Serviette landete auf meinem Schoß, und mein Knie tröstete sie, hoppe hoppe Reiter, als würde Maria Clara hinter sich selber lächeln, so fern von mir, während sie sieht, wie ich mich in der Klinik meinem Vater nähere, meine Mutter begrüße

nicht meine Schwester

die Angestellte, die das Abendessen abräumte, Butter jetzt ja, die Flasche Wein jetzt ja, den durfte er jetzt auch, alles ist so gut gelaufen, keine Komplikation, kein Antibiotikum, kein Medikament gegen Schmerzen, nur achtundvierzig Stunden, um frei von der Quälerei durch Sekretärinnen, Wirtschaftsindikatoren zu sein, ich weiß nicht, ob das so heißt, Herr Doktor, Wirtschaftsindikatoren, achtundvierzig Stunden, ohne an die Arbeit zu denken, ohne sich über die Börse aufzuregen, sich um die Aktien zu kümmern, um zu lesen, mit den Angehörigen zu reden

hoppe hoppe Reiter

die Angestellte räumte das Abendessen ab, Maria Clara dort hinten, an der Tür zum Salon, an der Tür der Klinik, sieht sie sich von hinten so fern von sich, so eifersüchtig, so sehr imstande, mich umzubringen, jemandem einen Fotoapparat geben, bitten

– Würden Sie so freundlich sein hier muß man drücken

die Fransen zurechtrücken, das Kleid glattstreichen, meine Wange gegen seine Wange drücken, und wir beide lächeln in einem Filmquadrat, das ich eilig in der Hemdenschublade versteckt habe.

Gott sagte: Es wimmle das Wasser von lebendigem
Getier, und Vögel sollen fliegen auf Erden unter der Feste
des Himmels. Und Gott schuf große Walfische
und alles Getier, das da lebt und webt
und davon das Wasser wimmelt, ein jedes nach seiner Art,
und alle gefiederten Vögel, einen jeden nach seiner Art.
Und Gott sah, daß es gut war. Und Gott segnete sie und sprach:
Seid fruchtbar und mehret euch und erfüllet das Wasser im Meer,
und die Vögel sollen sich mehren auf Erden.
Da ward aus Abend und Morgen der fünfte Tag.

Einundzwanzigstes Kapitel

Also: es sieht ganz einfach aus, aber es wird immer schwieriger, ehrlich, wenn ich könnte, würde ich sofort gehen, auf den Dachboden steigen, sie nicht mehr sehen, sie wären nur noch Lichter, die im Erdgeschoß angehen und die Glyzinienzweige auf dieser Seite der Villa beleuchten, die Zweige erzittern einen Augenblick lang und kehren in die Finsternis zurück, wenn das Fenster dunkel wird und es der Balkon meiner Eltern oder das kleine Fenster der Speisekammer ersetzt

jemand sucht Kekse oder Marmelade oder Milch, Füße, die auf einen Schemel steigen, um besser nachsehen zu können

dann geht das Licht im Fenster wieder an, und ein Schatten wird auf die Beete projiziert, mir kommt es so vor, als wäre es meine Schwester, die sich auszieht, denn eine Form wird von unten nach oben dicker, während sie das Kleid auszieht, wird zuerst zu einer Art Pilz, einer von zwei Armen getragenen Wolke, und nimmt dann auf dem Rasen ab, sie hängt die Wolke auf einen Bügel, und der Bügel fettleibig, meine Schwester entwirrt vornüber gebeugt, den Kopf nach unten, ihr Haar, zieht Fäden aus den Borsten, echte Finger auf der Fensterbrüstung, die sich aneinander reiben und die Fäden loslassen, die einen Augenblick lang glänzen

der Mund der Finsternis öffnet sich sofort und verschluckt sie

als sie sie im Garten freigibt, die Brüstung ohne Finger, Ana aufgerichtet vor dem, was der Spiegel sein wird, wo sie sich von der Seite prüfend anschaut, beide Hände tasten Bauch und Brust ab, scheinen mit der Brust zufrieden, gleiten an den Hinterbacken hinunter, kneifen sie flink und zufrieden, kehren jedoch zum Bauch zurück, der Körper dort hoch aufgerichtet, lange nachdenklich, ein Klingeln von Gegenständen, und Ana wieder im Spiegel mit einem Metermaß um die Taille, während einer der Pantoffeln auf den Boden klopft, die Taille wird, während sie die Luft anhält, schmaler, das Metermaß wird, als sie die Luft herausläßt, plötzlich länger, ein enttäuschter Fluch, ein noch schnellerer Pantoffel, die Aussicht auf eine fettleibige Zukunft, in der sie sich von Zimmer zu Zimmer schiebt, morgen kein Fleisch, keinen Nachtisch, nur eine fast noch grüne Birne und einen Teller Suppe, das Metermaß am Schenkel, an den Knien, an den Schultern, die Ergebnisse werden in ein Heft eingetragen

und vielleicht ein oder zwei Zentimeter abgezogen, denn sie hat fester zugezogen, und sie schreibt noch einmal

um dies mit dem in einer Woche zu vergleichen, ewig lange steht meine Schwester da, streichelt ihren Bauch, legt sich rücklings auf den Teppich, strampelt in der Luft, stellt sich wieder vor den Spiegel, nimmt das Metermaß, um Verbesserungen festzuhalten, wirft es auf den Teppich, tritt darauf herum, verflüchtigt sich im Bett, das die Lampe, als sie ausgeht, in Levkojen verwandelt, im Flügel der Dienstmädchen ein Hochkochen von Gekicher, das die Haushälterin zum Schweigen bringt, das Rechteck aus Helligkeit vom Badezimmer beim alten Hühnerstall zeigt ein Brett der Gartentür, ein Stück Mauer und die Köchin

nicht den Schatten der Köchin, die Köchin selber

barfuß und im Nachthemd, die, ihrem Bauch keine Beachtung schenkend, im Unkraut hockt, sich in Tomar wähnt mit diesem großen Provinzmond dort oben

in Tomar scheint immer der Mond

und die Illusion eines Staubeckens, in dem das Wasser einen verstorbenen Vogel wiegte, Sonntagsträgheit an allen Tagen im Landgut, Stundenschöpfwerke beförderten Gähnen, das Telefon, dieses nervtötende Ding, klingelte nie, hin und wieder die drei Hupenspritzer des Fahrrads vom Briefträger, man rannte geburtstagsfreudig hin, und es war die falsche Adresse, die Gewißheit, daß alle uns vergessen hatten, außer der Witwe des Geographienachhilfelehrers, die meine Mutter in Wellensittichkrankheiten und Kuchenrezepte verwickelte, beim einzigen Mal, als wir ihren

Besuch erwiderten, hing an der Garderobe ein Herrenmantel, funkelnagelneu und daher rätselhaft

der Geographielehrer, der vor meiner Geburt an einem Sturz im Gymnasium gestorben war, von den Schuhen der Klasse umringt, die das Blut interessierte

man ging um den Herrenmantel herum, von dem uns meine Mutter fernhielt, indem sie uns am Ärmel zog, als könnte der Stoff uns angreifen

die Witwe wies auf die geflochtenen Stuhlsitze, die nicht aufhörten zu klagen und den Eindruck machten, als würden Dutzende neugeborener Welpen darin winseln, der Herrenmantel an der Garderobe, wo auch immer wir uns befanden, immer deutlich sichtbar, störte wie ein Splitter im Auge, würde ich den Splitter mit der Kuppe des kleinen Fingers herausholen, wäre meine Mutter ruhig und die Garderobe leer, die neugeborenen Welpen schwiegen, als ich einen Karamelbonbon annahm, und begannen dann wieder im Rhythmus meines Kinns zu jammern, der dicht bei mir stehende Globus streckte mir auf einem Ozeantablett Australien entgegen, Belgien für Ana, Alaska für meine Mutter, die ihren Kragen mit winterlichem Frösteln zuknöpfte, ich hörte auf zu kauen, um die Welpen zum Schweigen zu bringen, und brauchte Ewigkeiten, um den Zucker so aufgeregt von einer Seite zur anderen zu befördern wie jemand, der versucht ein fieberndes Kind auf dem Flur des Hauses zu beruhigen, meine Mutter schickte sich an, die Rezepte der Witwe abzuschreiben, doch als sie den Stift nahm, quetschte das Geflecht eine so menschliche Qual heraus, eine so große Bangigkeit, daß sie plötzlich innehielt und den Sitz betrachtete und sich den Besitzer des Mantels dabei vorstellte, wie er hinstürzte, und von da an hörten wir drei, Australien, Belgien, Alaska, ohne auch nur einen Seufzer zu wagen, unser Leben derweil in Klammern, uns den Unfall des Geographienachhilfelehrers an, die Arme schwer von Nebenflüssen und Bahnlinien, ein Fehltritt der Ferse auf den vulkanischen, sedimentären und metamorphischen Stufen Mitteleuropas, ein Ausrutschen der Sohle auf einem tragischen Gemenge aus Basalt

(vulkanisch)
Tonschiefer
(sedimentär)
und Schiefer
(metamorphisch)

die Fliesen des Hofes, auf denen am Ende der Kopf, die Feuerwehrleute, das sinnlose Krankenhaus, während das Taschentuch mit leichtem Baumwollgetupfe eine Träne wob, die sie in der Handtasche verwahrte, damit sie dort, ohne die Form zu verlieren, kristallisierte, wir erhoben uns, Empörung fürchtend, vom Flechtwerk, aber die Sitze schwiegen, hinter uns an der Garderobe beunruhigend der Mantel und kein Splitter im Auge, meine Mutter bemerkte erst unten auf dem Platz, daß sie den Stift der Witwe noch in der Hand hielt, betrachtete ihn wie ein besorgniserregendes Tier, begriff, daß es keine Eidechse, begriff, daß es ein Stift war

– Und das hier?

ließ ihn in der Hoffnung fallen, wir würden es nicht sehen, und ich denke, wir haben es nicht gesehen, weil Ana in Belgien und für mich Australien auf einem Ozeantablett, meine Mutter, beinahe in unserem Alter, stopfte ihn mit der Schuhspitze in eine Spalte im Bürgersteig, und ich auf dem Dachboden in Estoril mit den Truhen und den Medaillons, keine einzige Lampe brannte, nicht einmal ein Licht in den

hören Sie mir eigentlich zu, nicht einmal ein Licht in den Glyzinien, die Villa still bis zur Ankunft des Königs in Lissabon, der Alte mit der Kreide am Rockaufschlag, der Mann der Kranken, der Großvater von Leopoldina, der Vater meines Vaters, sah den Kutschen zu, die sich am Kai aufreihten, der Herr General auf dem Balkon bat um ein Glas Wasser, ohne mich um Wasser zu bitten, nur der Zeigefinger am Kragen, eine flehende Flosse, ein Kiemen im Schnurrbart

– Sie haben ihn getötet sie haben ihn getötet

sie werden töten, man weiß, daß sie töten werden, aber noch haben sie nicht getötet, noch schließt die Haushälterin die Küche ab, Ana voller Verachtung für ihren Bauch, denn ich habe mich mit dem Maßband geirrt, denn das kann nicht sein, denn Spiegel machen dick, ein Fehler im Silbernitrat, ein Mangel im Lack, schau dir die Beckenknochen an, alles dünn, perfekt, morgen zum Beweis diesen Winterrock anziehen, der so wahnsinnig kniff, und in diesem Augenblick, während der Herr General

– Sie haben ihn getötet sie haben ihn getötet

tatsächlich der Zug der Kutschen über den Platz, der Kiemen hüpfte im Schnurrbart, in diesem Augenblick tatsächlich die Pferde und so viele Leute und die Säbel der Wachen, wenn ich den Kupferstichen Glauben schenken soll, dann sind da Arkaden und Sonne, Kleider, die über die Steine schleifen, die lila Atmosphäre von Kristallflakons, Gewehre, die schießen, allenfalls einen Korken oder Bohnen oder Körner, Theaterbärte, mit einem Gummiband an den Ohrmuscheln befestigt, wer hat so viele Spazierstöcke, so viele Orden aus Blech, soviel Federmuff ausgeliehen, vielleicht tut der Herr General ja nur so, Mutter

– Sie haben ihn getötet sie haben ihn getötet

in diesem Augenblick ahmen die Pappdekorationen der Kutschen tatsächlich Silber und Bronze nach, die Schritte meines Vaters im Arbeitszimmer, einer der Wasserhähne im Dunkeln, Ana beschließt, morgen zerreiße ich die Seite mit den Maßen, so ein Schwachsinn, und jetzt doch Fleisch, jetzt doch Nachtisch, ich bin unverändert, Vibrieren von Rohren, weil sich die Villa in den Wänden zurechtrekelt, um zu schlafen, der Kühlschrank schnarcht für uns, es sei denn, wir wechseln unsere Lage auf den Kissen, und er dreht sich im selben Augenblick um, in dem der Herr General, der kein Wort herausbringt, und seine Gattin

– Joaquim

ich glaube, daß

– Joaquim

die Eschen sehr viel kleiner als heute, von Drähten gestützt, die Levkojen kurz vor dem Erblühen, zu dem Zeitpunkt Hyazinthen und Petunien, die Villa voller staubigem Gerümpel auf dem Dachboden, Lampen, die den Schleiern im Tejo untergegangener Bräute gleichen wußten Sie, daß der Herr General Joaquim hieß wie der Polier, Mutter?

Pomeranzenbehandlungen wegen nervösen Erschauerns, und in diesem Augenblick haben sie ihn tatsächlich getötet, der Alte mit der Kreide am Rockaufschlag versucht zu verhindern, daß ein Karabiner seinen Korken oder seine Bohne oder sein welkes Körnchen herausdrückt, ein zweiter Karabiner und ein zweites Körnchen, Anilin, das als auf dem Uniformrock vergossenes Blut dient, wie auf den Stichen in den Zeitungen zieht Prinz Luís Filipe eine Wasserpistole, und ebenfalls Anilin, das meine Mutter aufschrecken läßt, die die Nachttischlampe anmacht, ein Glyzinienzweig zittert in den Beeten auf dieser Seite des Hauses, der Herr General im Rahmen und noch mehr Pomeranze, noch mehr Riechsalz, Finger, die sich in die Öffnungen der Luft einhängen

– Sie haben ihn getötet sie haben ihn getötet

weitere mit einem Gummiband an den Ohrmuscheln befestigte Bärte zwischen Bakelitgewehrkolben und jede Menge Anilin, der Alte mit der Kreide am Rockaufschlag versucht dem Prinzen zu helfen, aber eine Kutsche vertreibt ihn mit ihren Verzierungen aus Pappe

oder Silber oder Bronze

wer weiß, ob der Geographienachhilfelehrer inmitten seiner Landkarten im Gymnasium von Tomar, ich nahm an, im Kaninchenstall, dachte mir, dieser Instinkt der Tiere, die Zufälle voraussehen, der kleine Vorbau, der seine Umrisse auf die Rosenstöcke projiziert, umrahmt den mit Blütenblättern gekreuzigten Platz, überdeutlich der Fluß mit weiß unterstrichenen Wellen, ein Tümmler, mit kindlicher Sorgfalt gemalte Möwen, stiege ich in den Keller hinunter, würde ich ganz sicher die Kleiderschränke, die anderen Schränke offenstehen und vielleicht die Leiche des Königs zwischen Schaukelstuhl und dem Eichhörnchen aus Samt liegen sehen, dem der Schwanz fehlte, den Bus nach Alcoitão nehmen, durch einen Gemüsegarten gehen, ein unbebautes Terrain, auf dem Disteln zürnten, Treppenabsätze ertastend, die Stufen hinaufsteigen, Leopoldina fragen, und sagt mir nicht

– Was für eine Leopoldina?

lenkt mich nicht ab, unterbrecht mich jetzt nicht, die kleine Wohnung, bei der uninteressant ist, ob ich sie erfunden habe, aber ich schwöre, daß es sie gibt, ihrer Möbel beraubt, nur noch das Bett der Kranken, die Wäscheleinen auf dem verglasten Balkon, mein Vater sonntags mit seinen gestreiften Socken und seinem Päckchen mit Kuchen, meine Mutter empört

– Maria Clara

Ana, die heimlich versucht, die gestreiften Socken gegen anständige auszutauschen, und dennoch lächelt mein Vater mich vom Krankenhaus aus an, amüsiert darüber, daß sie ihn so ausstaffieren, der Daumen an meinem Hals, die Krankenschwester, die hübsch wäre, käme sie ihm nicht so nahe, nimmt unbeeindruckt von meinem Groll seinen Puls, in Alcoitão unendlich viele Schlüssel, die immer größer werdende Scheibe eines Gesichts, und während das Gesicht größer wurde, Leopoldina

– Gnädiges Fräulein

möchte mich abweisen, mich nicht sehen, die feine Kette aus billigem Gold, das

– Gnädiges Fräulein

wie ein Tadel, ein

– Ich will Sie hier nicht haben

aber, man kennt das ja, der Instinkt der Armen, und daher das ganze Gesicht ein

– Bitte sehr gnädiges Fräulein

ein

– Hier entlang gnädiges Fräulein

das Lächeln liegt auf dem Mund, aber der Mund lächelt nicht, das heißt kein Lächeln, nur etwas auf den Lippen, das die Verärgerung überspielt

– Gnädiges Fräulein

der Daumen meines Vater krümmt sich an meinem Nacken, als wollte er mir weh tun, gestreifte Socken mit mir in Alcoitão, das Kuchenpäckchen schaukelt am kleinen Finger, die Krankenschwester bemerkt nicht, daß mein Vater auf dem verglasten Balkon die Wäscheklammern in einen Korb legt, das Lächeln oder, besser gesagt, kein Lächeln

– Gnädiges Fräulein

– Bitte sehr gnädiges Fräulein

– Hier entlang gnädiges Fräulein

bringt mir einen Hocker und bleibt selber stehen, ein Kinderweinen

oder eine Kommode?

ein Kinderweinen in einer Nachbarwohnung, und wegen des Kindes

oder wegen der Kommode?

wegen des Kindes

aber warum bloß wegen des Kindes?

übermitteln Leopoldina und mein Vater einander Botschaften, der Arzt hat am Puls die Krankenschwester ersetzt, während der Chauffeur am anderen Ende des Zimmers Gladiolen, Nelken und Orchideen verteilt, die Wolken reisten in der Küche in Alcoitão nach Osten, und die Dörfer im Gebirge krönten sich mit Laternen

oder Fenstern, in denen sich vielleicht eine Frau im Spiegel prüfend betrachtete oder ein Zweig seinen Schatten in einem Levkojenbeet erzittern ließ, den Stichen zufolge, die ich auf dem Dachboden durchblätterte, denke ich, waren es Arkaden und Sonne und Feiertagsfrieden, ein Schiff, bei dem jemand

der Alte mit der Kreide am Rockaufschlag?

die Flagge mit Gouache koloriert hat

mit Gouache?

mit Gouache

eine Reihe von Kutschen auf dem Kai, Wachen und Soldaten

auf diesem Medaillon, sehen Sie genau hin

die vom Arsenal herangaloppiert kommen, um den König zu schützen, das Kind

oder die Kommode

jetzt noch näher bei uns, meiner Meinung nach eher kein Weinen, ein Fieberklagen, und Leopoldina und mein Vater mit ihrem Fingercode, die Turteltauben im Schutz der Kiefern, die leichte Siebenuhrbrise, die Art von Stille, die die Dämmerung grün färbt, mein Vater ganz ruhig in der Klinik, eine Bitte

wahrscheinlich eine Bitte

deren Worte abbrachen wie die des Kindes in Alcoitão, trotz des Daumens an meinem Hals, trotz des

– Clarinha

der Mund, der sich nicht öffnet, nicht spricht, nur andeutet

– Clarinha

als könnte ich, Vater, bringen Sie mir bei, es zu können, vermeiden, daß der Arzt

– Es ist nichts

und ein Zäpfchen, eine Tablette, eine Maßeinheit Flüssigkeit

– Trinken Sie alles aus trinken Sie alles aus

zur gleichen Zeit wie all diese Feiertagssorglosigkeit, wie all diese städtischen Tauben, wie all diese Leute, und inmitten der Leute ein Schuß aus einem Karabiner, ein zweiter Schuß, ein dritter zur gleichen Zeit, als der König und Prinz Luís Filipe

– Luís Filipe genau wie Vater wußten Sie daß der Sohn des Königs Luís Filipe hieß Mutter?

in der Kalesche und in den Zeitungen auf dem Dachboden fielen, auf diesem Bild, von dem ein Drittel der behauenen Steine und fast das ganze Glas verlorengegangen waren, die Särge, der Alte mit der Kreide am Rockaufschlag blätterte in den Gazetten der Zeit vor und zurück, der Arzt ließ vom Puls meines Vaters ab

– Eine Krise ohne Bedeutung es ist nichts weiter

ohne zu bemerken, daß mein Vater nicht in der Klinik war, mir nicht den Hals liebkoste, in Alcoitão bei Leopoldina, zwei Bauern, die ich störte, und dennoch

– Gnädiges Fräulein

die mich wegschickten, und dennoch

– Bitte sehr gnädiges Fräulein

mich auf dem Treppenabsatz stehenließen, trotzdem

– Hier entlang gnädiges Fräulein

wie die Armen es immer machen, die Haushälterin beispielsweise zahlt die Fehler in den Rechnungen aus eigener Tasche, der Chauffeur beispielsweise fühlt sich verantwortlich dafür, daß der Wagen kaputt ist, rennt um Ersatzteile bettelnd von einer Werkstatt zur anderen, der Gärtner hält sich für schuldig an den Parasiten der Eschen

– Sie sind zu alt Dona Amélia wenn wir da unten drei oder vier fällen würden

am nicht ausreichenden Regen, an der ausgelaugten Erde, und meine Mutter

– Nein

zum Gärtner und zum Arzt, den das Schweigen meines Vaters beunruhigte, nur der Daumen an meinem Hals, aber gemächlicher, eingeschlafen, er gleitet den Rücken hinunter, bis er sich auf der Bettdecke niederläßt, ein letztes

– Clarinha

das niemand gehört hat, das ich zu hören vorgab, das ich hören wollte, das ich zu hören beschlossen hatte, mein Vater kurz davor, zu gehen, nach Hause zurückzukehren, das Kopfende des Tisches wieder einzunehmen, meine Mutter rechts, ich links, dann Ana, die, eine Zeitschrift neben sich, immer zum Telefon spähte, niemals an zwei aufeinanderfolgenden Mittagessen dasselbe Kleid, meine Furcht, man könnte sie mir vorziehen, mich ins Arbeitszimmer setzen, mich unter dem Vorwand des internationalen öffentlichen Rechts oder des Steuerrechts um ihn kümmern, denn er benutzt den Füller nicht, den ich ihm vor Jahren gekauft habe, nachdem ich auf dem Tresen des Ladens immer wieder mein Taschengeld gezählt und Ewigkeiten wegen der Feder und der Marke geschwankt, die Tinte ausprobiert, überprüft hatte, wie leicht er war, mir vorgestellt hatte, wie er sich seinen Fingern anpassen würde, und am Ende finde ich ihn in dem auf antik getrimmten irdenen Topf für die Plastikkulis wieder, von denen Tausende identitäts- und wertlos in Tausenden von Taschen stecken, verzichtbar und gleich, weggeworfen, sobald das Blau zu Ende ist, während zum Füller, den ich Ihnen geschenkt habe, noch ein kleines Etui mit Nachfüllpatronen gehört, Röhrchen, für die ich wieder in den Laden zurückkehren mußte mit dem Geld, das Ana mir geliehen hatte und das ich ihr noch nicht ganz zurückgezahlt habe, die Nachfüllpatronen, die für mich so wertvoll sind, daß ich vermute

warum darum herumreden, daß ich sicher bin, daß Sie sie verloren haben, sie gleich in diesem Drahtkorb vergessen haben, in dem Sie Nutzlosigkeiten häufen, bevor Sie sie in den Müll werfen, das Taschengeld von acht oder neun Monaten, Vater

mehr als acht, und meine Schwester fordert jede Woche das Geld ein, weil ein Abendessen mit Freunden, eine Handtasche im Ausverkauf, eine Lederjacke in einem Schaufenster in Cascais, das Etui mit den Nachfüllpatronen, das Sie nie aufgemacht haben, so wie Sie auch den Füller nie benutzt haben, in den ich Ihren Namen eingravieren ließ

zwei Monate Taschengeld zusätzlich

Sie haben sich darauf beschränkt, die Schleife aufzumachen, das Einwickelpapier aufzureißen

meine Mutter war immer ganz verzweifelt, wenn wir das Einwickelpapier aufrissen, denn sie glättete es und faltete es für zukünftige Geschenke zusammen

ihn aus der Schachtel zu nehmen, das Begleitheft mit den Gebrauchsanweisungen in fünf Sprachen inklusive Japanisch zu zerknüllen, die ihm Qualität attestierten und den Preis anhoben, den Füller einen Augenblick lang zu betrachten und

welch eine Enttäuschung, Vater, welch tieferschrockene Geste, die ich schaffte, ihnen nicht zu zeigen, welche Salzsäule, auf die Sie nicht geachtet haben

ihn mit einem vagen Dankeschön, das ich mich zu hören weigerte, in den irdenen Topf zu stecken, bevor Sie mich wegen eines unterbrochenen Vertragsentwurfs oder eines Briefes wieder vergaßen, dabei einen Kugelschreiber in der Hand hielten, der in Goldlettern eine Webmaschinenmarke lobte, ich bin sicher, daß Sie nicht gemerkt haben, wie ich das Arbeitszimmer verließ, die Tür nicht bemerkten, die zuzuknallen ich nicht den Mut hatte und die ich langsam in der Haltung von jemandem zumachte, der sie zuknallt

Sie haben auch das nicht bemerkt, nicht wahr, so wie Sie auch nicht die Treppe bemerkt haben, die ich in einem Strudel von Schluchzern hinaufgerannt bin, über die zu reden ich mich schäme, auch die Bettdecke nicht, die sich über mir in einer Welle schloß wie ein Meer der Schiffbrüche, der Rachepläne mit einem Finale aus Schluchzern, Fußtritten gegen die Wand und einem gekrümmten Finger, der Sie noch mehr haßte, nicht das Abendessen, bei dem ich, indem ich Sie direkt ansah, um sie zu bestrafen, die große Pastete und das Obst ablehnte, meine Mutter wie immer voller Angst vor der erschreckenden Nachricht einer Schwangerschaft oder eines Krebses

– Fühlst du dich nicht wohl Maria Clara?

über die Schüssel hinweg meine Blässe, die Ränder unter den Augen abschätzte, ich krank vor Enttäuschung wie die Eschen und die Levkojen, Mutter, wie das Haus, was auch der Anstrich nicht verbergen kann und das die Möbel auch nicht fröhlich machen, das heimlich gegessene Eingemachte, das den Kummer nur vergrößerte, mich einschließen zwischen Blümchenetiketten

Pfirsich Pflaume Tomate

aus der Zeit meiner Großmutter, in ihrer mit Großbuchstaben gestickten Schrift, feine und dicke Vokale, Konsonanten, in denen ich meinen Namen gern auf dem Umschlag sehen würde, den mir der Assistent im Seminar Geschichte der Institutionen, nicht der mit der Brille, der andere, der Dünne, der so schüchtern mit den Mädchen ist, immer rot wird, nie schicken würde, das Pfirsichgelee mit dem Zeigefinger essen, damit die Haushälterin keinen schuldigen Löffel findet, der in der leeren Spüle Ameisen zusammenruft, die Birnenschale über die Gartenpforte werfen, und da sie nicht über die Gartenpforte flog und auf dieser Seite blieb und meinen Namen rief

das passiert mir immer, ich treffe niemals etwas

aus der Küche in den Garten gehen, sie verfluchen und sie aus dem Unkraut holen normalerweise aus dem Matsch, wo ich mich schmutzig mache und es Tiere gibt

und sie noch einmal werfen, bemerken, daß ich das Licht in der Speisekammer angelassen habe, hinuntergehen und es ausmachen, und meine Mutter auf dem Treppenabsatz, mißtrauisch wegen nächtlicher Appetitanfälle, auf dem Blusenrand ein Tropfen Pfirsich, der mir winzig, ihr aber riesig vorkam

– Hast du einen Freund?

das Stimmchen in Angelhakenmanier, fischte mit dem Köder des Verständnisses nach Geständnissen, bereit, sich in grimmige Empörung zu verwandeln, millimetergenau prüfende Augen, die Schwellungen abschätzten, die Hand an meinem Ellenbogen, und ich

– Halten Sie mich nicht fest

während der Assistent vom Seminar Geschichte der Institutionen sein Interesse an mir stotterte

sein Interesse an mir?

mir Sekundärliteratur und deutsche Bibliographien anriet, während er jenseits der Wand auf etwas starrte, was unbedingte Aufmerksamkeit verlangte, was aber keiner von uns beiden sah, ich habe, um mich zu versichern, nachgeschaut und entdeckte Kalk voller Striche und eine Obszönität in Bleistift, und der spillerige Assistent, der ein bißchen bucklig war, was ihn verletzlich machte und einem das Gefühl gab, er hätte es verdient, auf den Arm genommen zu werden, flüchtete durch die Pulte in Richtung Innenhof, wäre ich imstande gewesen zu sagen

– Herr Doktor

den Mut zu fassen, den ich nicht hatte, und

– Guilherme

zu sagen, er reglos wartend, und ich noch einmal

– Guilherme

es gibt solche Filme, der unverdächtige Verbündete eines Schulaufsehers, dem ich im Geiste ein königliches Trinkgeld versprach

(– Sie haben ihn getötet sie haben ihn getötet)

versuchte ihn mit der Frage nach was weiß ich festzuhalten, aber ein Händchen winkte Zustimmungen und beschleunigte den Trab, das Auto, das leider startete, das Tor der Fakultät, das leider unverstellt war, eine leider grüne Ampel und ein Auspuff, der auf der Avenida verschwand und mich zwischen den Rauchrollen eines Motors zurückließ, der eine Reinigung nötig hatte, der Angelhaken meiner Mutter, der vorgab, hilfsbereit zu sein

– Hast du einen Freund?

morgen, wenn niemand da ist, werde ich den Füller der unendlichen Monate Taschengeld, den ich in einem unverzeihlichen Augenblick meinem Vater geschenkt habe, zur Birnenschale auf der anderen Seite der Gartenpforte legen, und vielleicht lege ich mich gleich dazu, bis ein Schuh oder die Zeit in einem Tod, der die Gestalt eines allerletzten Knackens annimmt, auf uns treten, Leopoldina

– Gnädiges Fräulein

– Hier entlang gnädiges Fräulein

– Bitte sehr gnädiges Fräulein

das Lächeln liegt auf dem Mund, aber der Mund lächelt nicht, das heißt kein Lächeln, nur etwas auf den Lippen, das das Ungehaltensein überspielt, stets unterwürfig wie die Sklaven, die Armen, die Bauern, der Daumen meines Vaters gab mir das Gefühl, daß er mich verletzen wollte

mich verletzen wollte

sie brachten mir einen Hocker und blieben stehen, ein Kinderweinen

oder eine Kommode?

in der Nachbarwohnung, und wegen des Kindes oder der Kommode gingen Leopoldina und mein Vater auf mich zu

die Turteltauben in den Kiefern, die Siebenuhrbrise, diese Art von Stille, die die Dämmerung grün färbt, mein Körper schrumpfte auf dem Hocker trotz des

– Gnädiges Fräulein

des

– Hier entlang gnädiges Fräulein

des

– Bitte sehr gnädiges Fräulein

bis sie ein Bettlaken von der Leine nahmen und mich damit bedeckten, damit die Spur eines Auspuffs, ein Stück Obst und einen sündhaft teuren Füller für immer auslöschten, der Sie in dem auf antik getrimmten irdenen Topf vergebens meiner Liebe zu Ihnen versicherte.

Zweiundzwanzigstes Kapitel

Manchmal legte meine Mutter, als wir klein waren, eine Platte mit spanischer Musik auf, drehte die Lautstärke hoch, und der Klang von Kastagnetten, Tamburinen, Gitarren, einer Stimme, die mit dem Geheul eines Hofhundes klagte, das sich auf einer Anhöhe in Wellen ausbreitete, eine ausgemergelte Silhouette auf einem Hügelkamm, ein allein stehender Olivenbaum, Ruinen, in denen Bettler in alten Farbdosen Suppe kochten, meine Mutter neben meinem Vater, während das Lamento uns sein blindes Gesicht zuwandte

– Willst du nicht tanzen Ana Maria?

damals, als es im Salon den Buddha, den wer weiß wer zerbrochen hat, noch gab, barfüßig, die Beine gekreuzt, wie jemand seine Arme kreuzt, ein Paar Arme oben, ein Paar Arme unten, das Lächeln einer Möwe, bevor sie sich auf dem Wasser niederläßt, jeder Mundwinkel eine ausgebreitete Schwinge, reglos, bereit, die Wellen zu streifen und sich wieder zu heben, und als sie mich noch mit dem Eichhörnchen aus Plüsch schlafen ließen, bevor sie beschlossen, daß Eichhörnchen nichts für Kinder sind und große sechsjährige Mädchen keine Eichhörnchen brauchen, sie bleiben allein mit einem Kruzifix an der Wand, das einem Angst einjagt, einem Jesus, der Rippen aus Blech herzeigt und Bettlerknie, hast du etwa mich oder deinen Vater je mit einem Eichhörnchen schlafen sehen, Maria Clara, siehst du etwa irgendein Stofftier auf meinem Kopfkissen, nur den Rosenkranz und den Wecker, dessen Zeiger man im Dunkeln schlecht erkennen konnte, man machte das Licht aus, und eine so zarte Ahnung, daß es unmöglich war, die Uhrzeit zu erraten, zehn nach eins, zwanzig nach vier, eine ungewisse blasse Zeit, die die Schlaflosigkeit anzeigte, immer zwanzig nach vier, wenn etwas, von dem wir nicht wissen, was es ist, uns bedroht oder angreift, immer zehn Minuten nach eins, wenn ich Angina habe und huste und nichts dagegen hätte, zu sterben, Ana begann zu kreiseln, stieß dabei gegen die runden Tischchen mit den bodenlangen Decken und kräuselte den Läufer, ohne daß man sie dafür schalt, während meine Eltern sie mit Zungenschnalzen begleiteten, die Dienstmädchen in einer bewundernden Traube an der Tür zum Salon, wenn ich mich erheben und mich auf dem Fußboden drehen würde, wobei sich meine Schuhe absichtlich verheddern würden, damit ich hinfiel, meine Mutter

– Geh da weg Maria Clara laß Ana Maria tanzen

daher habe ich heimlich den Buddha dicht am Rand des Möbelstücks so kippelig aufgestellt, daß er beim ersten Erzittern des Hauses herunterfallen und Ana die Schuld haben würde, aber er fiel nicht runter, die beiden Paar Arme unveränderlich, er lächelte, bis ich zu meinen Eltern

– Guckt mal

und ihn auf den Boden schubste, die spanische Musik ging bis zum letzten Schrei der ausgemergelten Silhouette auf dem Kamm eines Hügels weiter, ich begriff, daß sie verstummte, weil kein Olivenbaum, keine Bettler, die ihre Suppe in einer alten Farbdose kochten, die Dienstmädchen in der Küche erwarteten, daß ich weinte, aber ich habe nicht geweint, ich habe nur verblüfft auf die Porzellanscherben geschaut, da ich mir nicht vorgestellt hatte, daß es so viele sein könnten, würde man sie wieder zusammensetzen, ergäben sie einen Chinesen, so groß wie ich oder noch größer, zwei riesige Arme, eine riesige Möwe, die imstande war, mich in ihrem Schnabel zu tragen, Ana in der Fensterlaibung zog den Läufer hinter sich her, wenn das Eichhörnchen bei mir wäre, hätte ich keine Angst vor meinen Eltern oder irgendwelchen Möwen, wir würden einfach zu Bett gehen, und am nächsten Morgen lägen das Schimpfen und der Zorn weit zurück oder, anders gesagt, in ganz weiter Ferne, der Boden gefegt, ein anderes Stück Fayence, eine Vase oder eine Katze anstelle des Buddhas, den es wahrscheinlich überhaupt nie gegeben hat, meine Eltern nicht so wie heute, noch nicht wütend, still, mit Mündern, die größer wurden, und darunter nichts außer schlaffen Fingern, ein Wort, das in der Kehle seinen Weg suchte und sich, bevor es an die Lippen gelangte, verlor, die Finger weniger weich, und ganz allmählich Körper, während die Platte an den Anfang zurückkehrte, mein Vater den Gitarrenakkord unterbrach und sich wieder setzte, ihre Stille kam zur Stille der Musik, um Gottes willen, sagt etwas, und anstelle von um Gottes willen, sagt etwas, und weil sie meinten, ich würde um Gottes willen sagen

– Ich habe keine Angst daß ihr mich schlagt

große sechsjährige Mädchen brauchen keine Eichhörnchen, sie bleiben allein mit einem Kruzifix an der Wand, das einem Angst einjagt, der Jesus so mager, der Arme, und dein bester Freund, hast du etwa mich oder deinen Vater je mit einem Eichhörnchen schlafen sehen, was für ein dummer Satz, wo ihr doch einer das Eichhörnchen vom anderen seid, ihr Helden, also Schluß mit Eichhörnchen, und außerdem gibt es in eurem Zimmer keine Träume, bei denen man vor einem Tier fliehen muß, das einen auffrißt, wenn ich ihnen den Wecker wegnehmen würde, und es ist zehn nach eins, dann möchte ich mal ihren Mut sehen, der Läufer begleitete Ana bei jedem Schritt durch den Salon, der linke Fuß ihr Fuß, der rechte Fuß ein ellenlanger wollener Lumpen mit ineinander verschränkten Rhomben, in der Mansarde der Architektin eine Flickendecke auf den Dielen und auf der Flickendecke Dias, Zeitungen, ein Päckchen Zigarettenpapier, Zeitungen, eine Sandale, Zeitungen, eine Kaffeetasse vom Vortag mit einer ausgedrückten Zigarette, Zeitungen, man ging ans Fenster, und im Krämerladen Körbe mit Obst in der Sonne, meine Schwester beugte sich zum Buddha, und die Stimme, die geklagt hatte und nun still war, sprang mit einem Satz aus dem Apparat und drang in meine Mutter

– Rühr das nicht an Ana Maria

Tarotbücher und noch mehr Zeitungen und noch mehr Kaffeetassen vom Vortag im nächsten Zimmer, zerwühlte Bettlaken, eine marokkanische Trommel, die Spitze der anderen Sandale in einem Durcheinander von Kleidern, in der Küche fleckige Zeitungen, im Bad Zeitungen, die ein Riß im Duschvorhang mit Tropfen schwärzte, und ein Topf mit totem Basilikum, kaum riecht man daran, da welkt es schon, riech nicht daran, Clarinha, wenn meine Mutter das alles sehen würde, wenn Ana das sehen würde, wenn mein Vater das sehen würde, aber mein Vater schlenkerte die schlaffen Finger, jeder einzelne ein von der Hand herunterhängender kleiner Wurm

– Sofort ab nach oben ich komme gleich nach

die Dienstmädchen wichen im Spalier zur Seite, als würde ich sie anstecken, die Haushälterin mit der Schaufel und einem kleinen Besen, die Stufen zuvor achtzehn, jetzt unendlich viele, die zwölfte, die sich immer empörte, mich zu beißen versuchte, schwieg nun, die Architektin kümmerte sich nicht um die Zeitungen, trat auf die Seiten, die allerdings waren empört, während ich die Lampen auf den Treppenabsätzen anmachte, das Erdgeschoß verschwunden, und die Tiere, die mich fraßen, in Nippes und in Tische verwandelt, auf deren Platte ich und Ana, ich in der Wiege, ich mit Schnuller und Windeln, Ana bei meiner Großmutter auf dem Schoß, die Arme zu einer Puppe gereckt, die ihr ich weiß nicht wer zeigte, mein Großvater, der Oberleutnantsvetter, der Herr General seit Jahrtausenden verstorben, obwohl man das bei Fotos nie so genau wußte, wie oft war ein Verwandter, der von niemandem Zeitgenosse ist, in der letzten Reihe eines Gruppenfotos mit dem Bogen im Garten oder dem Schatten eines Baumstammes verschmolzen, man schaut genauer hin, und es ist weder ein Bogen noch ein Baumstamm, er ist es, die Hemdbrust, die Glatze, der Schnurrbart, zum Beispiel der Patenonkel der Architektin, an den sie sich nicht einmal mehr erinnert, während sie in der Mansarde Zigaretten einer alten Marke in Kaffeetassen deponiert und in den Tarotkarten die Zukunft voraussieht

– Der Gehenkte siehst du?

mit schwarzer Zunge, genauso wie man sich erzählte, daß er am Dachbalken in der Rumpelkammer in Belas gehangen hatte, so steif, daß es ihnen nicht gelang, seine Kleider zu wechseln, er trug auf dem Weg in sein Dorf das Hemd und die Hosen zum Schafehüten, sie haben es gerade noch geschafft, ihm die Holzpantinen gegen ordentliche Stiefel auszutauschen, und jetzt hindert meine Mutter meinen Vater daran, ins Schlafzimmer zu kommen und die Treppe hinaufzugehen, merkwürdig, wie die Villa nachts zu einer Echogalerie wird, zu einer Art Garage oder leerem Schwimmbad, und Schritte, selbst wenn sie leicht sind, tiefer, stärker werden, den Jesus vom Kruzifix bitte ich um Verzeihung, nicht Sie

– Geh da weg Maria Clara laß Ana Maria tanzen

habe auch keine Angst, daß Sie den Schuh ausziehen und mich schlagen, Angst habe ich nur vor dem Gelächter der Clowns und vor diesem Herrn, der irgendwann im Wartezimmer des Arztes sein Gebiß herausgenommen hat, seine Handfläche füllte sich mit Gaumen, und ihm kam die Hälfte seines Gesichts abhanden, ich habe Angst, daß meine Großmutter oder meine Eltern beim Abendessen das gleiche tun könnten, wenn sie mir einen Kuß geben, bewege ich mich nicht, habe Gänsehaut, bis sie sich unversehrt, mit Kinn und Mund wieder entfernen, wenn sie mir sagen würden

– Wir tun dir ein Gebiß rein Maria Clara

würde ich mich im Teich ertränken, würden sie mich steif, zwischen den Fischen begraben auffinden, und ich würde sie in einem der Alben in der letzten Reihe oder im Bogen im Garten besuchen, meine Angehörigen

– Maria Clara

und wenn sie näher hinschauen würden, ist da nur eine Nische im Bogen oder eine Verformung an einer Esche, die den Film trüben, mich ausziehen, bevor meine Mutter mit gezücktem Schuh hereinkommt, die Lampe ausknipsen, schnell die Augen zumachen, sie

– Maria Clara

und ich kann nicht antworten, da ich schlafe, der Schuh hin und her, wird immer langsamer, gibt auf, geht weg, aber schon gleich beim ersten Häkchen am Nacken, das immer klemmt, das

Klicken des Türknaufs, das Zittern des Schlüssels, mit dem Rükken zur Tür stehen, nicht hören, das zweite Häkchen versuchen und gleich spüren, wie die Haut am Rücken vor Kälte hart wird, nicht vor Angst, vor Kälte, mich umdrehen, und die Palmen am Casino meinetwegen voller Furcht, nur die oberen Palmen, der Rest biegsame Schuppen

– Versteck dich im Schrank Clarinha

im weißlackierten Schrank, auf dem von Ana ist Kapitän Hook, auf meinem Däumling, und anstatt mich im Schrank zu verstecken, mich auf den Stuhl mit dem langwimprigen Bambi an der Rückenlehne setzen, und Bambi

– Es wird dir so weh tun Clarinha

und geh da weg Maria Clara laß Ana Maria tanzen, ich habe keine Angst, daß ihr mich schlagt, nicht euch um Verzeihung bitten, Sie anschauen, Mutter, Sie so groß vor mir sehen, Ihren zornigen Gesichtsausdruck und dann, merkwürdig, die Narbe an der Seite, wo Sie am Augenlid operiert wurden, man sollte sie nicht sehen können, kann sie aber sehen, als Sie mit einem Verband nach Hause kamen, ein Hallo in der Eingangshalle, und Sie haben nicht mit uns gegessen, das Tablett kam, so wie es war, wieder in die Küche zurück, vielleicht war ein Glas Limonade halb ausgetrunken und ein Löffel Milchreis, mein Vater vom Geländer her

– Hast du keinen Hunger?

und ein Dobermann antwortete ihm vom Balkon des Grafen, die Architektin

– Hast du keinen Hunger?

peinlich, ihr zu erklären, daß so viele Zeitungen, so viele Katzen und so viele Töpfe vom Vortag es mir unmöglich machen zu essen, auf der Tischdecke eine zerquetschte Mücke, deren eines Bein noch lebt, die Metro-Fahrkarte, die ein Luftzug auf der Küchenplatte umherweht, peinlich, ihr zu erklären

nimm es mir nicht übel

was, wenn ich es erklärte, verletzen würde

die zu kurzen, lila angemalten Fingernägel, eine Saucenkruste wird am Daumen hart, der gehenkte Pate schaukelt in seiner

Schafshirtenkleidung, die sie ihm nicht wechseln konnten, zwischen uns, ich schwöre dir, es gibt Augenblicke, da fällt es mir schwer, die Tochter meiner Eltern zu sein, nicht wie Leopoldina oder wie du zu sein, das bis zum Abend ungemachte Bett nicht zu verabscheuen, die Schönheitscremes ohne Deckel und die mit einem grausamen Fingerdruck beim Verschluß eingedellte Zahnpastatube, ich schließe mich im Badezimmer ein, um sie zu glätten, drücke vom Ende her darauf, rücke zudem die Watte und die Acetonfläschchen auf dem Glasbord gerade, die Postkarten der Familie, von der du nie redest, im Pappkarton, ich fische unter dem Kissen die feuchte Wintermütze hervor, in deren Wolle noch altes Haar verwoben ist, als ich dich das erste Mal gesehen habe, trugst du diese Mütze, eine leider abgetragene Jacke und hattest einen finsteren Liebsten und Ingenieur dabei, der sich, uns nicht wahrnehmend, mit dem Bier unterhielt, er unterhielt sich immer noch mit dem Bier, als wir gingen, drei Monate später redete er wahrscheinlich immer noch mit dem Bier im leeren Restaurant, Kuhglocken von Stierkampfszenen an den Kacheln der Wände, während ich

da waren die Palmen im Fensterrahmen in Estoril

– Versteck dich im Schrank Clarinha

mich gegen den Stuhl preßte, auf dem Bambi

– Es wird dir so weh tun Clarinha

am Anfang so bunt, und seit ich zehn geworden bin, auf den Dachboden verbannt

in den Keller

seit ich zehn geworden bin, in den Keller verbannt mit den weißen Schränken von Kapitän Hook und Däumling und dort ganz hinten, hinter den Fahrrädern, den Glasstürzen mit den Straußenfedern, den ausgestopften Tieren

Ginsterkatzen, Mauerfalken und einem Baby-Walroß

und ganz hinten Bambi, das sich noch immer daran erinnert

– Hat es sehr weh getan Clarinha?

und dennoch kein gezückter Schuh, der Zorn meiner Mutter, ohne zu strafen oder zu schelten, diese Tränen, die in einer Sehne am Hals anschwellen, bevor sie ins Gesicht aufsteigen, möchten Sie mein Eichhörnchen haben, Mutter, machen Sie sich keine Sorgen, ich beschütze Sie vor den alten Verwandten, diese hilflosen Augen, die nach was, nach wem und nach dem Wie suchen, um eine Erleichterung flehend, die wir ihnen nicht geben können, auf mich treffen, ohne mich zu erkennen, und weitersuchen, die Mutter meiner Großmutter manchmal in der Gartenlaube, und nicht sie ist es, ein Glyzinienzweig, niemand berührt Ihre Schulter, Mutter, niemand ruft Sie

– Hier

und als Sie näher treten, die Vogelscheuche gegen die Drosseln oder, besser gesagt, ein über Drähten geknöpfter Mantel, dem eine Wassermelone mit der Mütze des Gärtners als Kopf dient, ein Paar Lederhandschuhe begrüßen den Wind, und dennoch, wenn wir uns entfernen, echte Knochen in den Handschuhen, und die Mutter meiner Großmutter dort, wütend

– Kümmerst du dich nicht um mich Amélia?

der Tadel der Blumen, die schweigend ihr Mißfallen ausdrükken, das Laub der Büsche in rüttelnder Empörung

– Kümmerst du dich nicht um sie Amélia?

die Lastwagen aus Beja werden gleich kommen, soll ich Sie nun zum Gartentor begleiten, damit sie uns mitnehmen, Anas Stimme

– Mit wem redest du da Maria Clara hat das damit zu tun daß Vater krank ist?

die spanische Musik im Apparat und Tamburine und Händeklatschen, der Schrei am Umriß eines Hanges, der einsame Olivenbaum, bei dem Bettler ihre Suppe in alten Farbdosen kochten, Ana stieß gegen die runden Tischchen mit den bodenlangen Dekken und kräuselte den Läufer, die symmetrischen Muster, auf die meine Mutter so stolz war und auf die wir nicht treten durften

– Geht bitte darum herum

wenn ein Stuhl sie in Falten legte, die Hände entsetzt erhoben

– Vorsicht

sie selbst glättete sie auf Knien auf dem Boden, überprüfte, ob irgendein Schutz, ein Brocken trockener Matsch, eine Spezialflüssigkeit konservierte seine Lebendigkeit, eine Pferdehaarbürste holte Verunreinigungen heraus, der Läufer des Herrn General, wie durch ein Wunder dem Trödler oder dem Exil auf dem Dachboden entronnen

im Keller

Männer trugen die Möbel in einen Lieferwagen, der die Beete kaputtmachte, eine neue Weite in den leeren Zimmern, die Stimmen hallten, verdoppelten die Sätze, als würden zwei Münder sie fast gleichzeitig für uns aussprechen, der Trödler machte den Zeigefinger an der Zunge naß, als er meiner Mutter umständlich fünf oder sechs Geldscheine gab, während der Herr General dem Nichts vorsaß, die Haushälterin in Tomar, die Köchin in Tomar, ein einziges Dienstmädchen in der riesigen Anrichte, mir schien es, als bluteten nachts die Gladiolen oder als zerzauste der tönerne Knabe die Grünalgen

mein Haus ist sehr groß und sehr reich gleich neben dem Casino von Estoril und in meinem Haus leben mein Vater meine Mutter mein Großvater meine Großmutter meine Schwester und ich und wir haben ein Auto und einen Gärtner und einen Chauffeur und mein Vater ist größer als meine Mutter und meine Mutter größer als wir und wenn mein blinder Großvater der immer nur dasitzt seine dunkle Brille aufsetzt schaut er uns an und sieht uns

und nachdem das Dienstmädchen auch im Zug abgereist ist und wir allein sind, eine letzte Fahrt mit dem Lieferwagen für die letzten Möbel, und diesmal weniger Scheine, der Trödler redet mit meiner Mutter, ohne den Hut abzunehmen, meine Mutter trägt ihm die Fahrräder aus dem Keller und die Reifen aus der Garage an, und er mit einer Art Lachen, wenn Adelaide ihren Verwandten schreiben und sie um Geld bitten würde, würde sie zur Post gerufen werden und einen Scheck erhalten, wenn ich die Turmaline versetzen würde, und ein paar Besucher von früher spontan, weil, die Armen, so ein Pech

– Da nehmen Sie

meine Mutter

– Ein vorübergehendes Problem verstehen Sie?

oder

– Ende des Monats ganz bestimmt

mit einer Ergebenheit, die Zeit brauchte, um sich herauszubilden, schwankte, unter Schwierigkeiten wuchs

– Damit hatten wir nie gerechnet

wo ist das versilberte Teeservice, was ist mit der Teekanne mit dem Vergißmeinnicht passiert

Vergißmeinnicht?

ich glaube, es war eine Lotusblüte oder ein Vergißmeinnicht auf dem Deckel, die Schmuckkassette, diese Spange von Ana mit den echten Steinchen

mein Haus ist sehr groß und sehr reich gleich neben dem Casino von Estoril und in meinem Haus leben mein Vater meine Mutter mein Großvater meine Großmutter meine Schwester und ich und wir haben ein Auto und einen Gärtner und einen Chauffeur und wahnsinnig viele Dienstmädchen die heißen Lucília Conceição Clotilde Alice Jacinta und Manuela ihre Uniform ist eine Schürze und ein Häubchen und ein Kragen und ein schwarzes Kleid und sie stehen auf wenn ich in die Küche komme und wenn sie gerade essen dann fragen sie während sie herunterschlucken eilig können wir Ihnen etwas anbieten gnädiges Fräulein und wenn mein Vater aus der Firma kommt spielt er immer mit mir und mit meiner Schwester und meiner Mutter die im März Geburtstag hat und einunddreißig Jahre alt ist und eine Schleife im Haar trägt die mal malvenfarben und mal lila ist sie setzt sich ins Gras und applaudiert uns und lacht und da sie lacht lachen wir auch und dann legt meine Vater eine Platte mit spanischer Musik auf und Kastagnetten Tamburine Gitarren und das klagende Geheul eines Hofhundes das sich auf einer Anhöhe in Wellen ausbreitet eine ausgemergelte Silhouette auf einem Hügelkamm ein allein stehender Olivenbaum Ruinen in denen Bettler in alten Farbdosen Suppe kochen und meine Mutter willst du nicht tanzen Maria Clara tanz doch und ich drehe mich stoße an die runden Tischchen mit den bodenlangen Decken und kräusele den Läufer und sie schimpfen nicht mit mir und Ana steht auf meine Mutter sofort weil ich sehr viel hübscher bin als meine Schwester Ana Maria laß Maria Clara tanzen und weil sie neidisch auf mich war hat meine Schwester den Buddha der im Salon steht genommen und hat zu meinen Eltern gesagt guckt mal und hat ihn auf den Boden geworfen und hat zur Strafe drei Tage keinen Nachtisch bekommen und mußte den ganzen Sonntag in ihrem Zimmer bleiben drei Tage die eigentlich zwölf sein sollten aber nur drei wurden und kein Sonntag so ein Glück und ich dachte sie würde weinen aber sie hat nicht geweint und hatte auch keine Angst vor meinen Eltern weil sie ein böses Mädchen war sie hatte nur Angst vor dem Jesus an der Wand und seit sie ihr das Eichhörnchen aus Plüsch weggenommen haben das ihr beim Einschlafen half sie hat es noch aus dem Keller geholt und unter die Decke gestopft es hatte schon diesen abgestandenen Geruch eines nutzlosen Gegenstandes

den Geruch, der meine Mutter bis zum Bett geführt, sie die Bettlaken hat anheben lassen und

– Ana Maria

oder eher

– Maria Clara

sagen ließ, während sie vollkommen achtlos den Hals des Eichhörnchens schüttelte, mir kam es so vor, als säße das rechte Auge tiefer drin als das linke, zwei Lackknöpfchen, die mich erst erkannten, als meine Mutter bereits mit ihnen die Treppe hinauf verschwand

als meine Mutter bereits mit ihnen die Treppe hinunter verschwand und dabei das Tier immer noch dermaßen würgte, daß sich nicht einmal mehr der gebrochene Fuß beklagte, ich dachte

nein, ich beschloß es zu holen, wenn alle schliefen, der Kühlschrank für uns hochschreckte und uns aus den Ketten der Träume befreite, und es wieder auf den

es wieder in den Keller zu bringen, bevor meine Eltern und Ana aufwachten, ich setzte mich auf den Rand der Bettdecke, wartete, bis meine Eltern im Schlafzimmer waren, erst meine Mutter und dann mein Vater, bis dieses Konzert zu Ende war, welches nur aus einem Vibrieren bestand, das mit seinem Zahnarztsirren in den Ohren weh tat, ich hörte noch die Schublade mit den Feuchtigkeitscremes über eine Unebenheit stolpern, noch die Bohrerklarinette, die so schmal, so grausam mit absurder Brutalität aus dem Erdgeschoß heraufklang, mich weiter bedrohte, sobald der tönerne Knabe und die Kletterpflanze schwiegen, ich klemmte vorsichtshalber meine Backenzähne zwischen das Kopfkissen und nahm nicht einmal das Gegurgel vom Mundwasser meines Vaters wahr, ich glaube, mich weckte der Regen oder ein Zucken des Kühlschrankes, der mit ausgestreckten Armen Alpträume verscheuchte, aber mir fehlte der Mut

nicht eigentlich der Mut, die Geduld

ich hatte nicht den Mut, hinauf auf

hinunter in den Keller zu gehen, ohne das Licht anzumachen, bei soviel Dunkelheit ringsum, kleine Geräusche auf den Dächern und Fledermäuse und Eulen, das Stückchen Mond, das in den Jalousien auftauchte, zwang mich, angekleidet ins Bett zu gehen, und zum Glück ging das Seufzen der Federn, als sie mich empfingen, in den Stimmen meiner Eltern unter, die wegen der Bettdecke, von der einer von ihnen zuwenig und der andere zuviel hatte, stritten, einem Rucken des Kühlschranks mit Scheidungsdrohungen antworteten, einer von beiden, wer es war, weiß ich nicht, riß, dem Lärm nach zu urteilen, die Tür des Nachttisches auf, zog die Pantoffeln heraus, um im Salon ins Exil zu gehen, gab es wieder auf, der Regen, der die Regenrinne verlassen hatte, setzte sich im Treibhaus in einem Rosenkranz aus Elfenbeintropfen fort, die immer langsamer fielen, die Levkojen hätte man frisch eingeseift nennen können, der Streit meiner Eltern trug mich auf seinen Armen durch den Schlaf, Bilderfluten lösten sich in dem Maße auf und begannen erneut, wie das Auge des Eichhörnchens sich von mir entfernte

das unwichtige Auge und das vollkommen bedeutungslose Eichhörnchen mit seiner gebrochenen Pfote

meine Mutter, gekämmt, mit zwei von einem Stift gemalten

Schreckensbögen als Augenbrauen, tippte mir auf die Schulter, von der ich, gleichgültig, wie mir als gasförmiges Wesen meine Struktur war, nicht wußte, daß ich sie besaß

– Hast du heute angezogen geschlafen?

dem Tonfall der Frage nach sprach der Lippenstiftkrümel, der ihr direkt unter der Nase an der Lippe klebte, mit mir, mein Vater gurgelte unter Höhlengewitter, die Nase an der Decke, hielt dabei die Flasche in der einen Hand und das Waschbecken mit der anderen Hand fest

es gibt die Statue eines Helden zu Pferd, die Zügel in der Linken und das Schwert in der Rechten Es lebe das Vaterland

der Morgen mit seinem elektrischen Schnarren und seinen schreienden Farben richtete sich herrisch um mich herum ein, mich mit einem Bettlaken zudecken, das mich vor dem Schnarren und den Farben beschützt, in mein halbdunkles Ei zurückkehren, in dem ich zerfaserte Bilder zurückgelassen hatte, die ich vielleicht zusammenfügen könnte, indem ich meine Hochzeit mit dem Blonden in meiner Klasse komponierte, aber anstelle des blonden Jungen ein unangenehmes, lauwarmes Loch, in dessen Mitte die Portugiesischlehrerin auf eine Schiefertafel zeigte, intransitive Verben mit einer Henkersstrenge gestikulierte, von der mich meine Mutter, ohne es zu wissen, in dem Augenblick befreite

ich bin ihr noch heute dafür dankbar

in dem sich das Lineal von der Tafel weg zur sechsten Bank wandte und über einem Weizenwogen von ängstlichen Köpfen hinweg auf mich wies

– Das Partizip Perfekt Maria Clara

und draußen die Platanen, die Scherbe eines Flugzeugs, die Striche an den Himmel malte, und die Vorschulkinder im Pausenhof, Strohhüte, Kittelchen, Nonnen, ein Ball am Fensterrahmen, das Lineal

– Das Partizip Perfekt

und meine Mutter, gelobt sei Gott

ich bin ihr noch heute dafür dankbar

befreite mich von der sechsten Bank und verwandelte Klassenraum Nr. 9 in mein Schlafzimmer, das vom Rest der Villa durch übermäßig viel Licht getrennt war, das den Gegenständen ihr Gewicht nahm und in dem kein intransitives Verb am Ende eines halben Meters aus Holz mein Unwissen nachwies, mein Vater erschien mit einem aseptischen Perlmuttlächeln in der Tür, und als ich begann, mich an das Eichhörnchen in seiner Verbannung auf dem

in seiner Verbannung aus Bugholzstühlen im Keller zu erinnern, der Lippenstiftkrümel, der an der Lippe klebte

– Sie hat angezogen geschlafen stell dir das mal vor

zeigte auf die Falten in der Schuluniform, die von mir auf die Stirn meines Vaters wanderten

– Sie hat angezogen geschlafen wie das?

jemand klopfte auf meinem Kopf Teppiche, die Schere des Gärtners schnitt mir erbarmungslos lebendige Nervenzweige ab, der Chauffeur holte den Wagen aus der Garage und fuhr mit langsamen Rädern über den Kies meiner Füße, eine Uhr verkündete, daß es spät war, und mein Vater sagte es, wobei ich allerdings nicht begriff, wie spät

– Es ist schon sehr spät

Ana schwebte unter dem Vordach mit offenen und zugleich geschlossenen Augen, die Köchin suchte das Kaninchen für das Abendessen aus, spähte durch das Drahtgitter nach ihm, zog schließlich etwas heraus, das mir, ohne Schwanz und mit einer schlappen Pfote, wie mein Eichhörnchen vorkam

– Clarinha

sie ließ es mit einem Fausthieb auf die Kruppe erzittern, und der Plüschkörper wurde doppelt so lang, abends würde es in der Schüssel liegen, der Bauch ohne Fell, die Vorderzähne aus Perlmutt und Pupillen aus Lack, die Uhr verkündete

– Schon sehr spät

durch die Bangigkeit meines Vaters, der mal das Handgelenk hochhielt, es dann wieder im Ärmel verschwinden ließ, Platanen, die Vorschulkinder im Pausenhof, die Scherbe eines Flugzeugs, die Striche an den Himmel malte, die intransitiven Verben in fünfzehn Minuten, das Messer meiner Mutter zerteilte das Eichhörnchen, es oben auf

es unten im Keller zwischen Bugholzstühlen suchen, es auf den Arm nehmen

– Benjamim

mein Haus ist sehr groß und sehr reich gleich neben dem Casino von Estoril und in meinem Haus wohnen mein Vater meine Mutter mein Großvater meine Großmutter meine Schwester und ich

ihm erzählen, was gestern passiert ist, ihm versichern, daß ich ihn ganz bestimmt holen werde, mich mit ihm in das Skelett eines Sessels setzen werde, wir miteinander reden

wir haben ein Auto und einen Gärtner und einen Chauffeur und wahnsinnig viele Dienstmädchen die heißen Lucília Conceição Clotilde Alice Jacinta und Manuela ihre Uniform ist eine Schürze und ein Häubchen und ein Kragen und ein schwarzes Kleid und sie dürfen die Uniform nicht ausziehen wenn sie aus dem Haus gehen

ihn unter vielfältigen Schwüren, Erklärungen, Abschieden wieder weglegen, von etwas erschreckt, was ich für eine Taube bei einem Dachsparren hielt, was aber ein Umhang mit einer Lilie aus Tüll war, das Eichhörnchen oder das Riff eines Eckbordes verabschiedete sich von mir

– Nicht vergessen Clarinha

in der Schule ankommen, während mein Vater den Manschettenknopf hochschiebt

– Schon sehr spät

und die Glocke läutet, die Ausstellung der Osterbilder im Flur bei der Turnhalle, im Klassenraum Nr. 9 wartet das Lineal auf mich, sucht die sechste Bank aus, ein Ball am Fensterrahmen

die Lehrerin bahnt sich den Weg zu mir, und es macht nichts, denn wenn mein Vater heute nachmittag aus der Firma kommt, in der er alle in einem riesigen Büro befehligt, wird er das Jackett ausziehen und mit meiner Mutter und mit mir spielen, und meine Mutter, die im März Geburtstag hat und einunddreißig Jahre alt ist und eine Schleife im Haar trägt, die mal malvenfarben und mal lila ist, applaudiert und lacht, und da sie lacht, lachen wir auch, oder mein Vater legt eine Platte mit spanischer Musik auf, dreht die Lautstärke auf, und Kastagnetten, Tamburine, Gitarren, eine Stimme, die mit dem Geheul eines Hofhundes klagt, das sich auf einer Anhöhe in Wellen ausbreitet, eine ausgemergelte Silhouette auf einem Hügelkamm, ein allein stehender Olivenbaum, Ruinen, in denen Bettler in alten Farbdosen Suppe kochen, meine Mutter nicht zu Ana, zu mir

– Willst du nicht tanzen Maria Clara

und ich stoße an die runden Tischchen mit den bodenlangen Decken und kräusele den Läufer, und sie schimpfen nicht mit mir, falls Ana aufsteht, meine Mutter sofort, weil ich viel hübscher bin, viel schlanker, viel dünner bin

– Geh da weg Ana Maria laß Maria Clara tanzen

und weil sie neidisch war, hat meine Schwester den Buddha genommen, zu meinen Eltern

– Guckt mal

gesagt, und hat zur Strafe drei Tage keinen Nachtisch bekommen und mußte den ganzen Sonntag in ihrem Zimmer bleiben, drei Tage, die drohten zwölf zu werden, aber nur drei wurden und kein Sonntag, so ein Glück, und ich dachte, sie würde weinen, aber sie hat nicht geweint, denn sie war ein böses Mädchen, und hatte auch keine Angst vor meinen Eltern, sie hatte nur Angst vor dem Jesus am Kruzifix, den Rippen aus Blech und den Bettlerknien, die spanische Musik, die keiner hörte, und Ana schaute verblüfft auf die Porzellanscherben, denn sie hatte sich nicht vorgestellt, daß es so viele sein könnten, würde man sie wieder zusammensetzen, würden sie einen Chinesen, so groß wie ich oder noch größer, ergeben, barfuß und mit gekreuzten Beinen, wie jemand seine Arme kreuzt, ein Paar Arme oben, ein Paar Arme unten, das Lächeln einer Möwe, bevor sie sich auf dem Wasser niederläßt, jeder Mundwinkel eine ausgebreitete Schwinge, reglos, bereit, die Wellen zu streifen und sich wieder zu heben, während

– Willst du nicht tanzen Maria Clara?

ich im Rhythmus der Kastagnetten, der Tamburine, der Gitarren auf Zehenspitzen durchs ganze Zimmer

die ausgemergelte Silhouette auf einem Hügelkamm, der allein stehende Olivenbaum, Ruinen, in denen Bettler in einer alten Farbdose Suppe kochten

die Bettler kochten in einer alten Farbdose Suppe, und ich erreichte, immer noch kreiselnd, den Balkon, die Terrasse, die Eschen im Garten, so wie es Ana nicht konnte, nie können sollte, nie können würde, was auch immer meine Eltern oder die Haushälterin oder die Besucher oder ihre Freunde sagen, ich kreiselte in den Beeten, gelangte, immer noch kreiselnd, zur Auffahrt, die zum Gartentor führte, zu den steinernen Säulen, zur Avenida, die zum Fluß führte, drehte mich immer noch, als hielte ein Eichhörnchen meine Taille umfangen, als nähme es mich bei der Hand

immer noch kreiselnd, weil ein Eichhörnchen meine Taille umfaßte und mich bei der Hand nahm, kreiselte und kreiselte, bis nichts mehr

die ausgemergelte Silhouette auf einem Hügelkamm, ein allein stehender Olivenbaum, Ruinen und die alte Suppendose

nur wir beide, die im Dämmerlicht eines leeren Hauses verschwanden.

Dreiundzwanzigstes Kapitel

War die Tür meines Vaters geschlossen, wenn ich im Krankenhaus ankam

alle verschlossenen Türen haben etwas Unumstößliches

erschrak ich immer, weil ich mir vorstellte, er sei gestorben, die Krankenträger hätten ihm den Pyjama ausgezogen und ihn mit einem Bettlaken zugedeckt, seien auf den Flur gekommen und hätten die Besucher mit dem Vorwand einer Röntgenaufnahme oder einer dringenden Laboruntersuchung getäuscht, und ich an diesem Augustmorgen vor den Vorhängen zum fast leeren Parkplatz, weil ich das zerwühlte Bett nicht sehen will, das Buch und das Päckchen mit Süßigkeiten auf dem Nachttisch, die die Illusion von Leben aufrechterhielten, die Reinemachefrau

– Mit Verlaub

die ein Wägelchen voller Wischmops schiebt, und bald darauf das Zimmer wieder wie neu, das Buch und die Süßigkeiten in einem an der Wand lehnenden Beutel, in den auch passen würde, was noch nicht Zeit genug gehabt hatte, Kummer zu werden, eine Haarbürste entdecken und sie nehmen, als wäre mein Vater in diesem Griff und in diesen Borstenbündeln, die Reinemachefrau

– Verzeihung

fegt mich mit dem Staub in den Müllkasten, die Gardinen offen und das Viadukt näher, die Reinemachefrau überprüft das Zimmer, stülpt ein Glas über den Hals der Wasserflasche, scheucht mich zum Ausgang

– Hier gibt es nichts zu tun

steckt den Schlüssel in die Tasche, und es war tatsächlich dort nichts zu tun, überhaupt nichts zu tun, Ana, jedes Auge eine Träne, von den Wimpern festgehalten, meine Mutter mit Brille plötzlich, ganz grundlos, rührte mich die Brille, die sie menschlicher, zerbrechlicher machte

zahlte am Empfang mit einem geliehenen Kugelschreiber, der mit einer Schnur an dem Saugnapf einer Scheibe festgebunden war, holte einen Scheck aus dem Heft, vertat sich bei den Nullen, suchte in der Landschaft hinter dem Angestellten nach Hilfe, die nicht kam

die Brille, die einem Schaukasten glich, der etwas festhielt und es am Fallen hinderte

die Feder lernte die Buchstaben, das ist ein m, das ist ein x, das ist ein v, wiederhol das v, Amélia, und die Finger langsam v, die absolute Gewißheit, daß, wenn ich die Bürste nicht verlor, der Daumen an meinem Hals

– Clarinha

und wir vier bei Tisch, ihn nicht mögen müssen und ihn auch nicht vermissen, da er weiterhin bei mir war, und so stieß ich die Tür, wenn ich in die Klinik kam und sie verschlossen war, heftig auf, meine Mutter, die die Qual des Namens stickte, als würde sie unsichtbare Pünktchen verbinden

Folgen Sie in diesem Rechteck nacheinander den Nummern 1 bis 47, und Sie werden eine berühmte, von allen geliebte Comicfigur entdecken

oder das Bild einer bekannten, von allen geliebten Filmschauspielerin oder der Königin von England

bekannt und von allen geliebt

die vom Balkon des Palastes aus dem Applaus dankt, und heraus kommen krumme Karikaturen, der bekannten und von allen geliebten Filmschauspielerin fehlte ein Arm, der Balkon des Palastes war nur ein kleiner Strich

die Tür in der Klinik mit dem Knie, der Schulter, dem ganzen Körper aufstoßen und den Tod meines Vaters verhindern

– Warten Sie einen Augenblick ich rette Sie

keine Bitte, ein Schrei beinahe, denn Sie werden doch nicht etwa aufhören zu atmen, sich doch nicht mit einer Grimasse der Überraschung an sich selber hängen, und die Überraschung wird dann einer zerstreuten Steifheit Platz machen, Sie werden nicht sterben, weil ich es verhindere, ich Sie zwinge, bei mir, auf dieser Seite zu bleiben, Vater, denn die andere ist die der dreibeinigen Tische und der tanzenden Teller, manchmal, bevor ich einschlafe, die Gewißheit eines Duftes, sein Eau de Cologne zum Beispiel

– Riechst du es nicht?

und überhaupt kein Eau de Cologne, nur der Wunsch, ihn bei mir zu wissen, und eine plötzliche Windböe ließ die Bougainvillea größer werden, das Arbeitszimmer ohne Registraturschränke oder Regale, das wir in irgendeinem Herbst in ein kleines Wohnzimmer verwandeln würden, das niemand benutzte, ein einzelnes Sofa, ein Aquarium mit einem Stempel auf dem Grund, die Tür zum Zimmer aufstoßen, bevor man ihm den Pyjama auszieht oder mit einem Bettlaken zudeckt

– Mach das v noch einmal ordentlich Amélia die kleine Schleife am Ende und dann das i

es ist nicht eigentlich ein Bettlaken, eine Art Verpackung, die man oben zumacht, nachdem man den Armen mit einem Gummiband Handschellen angelegt hat, und durch den Spalt der Augenlider ein flüssiger Blick, die Schwalben, die meine Mutter geschrieben hat

– Mach das v noch einmal Amélia

und die Finger so dick am Kugelschreiber, so ungeschickt, die armen, langsam, v, die v suchen irgendein Gebäude aus, bei dem ich morgen Nester aus Lehm unter den Balkons vorfinden werde, um eine Leiter bitten und sie mit dem Besen zerstören, alles zerstören, und nachdem alles zerstört ist, mich in die Gartenlaube in die Nähe des tönernen Knaben setzen, darauf warten, daß die Lastwagen aus Beja im Garten zum Stehen kommen, die Männer im Haus auf der Suche, und es machte nichts, war gleichgültig, nicht einmal fliehen, nichts sagen, ihnen zusehen

– Die intransitiven Verben Maria Clara

und ich stehe neben dem Pult

– Bitte rechts vom Pult

und ich stand rechts vom Pult, die Note am Ende des Schuljahrs machte mir nichts aus, mir ist die Note egal, die Klassenliste ohne Bedeutung, meine Zukunft

– Wenn du so weitermachst stehst du am Ende hinter einem Ladentisch Maria Clara

meine Zukunft betraf mich nicht, meine Mutter, die die Brille in die Handtasche steckte, so menschlich, so zerbrechlich, jedes Auge von Ana eine einzige Träne, von den Wimpern gehalten, den sie da in diesen Sarg gelegt haben, das ist kein Mensch, den ich kenne, und deshalb macht euch um mich keine Sorgen, das Natürlichste ist, sich leer zu fühlen, während der Beerdigung ein riesiger Raum zwischen mir und den anderen, warum nicht Trauerkleider anziehen und das mit dem Priester, den Totengräbern, der Umarmung der Sekretärin meines Vaters miterleben, Cristina oder Carolina, Cristina, die mir die Jacke naß macht, die Trostesworte an jemanden hinter mir, nicht an mich gerichtet, wenn ich ihn anrufen mußte, Cristina

– Ich werde mal sehen ob Ihr Väterchen mit Ihnen sprechen kann einen Augenblick

Väterchen, so ein Blödsinn

und eine Glockenmusik oder eine Symphonie von einem Kurorchester, während im Büro meines Vaters

– Ihre Tochter Herr Doktor

die Glocken verstummen mitten in einem Ton, Tunnelstille, die Hoffnung, daß sie mir nicht wieder mit dem Väterchen kommt

– Ich stelle zu Ihrem Väterchen durch hat mich gefreut mit Ihnen zu sprechen

ein Knacken, noch ein Knacken, ein Kollege im Büro, weil mein Vater in die Luft

– Warten Sie einen Augenblick

und in den Hörer

wenn er hallo, Mädchen sagt, lege ich auf

– Hallo Mädchen

meine Mutter Mädchen, die Büroangestellten Mädchen, und daher vergaß ich ungezogen die Nachricht, hätte ihm am liebsten den Hals umgedreht, er machte sich sorgfältiger zurecht, seit die neue Verwaltungsassistentin im Nebenzimmer saß, ich traf ihn dabei an, wie er über die Krawatte nachdachte, die Augenbrauen glättete, Ampullen zur Bekämpfung des Haarausfalls, das Foto eines Glatzköpfigen, das mit dem Foto eines Mannes mit dichtem Haarschopf konkurrierte, der Kragen des Glatzköpfigen schief, der Kragen des Haarigen makellos, massieren Sie sie fünfzehn Minuten lang vor dem Zubettgehen sanft ein, und wir geben Ihnen Ihr Geld zurück, falls Sie nach drei Monaten, nach drei Monaten mein Vater beim fünfzehn Minuten langen sanften Einmassieren ganze Ampullen, ein Medikamentengeruch, der das Haus in Agonie versetzte, meine Mutter und Ana mit gerümpfter Nase, das Dienstmädchen machte ihm mit einem Taschentuch vor dem Mund das Bett, mein Vater betrachtete zwischen zwei Spiegeln den Fortschritt, las den Prospekt noch einmal, verweilte beim Glatzkopf mit dem schiefen Kragen und dem einfarbigen Jackett

Vorher

verweilte beim Haarigen mit dem makellosen Kragen und dem karierten Jackett, der mit der Verwaltungsassistentin in eines dieser Restaurants trat, wo Langusten mit zusammengeschnürten Scheren in einem Becken übereinanderklettern, in dem Bläschen sprudeln

Nachher

mein Vater warf die Ampullen weg, wenn die Verwaltungsassistentin

bislang Paula und jetzt auch Mädchen, aber ich, warum weiß ich nicht, fand sie nett

ins Büro meines Vaters trat, tat er plötzlich wahnsinnig beschäftigt, mit der besiegten Geste eines alten Mannes

diese Papiere

der Geschäftsführer schaltete die Lichter des Restaurants nacheinander aus und zwang so die Nacht, ruckartig fortzuschreiten, und die Tische, in einem Schaum aus Tischtüchern unterzutauchen, die Langusten versuchten noch einen diagonalen Schritt durch das dunkle Becken, bevor auch sie in einer Finsternis aus

Bläschen verschwanden, an der Rezeption der Klinik machte sich meine Mutter abermals, wegen der Buchstaben besorgt, den linken Fuß zur Unterstützung der Bemühungen um den rechten geschlungen, an ihre Schreibübungen, ich stieß die Tür auf, und die Gardinen, der Parkplatz, das Viadukt, die Air-condition, die Kühle summte, niemand, das heißt, anfangs niemand, und dann mein Vater, der die Zeitungslektüre unterbrach, die Augenbrauen im Spiegel glättete, der ich war

sagen Sie bitte hallo, Mädchen, sagen Sie schnell hallo, Mädchen

meine Mutter und Ana am Ende ihrer von Neugier verlängerten Hälse, der Rechtsanwalt in die Dusche geflüchtet, um der Pistole eines Königsmörders oder Arabers zu entgehen

auf dem Dachboden muß es ein Medaillon oder eine Zeitschrift geben, die erklären

mein Vater gab die Zeitungslektüre auf, und als er die Zeitungslektüre aufgab, fand ich ihn so krank, ich werde mal sehen, ob Ihr Väterchen mit Ihnen sprechen kann

einen Augenblick

Väterchen, so ein Blödsinn

eine Glockenmusik oder eine Symphonie von einem Kurorchester, die mit zwei Tönen wie mit zwei gekreuzten Strichen endete, und ich wartete am Telefon, hören Sie auf, sich in meinen Augen zurechtzumachen, lassen Sie das, sagen Sie schnell hallo, Mädchen, die Pferde der Kutschen wiehern angesichts des Blutes, ein Echo von Hufen unter den Arkaden am Platz, der Lehrer mit der Kreide am Rockaufschlag kehrt nach Alcoitão zurück, die Reinemachefrau mit ihrem Wägelchen mit Wischmops im anderen Zimmer, nicht in diesem, wo vorgestern und gestern eine Frau sich mit offenem Mund dem Atmen gewidmet und sich mit wie Türangeln knirschenden Knochen aufgerichtet hatte, mit ihr fuhren sie den Flur entlang und schoben eine Röntgenaufnahme oder eine dringende Laboruntersuchung vor, es war ein Unbekannter, nicht meine Mutter

ein Vetter, ein Schwager

der sich in der Eingangshalle mit einem geliehenen, mit einem Bindfaden an einer Saugscheibe befestigten Kugelschreiber bei den Zahlen vertat, nur noch zwei Tage auf dem Dachboden, bevor es Leopoldina nicht mehr geben wird, die Kranke und auch die Nebenstraßen auf dem Weg nach Galicien nicht mehr existieren werden, auch nicht das kleine Holzwägelchen auf irgendeinem verglasten Balkon, wohl aber den Herrn General, wohl aber die Eschen, wohl aber die Levkojen, den Gärtner, der dort unten den Rasen mäht, Besucher, die mich nicht wahrnehmen, während ich die Ehemänner überwache, die sich bei Ana einschmeicheln oder sich nicht bei Ana einschmeicheln, ich glaube nur, daß, die Architektin macht mir Mut und bläst mir dabei vom Tabak geschwärzte Tröstungen zu

– Wie kommst du darauf daß du häßlich bist du warst nie häßlich

die Hand, die zögert und mich streift, nicht locker läßt, vergebens versucht, mich zu fassen, meine übereilte Flucht, ich bin außerstande, sie zu küssen, nur noch zwei Tage, und dann die Neger und die Araber in Richtung Arbeitszimmer und Geschütze und Gewehre und ein Dorf in Afrika oder dieses Haus, das stirbt, Sehnsucht nach Leopoldina haben

– Gnädiges Fräulein

und ihrer Gehemmtheit, wenn ich mit ihr zusammen bin, der Krug mit Orangeade, bei der die Kerne an der Oberfläche schwimmen und der Zucker am Boden liegt

– Darf ich Ihnen etwas einschenken?

nicht um einen Löffel bitten, damit die Arme nicht gekränkt ist, die Säure am Zahnfleisch, am Gaumen, auf der Zunge, ein Kern stört mich im Mund, schlucke ich ihn oder schlucke ich ihn nicht herunter, ihn in die Hand schmuggeln, erst die Hand und dann den Kern fallen lassen oder die Serviette benutzen, als wollte ich mir die Lippen abtupfen, und den Kern dort deponieren, der mir groß vorkommt, aber letzten Endes winzig ist, ohne daß Leopoldina es bemerkt, wenn sie es bemerkt und ein kleiner Schimmer von Verletztheit

– Ich habe diese Wohnung erfunden und habe dich erfunden Leopoldina

und anstelle von Alcoitão mein Zimmer, und ich allein, nicht einmal die Kiefern und die Turteltauben, Villen ringsum und die Palmen beim Casino, die Eltern meines Vaters leben in Porto, hörst du, drei Tage zu Weihnachten, ein rechtwinklig abgeknickter Flur, und dich habe ich erfunden, Leopoldina, vor ein oder zwei Stunden ist die Frau, die sich dem Atmen gewidmet hatte, ihre eigenen Knochen heruntergestiegen, wie jemand, der eine Stufe hinuntersteigt, und verstummt, Leopoldina wich in den Pantoffeln der Kranken, ärgerlich über mich, zum verglasten Balkon zurück, wärest du reich wie meine Eltern, würdest du böse werden, Leopoldina, wärest du aufgebracht über die ärmliche Wohnung, über die Wasserrechnung, die gezahlt werden mußte, über den Herd, der nicht funktionierte, die Fensterscheiben, die durch Pappe ersetzt worden waren, du würdest mir die Tür öffnen und auf die Fußmatte weisen, gehen Sie sofort wieder gehen Sie gehen Sie, aber da du arm bist, schaffst du es nicht, böse zu werden, nimmst du mich hin, wie die Köchin und der Chauffeur mich hinnehmen, ich habe immer recht, gebe dir Anweisungen, bin deine Herrin, habe dich erfunden, du bringst die Kekse, die die Kranke meinem Vater angeboten hatte, ohne die Leibwächter hinter dem Haus, die Hacke in einem Gemüsegarten zu bemerken, die vor wenigen Augenblicken verstummt war, jemand auf der Treppe, es könnte deine Nachbarin sein, aber die Schritte sind bedächtiger, langsamer, Schritte von noch jemandem

barfuß, in Holzpantinen, auf Gummisohlen?

sie warten auf dem Treppenabsatz, die Wohnung von Alcoitão richtet sich mit ihren Knochen auf und versucht zu atmen, verzeih mir, daß ich dich so töte

ich werde versuchen, daß du nicht leidest

aber übermorgen muß der Dachboden geräumt sein, denn mein Vater ist dann zurück in Estoril, Leopoldina stimmt zu

– Wie Sie wollen gnädiges Fräulein

und diese Kekse, gnädiges Fräulein, dieser Käse ist vertrauenswürdig, dieser Schinken hausgeräuchert, dieses Obst, der Tresterwein meines Großvaters dort zwischen den Töpfen, ich möchte mich wegen meiner Kleider bei Ihnen entschuldigen, gnädiges Fräulein

und du tust mir leid, aber wenn sie dich auf dem Dachboden finden

hätten Sie mir Bescheid gesagt, hätte ich mich besser angezogen, der Jude hat mir versprochen, die Nachbarn nicht zu beunruhigen, dich nicht mit Revolvern, Jagdgewehren, Drohungen, Lärm zu beunruhigen, eine wirksame Entschuldigung, die Begehung durch die Stadtverwaltung, der Schornstein, der nicht raucht, die Gasablesung, machen Sie sich keine Sorgen, Clarinha, und daher, da sie mir versprochen haben, machen Sie sich keine Sorgen, Clarinha, mach dir keine Sorgen, Leopoldina, Käse, ja bitte, Obst, ja bitte, ein Tropfen Tresterwein, der hilft der Verdauung, das Glas bei einer Verlosung gewonnen und zwischen Einmachgläsern und Konservendosen für Sie herausgesucht, das reizende gnädige Fräulein, das mir freundschaftlich gesinnt, ganz ohne Eitelkeit ist, mich wie eine Schwester behandelt, mit mir wie mit einer Kollegin spricht, sich meinetwegen bemüht, den Juden anweist

– Ich lasse nicht zu daß Sie sie erschrecken

und der Jude, was soll er sonst auch machen, mit gesenktem Kopf

– Jawohl

schreibt sich meine Adresse und die Anweisungen des gnädigen Fräuleins auf, wie er über São Domingos de Rana oder über Sintra nach Alcoitão kommt, da muß man abbiegen, nicht dort abbiegen, man fährt an der ganzen Fabrik entlang, wo die Fabrik zu Ende ist, von einer Kiefer halb verborgen das Schild, Achtung, eine Kreuzung mit einem Café, auf der dem Café gegenüberliegenden Seite kommt man an einem ersten kleinen Platz vorbei, und in der zweiten Gasse ein dreistöckiges Haus, ein geschlossener verglaster Balkon, immer Bettlaken an der Wäscheleine, der Jude mit ausgestrecktem Finger zu den Angestellten

– Die gnädige Frau läßt nicht zu daß ihr Dona Leopoldina erschreckt also gutes Benehmen und Respekt und vorzugsweise ein Messer

das gnädige Fräulein nötigte sie, obwohl sie noch so jung war, sie mit gnädige Frau anzureden, während sie zu mir meinte

– Für dich bin ich das gnädige Fräulein

sie besuchte mich, küßte mich, brachte hin und wieder einen Pullover, ein Paar Stiefel, eine kleine Kette mit, die sicher teuer war und mich innerlich ganz weich machte, sie nötigte mich, mich auf den einen noch übriggebliebenen Küchenschemel mit dem mit einem braun-blau karierten Wachstuch bezogenen Sitz zu ihr zu setzen, der in der Mitte eine Öffnung hatte

– Du wirst doch nicht etwa Wache halten?

ursprünglich hatte es vier, dann drei, dann zwei und dann nur einen dieser Schemel gegeben, deren Farbe im Laufe der Jahre abblätterte und deren Querstreben verlorengingen, das Wachstuch wurde mit Nägeln zusammengehalten, meine Großmutter probierte es immer mit der Hand aus, so wie ich es jetzt beim gnädigen Fräulein mache

– Das hätte noch gefehlt daß du Wache hältst Leopoldina

immer ergeben, höflich, aufmerksam zu mir, erschreckt sie nicht, versteht ihr, ich verbiete euch, sie zu erschrecken, sie nötigte mich, einen Becher zu holen, den Tresterwein mit ihr zu teilen, der nach Kork schmeckte, und das gnädige Fräulein, das arme, mit einem heldenhaften leisen Zungenschnalzen

– Ausgezeichnet

ließ lila Pünktchen am Rand des Glases zurück, berührte den Emaillebecher in einem fröhlichen Toast, ließ aus einer Grimasse ein Lächeln werden, blickte auf der Suche nach einer Stelle um sich, wo sie das Glas abstellen konnte, fand aber kein Tablett, kein Regal, keinen Tisch, keine waagerechte Oberfläche ohne eine Heilige oder eine Meeresschnecke

ich habe als kleines Mädchen Muscheln gesammelt, so viele Meeresschnecken, in denen leise Stimmen verwesten, so viele sanfte Kiesel, grau oder mit Sprenkeln, ich erinnere mich an einen durchsichtigen, nicht ganz durchsichtig, in der Mitte durchsichtig, so viele Schwämme, in denen ich weiß nicht wer Geheimnisse wisperte, die ich vor den anderen verbarg, die die Schwämme aber, wieso auch immer, kannten

der Schemel wirkte so, als würde er gleich auseinanderfallen, als ich das Glas zur Marmorarbeitsfläche der Küche trug, mein Großvater nannte das Marmor, und es war ein Stein mit Maserungen und Streifen, eine Ameisenstraße verlor sich in einer unterbrochenen Linie, und jetzt, höchst interessiert, nach langem Streit und ärgerlichen Fühlern, am Tresterwein im Glas, das gnädige Fräulein bemerkte die Ameisen nicht, hatte mit diesem gleichgültig wo festgemachten Blick wie jemand, der horcht, das Ohr geneigt, trennte die Geräusche der Straße, der Bäume, des Radios vom Klempner voneinander, die Turteltauben wie immer, vielleicht ein Wagen in Richtung Linhó, richtete sich zu mir gewandt auf, als ich mich wieder setzte, und eine Art schlechtes Gewissen, eine Erregung, die sie schlecht verhehlte und die den Stuhl erzittern ließ, der dem Arzt oder einer wichtigen Person vorbehalten war

vielleicht würde ja bald schon, ihrem Verhalten, den Augen, die nicht blickten, dem angespannt wartenden Körper nach zu urteilen, ein wichtiger Mensch auf dem Stuhl sitzen, den ich mit Samt bezogen habe, und beim einst scharlachroten Samt, obwohl er sehr teuer gewesen ist, bereits die weißen Schußfäden, die Armlehnen gehen manchmal ab, eine der Sprungfedern drückt mir in die Niere, das gnädige Fräulein spähte aus dem Fenster, beobachtete die Gärten, kehrte ins Zimmer zurück, ich stand aus Gründen der Ehrerbietung auf, und sie, die den Grund nicht verstand

– Beweg dich da nicht weg

war fuchsteufelswild auf mich, bemerkte meine Überraschung, besänftigte ihren Zorn

oder ihre Bangigkeit oder Angst

entschuldigte sich mit einem Winken, das nichts entschuldigte, und ein Seitenblick aus dem Fenster, der sie enttäuschte, während sie die Lippe in einer vagen Rechtfertigung einrollte

– Meine Zähne

ein Glitzern von Gemüse oder vom Stamm des Zitronenbaums tanzte an der Decke und verlosch, im Sommer druckt am Ende des Tages das Gitter des Hühnerstalls in die Länge gezogene Sechsecke, in denen Kaninchen hüpfen, um die Lampe, das gnädige Fräulein bemerkte die Plastikuhr, bei der der Stundenzeiger sich nicht von der Sieben weg und der Minutenzeiger sich wie eine Diva mal vorwärts bewegte und dann wieder nicht, vier kleine Striche in einem einzigen Seufzer übersprungen oder eine Ewigkeit bockig auf ein und demselben klebend, hassen Sie die Uhr nicht, regen Sie sich nicht auf, gnädiges Fräulein, werden Sie nicht ungeduldig mit mir, ich bewege mich schon nicht hier weg, wir beide schweigen, als warteten wir

auf wen?

in dem kleinen Zimmer ohne Möbel, dieses Geräusch auf den Stufen, dieser Wagen, der Gas gibt und verstummt und stehenbleibt, dieser Turteltaubenschwarm, der über den Kiefern im Azimut von Sintra kreist, oder nichts außer den reglosen Kiefern und den reglosen Turteltauben, das gnädige Fräulein wählte

nein, nahm wahllos

eine Scheibe Käse, ließ von der Scheibe ab, bedrückt wegen des Wagens und der Stufen

ich lasse nicht zu, daß Sie sie erschrecken

der Jude höchstpersönlich, die Leibwächter meines Vaters, der Polizeioffizier, die Frau, die im Gemüsegarten mit den Erdbeerpflanzen beschäftigt war, schloß sich im Haus ein, und eine Schere und ein Korb blieben vergessen in einer Bewässerungsrinne liegen, ein Hund nah und fern mit räudiger Unterwürfigkeit, Leopoldina um ein Glas von dem gräßlichen Tresterwein bitten, der nach Kork schmeckt

von meinem Großvater, sagte sie, dem Großvater, den ich ihr gegeben habe

und meine Nerven beruhigt, der Rechtsanwalt und der Jude haben mir versprochen

– Machen Sie sich keine Sorgen Clarinha

nicht gnädige Frau, wie sie aus der Eitelkeit der Armen heraus annimmt, ich habe eine wichtige Freundin, ich habe eine reiche Freundin, die Herablassung der Erwachsenen, ein freundlicher Klaps, dieser Tonfall, der den der Kinder nachahmt, es gibt nichts, was im Dunkeln angst macht

– Machen Sie sich keine Sorgen Clarinha

obwohl ich ihnen immer wieder gesagt habe, übermorgen ist mein Vater wieder in Estoril, und wenn dann die Kranke oder die Truhen oder sie irgendwo im Haus, meine Mutter, um Gottes willen, Maria Clara, was ist das denn, mein Vater, das versteht sich von selbst, was ist das denn, was ist das denn, der Rechtsanwalt zum Juden, so ein Ärger, der Jude, was soll man machen, der Polizeioffizier hat eine Lösung für unsere Ängste, erfundene Wesen werden im Handumdrehen ausgelöscht, wir verstehen Sie vollkommen, beruhigen Sie sich, Ihre Eltern werden nichts merken, machen Sie sich keine Sorgen, Clarinha, Leopoldina pustet die Ameisen aus dem Glas, bringt die Flasche mit dem Tresterwein, darauf das Etikett

Olivenöl

mit Strichen übermalt, und in diesem Augenblick verlassen die Turteltauben die Kiefern, eine Nachzüglerin oder eine kranke folgt ihnen von fern, die Spatzen begleiten sie ein paar Meter in Richtung Bach, wild durcheinander, dusselig, und kommen gleich wieder zurück, was ist das doch alles für ein Problem, Leopoldina, wie konnte ich dich einfach so erfinden, so ein Ärger, tut mir leid, die Kiefern stumm, die Erdbeerpflanzen, die ohne den Schutz des Röhrichts eingingen, das gnädige Fräulein erinnerte sich, höflich wie sie war, an den Käse, probierte ein Eckchen, behielt es lange im Mund, legte es auf der Untertasse ab, dann ein Käfer, den die Fensterscheibe hinderte

– So ein Ärger entschuldige

und ich goß ihr aus der Flasche mit dem Etikett

Olivenöl

ein, das das gnädige Fräulein nicht gesehen hatte, hielt ein Stück Korken davon ab, den Flaschenhals zu erreichen, und das

Glas violett, nicht eigentlich violett, eher hellrosa, mein Großvater nahm sich immer, bevor er zu Bett ging, wegen der Galle und der Leber davon, das gnädige Fräulein peinlich berührt, daß ich mir die Mühe machte, soviel Achtung, Zuwendung, Achtsamkeit meinetwegen, und ich

– Wieso Ärger

der Minutenzeiger wachte auf, schüttelte sich, rückte im Krötensprung drei Zahlen vor und machte es sich auf der Elf bequem, ließ es so früher Nacht werden, die Turteltauben kehrten in einer Abschiedsellipse nach Alcoitão zurück, das gnädige Fräulein zu mir, trinkst du nicht ein Glas mit mir, Leopoldina, und ich gehorchte ihr unwillig, da der Arzt es mir wegen der Gichtschwellungen verboten hatte, Schwefelcreme, heiße Packungen, Salz, stundenlang reibe ich mich seufzend ein, aber das gnädige Fräulein mit einem Ausdruck, als wäre sie zornig

– Trinkst du nicht ein Glas mit mir Leopoldina?

ihr nichts von der Gicht erzählen, davon, daß ich meine Schuhe nicht anziehen kann, daß ich den Krankenpfleger kommen lasse und ihm Geld schuldig bleibe, einmal habe ich ihn mit Messingkandelabern bezahlt, die ich in die Zeitung eingewickelt habe, ein anderes Mal mit der Heiligen Jungfrau mit der Blechkrone, die einen Dorn hat, den man in den Kopf drückt, als ich sie ins Einkaufsnetz legte, hat eine von uns beiden geweint, und ich weiß nicht, ob sie es war, letzte Woche habe ich ihm die kapriziöse Uhr angeboten, und der Krankenpfleger

– Das da?

das Geschenk der Schüler meines Großvaters, bei dem Abendessen überreicht, als er in Rente ging, und das ich bis heute aufbewahrt habe, da uns das Vergessen zu sehr vergißt, so daß ich eines Tages

das gnädige Fräulein ist so jung

noch ein Auto

oder ein Lieferwagen

stellt direkt vor dem Haus den Motor ab, finden Sie die Stille nicht merkwürdig, das Radio in der Werkstatt schweigt, die Zeit angehalten, das gnädige Fräulein hört auf, das Glas zu bewegen, das Ohr sucht etwas, mit einer Zufriedenheit, deren Grund ich nicht verstehe, so wie mir auch das Einverständnis, der Friede, das zustimmende Nicken unverständlich sind, der Minutenzeiger in Wartehaltung, der Tropfen an der Spüle

wer kann mir das erklären?

auf halbem Weg zwischen Wasserhahn und Abfluß, auch diese Stummheit des Fußbodens, der sonst immer dazu neigt, sich zu beklagen, den Nachbarn mit einem Dielenmorsen antwortet, an den anderen Tagen zittert die Wäscheleine beim Nahen der Dämmerung, das gnädige Fräulein richtet sich das Haar, um die Hände zu beschäftigen, die nichts ergreifen, Finger, die sich verheddern, sich befreien, die sie in den Mund steckt, sie bemerkt, daß sie sie in den Mund steckt, und nimmt sie wieder raus, stößt mit dem geschliffenen Glas, in dem der Tresterwein zittert, gegen den Becher, Schwefelcreme, heiße Packungen, Salz, die Fußknöchel, die nur mir gehören, weil sie weh tun, in der Schüssel, geschwollene Gelenke, Sehnen wie Landkartenflüsse, Dampf, um am Fenster zu schreiben

bis zu meinem Tod werde ich an diese Fenster schreiben

das gnädige Fräulein greift selber zur Flasche mit dem übermalten Etikett

Olivenöl

und schenkt uns noch einmal ein, erst mir, man stelle sich das vor, als sei sie diejenige, die in der Wohnung lebt und ich die wichtige Person, der Besuch, wartet darauf, daß ich trinke, bevor sie trinkt, teilt die Serviette mit mir, die wie ein Taschentuch aussieht oder, so wie sie sie zerknüllt, zu einem Taschentuch wird, eine Gefährtin, eine Komplizin, eine Schwester, und da ist jemand an der Tür, auf dem Treppenabsatz im Erdgeschoß, im ersten Stock, im zweiten Stock, der Beamte der Stadtverwaltung, der die Stromzähler einen nach dem anderen überprüft, der Angestellte des Vermieters mit dem Papierchen von der Miete, der Missionar irgendeiner Religion mit einer illustrierten Zusammenfassung der Bibel, die aus der kleinen Aktentasche auftaucht und bei mir Farbe auf den Händen und Erleuchtung in der Seele zurückläßt

– Geben Sie was Sie wollen

die Gewißheit, daß morgen die Welt untergeht

– Machen Sie sich bereit machen Sie sich bereit

Leopoldina

sie sind so wenig aufgeweckt, die armen Leute

wundert sich über die Stille, ist aber nicht beunruhigt, ohne Furcht, ein Beamter der Stadtverwaltung, denkt sie, der Angestellte des Vermieters, denkt sie, ein Zeuge Jehovas, denkt sie, die Treuherzige, die auf einem Küchenschemel hockt, lächerlich vor Befangenheit ist, ein alt gewordener Einfaltspinsel mit einem halben Dutzend Münzen für den ganzen Monat im Brotkasten, kauft hier und dort auf Pump, will die Uhr, für die alle gesammelt hatten, versetzen, die aber niemand haben will, sie bietet sich an, als Putzfrau zu arbeiten oder in Läden, die sie ablehnen, und dennoch bittet sie mich um nichts, klagt mir nicht ihr Elend, erfleht keinen einzigen Centavo, besteht darauf, daß ich den billigen Käse esse und die drei Scheiben Schinken für ein Dutzend Abendessen, und ich empfinde nicht einmal Mitleid, wie soll ich Mitleid mit dir empfinden, wenn du mir zu Gefallen sein willst, ohne zu wissen, was mir gefällt, du bietest mir Kamillentee an und merkst dann, daß du die Tassen verkauft hast, mit der Kanne in der Faust durchsuchst du ein für mich enges und für dich geräumiges Kabuff, in dem eine Packung Waschmittel dem Staub vorsitzt, den Tee werden wir übrigens nie probieren, wir werden keine Gelegenheit haben, denn der Beamte der Stadtverwaltung, der Angestellte des Vermieters, der Zeuge Jehovas

noch ein Auto verschließt die Gasse, noch ein Lieferwagen am Eingang zum Hof oder an der Kreuzung vor dem Café, alle Turteltauben in Sintra, und der Polizeioffizier mit offenem Pistolenhalfter verscheucht Neugierige

– Gehen Sie bitte weiter

auf dem verglasten Balkon eine sonnengesäumte Wolke in der Vertikale der Kiefern, der Zucker in einer Tüte, ein paar Plastiklöffel für die Hustensäfte der Kranken mit Kreisen in der Mulde, eine halbe Dosis

½

eine ganze Dosis

1

sind in die Tüte getaucht, kratzen in den Falten, sich schamrot entschuldigen

– Achten Sie nicht darauf gnädiges Fräulein

und ehrlich gesagt, ich übertreibe nicht, das darfst du mir glauben, es geht nicht darum, dir zu gefallen, es ist die reine Wahrheit, es bedrückt mich, daß es so endet, aber mein Vater, meine Mutter, ihr Unverständnis, die Empörung, der Affront, ohne dich zu bemerken, denn sie bemerken dich wohl, aber möchten nicht, daß du dir vorstellst, sie hätten dich bemerkt und dazu noch im Salon und auf den Sofas, die wir im März gekauft haben, auch wenn du überhaupt nichts schmutzig machst, denn du machst überhaupt nichts schmutzig, aber allein aus der Tatsache heraus, daß du hier im Haus bist und nicht in dem Vorstadtviertel, wo du hingehörst, machst du sie schmutzig, meine Mutter

mein Vater

mehr meine Mutter als mein Vater, eisig, nicht zu Leopoldina, zu mir, du existierst nicht, es sei denn als etwas Unvollkommenes, ein Mangel, ein unerträglicher Fehler

– Komm sofort ins Arbeitszimmer

und ich weiß nicht, ob du mir folgen kannst, aber ich kann nicht, ich kann nicht, kaum treten sie ins Haus, da wird mir klar, daß du nur etwas Unvollkommenes, ein Mangel, ein unerträglicher Fehler bist, und deshalb, verstehst du, nicht wahr, nimmst du es hin, stimmst du diesem Klopfen an der Tür, diesen Schuhen auf der Fußmatte, diesem freundlichen Stimmchen

– Dona Leopoldina

des Beamten der Stadtverwaltung, des Angestellten des Vermieters, des Zeugen Jehovas mit seiner Bibel und seinem Ende der Welt zu

– Machen Sie sich bereit machen Sie sich bereit

dabei meine Mutter

mein Vater

dabei meine Mutter, eisig, nicht zu dir, zu mir, meine Mutter in Alcoitão, die voller Abscheu

Ekel?

voller Abscheu die Wohnung, den verglasten Balkon, die aufgehängten Bettlaken, den Käse betrachtet, dem man gleich ansieht, daß er grauenhaft schlecht ist, die Flasche mit dem Tresterwein und dem Etikett

Olivenöl

und meine Tochter, wie peinlich, probiert davon in einer Sektschale, die so gewöhnlich ist, so erbärmlich, daß ich sie nicht einmal einem Dienstmädchen schenken würde, sie bemerkt die ärmliche Frau nicht

siehst du, daß meine Mutter dich nicht bemerkt, Leopoldina?

– Komm sofort ins Arbeitszimmer

komm sofort ins Arbeitszimmer, damit diese Herren, die Geduld, die Großzügigkeit, den guten Geschmack aufbringen, deine Kindereien zu korrigieren, die kleine Gasse, die Klempnerwerkstatt, die Gemüsegärten, ich erinnere mich an ein Umspannwerk voller Pfosten, Transformatoren und Leitungen, die sonnengesäumte Wolke in der Vertikale der Kiefern schaut uns an, Leopoldina beunruhigt

– Mit Verlaub gnädiges Fräulein

ich außerstande, ihr zu sagen

– Steh nicht auf

außerstande, ihr zu sagen

– Öffne nicht

und dann alles schnell und ruhig und ohne jedes Grauen, denn ich lasse nicht zu, daß sie dich erschrecken, habe ihnen den Rat gegeben

– Erschrecken Sie sie nicht

sie ermahnt

– Ich verbiete Ihnen sie zu erschrecken

es reicht, daß sie mich in der Schule in Angst und Schrecken versetzten, wo die Lehrerin auf die sechste Bank wies, das Lineal mir die intransitiven Verben an der Tafel zeigte, und daher kann ich dir sogar im Arbeitszimmer, sogar fern von hier schwören, daß es schnell sein wird und ohne das geringste Grauen, du gehst zur Tür

– Laß dir Zeit Leopoldina

du gehst in den Kleidern der Kranken zur Tür, die Bluse gestopft, der Rock rutscht dir trotz des Gürtels über die Hüften, du, mit dem Becher in der Hand, ohne den Becher zu bemerken

– Einen Augenblick gnädiges Fräulein

vielleicht etwas schwebend, etwas trunken, ein wenig zu vertraulich, du drehst den Schlüssel im Schloß in die verkehrte Richtung, wunderst dich über den Schlüssel, beugst dich zum Türknauf, drehst ihn, und mit der Drehung der Treppenabsatz, der Beamte der Stadtverwaltung, der Angestellte des Vermieters, der Zeuge Jehovas mit seiner kleinen Aktentasche und seinem Ende der Welt, und was den Rest betrifft, kann ich es im Arbeitszimmer nur vermuten, wo meine Mutter

und mein Vater

mich mit Verboten, Warnungen, Schelte quälen, obwohl ich sicher bin, es geht schnell und ruhig, ohne unnötige Übertreibungen, was den Rest betrifft, stelle ich mir vor, daß einer der Leibwächter bei dir ist, der, der Ana in die Gartenlaube folgte, Komplimente murmelte und sich nicht um mich kümmerte, ein

– Guten Tag

ein

– Erlauben Sie?

ein

– Darf ich eintreten?

und dann nichts, genau wie ich es dir gesagt habe, buchstäblich nichts mehr, ein unbedeutendes Geräusch, Tresterwein, der ausfließt, allerhöchstens ein Körper

dein Körper

bäuchlings auf dem Boden, etwas wie ein Taschenmesser oder Messer in der Bluse, ein feines Glitzern von Blut, das niemand bemerkt, und die sonnengesäumte Wolke in der Vertikale der Kiefern, die dich nicht eine Stunde lang, ein paar Minuten lang durchs Fenster betrachtet, ich verspreche dir, nur ein paar lächerliche Minuten lang, bis die Nacht sie auflöst.

Vierundzwanzigstes Kapitel

Es wird wohl so sein, denke ich mir, daß ich mich nicht von euch trennen kann, weil ich mich von nichts trennen kann: so viele alte Kleider, die mir nicht mehr passen, im Schrank in meinem Zimmer, so viele Kindersandalen, so viele Kugelschreiber ohne Tinte und Überreste von Radiergummis im Schreibtisch, den sie nie austauschen durften, in den mit dem Taschenmesser die Namen der Jungen eingeritzt sind, die nicht mit mir gingen und an die ich mich nur schlecht erinnere

Pedro Filipe António

die von der Zeit zu nichts als vagen Schulkittelchen, vager Akne, vagen Stimmen gemacht wurden, die hin und wieder in den Säuglingsdiskant hochrutschten, vor dem Balkon die Landschaft von einst, will heißen, nicht die Bäume und Blumen von heute, sondern die Bäume von früher, ich etwa zehn, elf, zwölf Jahre alt in den Wandfliesen, vielleicht schaue ich zum Balkon, erkenne mich, zeige mir irgend etwas, das ich nicht sehen kann

den Feenzauberstab, einen Schmetterling, ein Spielzeug?

bis ich mir selber langweilig bin und in die Gartenlaube fliehe, die wir durch ein Rechteck aus Backsteinen ersetzt haben, ein Neptun mit einer Meeresschnecke auf der Schulter hat den tönernen Knaben ersetzt, der Pedro, Filipe, António ähnlich sah

(der Neptun sieht aus wie ein nackter Weihnachtsmann)

und jetzt neben der Mauer zum Gemüsegarten zerfällt

ihm fehlen drei Finger und das rechte Ohr

nein, der über die Mauer auf ein Ödland voller Bauschutt geworfen worden war und den die Stadtverwaltung abtransportiert hat, als sie ihn mitnahmen, verloschen die mit dem Taschenmesser eingeritzten Namen auf dem Schreibtisch, was wir für eine Tilde hielten, einen Zirkumflex, einen unvollständigen Anfangsbuchstaben, und mit dem Verschwinden der Namen rutschte eine letzte kleine Stimme in den Diskant

– Vergiß uns nicht

vage Schulkittelchen, vage Akne, an die ich mich nicht genau erinnere, am Rückfenster eines Wagens, und wahrscheinlich nicht zu mir

ganz bestimmt nicht zu mir

zu niemandem, und dennoch gelingt es mir nicht, mich von ihnen zu trennen, so wie es mir auch nicht gelingt, mich von euch zu trennen, von euren deutlichen Namen auf der Tischplatte, die nicht einmal ich geschrieben habe und die wieder auftauchen, mich beschuldigen

wessen?

sobald ich sie mit dem Ärmel wegwische, mich wessen beschuldigen, wo ich doch hier bin, nie weggegangen bin, wie kann ich hier weggehen

sagt mir das mal

wo noch so viele alte Kleider und so viele Kindersandalen im Schrank sind, alles saubermachen und aufräumen, so daß, wenn mein Vater am Sonntag nicht nur in die Villa nach Estoril, sondern auch nach Alcoitão kommt, die Kranke mit ihrem grollenden Schweigen, der Spazierstock am Kopfende, damit sie um Hilfe bitten kann, ihn, wenn er ihr aus den Fingern rutscht und zu Boden gleitet, wieder neben die nutzlose Süße der hausgemachten Hustensäfte stellen

– Hier da ist er wieder

die sie in Saccharin einbalsamieren, alles saubermachen und aufräumen, so daß, wenn mein Vater kommt und unter dem Vorwand eines Besuches in der Fabrik oder einer Diskussion mit den Franzosen

weder Araber noch Neger, eine respektable Sache, Franzosen

– Nach Alcoitão Abel

sagt, der Chauffeur wundert sich, hat die Hand am Steuer oder rückt die Mütze gerade, macht sich Sorgen wegen des Rechtsanwalts, der in Murtal auf die Lastwagen wartet, die nach Galicien fahren sollten, ein Fischkutter zwischen Felsen, schlafende Anemonen, die auf die Ebbe warten, und der Wagen macht sich in entgegengesetzter Richtung davon, Alcoitão, mein Vater berührt ihn an der Jacke, der Herr Doktor berührt mich an der Jacke

– Fahr mal rechts ran

und verschwindet in einem billigen Krämerladen, kommt mit einem Kuchenpaket heraus, setzt sich neben mich wie früher seine Frau, ihr Atem, ihr nackter Arm an meinem Arm, und anstatt des Guincho, der Möwen an den Scheiben, der Fahrt nach Estoril, während der sie das Make-up mit den Pinseln ausbesserte, die sie seufzend aus der Handtasche zog, der Herr Doktor, der den anderen Herrn Doktor, den Herrn von der Polizei und den Herrn mit der langen Nase aus Beja vergessen hat

– Nach Alcoitão Abel

er ließ mich dort anhalten, wo sie seit Monaten die Straße ausbessern oder, anders gesagt, Rohre freiliegen, Sand, Hacken und kein einziger Arbeiter weit und breit, allerhöchstens ein Kapverdianer, der auf dem Fußweg hockt und auf nichts aufpaßt, Kiefern und Turteltauben und Armut wie überall in diesem Land, angefangen mit meiner Stiefmutter und den nachts dem Appetit der Katzen gestohlenen Seebarschköpfen, das Kuchenpäckchen verschwand an einer Ecke hinter den Witwenfensterläden, die nur Augen waren, ich schaute, ans Auto gelehnt, den Kapverdianer an, der mich unerbittlich wie ein Spiegel anschaute

wo lebst du, wo schläfst du und mit wem?

wir reiben gleichzeitig ein symmetrisches Streichholz auf der Höhe des Mundes und nebeln uns in einer Franse aus Rauch ein, die Seebarschköpfe sahen mich im Profil vom Teller her mit winzigen Zähnen an, genau wie der Kopf der gnädigen Frau zwischen dem Guincho und Estoril, meine Stiefmutter

– Hast du keinen Hunger?

und ich schützte mich mit der Gabel

tenedor fourchette

aus Angst vor den kleinen Zähnen, hinter den Brombeerbüschen und verstreuten Häuschen, damit keine Freundin uns sah

– Ich hätte schwören mögen daß das dein Chauffeur war ich hätte schwören mögen daß du das warst und dann dachte ich das kann nicht sein Amélia an den Chauffeur geklammert so ein Schwachsinn

bis die gnädige Frau ab dem Casino endlich wieder auf dem Platz der Herrschaften saß, die Gabel ablegen und dabei den Seebarsch wegschieben

– Ich habe keinen Hunger

oben an der Auffahrt, die zur Villa führt, bemerkte ich das Geld, das sie auf dem Sitz gelassen hatte, und wenn ich Geld sage, dann meine ich ein Paar Strümpfe, einen Gürtel, einen Flakon Rasierwasser, meine Stiefmutter streckte mir wieder den Seebarschkopf hin

die Lampe beschien die Zinnumrandung

– Du hast keinen Hunger?

oder anstelle der Lampe schien die Sonne auf den kleinen Zähnen der gnädigen Frau, mal kleine Zähne, dann wieder Eukalyptusblätter

mich schnell mit der Gabel schützen, mit den Ellenbogen schützen

die das Wageninnere prüfend ansahen, nach den Einkäufen, einem Armband, einem Handschuh suchten

– Ich habe doch nichts vergessen oder?

bevor sie unter dem Vordach entlangtrabten, und deshalb die Gabel ruhig ablegen, denn der Seebarschkopf war im Salon der Villa oder in der Schüssel meiner Stiefmutter, den Wagen in die Garage fahren, während mich das Fräulein Maria Clara vom Dachboden aus beobachtet, wo man ihr verboten hat, hinzugehen, die Haushälterin rief mich hin und wieder zu sich, damit ich ihr beim Reinemachen half, und da fanden wir sie dann in einem Schaukelstuhl, ein Holzwägelchen an die Brust gedrückt, jede Menge Fotos auf dem Fußboden, jede Menge Emaillebroschen, jede Menge offener Schubladen, die gnädige Frau rot wie am Guincho, aber nicht

– Abel

nicht kraftlos, nicht mit den Augen voller Dünen, voller Röhricht

– Abel

rannte durch den Dachboden und riß ihr das Wägelchen weg, ich sah mich, ohne mich zu erkennen, denn ich war nicht ich, ich wieder der Chauffeur, das unwichtige Geschöpf, das sie in die Boutiquen und zum Arzt begleitete, die gnädige Frau senkte die Hand, denn die Haushälterin, denn die Dienstmädchen, dem Personal nicht meine Wut zeigen, vor allem nicht durchblicken lassen, daß ich in Alcoitão geboren bin, daß ich genau wie sie bin, daß mein Mann, der Enkel des Herrn General, der Herr Doktor, so wichtig, so reich, an dem Tag, an dem er mich nach Estoril gebracht hat

– Was ist das für ein Geruch Luís Filipe?

die Familie betrachtete prüfend die Kette, die mir meine Großmutter geliehen hatte und der Steine fehlten

– Nimm das da es ist so hübsch

verachteten mich, so wie sie die Köchin, den Gärtner, Adelaide verachteten, und wieso dann nicht der Guincho, wieso dann nicht die mit Mittagsblumen bedeckte Mauer und das Gras der Festung in Begleitung von jemandem meiner Herkunft, der

– Was ist das für ein Geruch

den der Chauffeur nicht bemerkte, weil er seit jeher denselben hatte, dieselbe Art zu reden, denselben Geschmack, so viele Jahre des Grolls und der Verstellung, Mutter, soviel Neid, meine Töchter verabscheuen mich

tun wir nicht

meine Schwiegermutter von mir gestört, der Herr General, der mich tadelt, die Schneiderin, die mich einfach nur siezt und hinter dem Sie stehen Amélia und das Du

– Ich kannte dich hinterm Ladentisch des Kurzwarenladens Amélia

zwölf Stunden am Tag Stoffe und Spitzen messen, am Ende des Monats mein Großvater mit dem Kästchen für das Geld voller Rechnungen, die bezahlt werden mußten

– Das Gehalt Amélia

und da es so war, warum nicht der Guincho, soviel Wind, der mich vor mir selber verbarg, die Ohrfeigen des Sandes

die Ohrfeigen meines Großvaters, die Schneiderin, während sie sich zur Maschine beugte

– Ich kannte dich im Kurzwarenladen Unglücksrabe

und da dies so war, warum dann nicht der Sand

– Miststück Miststück

der gegen die Scheiben prallte, mein Mann war unangenehm berührt, wenn ich mich in den Salon setzte, meine Tochter Ana Maria korrigierte meine Sätze, ihre Augen zeigten, erklärten, kleine Fingerzeichen, machen Sie es so, machen Sie es nicht so, setzen Sie sich gerade hin, stecken Sie diesen Träger da weg, dieses Besteck zuerst

– Mutter

während Maria Clara an der anderen Ecke des Tisches so war wie ich, dieselbe Verdrossenheit, dieselbe Verlegenheit, dieselbe Bitterkeit, die mich daran hinderte, mich für sie zu interessieren, ich kann dich nicht mögen, weil ich mich selber nicht mag, ich bin außerstande, ich will dich nicht Stoffe messen, aus einem Henkelmann über einer aufgeschlagenen Zeitung essen sehen, will dir nicht beibringen, wie man Münzen und Knöpfe stiehlt, dich als Sekretärin im Unternehmen deines Vaters anstellen, und vielleicht interessiert sich ja ein Vorstandsmitglied

ein Vorstandsmitglied, gar nicht dran zu denken

ein Buchhalter, ein Portier, ein Laufbursche für dich, trifft dich in einem Imbiß mit einem schüchternen kleinen Lachen, in dem man sich den Margeritenstrauß vorstellt, den es nicht gibt, sieben oder acht Margeriten mit einer albernen Schleife, die aufgeht, sich löst, ein Buchhalter, ein Portier, ein Laufbursche, irgend etwas, sei es auch noch so schlecht

aber es war nicht schlecht, wir waren es, das Kurzwarengeschäft, Alcoitão, das Geldkästchen

– Das Gehalt Unglücksrabe

irgend etwas, sei es auch noch so schlecht, immer noch besser als diese merkwürdige Freundin zwischen Kissen und Kaffeesatz in einer Mansarde in Lissabon

Campo de Ourique?

Graça?

wo ich früher gewohnt haben könnte, ein lampenloser Flur zu winzigen Zimmern, die Emaillebadewanne, die ins Wohnzimmer gestellt wurde

in Alcoitão nannten wir den Tisch, die Stühle und den ganzen Plunder Wohnzimmer, mein Gott, den Ort, an dem eine riesige Maus, Amélia, such auf dem Balkon, in der Truhe, ich bin sicher, da war eine riesige Maus, was wird aus uns, die Freundin meiner Tochter begrüßt mich, als ob sie mich herausfordern wollte, indem sie etwas behauptet, das ich überhaupt nicht verstehe, tadeln Sie mich, nun machen Sie schon, fassen Sie sich ein Herz und tadeln Sie mich, die Zigarette, die ihr vom Mund tropft, keine Zigarette, ein Tropfen Wut, tadeln Sie mich, nun machen Sie schon, tadeln Sie mich, ein so zerbrechlicher Stolz, einer Bitte um Hilfe oder dem Wimmern eines Mädchens so nah, tadeln Sie mich nicht, haben Sie Mitleid mit mir, umarmen Sie mich, aber wie sie nicht tadeln, wie Mitleid mit ihr haben, wie sie umarmen, wie nur, wo der Zigarettentropfen mich weiterhin herausfordert, eine riesige Maus, Amélia, such auf dem Balkon, in der Truhe, nimm schnell den Besen, und ich nehme schnell den Besen und vertreibe sie zusammen mit der Maus, nur Hinterpfoten und Schwanz, nichts mehr außer unserer Angst in einer kleinen Ritze zwischen dem Stein des Herdes und der Scheuerleiste, ein Zigarettentropfen verschwindet in Estoril, obwohl noch Asche auf den Sofas, dem Teppich, die Spur einer Sohle fordert mich heraus, mein Mann kommt, die Manschetten zuknöpfend, aus dem Schlafzimmer herunter

– Wer war das?

Maria Clara auch mit diesem Besen vertreiben und die Dünen am Guincho und die Schneiderin, die man in ihren gekränkten Gesten wahrnahm, ohne sie zu sehen, ich konnte darauf verzichten, sie so deutlich, spöttisch zu sehen, sie hat mich vor vielen

Jahren im Kurzwarenladen kennengelernt und wird es der Haushälterin, der Köchin, den Dienstmädchen erzählen, ich klaute Knöpfe, klaute Münzen im Laden

– Das Gehalt Amélia

und falls es nicht so ist, wie ich sage, warum verstummen sie dann, wenn ich in die Küche komme, sind sie so beschäftigt, sobald sie mich sehen, eine nach der anderen anstarren, ohne den Mut zu haben, sie anzustarren, schnell einen Besen, den Besen schütteln, und Schwänze und Schürzen und Pfoten in alle Richtungen in kreischendem Galopp, allein sein in Alcoitão, allein in Estoril, die Villa verlassen wie früher im August, bevor es aufs Landgut ging, als die Bilder abgehängt und die Möbel mit Bettlaken zugedeckt wurden, und selbst da, in diesem Raum der in Leichentücher gehüllten Umrisse, der Spazierstock meiner Großmutter auf dem Fußboden, fern und nah, nah, mein Mann hörte ihn nicht, Ana Maria hörte ihn nicht, Maria Clara war unvermittelt still, und daher bin ich mir sicher, daß sie ihn hörte, den Spazierstock nah und fern, fern, die Spitze auf dem Fußboden, herrisch

– Das Gehalt Amélia

oder vielleicht waren es auch die Eschen im Garten, die Levkojen, das Plätschern des Wassers im Teich, das dem Gurren der Turteltauben im Oktober ähnlich war, vielleicht eine alte Erinnerung, nicht das Geldkästchen, obwohl Maria Clara in Wartehaltung, so viele Falten im Gesicht meiner Tochter, so viele Bronchitiden, die ihr Worte unmöglich machten, so viel graues Haar, das von der Bronchitis kommt, Strähnen, die mich in diesen Wischmop- und Puppenschöpfen einfingen

– Das Gehalt Mutter

ich suche in der Handtasche zwischen Rosenkränzen und Notizbüchern und der Brille und einer Postkarte mit einem Stempel aus Kanada, bei der ich nicht weiß, wer sie mir geschickt hat, und auch nicht weiß, warum ich sie in der Handtasche verwahrt habe, die Handtasche, die ich ihr anzufassen verboten habe, offen auf dem runden Tischchen mit der bodenlangen Decke, eine Bürste, ein von den Jahren besiegtes Make-up-Etui, einundvierzig Jahre im März, nein, zweiundvierzig, grauenhaft, zweiundvierzig und die Bosheit der Zeit, meine Bluse, ja, und das über der Bluse werde ich sein, Maria Clara hustet im Kissen, macht auf mich den Eindruck, als verteilten sich ihre Gesichtszüge im Zimmer, setzten sich wieder zusammen, Nase, Kinn, Stirn, untersucht meinen Rock mit dem Spazierstock, du hast das Geld versteckt, nicht wahr, hast es ohne Erlaubnis ausgegeben, Miststück, das Gas wurde uns abgestellt, das Wasser wurde uns abgestellt, die Rechnung in der Apotheke wächst, und du mit einer neuen Jacke, Miststück, Maria Clara zu mir, welchem Mann gibst du das, Miststück, lüg mich nicht an, welcher von denen wartet nach der Arbeit im Kurzwarenladen an ein Schaufenster oder einen Baumstamm gelehnt auf dich, welche Krawattennadel hast du ihm geschenkt, das Gehalt, Mutter

was geben Sie dem Chauffeur hinter dem Rücken meines Vaters und glauben auch noch, ich wüßte das nicht, und jetzt keine Maus, keine Maus, keine graue Gestalt, die sich ängstlich zwischen den Stein des Herdes und die Scheuerleiste flüchtet

zweiundvierzig Jahre, nein, dreiundvierzig, grauenhaft, dreiundvierzig, die Augen kleiner, der Bauch wird immer größer, die Frau des Chauffeurs flüstert es der Haushälterin zu, weil sie nicht den Mut hat, mit Ihnen zu reden

wenn sie mir kündigt, wenn sie uns kündigt, wenn sie mich wegschickt

haben Sie schon einmal bemerkt, wie sie sich entfernen, wenn sie mich sehen, und die Haushälterin habe ich kennengelernt, da war sie ärmer als wir am Tresen eines Kurzwarenladens, stell dir das vor, die Großmutter krank, der Großvater immer mit Kreide am Rockaufschlag, der Blick auf Kiefern und Schulden und Turteltauben, der Kaninchenstall leer, die Kohlköpfe von Raupen zerfressen, der Herr Doktor bemerkte sie anfangs nicht, und dann interessierte er sich, ein Restaurant, noch ein Restaurant, eine diskrete Pension in Lissabon

so war es nicht, Maria Clara, so ist es nicht passiert, das stimmt nicht ein Restaurant, noch ein Restaurant, das Wochenende in Madrid, die Verlobte des Herrn Doktor verzweifelt

eine Verlobte, eine Verlobte

Streit im Salon hinter verschlossenen Türen, die Vorhänge hinderten sie daran, es zu verstehen, aber Schreie, Fragen, noch mehr Geschrei, eine Vase unter Scherbengelächter an der Wand, der Wagen mit eifersüchtigen Reifen ab durch das Gartentor, die Frau, nur daß du es weißt, heißt nicht einmal Amélia, den Namen hat sie erst später angenommen, damals, als der Herr Doktor sie als Telefonistin eingestellt hat, hieß sie Leopoldina, das Gehalt, Leopoldina, das Geld, Leopoldina, Leopoldina, heute ist sie blond und dünner, ein zweites Wochenende in Madrid

Madrid?

der Besuch in Estoril in einem vom Herrn Doktor ausgesuchten Kleid

wer noch?

von dem sie vergessen hatte, das Preisschild abzumachen, das quälende Pappviereck im Nacken, langsam an der Pappe ziehen und das Einreißen von Samt spüren und darauf das Preisschild in den Fingern, die Gewißheit, irgend etwas kaputtgemacht zu haben, der Vater des Herrn Doktor fragte sie irgend etwas mit übertriebenem Interesse, ein Gast

Vetter Enterovioform?

der hinter seinem Ärmel Spott zu verbergen schien, das Pappschild wegwerfen, aber wohin, da mich so viele Leute beobachten, mir folgen, der Vater des Herrn Doktor beharrt auf der Frage, der Reißverschluß oder ein Haken locker, denn ein Luftzug an der Wirbelsäule, der BH-Träger rutscht über die Schulter, der Ansatz der Brust, Pappe mit Buchstaben und Zahlen, für die der Gast, um sie zu lesen, seinen Kopf verdrehte, wobei er die Neugier mit einem Glas Wein schützte, wie hier wegkommen, wie auf die Frage antworten, die mir zu helfen versucht, wenn ich sie nicht hören kann, die Ehefrau des Gastes um Hilfe bitten, obwohl die Ehefrau des Gastes Überraschungen und Hitzewallungen mit den Stäben eines Fächers umrührte, einer Schwinge aus schwarzem Tüll mit gutmütigen Chinesen, Pagoden, Brücken, Flüssen, unmöglich, das Preisschild auf die Knie zu legen, im Ärmel verschwinden zu lassen, mit der Schuhspitze unter den Tisch zu schieben, ich bin zweiundzwanzig Jahre alt und heiße Leopoldina, nein, ich heiße Amélia, Amélia, nennt mich Amélia, ich möchte Amélia heißen, der Träger des BHs berührt meinen Arm, versuchen, ihn mit einem Finger wie unabsichtlich wieder hochzuschieben, anstatt mich nach vorn zu beugen, um den Ausschnitt kleiner werden zu lassen, der nicht kleiner, sondern nur größer wurde, mein Mann, der noch nicht mein Mann war, in hochbeiniger Reglosigkeit wie ein Flamingo, ich möchte sterben, ihn niemals kennengelernt haben, wie früher sein

– Hallo Leopoldina

nach Alcoitão zurückkehren, wo ich die Fragen verstand, wie beispielsweise

– Das Gehalt Miststück

beispielsweise

– Mit wem warst du zusammen Miststück

anstelle des Vaters vom Herrn Doktor, Verzeihung, des Vaters von Luís Filipe, es ist so kompliziert, Luís Filipe zu sagen, du zu sagen, noch heute, hin und wieder, ohne daß es mir bewußt wurde, Herr Doktor, der Vater des Herrn Doktor in Worten, die ich nicht höre und deren Sinn ich nicht kenne, nicht

– Das Gehalt Miststück

ein anderer Satz, eine andere Sprache, kein feindseliges, ein interessiertes Gesicht, eine Krawattenperle, die meine Aufmerksamkeit gerinnen ließ, die Perle anstarren, während ich, ohne es zu bemerken, das Pappschild an einem Faden herumzeigte, immer wenn eines der Dienstmädchen vorbeiging, die Hitze der Schüssel an meiner Taille, die Mutter des Herrn Doktor schnupperte in den Saal, zum Vater des Herrn Doktor, zu niemandem

– Was ist das für ein merkwürdiger Geruch?

nachts in Alcoitão stand ich aus dem Bett auf, und der Himmel über den Kiefern, in dem sich, wie der Herr Prior versicherte, die Toten befanden, in dem, wie der Herr Prior versicherte, in ferner Zeit auch ich sein würde, war undurchsichtig, eine Kartoffel auswählen, einen Tomatenschnitz

ich glaube, es war Tomate

die Dinge so nehmen, mir so Brot nehmen, eure Eleganz nachahmen, eure Sicherheit, die Schneiderin zur Köchin

– Sie hat in einem Kurzwarenladen gearbeitet stell dir das mal vor

der Träger fast auf der Schulter, wenn ich nicht kräftig atme, wenn ich den Pudding, ohne den Oberkörper zu bewegen, langsam weiterreiche, die Mutter des Herrn Doktor schaute den Tischaufsatz scharf an, die Tulpen, die versilberten Gegenstände, fragte den Vater des Herrn Doktor, fragte niemanden

– Was ist das für ein merkwürdiger Geruch?

die Ehefrau des Gastes entfaltete den Fächer, prüfte erneut die Chinesen, die Pagoden, die Flüsse, jemand in meinem Alter auf der anderen Seite des Tisches, wahrscheinlich die Nichte des Gastes, zog sich hinter ihre dicken Brillengläser zurück, der Teich stumm, obwohl das Wasser genau wie immer war, es erschreckte mich, daß in der Villa alle Geräusche aus dem Nichtvorhandensein von Geräuschen entstanden, ein Zittern von Kristall oder Silber auf den reglosen Gegenständen, ein Damastrascheln in den reglosen Schabracken

Schatten von Menschen

in den verlassenen Zimmern, der Vater des Herrn Doktor gab seine Frage auf und schnupperte ebenfalls, die Kaffeetasse dicht am Mund

– Das Gehalt Leopoldina das Gehalt Amélia das Gehalt Leopoldina

der Autorität, mit der er an meinem Platz verweilte, entnahm ich, daß er mir das Geldkästchen hinstreckte

– Das Gehalt Miststück

und deshalb den Pudding stehenlassen, das Durcheinander der Handtasche auf das Tischtuch kippen oder auf die Bettdecke der Kranken, ich glaubte, daß eine Münze unsicher kreiselte, bis sie in einer Schale zum Stillstand kam, ein Wirbel von Busfahrscheinen, den der Balkon verschluckte, das Geld zwischen Sicherheitsnadeln, Nadeln, Flusen finden, vier oder fünf zerknitterte Scheine ganz unten, die Handtasche kam mir unter der Helligkeit des Lüsters so ärmlich vor, ich habe dich im Kurzwarenladen gekannt, Mittagessen im Lager des Ladens auf Zeitungsseiten, an einer der Ecken die Naht offen, der Griff fast lose, nicht meine, sie gehörte meiner Großmutter, als meine Großmutter noch in die Kirche, in den Park ging, stundenlang den Spatzen zusah, die Mutter des Herrn Doktor, als eine Zehncentavomünze der Butter auswich und auf ihrem Schoß strandete

– Gott im Himmel

und vielleicht nun kein Geruch mehr, nur noch die Eschen jenseits der Terrasse und ein Leuchtturm auf einer Insel, die Palmen beim Casino, denen ich in bestimmten Mainächten auf dem Balkon lauschte, vielleicht kein Geruch mehr, außer dem der Pelargonien, der Chrysanthemen, die nicht echt, sondern aus Stoff waren und die Sehnsucht auf dem Bild meines Vaters schmückten, am späten Nachmittag, wenn das Rheuma meine Großmutter vergaß

es gibt solche Augenblicke, es gab in meinem Leben solche Augenblicke, bevor ich heiratete, bevor es meine Töchter und das Bett im Arbeitszimmer gab, eine Ruhe, in der sogar die Turteltauben vergessen, daß es uns gibt, daß es mich gibt, Pausen, in denen ich mich voller Leichtigkeit, ohne böse Vorahnungen, ohne Hustensäfte oder Schmerzen durch die Wohnung bewegte, die Wäsche auf dem verglasten Balkon aufhängte, das Radio ganz leise anstellte, mich über ein weißes Haar aufregte, beim Versuch, es auszureißen, ein braunes ausriß, und das weiße war noch da, ironisch, unversehrt, es noch einmal ausreißen und ein zweiter brauner Faden, noch mehr weiße Haare, fünf, sechs, vierundzwanzig und alt, eine Falte entdecken, ohne ganz sicher zu sein, ob es eine Falte ist, mein Gesicht mit dem im Personalausweis vergleichen, und im Personalausweis

vier Fotos in zwei Minuten, sparen Sie Zeit und Geld, kleine feuchte Streifen kommen ruckartig aus der Maschine, auf einem ich mit geschlossenen Augen und auf den anderen so häßlich im Personalausweis nur geschwollene Gesichtszüge, die nicht mir gehören oder mir gehören werden, wenn ich im Tejo verschwinde, warten, daß die anderen das Besteck in die Hand nehmen, und dabei lernen, wie es geht, wo man die Sauce hingießt, an welchem Ende man mit dem Spargel anfängt, was man mit den Kernen, den Knöchelchen, der Haut tut, in die Hand, auf den Tellerrand, auf das Messer, sie verschlucken, zwischen Zahnfleisch und Lippe schieben, bis sich das Gespräch an einer anderen Stelle ballt, mich niemand beachtet und ich meine Last unter dem Salatblatt in dem Augenblick beerdige, in dem sie sich wieder von fern mit Liebschaften und Hundekrankheiten nähern und ich gerade das Grab der Knöchelchen mit einem Rest Kartoffelbrei vervollkommne, der Vater des Herrn Doktor mit seiner ewigen Frage, bei der er die Augenbrauen hebt, als höbe er die Hände, just als ich mit der Zunge weitere Kerne, noch mehr Haut entdecke, vielleicht überzeugt sie ja ein Schluck davon, durch die Kehle zu gehen, die stets bereit ist, enger zu werden, mich in eine karminrote Marionette verwandeln, der sie auf den Rücken klopfen

– Ist es vorbei ist es vorbei?

ihnen zuwinken, daß es vorbei ist, und sie mißdeuten die Geste, lassen noch mehr Schläge auf die Rippen regnen, was mir noch mehr die Luft nimmt, mit aufgerissenen Augen darum flehen, daß sie mich in Ruhe lassen, die Mutter des Herrn Doktor angesichts meines Notizbuches, meiner Flusen, meiner Busfahrkarten

– Das hat mir gerade noch gefehlt

gibt dem Herrn Doktor die Schuld, der ihr, den Finger auf der Brust, versichert, nein, gibt dem Vater des Herrn Doktor die Schuld, gibt mir die Schuld, die ich, zum Tischtuch gebeugt, meine Rippen abtaste, ich nicht bei ihnen, in der Wohnung in Alcoitão am späten Nachmittag, wenn das Rheuma meine Großmutter vergißt und ich mich voller Leichtigkeit, ohne böse Vorahnungen, ohne Hustensäfte oder Schmerzen durch die Wohnung bewege, die Wäsche auf dem verglasten Balkon aufhänge, das Radio ganz leise anstelle, mich über ein weißes Haar empöre, meine

Wangen anmale, um mich jünger zu fühlen, nicht sehr, nur ein bißchen jünger und ein bißchen weniger ich, denn ich bin nicht so, ich arbeite sechs Tage in der Woche im Kurzwarenladen, und sonntags die Mauer am Strand, das Café an der Promenade, das Gefühl, als würde der Spazierstock die ganze Zeit lang dreimal hintereinander auf den Boden schlagen

– Amélia

ach was, als würde der Spazierstock die ganze Zeit lang dreimal hintereinander auf den Boden schlagen

– Leopoldina

die Rückkehr vor der Siebenuhrtablette, mein Großvater im Schulanbau, wo er Diktate korrigiert, Adelaide, die, die in diesem Haus gedient hat, steigt die Treppe hinauf bis zum erleuchteten Streifen unter der Tür, der Vater des Herrn Doktor ermutigt mich zu reden, der Fächer mit den Chinesen zustimmend

– Erzählen Sie

mein Großvater schraubt den Füllfederhalter zu, richtet sich auf, von meinem Mann verlangen, daß er Adelaide entläßt, und mein Mann

– Nein

wobei er ein Holzwägelchen an die Brust gedrückt hält, der Peitschenhieb einer letzten Turteltaube, und was noch zu erzählen bleibt, Maria Clara, ist einfach, wird einfach sein

doch noch ein weiterer Peitschenhieb einer Turteltaube, der die Buchsbäume zerzaust

nur dir sagen, daß ich die Nachbarn ausgespäht habe, und die Fenster verschlossen

ich heiße nicht Leopoldina, ich heiße nicht Adelaide, aber ich habe die Nachbarn ausgespäht, und die Fenster verschlossen, ich habe mich versichert, daß niemand in der Gasse, niemand auf dem Platz ist, nur ein in Holzläden eingeschlossenes Juweliergeschäft, ich heiße weder Leopoldina noch Adelaide, aber ich habe die Tür aufgestoßen und bin die Stufen hinaufgegangen, habe diese schimmlige Leere geatmet, mit der die Häuser, wenn es soweit ist, langsam sterben, ich brauchte keinen Schlüssel bei der angelehnten Tür mit dem zerbrochenen Türdrücker zu benutzen, die von allein aufging

sie ging von allein auf

und da waren die Tafel, Himmelskarten, Hefte

was noch zu erzählen bleibt, Maria Clara, ist einfach

dein Vater wartet hier oder in Estoril oder im Zimmer der Klinik auf mich, bemerkt mich, als er die Brille und den Füllfederhalter in die Tasche steckt, sich auf den Schreibtisch oder den Sessel oder das Bett gestützt erhebt, einer von uns beiden

ich glaube, weder Leopoldina noch Adelaide, mir

eine unsichere Handfläche hinstreckt, doch so schwer es dir auch fallen mag

und es fällt dir schwer, verzeih

wir entfernen uns von dir auf dem Weg zum Dachboden, wo das Holzpferd, vor und zurück, den Garten herausfordert.

Fünfundzwanzigstes Kapitel

Ich lege mich auf diesen Diwan, und von dort aus sehe ich Wolken. Sie sind übrigens nicht immer weiß, gelb, braun, rosig, wenn ich Glück habe, wie jetzt im September, zwei oder drei scharlachrot, ich beginne die gelben und die braunen Wolken zu zählen

wenn es mehr gelbe gibt als braune, bestehe ich dieses Studienjahr

und rede mit Ihnen, das heißt, ich rede allein, denn Sie antworten nicht

zwei gelbe und eine braune, wenn die fünfundvierzig Minuten jetzt zu Ende wären, würde ich dieses Studienjahr bestehen

und ich glaube, daß das, was ich sage, mit den Wolken zu tun hat, die so langsam sind, ohne Umrisse, ihre Form verändern und mir innen drin weh tun, so wie meine Mutter und mein Vater mir innen drin weh tun, meine Schwester mir innen drin weh tut, ich mir selber innen drin weh tue, und da ich mir innen drin weh tue, denke ich mir ständig etwas aus, hoffe, Sie können sich vorstellen, daß ich mir etwas ausdenke, und da Sie sich vorstellen, daß ich mir etwas ausdenke, und mir nicht glauben, werde ich fähig, ehrlich zu Ihnen zu sein, es stimmt, daß ich Ihnen hin und wieder, für den Fall, daß Sie mich für ehrlich halten, eine gelbe Wolke oder eine braune Wolke oder eine Handvoll Spatzen anstelle der Wahrheit schenke, der Wahrheit beispielsweise, daß sich Ana am Eingang der Klinik an mich hängt und ich ihre Hände wegschiebe, der Vater ist krank, Maria Clara

Clarinha

der Vater ist krank, Clarinha, der Vater ist so krank, was werden wir tun, das ist erfunden, verstehen Sie, eine Übertreibung, verstehen Sie, mein Vater ist vielleicht ein klein wenig schwächer, aber durchaus in der Lage, sich hinzusetzen, zu essen, die Leute schauen uns mit einem Mitleid an, das in mir den Wunsch hochkommen läßt, sie mit Schreien zu verscheuchen

die armen Waisenkinder, noch so jung, die Armen

Ana ohne jede Scham

– So krank

das ist gelogen, meinem Vater geht es prima, er sucht sich Süßigkeiten aus, zeigt Interesse, liest

zwei gelbe Wolken und drei braune Wolken, wenn es so ist, dann bestehe ich das Jahr nicht, und Ihr Kuli hält inne, ohne daß ich begreife weshalb, die Gebäude dort unten, die ich beim Hinausgehen vorfinde, der Friseur, die Bankfiliale, der Konfektionsladen mit den Schaufensterpuppen, die mich bitten

– Kauf

ich warte auf eine Frage und auf das Wiedereinsetzen des Kulis, auf eine dieser Fragen, die jeder zwanzigmal am Tag stellt und Sie einmal im Monat und damit rechtfertigen, was ich Ihnen zahle, mich jedoch dazu bringen, bei den Wolken einen Fehler zu machen

ich nehme die Gelegenheit wahr, eine gelbe als Entschuldigung dafür hinzuzufügen, daß ich Ihretwegen eine gelbe ausgelassen habe, und werde das Studienjahr bestehen

die Frage tanzt wie ein nutzloser Fetzen durch den Raum, und Ihr wohlerzogener Husten wartet auf die Antwort, ein Husten, der einem Arm gleicht, der mich am Ellenbogen führt und hereinbittet, da ich nicht eintrete, schwebt der Fetzen wie ein Blatt hin und her, wenn ich Interesse zeige

– Verzeihung?

fliegt es, mit Merkwürdigkeiten gespickt, die mich nicht interessieren, wieder auf, mich interessiert die gelbe Wolke, die mir die Wolke bestätigt, die ich in Ihrem Sprechzimmer erfinde, der Umarmungen und Übertreibungen von Ana ledig

– Der Vater ist krank Clarinha der Vater ist so krank

keine gelbe Wolke und drei braune Wolken, das Jahr wiederholen

der Husten

– Hier entlang hier entlang

versucht mich zu führen, wohin ich nicht will, vielleicht gelingt es mir ja, wenn ich mich an dieser Wolke festhalte, die weder gelb noch braun, beinahe regenschwarz ist, und mir verkündet

du mußt das Jahr wiederholen

der Vater krank, Clarinha, der Vater so krank

Ihnen zu widerstehen, auf dem Diwan zu bleiben, weiter etwas zu erfinden oder nicht einmal zu erfinden, Ihnen von mir zu erzählen, bis die Zeit die ist, zu der sie mich immer ins Bett brachten und das Licht ausmachten, ich glaubte, die Zeit hörte auf zu sein, dennoch draußen Schritte und Büsche, ich glaubte, andere Büsche als die am Tag hoben das Leben auf, ich hörte meine Mutter ins Schlafzimmer hinaufsteigen, auf dem Treppenabsatz beim Hausaltar innehalten, meinen Vater auf englisch am Telefon argumentieren, Adelaide, die den Garten in Richtung Straße durchquerte, wo jemand neben einer Laterne, einem Baumstamm wartete

– Mein Sohn?

der Lehrer mit der Kreide am Rockaufschlag unruhig wegen des Sohnes, der nicht von ihm war, meiner war, das Stimmchen, vom Alter entbeint, Finger, die auf meiner Schulter schwebten, und Maria Clara, die das Fenster nicht verließ, uns über den Levkojen und Eschen auf dem Diwan des Psychologen verfolgte

– Mein Sohn?

wenn das gnädige Fräulein mir die Ringe und das Hütchen leihen würde, würde ich auch zu einer Dame werden, und man würde mich nicht so anreden, mich respektieren, die Haushälterin

– Senhora Dona Adelaide

die Schneiderin

– Senhora Dona Adelaide

der Herr Doktor

– Mutter

wenn die Leiterin des Altersheims ihn an mein Bett begleitet, das in einer ehemaligen Speisekammer oder Rumpelkammer steht

– Hier ist Ihr Dienstmädchen Herr Doktor

dann weicht er mir aus, flieht, mißt die Entfernung zwischen sich und der Tür, und ich befehle ihm stumm

– Geh schnell weg

und obwohl ich stumm bin, hört mich mein Sohn, das Ächzen von Türangeln, und das Ächzen der Türangeln

– Hat das Dienstmädchen Sie verärgert Herr Doktor?

sie halten meine Handgelenke fest und bündeln sie in Verbänden, suchen dort unten meine Füße

das müssen meine Füße sein, diesem Körper geht es immer schlechter

um auch sie festzubinden, nehmen das Nachtgeschirr vom Boden auf, ohne daß der Herr Doktor mich verteidigt

– Ich sollte dir damit eins überziehen

weil ich keine Stola oder ein Hütchen oder Ringe besitze, ich kümmere mich um das gnädige Fräulein, begleite es zum Casino, samstags setzen wir beide uns ins Café an der Strandpromenade, das gnädige Fräulein schmiegt den Fuchs an ihren Hals, ist distinguierter als die anderen, nimmt inmitten all der Leute nur mich wahr

– Setz dich hier hin Adelaide

Wellen, Vögel, Biere, Bettler, all das, wir vor einem Tisch mit Entenmuschelschalen, die das gnädige Fräulein mit Grausen betrachtete

– Schweinkram

während uns ringsum die Kunden anschauten und sich mit dem gleichen Grauen etwas zuflüsterten, weil sie auf die Brosche, die Stola, die vielleicht etwas zu großen Kleider neidisch waren, bei denen die Sicherheitsnadeln, die sie zusammenhielten, vielleicht etwas zu sehen, deren Risse zwar mit weißen Fäden zusammengeheftet, die jedoch gebügelt, tadellos waren, die Wellen, die Bettler und die Schiffe, die den Tejo sanft wie eine Wiege einschläferten, die Vögel, all das, das gnädige Fräulein ungerührt, in dieser majestätischen Haltung, die die Welt verblassen ließ, rief den Kellner mit dem leider trotz meiner Fleischbrühen so mageren Handgelenk

– Junger Mann

die Bettler, warum weiß ich nicht

ich weiß es wohl: weil sie wußten, wer wir waren, wer das gnädige Fräulein war

baten uns nicht um Geld, die Sonne hob sie vom Stuhl, ließ ihre Juwelen leuchten, das ganz klein wenig welke Fell des Fuchses, eine winzige Mottenspur, die das immer so aufmerksame, mit den Händen so geschickte gnädige Fräulein mit Schuhwichse ausgebessert hatte, anstelle von Schnürsenkeln angemalte Bindfäden, der Tejo schneller eingewiegt, für den Fall, daß er weinte, die Finger des in den Nähten aufgegangenen Handschuhs vom genähten Handschuh gehalten, die von einer Spange zusammengehaltenen Armreifen aus Blech herrisch, drängend

– Zwei Glas Wasser junger Mann

während ich ihr das Geld aus dem Täschchen abzählte

eine Münze, zwei Münzen

das mit Zeitungen ausgestopft war, die vorgaben, Nagelfeilen, Puderdosen, Intimes einer Dame, reiche, teure Gegenstände zu sein

drei grünliche Münzen, die schon seit Jahren nicht mehr in Umlauf waren, eine davon spanisch, wie der Angestellte des Luxus-Reisebüros mitteilte, Koffer über Koffer mit Hüten und schäbigen Füchsen von gehorsamen Trägern geschleppt, die spanische Münze wahrscheinlich äußerst selten, wahrscheinlich ein Vermögen

fünf Peseten

verlor außerhalb der Tasche an Wert, wurde im Licht kleiner, mich schneller einwiegen, für den Fall, daß ich weine, ein Teil der Wellen und des Palmenrauschens

ein Teil der Vögel pickte zwischen den Tischen nach Resten

ein Teil der Wellen und des Palmenrauschens um uns besorgt, als der Kellner, die Serviette überm Arm

– Auf dem Schild steht Kein Zutritt für Bettler

und die spanische Münze keines Blickes würdigte, die portugiesischen Münzen ohne jeglichen Nutzen

wiegt mich schnell ein

ebenfalls winzig

die Zeitungsstücke in der Tasche verwahren, ihn daran hindern, sie zu bemerken, die Augen der Kunden loderten Flammen, wäre ich jung wie einst, würde ich pusten, und sie gingen aus, die Augen der Kranken flackern, bevor sie sterben, wie ein Öllicht noch einmal auf, und kurz darauf die Dochte blind, abgebrannt, die Kunden ringsum mit den Vögeln vermischt, oder ebenfalls Vögel, die auf den Tischplatten Reste picken, sie mit Verachtung strafen anstelle des gnädigen Fräuleins, die das Verachten vergessen hatte und die Smaragdbrosche zurechtrückte, die mir zerbrochen vorkam, die Spitze an der Jacke löste sich trotz meiner Nadelbemühungen, und sie

– Verzeihung?

die Stola wieder ohne Muffgeruch und Schuhwichsespuren, die Smaragdbrosche unversehrt, das gnädige Fräulein nicht beleidigt, verwundert, versuchte wohlwollend die fremde Sprache zu verstehen

– Verzeihung?

Wörter, die ich jedes für sich kenne, aber zusammen nicht, sei doch bitte so gut und hilf mir die Kellner zu verstehen, erklär mir, was dort auf dem Schild steht Bettler nicht zugelassen, diese Serviette, die hin und her wedelt, dieser Ärmel, der die Vögel bedroht, die auf dem Zement picken, auf der Tischplatte picken, uns picken, und ich rücke ihr die Spitze zurecht, die sich noch mehr gelöst hat, zupfe sie auseinander, stecke die grauen Ponyfransen mit einer Haarnadel fest, lassen Sie uns gehen, gnädiges Fräulein, schauen Sie doch, der Staub auf den Federn, auf den kleinen Köpfen, auf den Flügeln, in den dunklen Klauen

wiegt mich ein wiegt mich ein

ich, die ich sie vor allem schütze, schütze sie vor den Vögeln, nicht vor dem Kellner, den Vögeln, das gnädige Fräulein ist nicht gekränkt, warum auch gekränkt, Dienstboten, die Armen, kränken mich nicht, Adelaide, das gnädige Fräulein voller Nachsicht, Mitleid

– Du willst daß ich verschwinde junger Mann?

so freundlich, wie es mit euch sein kann, ich bin den einfachen Leuten gegenüber großzügig, verzeihe ihnen das schlechte Benehmen, die Unwissenheit, die Armut

wiege mich nicht ein, Adelaide, was soll das Einwiegen, laß die Vögel in Frieden, laß diese Leute in Ruhe, sollen sie doch auf den Tischplatten picken, sollen sie doch auf dem Zement picken, mir sind der Staub auf den Federn und die dunklen Krallen gleichgültig, siehst du nicht, daß sie mich nicht berühren, sie können mich nicht berühren, sie wagen es nicht, verstehst du, genau wie die Hunde auf dem Landgut, die bellen und abhauen, uns aus der Ferne provozieren, jaulend zurückweichen, ich freundlich, großzügig, ich weiß, wie man mit ihnen umgeht, schweig

– Du willst daß ich verschwinde junger Mann?

schau nur, wie er mit herunterhängenden Ohren zögert, den Bauch beinahe auf den Steinplatten, den Schwanz beinahe reglos, das Schild Kein Zutritt für Bettler vergessen hat, schau nur, die Sonne nur noch auf der Hälfte des Tisches, Spuren von Gläsern, Entenmuschelschalen, sollen sie doch picken, Adelaide, was für ein Schild, wo ist das Schild, das ist überhaupt kein Schild, der Geschäftsführer kommt in Weste und mit Schürze auf das gnädige Fräulein zu, ein größerer, dickerer, grimmigerer Vogel, und das Öl seiner Augen

wäre ich jünger wie früher, würde ich pusten, und sie gingen aus, die Dochte blind, abgebrannt, möget ihr blind werden

auf den Kellner gerichtet, auf das gnädige Fräulein, auf uns beide

wenn ich nachts einschlafe, heben die Büsche draußen die Zeit auf, noch dreizehn Minuten gelbe Wolken und die Wahrheit erfinden

die traurige Adelaide rückt mir die Spitze gerade, bauscht mir die Ponyfransen, gibt dem jungen Mann mit der Schürze die spanische Münze, denn ich verstehe euch, verzeihe euch, finde euch nett, bin sensibel, was die einfachen Leute betrifft, meine Mutter war hingegen immer so distanziert, kaum hatte eine Husten, bist du nicht gesund, wirst du gefeuert, während ich ihm ganz im Gegenteil die Münze schenke, sogar lächelnd, sogar mildtätig

– Da nehmen Sie junger Mann

die Vögel um uns herum still, die Schiffe reglos, die Palmen reglos, die Brosche beinahe zerbrochen, in der Mitte, wo sie den Fuchs im Gleichgewicht hält, eine seiner Pfoten wahrscheinlich von Insekten zerfressen, wahrscheinlich amputiert

– Da nehmen Sie junger Mann

noch mehr Münzen im Taschenfutter finden oder zwischen den Zeitungsstreifen, manchmal hatte ich Wechselgeld in der Rocktasche versteckt, aber die Schere, der Dosenöffner und der Schlüssel zur Speisekammer, wo die Kompottgläser, aber jetzt nur der Schlüssel, wenn ich ihm den Schlüssel geben würde

– Da nehmen Sie junger Mann

könnte es sein, daß er ihn nimmt, Pfirsich-, Mandarinen-, Kürbis-, Apfelkompott, mit Etiketten Pfirsich Mandarine Kürbis Apfel und Zeichnungen von Früchten, in runden Töpfen aufgereiht, wenn ich die Lampe anmachen würde, die Kompottgläser aufmachen, ihn einladen würde

– Darf ich Ihnen etwas anbieten?

noch ein Glas Digestif ohne Wissen des gnädigen Fräuleins oder ein Schlückchen Anis, ich muß nur morgen früh bei der Küche vorbeigehen

ich lasse ihm die Tür angelehnt

bevor sie im oberen Stockwerk aufstehen, den Deckel zieht man nicht hoch, nicht so, Sie machen ihn kaputt, man muß ihn drehen, etwas andrücken, das ist eine Frage von Geschicklichkeit

die Büsche heben die Zeit auf, ich kenne diese Stimmen nicht, ich kenne diese Schritte nicht, meine Mutter, die auf dem Treppenabsatz beim Hausaltar, der heilige Januarius, der heilige Lukas, der heilige Anselmus, mit einer Verbeugung innehält, existierte die Zeit, neununddreißig Minuten, acht gelbe Wolken, und es lohnt sich überhaupt nicht zu lernen, ich falle nicht mehr durch, genau

der Besitzer des Straßencafés prüft die Münze, prüft den Schlüssel, eine der Palmen hatte wieder zu knacken begonnen, der Kellner mit der Serviette schaute ihm über die Schulter und guckte auch den Schlüssel und die Münze an, er drehte sie um, drehte sie wieder zurück, ein verblüfftes Lichtlein begann auf seinem Zahnfleisch zu glimmen

– Sie ist Ausländerin

einmal, als sie den Brunnen ausgeschachtet haben, hat mein Onkel einen Wachstuchsack mit französischen Münzen gefunden, er setzte sich, ohne mit jemandem zu reden, auf einen Stein, sah sie sich einen ganzen Nachmittag lang auf seiner Zigarette kauend genau an, weigerte sich, zum Abendessen zu kommen, hörte nicht auf die Kinder, wir sahen ihn zwischen zwei Mispelbäumen Reden brummeln, der Apotheker zeigte Interesse, sie zu kaufen, der Vorsitzende der Stadtverwaltung bat um eine Spende für die Feuerwehr, meine Tante

das war ein paar Monate, bevor ihre Leber sich in Asche auflöste

dachte an die Schlafzimmermöbel im Laden von Viseu, Kommode, dreiteiliger Kleiderschrank, ein gepolsterter Hocker

– Cassiano

und mein Onkel, im Garten an der Zigarette nuckelnd, Streichholz um Streichholz, das Kinn und ein Stück Hals tauchten in urplötzlicher Helligkeit auf und verschwanden wieder

er starrte in den Himmel und gab, selbst wenn es regnete, die genaue Uhrzeit an

kaum war der Brunnen fertig, da nahm er den Wachstuchsack und warf ihn in Anwesenheit aller dort hinein, der Hauptmann der Feuerwehr hat noch eine Leiter kommen lassen, aber als er die Leiter aufbauen wollte, traf er auf eine Hand voller Streichhölzer an der Wurzel des Mispelbaums, das Jagdgewehr an einen Baumstamm gelehnt, die Zigarette erloschen, und er gab es auf, die Möbel werden noch immer im Laden stehen, die Kommode, der Kleiderschrank, der gepolsterte Hocker, meine Tante träumte sogar noch im Krankenhaus von all dem Kiefernholz, dem Lackgeruch der zusammengeleimten Bretter, den Kupferbeschlägen mit Tigern als Relief

er schnupperte zum Himmel und gab die genaue Uhrzeit an, mein Vater ging in den Weinberg, am Kirchturm nachsehen und vergleichen, zehn Uhr, wenn es zehn Uhr war, sieben Uhr, wenn es sieben Uhr war, elf Uhr und allerhöchstens fünf nach elf

wir haben ihr die Bettlaken meiner Patentante versprochen, um ihre Qual zu lindern, während die Asche ihrer Leber sich in einen Eimer ergoß, hin und wieder murmelte sie etwas mit leiser Stimme, lehnte man das Ohr ans Kopfkissen, arbeitete dort die fixe Idee von der Kommode

– Ach die Kommode was hat sie doch für hübsche Füße Cassiano

in ihrer Erinnerung, sie machte sich nichts aus dem Erbrechen und den Schmerzen, sie machte sich etwas aus dem Laden, die Bauern sind schon merkwürdig, Adelaide, was für seltsame Tode, wie gewöhnlich ihr seid, geht es dir nicht auch bei den Totenwachen so, daß du spürst, wie die Toten ihren Ausdruck verändern, ihre Pupillen uns unter den Taschentüchern folgen, Vögel picken am Trauerflor, die Verwandten, die Mauer am Tejo, wer sagt mir jetzt in den Himmel starrend die genaue Uhrzeit, hätte ich das Geld aus dem Brunnen bei mir, würde ich es dem gnädigen Fräulein geben, Schwärme von Seeschwalben am Strand, ein Fischernetz verfault auf der Mauer, der junge Mann mit der Schürze, dikker, grimmiger, lehnt die Kompotte am frühen Morgen bei uns zu Hause ab, Pfirsich, Mandarine, Kürbis, Apfel, vor allem Apfel und ein Likör, der Ihren Rachen besänftigt, ich lasse die Pforte offen, Sie gehen am Kaninchenstall vorbei, dann geradeaus zum Hof, wenn Sie an mir zweifeln, fragen Sie meinen Onkel, ob es nicht halb sieben ist, sehen Sie am Kirchturm nach oder auf dem Zifferblatt am Bahnhof, tun Sie mir nicht weh, halten Sie meinen Arm nicht fest, suchen Sie nicht in meiner Schürze, geben Sie mir nicht den Schlüssel und die Schere, deren eine Schneide verbogen ist, lassen Sie die spanische Münze nicht aus Ihrer Hand gleiten und sich auf dem Bürgersteig verflüchtigen, die Ringe des gnädigen Fräuleins vor dem Mund ausgebreitet, die Schnürsenkel offen, ich möchte wetten, daß Maria Clara uns von Estoril aus sieht, bereit zu fliehen, sollte ich sie entdecken, manchmal, wenn ich mich umdrehe, erwische ich sie auf dem Flur, in der Küche, wie sie ein Eichhörnchen bei sich hat, das einem Maulwurf gleicht, während ich Ana Maria, die Tochter des gnädigen Fräuleins und den Herrn Doktor nie zufällig antreffe, es sei denn jeden von ihnen in den eigenen Teller versunken im Salon, wo nicht alle Lampen angehen und dadurch ihre Schatten auf dem Tischtuch größer werden, vor Jahren habe ich im Zirkus einen als Chinesen verkleideten Mann mit einem künstlichen Pferdeschwänzchen gesehen, der mit seinen Händen auf einer Leinwand Papageien und Schlangen machte

– Nimmst du dir nicht noch einmal vom Fleisch Ana Maria?

ein Zeigefinger unterbrach die Arbeit an einem Brotkügelchen, ein Seitenblick oder eine Lippenbewegung, die zu einem Befehl wurde, ein Bild mit Fasanen und Rüben und Kannen anstelle einer Heiligen, der Herr Doktor zur Tochter des gnädigen Fräuleins

– Nicht vor dem Personal Amélia

wie oft habe ich ihm gesagt, wenn sie eine Heilige aufgehängt hätten, wären sie glücklich, wie oft habe ich ihn gebeten, mit mir zu beten

der Zeigefinger auf dem Brotkügelchen vor und zurück, die Fasane oder der Herr Doktor

nicht der Herr Doktor, der Herr Doktor stumm, die Fasane zu mir, die ich mit der Schüssel von einem Platz zum anderen schipperte, den Kragenknopf ertrug, der mir am Kehlkopf zusetzte

– Du kannst gehen Adelaide

oder vielleicht nicht einmal die Fasane, ein größerer Vogel, dicker, grimmiger, einmal abgesehen von denen, die auf dem Zement pickten, und denen, die auf den Tischplatten pickten

wäre ich jung wie früher, würde ich ihre Augen auspusten, und die Dochte wären blind, abgebrannt, das Messer nehmen und den

Mann mit der Weste und der Schürze tranchieren und zerschneiden, ihn daran hindern, das gnädige Fräulein mit dem Schild Kein Zutritt für Bettler zu ärgern, als wäre das gnädige Fräulein mit dieser Distinguiertheit und diesem Hut wie die Bettler, die auch in diesem Straßencafé pickten, Krüppel, Kinder, ein Greis in der Uniform eines Soldaten aus alten Zeiten, nicht zulassen, daß

– Ich werde die Polizei rufen

daß

– Raus hier

daß

– Verschwindet

und Maria Clara

ich sage nie gnädiges Fräulein, sie ist für mich kein gnädiges Fräulein, die Tochter des gnädigen Fräuleins

– Was ist das für eine Art meine Töchter anzureden?

ich schweige, und dennoch Maria Clara und Ana Maria statt Fräulein Maria Clara und Fräulein Ana Maria, also verfolgt uns Maria Clara vom Fenster in Estoril, so wie sie auf dem Diwan im Sprechzimmer die gelben und die braunen Wolken verfolgte und dachte, noch acht Minuten und so viel zu sagen, erfinden, daß das gnädige Fräulein, unbeeindruckt vom Geschäftsführer, beim Kellner nicht lockerläßt

– Zwei Gläser Wasser junger Mann

zwei Gläser Wasser und die Juwelen blaß, ein Fleck auf der Stola, ich kann mir nicht verzeihen, ihn nicht früher gesehen zu haben, wenn ich sie mit Chlorbleiche gewaschen hätte, vielleicht dann nicht

– Ich werde die Polizei rufen

nicht

– Raus hier

nicht

– Verschwindet

vielleicht

– Bitte sehr

und

– Madame

Maria Clara zeigt auf die Wolken, fünf Minuten, um mit Ihnen zu reden, unterbrechen Sie mich nicht, hören Sie, wenn meine Eltern sterben, falls meine Eltern sterben, wenn ich eines Tages ganz allein in diesem Haus bin, wie viele Stolen, wie viele Decken, wie viele Schals, um mich vor dem Februar zu schützen, in der Hoffnung auf eine Stimme am Telefon

– Clarinha

wo ich kein Telefon habe, die der Architektin, die ich seit dreißig Jahren nicht gesehen habe, die von

noch nicht, später, vielleicht sage ich es Ihnen in einem Monat

falls ich ganz allein in diesem Haus bleibe, jemand, der am Gartentor vorbeigeht, würde die Veranda nicht in den Wipfeln der Eschen ausmachen, die Gartenlaube umgestürzt, ein Kinderwagen

meiner?

nicht meiner, der von Ana, meine Tochter Ana Maria den Besuchern zeigen, sie aus dem Wagen nehmen

– Meine Tochter Ana Maria

mich freuen, wenn sie sie auf den Arm nehmen, sie ist ja nicht so schwer, wenn sie sie einwiegen

wiegt mich, wiegt mich nicht, wiegt mich wiegt mich

meine Tochter Ana Maria, die so hübsch, so blond ist, lebt im Ausland

noch nicht, später

das zerstörte Wägelchen, das jemand

ich?

auf das Ödland gekippt hat, das gnädige Fräulein befahl mir mit dem Handschuh, sie zu begleiten, ihr zu folgen, kehrte mit aufgegangenen Schnürsenkeln um, suchte auf der Promenade nach dem Regenschirm, den sie in der Hand trug

– Hast du meinen Regenschirm gesehen Adelaide?

bevor die Vögel sie pickten, so wie sie die Brosche angepickt hatten, der Smaragde fehlten, und die Ringe, denen Rubine fehlten, und sie mit sich nahmen, das gnädige Fräulein stützen, dem hin und wieder die Beine versagten, ohne daß sie es bemerkte

– Ich brauche keine Hilfe

auf dem Weg zur Villa über Bürgersteige stolpern, man sah jetzt weder die Promenade noch den Tejo, noch den Strand, noch die Vögel, die zwischen den Tischen pickten, man sah Maria Clara

Fräulein Maria Clara

Maria Clara Wolken zählen, bis ein Vetter, ein Nachbar, die Angestellten des Gerichts, die Gläubiger sie im Wipfel entdeckten, älter als das gnädige Fräulein, noch ungeschickter, noch ärmer, ohne Hut oder Ringe, ein Holzwägelchen an die Brust gedrückt, ihr über den Kies zur Villa helfen, sie zum Wagen des Gesundheitsamtes führen, der sie zum Zug nach Tomar fahren würde, eine Villa genau wie diese am Hang des Gebirges, das gnädige Fräulein läßt es zumindest

zwei Minuten, höchstens drei, legen Sie den Block zur Seite, und hören Sie mir zu

trotz des

– Ich brauche keine Hilfe

zu, daß ich es um die Unebenheiten des Fußwegs führe, die Wurzeln der Ulmen, daß wir, als es bereits dunkel ist, die kleine Allee am Gartenzaun erreichen, und jenseits des Zauns der Hof, unsere Zimmer, das Eßzimmer, der Herr Doktor, die gnädige Frau, das Fräu

Maria Clara und Fräu

Maria Clara und Ana Maria am Tisch unter dem Lüster, dessen Lampen immer unter Glasgeglitzer an- und ausgehen

Kristall

dessen Lampen immer unter Kristallgeglitzer an- und ausgehen, anstelle einer Heiligen das Bild der Fasane, der Rüben, des Kruges, einer Melonenscheibe

die Melonenscheibe hätte ich fast vergessen

die auf dem Tischtuch auszulaufen scheint, der Platz des gnädigen Fräuleins am Ende des Tisches, ein anderes Dienstmädchen, nicht ich, bedient sie

Manuela Conceição

in Wäschestärke gezwängt, die Fasane, nicht die Tochter des gnädigen Fräuleins

– Wo waren Sie Mutter?

und jetzt nicht einmal mehr eine Minute, eine Handvoll Sekunden, eine Handvoll Nichts, meine Großmutter zieht die Handschuhe aus, legt das Täschchen neben die Serviette, befiehlt meinem Vater

– Zwei Gläser Wasser junger Mann

streckt Adelaide eines hin und fordert uns zufrieden, gerächt, triumphierend heraus, als hätte ihr jemand, ich weiß nicht, wo

– Verzeihen Sie mir Madame

während er Grünspankrusten an der Schürze abrieb und sich dabei in Entschuldigungen verknäulte, eine spanische Münze zurückgegeben.

Und Gott sprach: Die Erde bringe hervor lebendiges Getier,
ein jedes nach seiner Art: Vieh, Gewürm und Tiere des Feldes,
ein jedes nach seiner Art. Und es geschah so.
Und Gott machte die Tiere des Feldes, ein jedes nach seiner Art,
das Vieh nach seiner Art und alles Gewürm des Erdbodens
nach seiner Art. Und Gott sah, daß es gut war.
Und Gott sprach: Lasset uns Menschen machen, ein Bild,
das uns gleich sei, die da herrschen über die Fische im Meer
und über die Vögel unter dem Himmel und über das Vieh
und über alle Tiere des Feldes und über alles Gewürm,
das auf Erden kriecht.
Und Gott schuf den Menschen zu seinem Bilde, zum Bilde Gottes
schuf er ihn; und schuf sie als Mann und Weib.
Und Gott segnete sie und sprach zu ihnen:
Seid fruchtbar und mehret euch und füllet die Erde
und machet sie euch untertan und herrschet über die Fische im
Meer und über die Vögel unter dem Himmel und über das Vieh und
über alles Getier, das auf Erden kriecht.
Und Gott sprach: Sehet da, ich habe euch gegeben alle Pflanzen,
die Samen bringen, auf der ganzen Erde,
und alle Bäume mit Früchten, die Samen bringen, zu eurer Speise.
Aber allen Tieren auf Erden und allen Vögeln unter dem Himmel
und allem Gewürm, das auf Erden lebt, habe ich alles grüne Kraut
zur Nahrung gegeben. Und es geschah so.
Und Gott sah an alles, was er gemacht hatte,
und siehe, es war sehr gut.
Da ward aus Abend und Morgen der sechste Tag.

Sechsundzwanzigstes Kapitel

Wie oft dachte ich am Abend, wenn man die Glocken von Cascais hörte und meine Mutter meinen Großvater vom Schachbrett in den Salon brachte

Glocken, die denen glichen, die auf dem Landgut läuteten, wenn Kinder starben, und wahrscheinlich war ich tot, ich rief Ana, nicht um Ana zu rufen, sondern um meine Stimme zu hören, die Gewißheit zu haben, daß ich lebte, beruhigte mich, ich bin nicht gestorben, ein anderes Mädchen liegt im kleinen weißen Sarg in der Kapelle der Kirche, andere Eltern in Trauerkleidern anstelle meiner Eltern, andere Blumen

ich habe nie den Grund der Blumen für die Leichen verstanden

andere Tränen, ich

diese Hände sind meine und gehorchen mir, die Beine bewegen sich, ich fühle das Haar, wenn ich daran ziehe, ich kratze mit dem Fingernagel über die Haut, und ein roter Strich, ich versichere meiner Schwester, indem ich ihr den Strich zeige

– Guck mal eine Wunde ich bin nicht gestorben

meine Schwester, die gerade eine Heuschrecke quälte

– Was?

sie vergaß die Heuschrecke und begutachtete neidisch den Blutstreifen

– Du wirst monatelang einen Verband tragen hast du ein Glück

das Schachbrett in dem, was wir Bibliothek nannten, oder, besser gesagt, zwei Borde mit holländischen Grammatiken ohne Schutzumschlag, in denen man nichts verstand außer der Zeichnung einer Pflanze und eines Königs aus alten Zeiten zu Pferde, eine Truhe mit übelriechenden Zebrafellen, bei der, jedesmal wenn wir uns am Verschluß versuchten, ein beunruhigter Schrei

– Faßt das bloß nicht an

und eine Büste des Präsidenten Krüger, dem ein Stück vom Bart abgebrochen war, in einer Fensterlaibung, am Abend, wenn meine Mutter meinen Großvater ins Eßzimmer brachte

– Noch eine Stufe Papa

über uns alle fragend, feierlich die dunklen Brillengläser, die ihm das Gesicht leerten, Schuhe, die den Teppich in der Furcht abtasteten, der Fußboden könnte ihn verschlingen, meine Mutter, indem sie einen Stuhl mit dem Knie wegschob

– Vorsicht

mein Großvater stand da, während der Spazierstock Sätze in die Luft schrieb, meine Mutter befahl uns mit Zeichen, den Strickkorb, einen Fußwärmer, einen Schemel aus dem Weg zu räumen, der Spazierstock hielt inne, begann erneut seine Sätze, das Lächeln unter den Brillengläsern verwandelte sich in zu viele Zähne für eine leise Frage

– Was ist passiert Amélia?

die Leute sind so merkwürdig, beim Essen schnellt ihre Zunge plötzlich aus dem Mund und holt einen Krümel von der Lippe, die Art, wie die zusammengelegten Fingerspitzen die Serviette aufnehmen und sich beim Abreiben des Kinns wieder ausstrekken, meine Mutter führte meinen Großvater wie ein Lotse bei einem Anlegemanöver, bis er beim Sessel gelandet war, seine Hakken ängstlich zurückwichen, der Spazierstock sich in verzweifelten Reden erging und die zu vielen Zähne

– Was ist passiert Amélia?

die sich vom Zahnfleisch lösten und zum Zahnfleisch zurückkehrten, mein Großvater, der die Kissen mit der Handfläche suchte, ließ sich tock tock tock mit dem Knacken eines sich schließenden Taschenmessers auf dem Sitz nieder, die Hinterbacken tasteten ebenfalls und erinnerten mich daran, wie wir mit dem Zeh das Badewasser ausprobierten, der Spazierstock beruhigte sich schließlich an den Hosenbeinen, die mir leer vorkamen, das Jakkett leer, das Hemd leer, die erloschenen Brillengläser schwebten im Nichts, nur die Ohren änderten auf der Suche nach meiner Mutter ihre Stellung

wenn wir in Tomar mit der Kutsche fuhren, war es mit dem Maultierkopf genauso, eines führte auf dem Hinweg, das andere auf dem Rückweg, und die Zähne preßten sich in einem Saugimpuls wieder ans Zahnfleisch

– Danke mein Kind

der Blinde so bedeutungslos, daß wir ihn vergaßen, wenn wir zum Abendessen gerufen wurden, meine Mutter holte ihn aus dem Sessel, das Taschenmesser klappte tock tock tock ruckend auseinander, sie verhinderte, daß er sich am elektrischen Kohlebecken mit dem aufgemalten Holz versengte

– Das Kohlebecken Papa

und die Schuhe erforschten in einer Art Tanz Gefahren, der Spazierstock pickte auf dem Boden, ein Tropfen Bangigkeit auf der Stirn, wie oft dachte ich, daß er von Schluchten, Abgründen umgeben lebte, von einem Fußboden, dem in der Mitte ein Schritt fehlte, von Stufen, die es geben mußte, aber nicht gab

in bestimmten Träumen war ich ein Ballon und schwebte, alle

– Maria Clara

und ich streifte die Palmen

– Auf Wiedersehen

er tastete ewig lange das Besteck ab und erkannte es, wog es, nahm den Spazierstock, legte ihn wieder ab, bevor er sich entschloß zu kauen, und selbst beim Kauen

das Essen glitt die Kehle hinunter wie jemand, der sich unter einem Bettlaken reckt

hörte er nicht auf, die Gegenstände einzeln abzuschätzen, meine Mutter band ihm wie Ana und mir eine Serviette um den Hals, zwang ihn, den Löffel zu ergreifen und ihn mit dampfender Flüssigkeit zu füllen

– Bevor die Suppe kalt wird

die Zähne wurden bei diesem Saugimpuls kleiner, der Löffel verschwand schließlich unter den Brillengläsern in einer unerwarteten Grotte, die sich mit elastischen Grimassen, mal von Falten umringt, dann wieder ohne eine einzige Falte, schloß, und wieder dieser Jemand, der sich unter einem Bettlaken reckt, der Löffel tastete sich leer zur Schüssel zurück, die Grotte eine Falte zwischen Falten, unmöglich zu erraten, welche es war, ich streifte die Palmen

– Ich gehe weg auf Wiedersehen

der Löffel stieß gegen die Weinflasche, zog sich beschämt zurück

– Verzeihung

während er sich bei den Schachfiguren nie irrte, das Pferd sprang sicher und entschieden über die Bauern, landete genau dort, wo es landen sollte

– Schach

wir waren jenseits der Scheiben in einem Zimmer widergespiegelt, das diesem ähnelte, aber tiefer war

die Anrichte zum Beispiel ewig weit weg

der Garten unsichtbar, ein Zweig oder eine Blüte beim Drehen des Windes, das Neon vom Casino rundete die Wipfel, meine Großmutter, die noch nicht ans Ende des Tisches verbannt war, zeigte uns den Archipel von Flecken, der sich übers Tischtuch zog, die dunklen Brillengläser errieten ihren Abscheu, denn eine Ecke der Grotte erschien dicht am Krawattenknoten aus den Falten, nicht an der Stelle, an der ich es erwartet hatte, die Grotte zitterte einen Augenblick lang, am Ende des Augenblicks

– Verzeihung

vom Bild an der Wand erkannte man nur einen der Fasane und den Krug, und der tote Fasan blutete, meine Mutter zerlegte meinem Großvater den Fisch, schnitt ihm die Kartoffeln, ersetzte den Löffel durch die Gabel

– Hier bitte

versuchte unter Spuckewüten einen Fleck wegzuwischen, Ana kauerte sich voller Ekel zusammen, und eine Levkoje erschien und rief mich

– Clarinha

was aber weder meine Eltern noch meine Großmutter bemerkten, die Gabel glitt über das Porzellan, traf den Fisch nicht, und während sie über das Porzellan glitt, spürten wir ein Schaudern an der Wirbelsäule, das Dienstmädchen, das mit der Schüssel die Runde drehte, wirkte wie tödlich verwundet, sobald die Gabel wieder, die Augen meines Vaters krochen in die Höhlen, manchmal glitt die Kreide der Lehrerin der intransitiven Verben über die Schiefertafel, und die ganze Klasse knirschte vor Gänsehaut mit den Zähnen, meine Mutter, deren Härchen auf den Armen ein Eigenleben erlangten, schaffte es, eine halbe Kartoffel auf die Gabel meines Großvaters zu hieven

– Eine Kartoffel Papa

warum nicht den Chauffeur bitten, daß er ihn mitnahm, egal wohin, und ihn am Straßenrand absetzte, wo er dann mit dem Spazierstock in die Luft schrieb, oder wir könnten aus Estoril wegfahren, und er bliebe allein zurück und kämpfte mit den Riffs der Möbel, flehte

– Mein Kind

in den leeren Korridoren, ein Störenfried, der mich, wenn meine Eltern weggingen, reglos anstarrte und schweigend versicherte

– Ich kenne dich ich kenne dich

ich fuhr mit meiner Hand vor seiner Nase entlang, ich bedrohte ihn mit dem Feuerhaken vom Kamin, und mein Großvater reglos, ich berührte seine Schachfiguren, und nichts, ich machte zu ihm hin die Geste, die einmal der Gärtner zur Haushälterin, und die Haushälterin

– Ordinärer Kerl

nicht wütend, amüsiert, fand es witzig, lachte

– Ordinärer Kerl

ich dachte, sie würde sich bei meiner Mutter beschweren, aber sie tat es nicht, anders als damals, als in den Fingern des Chauffeurs die gleiche Geste, und sie mit aufgerichtetem Besen, vor Wut in die Brust geworfen, rot und blaß und wieder rot

– Ich mach dich fertig Mistkerl

meine Mutter sagte es meinem Vater, mein Vater rief die Haushälterin und den Chauffeur ins Arbeitszimmer, die Haushälterin siegesbewußt, und der Chauffeur, der nicht wußte, wohin mit sich, korrigierte Knöpfe, schaute die Haushälterin aus den Augenwinkeln, mit Messern im Seitenblick an

– Ich schwöre es war nicht aus Absicht Herr Doktor vergeben Sie mir

bis die verschlossene Tür mich daran hinderte, weiter zuzuhören, man bekam mit, daß mein Vater Reden hielt, wobei er den Briefbeschwerer von einer Hand in die andere wandern ließ, man erriet Abfälligkeiten, Groll, gegenseitige Diebstahlsanschuldigungen, mit dem Gärtner war es nicht so, beim Gärtner war die Haushälterin zufrieden, beinahe dankbar, war wie ein Huhn, nachdem der Hahn von ihm abgelassen hat, bohrte ihm zärtlich den Zeigefinger in den Bauch

– Ordinärer Kerl

mein Großvater ohne Hühnerverhalten oder Freude oder Anklage oder

– Ordinärer Kerl

in die Bibliothek zwischen die Zebratruhe und den Präsidenten Krüger mit dem vom Bart abgebrochenen Stück verbannt, mehr Flecken als das Tischtuch und seit einer oder zwei Wochen im selben Hemd, läßt nicht locker

– Ich kenne dich

auch die Levkojen versicherten oder, besser gesagt, versicherten eine Zeitlang

– Ich kenne dich

aber nicht die Fische, auch nicht die Dienstmädchen oder die Villa, schon gar nicht mein Tagebuch mit dem kleinen Schloß, und mein ganzes Leben darin, wenn ich mit jemandem reden könnte und, wenn ich jemanden zum Reden hätte, dann auch sprechen könnte, mein Großvater angezogen wie der Chauffeur oder der Gärtner, ein einziges Paar Hosen, die früher grau und jetzt beinahe weiß waren und mit fadenscheiniger Beharrlichkeit, die Jahreszeiten durchwanderten, die Krawatte, eher der Strick eines Gehenkten als eine Krawatte, schien ihn, verdreht wie einen Verstorbenen, von einem Balken herunterhängen zu lassen

wenn ich mit jemandem reden könnte und, wenn ich jemanden zum Reden hätte, dann auch sprechen könnte

meine Mutter kaufte ihm Wollstrickjacken, Socken, und mein Großvater preßte die Ellenbogen an die Jacke, die Hosen

– Ich will diese Sachen nicht

daher lebten wir, zählt man noch die Großmutter hinzu, in Estoril mit einem Clownspaar zusammen, die Besucher dachten, wir würden sie verachten, obwohl es diese Vogelscheuchen waren, die uns verachteten, um nichts baten, nichts verlangten, nichts wollten

ich könnte mit Ihnen reden, aber wenn ich mit Ihnen rede, ist es so, als redete ich mit den Wolken

jeder in seinem Zimmer, und die blöde Adelaide, die nie zu etwas nütze war, mühte sich zwischen beiden ab, die alten Pantoffeln meiner Mutter machten eine Tür auf

– Gestatten Sie gnädiges Fräulein

horchten, schlossen die Tür, machten eine weitere Tür auf

– Gestatten Sie Herr Brigadier

überbrachten die Nachricht, horchten, schlossen auf dem Rückweg zur ersten die zweite Tür

– Gestatten Sie gnädiges Fräulein

und das Nachmittage über Nachmittage, an denen wir, den Blick an der Zimmerdecke, die Pantoffeln über der Chaiselongue, über dem Kandelaber, über dem Kohlebecken verfolgten

der Kandelaber klirrte immer, wir hörten Adelaide neben einem Schrank anhalten und sich ausruhen, das schnelle Hühnchenherz in der Hand, diese ängstliche Wimper, die das Blut der kleinen Tiere antreibt, Herr Brigadier, das gnädige Fräulein läßt sagen, daß, gnädiges Fräulein, der Herr Brigadier läßt sagen, daß, die Botschaften verwechseln, sich verbessern, sie wieder verwechseln, gnädiges Fräulein, das gnädige Fräulein läßt sagen, daß, Herr Brigadier, der Herr Brigadier läßt sagen, daß

jemand, der mir ohne Uhr oder Geld oder Wolken zuhört

der Kandelaber beruhigte sich wieder, wir hier unten verständnislos, wie oft habe ich abends gedacht, wenn die Glocken in Cascais anfingen und meine Mutter meinen Großvater vom Schachbrett in den Salon brachte, was die Blinden wohl sehen, nachdem er gestorben war, haben sie ihm die Brille abgenommen

so nackt ohne Brille, allein ohne die Brille der ganze Körper nackt, und zwei weiße Narben, auch nackt, anstelle der Augenbrauen, meine Großmutter, die sich so viele Jahre lang nicht für ihn interessiert hatte, rüttelte am Oberleutnantsvetter, an meiner Mutter, am Angestellten des Beerdigungsunternehmens, schüttelte sich selber, indem sie die anderen schüttelte, ohne Hütchen, ohne Stola, ohne sich um ihre Juwelen zu kümmern, nicht komisch, nicht lächerlich, ein Stimmchen, das vor Angst scharf wurde, und ich verstand Adelaide einen Augenblick lang

– Setzt ihm schnell die Brille wieder auf

ich imstande, in Pantoffeln hin und her zu eilen, die Herzwimper in der Hand

das einzige Mal, daß ich einen Vogel angefaßt habe und ihn leben fühlte, habe ich ihn voller Entsetzen sofort wieder losgelassen

eine Tür öffnen

– Gestatten Sie Herr Brigadier

und auf ihn stoßen, nackt, der ganze Körper nackt trotz des neuen Anzugs, man sah weder das Casino noch den Fluß, nur einen Kobold aus Kalkstein in der Brunnenkresse, ich zu meinem Großvater, indem ich wiederholte, was man mir in der entgegengesetzten Ecke des Hauses aufgetragen hatte

– Das gnädige Fräulein läßt sagen daß Sie schnell die Brille aufsetzen sollen

wenn ich mit jemandem reden könnte und, wenn ich jemanden zum Reden hätte, dann auch sprechen könnte, wenn Adelaide mir helfen würde, mich beschützen, mir jedesmal, wenn ich hinfalle, die Erde abwischen würde, ich beugte mich zum Teich, fiel, und ich glaube, damals bin ich gestorben, ich erinnere mich daran, über und unter mir Rankpflanzen, und ich packte keine, denn als ich sie packte, packte ich nichts, die Zweige flohen, obwohl sie dort blieben und ich sie mit der Hand packte, aber ich fühlte weder Dolden noch Blätter, denn die Dolden und Blätter besaßen keine Dichte, ich fühlte Wasser und, was ich sein mußte, ungeheuer schwer, meine Mutter weit weg und nah

– Übergib dich übergib dich

anfangs fern, dann nah, dann wieder fern, und mich interessierte, daß einer der Druckknöpfe an ihrer Bluse anders als die anderen war, blau anstatt grün und mit einem lila, nicht mit einem schwarzen Faden angenäht, ihr raten, daß sie im Nähkästchen nachschauen und den Druckknopf auswechseln soll

– Ersetzen Sie den Druckknopf

ich wünschte

– Hoffentlich bemerkt mein Vater das nicht

wünschte

– Hoffentlich wird mein Vater nicht wütend

die Rankpflanzen, die noch Sekunden zuvor unter und über mir gewesen waren, befanden sich nur unten oder nur oben, ist egal, der Teich nahm mir die Luft in der Nase, nahm mir die Luft im Mund

– Sie hat sich übergeben hat sich überhaupt nicht übergeben sie muß den Rest von sich geben alles von sich geben sie hat sich übergeben hat sich übergeben

der Teich rann in die Levkojenbeete, auf die Terrakottafliesen, auf den Boden unter dem Vordach des Hauses, ich hörte Schluchzen außerhalb von mir, mir war es gleichgültig wo, die Dienstmädchen, die Schneiderin, der Chauffeur, bis ich begriff, daß ich es war, die schluchzte, ohne den Grund der Tränen zu begreifen, oder aber keine Tränen, kleine Zweige und Dolden und Blätter, die von mir auf den Marmor in der Eingangshalle fielen, ich zählte zwölf Rechtecke von jeweils zwei Handbreit Seitenlänge, bevor der Arzt zu mir

– Beweg dich nicht

ich sollte mich beim Addieren all der Fliesen nicht bewegen, ich hatte gar keine Lust, mich zu bewegen, Maria Clara bewegte sich, ich nicht, schimpft mit ihr, schimpft nicht mit mir, haltet sie an den Handgelenken fest, nicht mich, der Arzt drückte mir auf den Bauch, sie muß alles erbrechen, hat erbrochen, hat erbrochen, drückte meine Rippen, prüfte meine Pupillen mit einem kleinen Licht, schob mir einen Spatel rein, der mich husten ließ, und mit dem Husten Sumpfmoos, eine Brotkruste, den Rest ausspucken, spuck den Rest aus, Clarinha, der Arzt im Salon, das ist doch Clarinha, nicht wahr, meine Mutter, immer Maria Clara, es ist Clarinha, Herr Doktor, die Haushälterin, alles schmutzig, mein Gott, und da alles schmutzig war, stellten sie mir einen Eimer vors Gesicht, der Arzt, spuck den Rest aus, Clarinha, und mein Vater, wenn schon alles schmutzig ist, nehmt doch den Eimer da weg, laßt die Arme Luft holen, mein Vater, der einst so vorsichtig war, schlug uns mit der zusammengelegten Zeitung auf die Fußknöchel

– Diese Füßchen im Samt diese Füßchen im Samt

es wird ein anderes Sofa gekauft, ein anderer Teppich gekauft, und der Eimer auf dem Fußboden vergessen, Clarinhas Haar an den Wangen, auf der Stirn hindert mich daran, sie zu sehen, einer der Zöpfe dick von Dreck, der unberührte Zopf hüpfte auf meinem Rücken, wenn es mir gelingen würde, zu schlafen, sie mir doch die Rippen nicht drücken und den Griff um die Handgelenke lockern würden, ich erklärte

– Ich will schlafen

und anstatt ich will schlafen

– Der Druckknopf an Ihrer Bluse ist blau anstatt grün

und anstatt der Druckknopf an Ihrer Bluse ist blau anstatt grün, Mutter

– Hoffentlich merkt es Vater nicht

oder

– Hoffentlich wird Vater nicht wütend

oder nichts dergleichen, und eine müde Schlaffheit, gebt mir den Schlafanzug mit Superman, und soviel Schlamm im Mund, an der Stelle des Backenzahns, der kurz vorm Durchbrechen stand, ein Steinchen aus dem Teich, meine Mutter zeigte dem Arzt das Steinchen aus dem Teich, und der Arzt drückte mir auf den Bauch, übergib dich, übergib dich, während sie mir das Kittelchen, den Strohhut, die Schuhe, die Strümpfe auszogen, die an der Haut klebenblieben und mir weh taten, als sie sich von mir trennten, meine Knochen freigelegt wie in der Biologie vom Schulmuseum, weil sie mir das Fleisch genommen haben, wie viele Knochen hat der menschliche Körper, Maria Clara, weiß ich nicht, sag Maria Clara, wie viele Knochen der menschliche Körper hat, Matilde, weiß ich nicht, ihr seid alle Ignorantinnen, was wird bloß aus euch werden, die Haushälterin brachte ein Tuch und kniete nieder, um das Sofa sauberzumachen, der Spazierstock meines Großvaters erschien langsam aus einem im Dunkeln stehenden Sessel, schrieb drei oder vier Sätze in die Luft und verschwand wieder, Matildes Busen war größer als meiner, und ihr wuchsen unten kleine Löckchen, sie gaben mir nicht den Schlafanzug mit Superman, sondern den mit den Kirschen, der an den Beinen schon so kurz war, ein Glas Milch mit Gelee auf dem Grund, anfangs sauer und dann zu süß, ein mit dem Messergriff zerdrücktes Aspirin, weshalb ich versuchte, mich im Kissen zu verstecken, war jedoch außerstande, meine Mutter

– Nimm den Ärmel von der Stirn und schluck Maria Clara

der Arzt wurde zu einem von Drohungen mit zu erwartenden Spritzen gespickten Igel, ein Dutzend Kugelschreiber glitzerten in seiner Tasche, als ich, vor Neid verblüfft, nicht aufpaßte und zu all den Kugelschreibern und all dem Glitzern schaute, war plötzlich das Aspirin drin, ich machte eine Grimasse, um es mit der Zunge herauszukomplementieren, und meine Mutter

– Du willst wohl eine Backpfeife haben?

wenn ich mit jemandem reden könnte und, wenn ich jemanden zum Reden hätte, dann auch sprechen könnte, wenn der Sommer kommt und ich die Schnäbel der Störche auf windlosen Palmen höre, ein Geräusch, das genau dem der Palmen gleicht, nur drängender, schneller ist, dann stellt meine Tochter Amélia mir im Garten unter der Rosenpergola einen Segeltuchstuhl auf, geht mit mir zusammen die Treppe hinunter, warnt mich vor den Unebenheiten der Bretter, ihre Stimme um meine Stille herum wie die Hunde der Hirten in Tomar, sie führt mich, lenkt mich an etwas vorbei, heißt mich

– Bleiben Sie stehen

die Richtung ändern, um etwas herumgehen, von dem ich nicht weiß, worum es sich handeln könnte, ein Blumentopf, eine Vase, irgendein neuer Tisch mit diesen Glasplatten und Nippes und Feuerzeugen, die Pflanzen raunen Stickstoffgebrodel, das die Villa mit Leichengeruch erfüllte

ich hatte irgendwann noch eine Tochter, noch eine Tochter

– Hier entlang hier entlang

ich spürte die Hitze und die Bäume und die Wolken am Hals und auf dem Handrücken, die Vögel, die in Cedilleschwärmen, denen Buchstaben fehlten, vom Norden her zogen, meine Tochter Amélia zwang mich, bis zum Stuhl zu kommen, ihn anzufassen, mich zu setzen, der Teich machte den Eindruck, als wüchse sein Fischfieber zum Dach hinauf, der Kies knirschte immer ferner, und ich allein, von den Drosseln erschreckt, die ich nicht erschreckte, versuchte, daß meine Nase sah, die Ohren sahen, der Geschmackssinn sah, und sah nichts als meine andere Tochter, die im Zug verschwand, und die Granate in Spanien, ein Soldat, in einem Blitz gekreuzigt wie Christus auf dem Hausaltar, allein und genauso blind in seinem Glaskasten, meine Enkelin Maria Clara fragt mich oder fragt sich selber

– Wer bin ich Großvater?

fragt nicht mich, fragt sich selber

– Wer bin ich Großvater?

damit man ihr sagte, wer sie war, ich hätte ihr am liebsten geantwortet

– Du bist meine andere Tochter

schwieg aber, während der Zug sich entfernte, und ich auf dem Bahnsteig zwischen Gepäck und Taschentüchern und einem Bündel auf der Bank, bis weder Gepäck noch Taschentücher und auch kein einziges Bündel mehr auf der Bank, ein Mann mit Mütze und dem Hebel eines Weichenstellers und einem Fähnchen, um den Waggons zuzuwinken, wies auf den Ausgang

– Wir machen gleich zu mein Freund

wenn ich eine Minute reden könnte, ich bitte um nichts als eine Minute, ich bitte doch nicht um viel, Großvater, sagen Sie mir, wer bin ich, Großvater?

als ich nach Haus zurückkam, schwieg meine Frau, der Herr General schwieg, er, der auf den Fotos unaufhörlich Reden über die Familie, über die Tugend und über Gott hielt, die Gattin des Herrn General in dem von Puder gesättigten Schlafzimmer, in das sie mich jetzt legen, haben Sie mal überlegt, was Sie uns da angetan haben, Hernâni, haben Sie das mal überlegt, haben Sie das mal überlegt, und im Jahr darauf Spanien, als wir die Stadt erreichten, merkte ich am Fehlen der Tauben, daß sie nicht verlassen war, ich erinnere mich an ein Kind in einem hohen Fenster, an einen Mantel, der über den Büschen trocknete, den Verschluß eines Maschinengewehrs, den der Trupp nicht hörte, und ich tat so, als hörte ich nichts, Schatten an einer Wand, bei denen ich so tat, als gäbe es sie nicht, das Rütteln einer Buche, ein geduckter Kommunist, der kein Kommunist war, sondern ein Felsen, kümmert euch nicht darum

– Das ist ein Felsen kümmert euch nicht darum

das Kind versuchte, etwas zu sagen, und ich

– Sei still

bis eine Frau es mit sich nahm, *durch dieses alte Tor des französischen Weges, wo Pilger aus allen Enden der Welt und seit Jahrhunderten hindurchgehen, von der Liebe getroffen, verzweifelt im Glauben, um unseren Heiligen um Hilfe zu bitten, wirst auch du nach Compostela kommen*, der Kommunist bei der Kapelle, und ich

– Das ist ein Felsen kümmert euch nicht darum

ein Gewehr im Fenster des Kindes, nicht das ganze Gewehr, der Lauf zwischen Kästen mit Rosmarin und Thymian, dann gleich in der ersten Gasse eine Barrikade aus Gerüsten, Backsteinen, Steinen, und ich

– Das ist Bauschutt kümmert euch nicht darum

von dort grüße ich dich mit diesen von der Zeit verbrauchten

Flügeln, die zum Fliegen nicht mehr taugen, blase diesen Dudelsack, den einzigen, der blieb, denn mit den Pilgern kamen verkleidete Gaukler, der Milizionär erhob sich an einer Ecke, *aus allen Enden der Welt und seit Jahrhunderten*

– Das ist ein Landstreicher oder ein Betrunkener kümmert euch nicht darum

die einzige Art, sich dem Mann mit der Mütze und dem Hebel eines Weichenstellers und einer Fahne, um den Waggons zuzuwinken, zu widersetzen, der auf den Ausgang weist

– Wir schließen gleich mein Freund

die einzige Art, den Zug, das Gepäck und die Taschentücher und ein Bündel auf einer Bank zurückzuholen, *Pilger, von der Liebe getroffen, verzweifelt im Glauben*, meine Frau sah die Granate und schwieg, der Herr General sah vom Foto aus die Granate, die Gattin des Herrn General, haben Sie mal überlegt, was Sie uns da angetan haben, Hernâni, haben Sie das mal überlegt, haben Sie das mal überlegt, Amélias Stimme um meine Stille herum

– Hier entlang hier entlang

lenkt mich an etwas vorbei, heißt mich stehenbleiben, die Richtung ändern, um etwas herumgehen, von dem ich nicht weiß, worum es sich handeln könnte

ein Blumentopf, eine Vase, irgendein neuer Tisch mit diesen Glasplatten und Nippes und Feuerzeugen, die Pflanzen raunen Stickstoffgebrodel, das die Villa mit Leichengeruch erfüllte, nicht ausweichen, nicht stehenbleiben, nicht die Richtung wechseln, nicht um den Tisch herumgehen, *durch dieses alte Tor des französischen Weges, wo Pilger aus allen Enden der Welt und seit Jahrhunderten hindurchgehen, wirst auch du nach Compostela kommen*, mich der Granate nähern, meiner anderen Tochter

du

von der Liebe getroffen, verzweifelt im Glauben, um ihn um Hilfe zu bitten und in der dritten Sekunde, immer drei Sekunden

– Es ist nichts kümmert euch nicht darum

der Soldat kreuzigt sich im selben Blitz wie der Jesus vom

Hausaltar, das Kind im hohen Fenster, links von mir der von seinem Blut überraschte Feldwebel, der Mantel auf den Büschen lose in der Luft

Taschentücher, Taschentücher, der Dampf der Lokomotive, noch mehr Taschentücher

das Krachen des Zuges, nicht der Granate, meine Augen, meine andere Tochter, die sie mich zwangen nach Coimbra zu bringen

in Coimbra ankommen, *durch dieses alte Tor des französischen Weges, wo Pilger aus allen Enden der Welt und seit Jahrhunderten hindurchgehen*

indem sie auf mich zukommt, die Gattin des Herrn General, Sie haben keine Ehre im Leib, sonst hätten Sie sich nicht erlaubt, uns die lebende Sünde ins Haus zu bringen, eine Ungeheuerlichkeit, eine Beleidigung, wer ist die Mutter dieses armen Gotteskindes, gestehen Sie es sofort, in diesem von Puder gesättigten Schlafzimmer, in dem Sie seit meinem Tod schlafen, sagen Sie, wer ist die Mutter dieses armen Gotteskindes, wenn ich mit jemandem reden könnte und, wenn ich jemanden zum Reden hätte, dann auch sprechen könnte, ein Kind, das so sehr im Schal einer Frau oder in einer Decke oder einem Umschlagtuch verborgen war, daß ich sein Gesicht nicht gesehen habe, vielleicht war es dasselbe wie das, das aus einem hohen Fenster über dem Mantel herunterspähte, der über den Büschen trocknete, bevor der Verschluß des Maschinengewehrs, der geduckte Kommunist, der ein Felsen war, es war ein Felsen, es ist ein Felsen, kümmert euch nicht darum, bevor ich das Fehlen der Tauben bemerkte und daher die Stadt nicht verlassen war, Menschen dort waren, bevor der Milizionär sich an einer Ecke erhob

eine dunkle Wand, ein Feigenbaum, eine trockene Ziegenspur, am Vortag waren wir im Regen in Viehlastwagen durch Vigo gekommen, ich erinnere mich an den Regen, ich werde mich immer an den Regen erinnern, noch heute, wenn meine Tochter Amélia mich in den Garten setzt, erinnere ich mich an den Regen, es hat in Vigo so sehr geregnet, *aus allen Enden der Welt und seit Jahrhunderten*, meine andere Tochter, die sie in dem

Schal einer Frau oder in einer Decke oder in einem Umschlagtuch in den Zug trugen, und die Person, die sie begleitete, mit dem Rücken zu mir, ich erinnere mich an den Regen in Vigo im Juli und im August, hier, an die Person mit dem Rücken zu mir, keine Würde und keine Ehre, eine Ungeheuerlichkeit, eine Beleidigung, sagen Sie sofort, hier in diesem von Puder gesättigten Zimmer, wo Sie seit meinem Tod unverschämterweise schlafen, wer ist die Mutter dieses armen Gotteskindes, mit dem Rücken zu mir, während die Granate von vorn, lenk mich nicht vorbei, ändere die Richtung nicht, geh nicht um etwas herum, von dem ich nicht weiß, worum es sich handeln könnte, von dem ich weiß, was es war

– Ein loser Stein kümmert euch nicht darum

ich schaue auf die Granate

auf den Stein

ich schaue auf die Granate, warte eine Sekunde, zwei Sekunden, drei Sekunden, hoffentlich nicht vier Sekunden, hoffentlich haben sie den Zapfen herausgezogen, enttäusch mich nicht, funktioniere, der Soldat soll sich in einem Blitz kreuzigen, ich habe meiner Frau versprochen, daß ich nie nach Coimbra gehen, sie nie suchen, es nie meiner Tochter Amélia sagen würde, und dennoch, manchmal, nachts denk

kein goldener Blitz, kein roter, genau wie im Hausaltar, den sie Jahre später in den ersten Stock gestellt haben, die Lilien, der Satin, die Silberkelche, die Gattin des Herrn General von Öllämpchen, Aureolen, Kerzen umgeben, ich verlange, daß Sie sofort hier, vor der Statue der Heiligen Jung

und dennoch, manchmal, nachts oder nicht einmal nachts, wenn ich auf dem Segeltuchstuhl sitze und die Palmen und die Störche im Sommer höre und meine Enkelin Maria Clara plötzlich im Hof erscheint

– Wer bin ich?

denke ich, ich steige in Coimbra aus dem Zug *mit diesen von der Zeit verbrauchten Flügeln, die zum Fliegen nicht mehr taugen, blase diesen Dudelsack, den einzigen, der blieb, denn mit den Pilgern kamen verkleidete Gaukler* mit Uniformen und Tornistern und Kanonen, dem Proviant, den wir in den Gemüsegärten stahlen, einer Kuh, die wir zu zerteilen angefangen hatten, bevor sie gestorben war, wir stiegen in einer Stadt aus, die genau wie Compostela oder Vigo war, was die Straßen, die Platanen, die Plätze betraf, wir kamen herein *durch dieses alte Tor des französischen Weges, wo Pilger aus allen Enden der Welt und seit Jahrhunderten hindurchgehen, von der Liebe getroffen, verzweifelt im Glauben, um um Hilfe zu bitten*, eine Granate zu bitten, und drei Sekunden, nur drei Sekunden, verrat mich nicht, wir stiegen zu vierzig oder fünfzig aus

Anfang Januar fünfzig, Mitte Februar vierzig

aus dem Zug in Coimbra, zwanzig Minuten *von der Liebe getroffen*, rückten wir jeweils zehn Meter vor, zwanzig Minuten, *verzweifelt im Glauben*, und ringsum die Milane, die Granate

der Stein

die Granate einen Meter von mir entfernt

– Es sieht wie eine Granate aus ist aber keine Granate kümmert euch nicht darum

eine erste schnelle Sekunde, eine zweite langsame Sekunde, eine dritte unendliche Sekunde, ich glaubte, sie hätten vergessen, den Stift zu ziehen, aber ich freute mich, als ich entdeckte, daß der Stift nicht da war, dieser geometrische Kiefernzapfen mit den Schnitzen, diese Eisenfrucht, dieser Stein

– Ein loser Stein kümmert euch nicht darum

nur ein loser Stein und nur ein Kind, das jemand

eine Frau mit dem Rücken zu mir, ich habe ihr Gesicht nicht gesehen, denn sie hatte mir immer den Rücken zugekehrt

zog ein hohes Fenster nach innen, der Fähnrich zu niemandem oder zu mir, was ist wohl mit den Tauben los, Herr Leutnant, Wolken natürlich, Schornsteine und Regenrinnen, natürlich, ein verlassener Laden, ein Lager mit Melasse, alle Tonnen und Fenster zerbrochen, die Grabsteine auf dem Friedhof umgestoßen, der Rest einer Fahne am Rest eines Mastes, die Hündin, die sie am Dachsparren der Apotheke aufgehängt hatten, die Augen der

Hündin zornig zu uns her, und dennoch, wo sind die Tauben, Herr Leutnant, so viele Tauben seit gestern in Galicien, alle Tauben aus dem Minho, alle Tauben aus Spanien in Galicien, die Brust geschwollen, der dreckige Schwanz aufgefächert, graue Füßchen

vier gebogene Nägel, vier Finger

der Monat, in dem sie Junge kriegen, Herr Leutnant, der Monat der Eier, Maultiere und Kälber in den Bodensenken im Regen, und jetzt dieser Stein dort, Herr Leutnant, dieser Stein, *Pilger, von der Liebe getroffen*

– Kümmert euch nicht darum

ein Mantel, der auf den Büschen trocknete, Taschentücher, soweit ich mich erinnern kann, hat mich niemand beim Weinen erwischt, in Coimbra aus dem Zug steigen mit einem Dominospiel oder einer Puppe, und du an einem hohen Fenster, die Frau immer mit dem Rücken zu mir, die dich hineinzog, die Gardinen zugezogen, sag mir zumindest, daß du mich gesehen hast, am Abend, kaum daß das Laub schwieg und Drosselfrieden in den Eschen, näherte sich der Kies, und meine Tochter Amélia führte mich in den Salon zurück

– Vorsicht Papa

die Stufen zum Vordach, die Fußmatte, die Truhe in der Eingangshalle, Anlegemanöver, bis ich beim Sessel angelangt war, auf den ich mich mit dem Knacken eines sich schließenden Taschenmessers hinunterließ, die Kissen mit den Hinterbacken ertastete, der Spazierstock meines Großvaters an die Hosenbeine gelehnt, die mir leer vorkamen, das Jackett leer, das Hemd leer, die erloschenen Brillengläser schwebten im Nichts, nur die Ohren änderten auf der Suche nach meiner Mutter ihre Stellung

– Danke mein Kind

mein Großvater, der so unwichtig war, daß wir ihn vergaßen

ich so unwichtig, daß sie mich vergessen

es lohnte nicht, das Licht anzumachen, da er erstens nicht existierte und zweitens blind war, so daß in seiner Ecke Nacht herrschte und in unserer Lampentageshelligkeit, wenn wir zum

Abendessen gerufen wurden, häuften die Beete Formen an, die sich in den Fensterrahmen bewegten, Stengel, Stämme, Büsche, die Nachbarvillen gegen den Oktober- oder Novemberhimmel, ich weiß es nicht, ein Fehlen von Tauben, Herr Leutnant, der Verschluß eines Maschinengewehrs, den der Trupp nicht hörte und ich nicht zu hören vorgab, der geduckte Kommunist, der kein Kommunist, ein Felsen war

– Es ist ein Felsen kümmert euch nicht darum

wenn sie mich an den Abendbrotstisch setzten, *von der Liebe getroffen, verzweifelt im Glauben,* erhob sich

endlich

der Milizionär an einer Ecke, meine Enkelin Maria Clara fragte mich oder fragte sich selber

– Wer bin ich Großvater?

fragt nicht mich, fragt sich

– Wer bin ich Großvater?

damit ich sie erkannte mit *diesen von der Zeit verbrauchten Flügeln, die zum Fliegen nicht mehr taugen, blase diesen Dudelsack, den einzigen, der blieb, denn mit den Pilgern kamen verkleidete Gaukler,* und ein Soldat kreuzigte sich in einem Blitz, und daher schwieg ich, anstatt ihr, damit sie sich weniger allein fühlte

– Du bist meine andere Tochter

zu antworten, während der Zug abfuhr und ich auf dem Bahnsteig neben einem Mann mit Mütze und dem Hebel eines Weichenstellers und einer Fahne, um den Waggons zuzuwinken, stand, der auf den Ausgang wies

– Wir schließen gleich mein Freund

und mit dem Griff des Spazierstocks einen nach dem anderen die Buchstaben deines Namens in die Luft schrieb.

Siebenundzwanzigstes Kapitel

Ich weiß nicht, ob ich überhaupt will, daß mein Vater morgen nach Hause zurückkommt

(4. Oktober: Himmel leicht bewölkt. Wind schwach bis mäßig aus Nordost, 10 bis 30 Stundenkilometer. Rückgang der Tiefsttemperatur. Morgendlicher Dunst oder Hochnebel. Das Meer an der Westküste: Wellen aus Nordost, 3 Meter hoch, bis auf 2 Meter abflachend. Südküste: Wellen aus Südost unter 1 Meter.)

ich weiß nicht, ob ich ihn überhaupt sehen will, solange dort unten, auf der Terrassenbrüstung *Wellen aus Nordost, 3 Meter hoch, bis auf 2 Meter* abflachen, ohne daß ich es bemerke

so viele Baumwipfel und Dächer und Palmen und Straßen trennen uns

und der *Wind schwach bis mäßig aus Nordost, 10 bis 30 Stundenkilometer,* Büsche und Zweige zwischen mich und den Tejo stellt, vier oder fünf Villen weiter unten, die Flügel der Bewässerungswindmühle, manchmal so schnell, daß man sie nicht zählen kann

30 Stundenkilometer

dann wieder langsam

10 Stundenkilometer

und ein größerer Abstand als die anderen Abstände zwischen zweien von ihnen, da eine der Lamellen fehlt und das Fehlen sich ebenfalls bewegt und die Flügel begleitet, vom *Wind schwach bis mäßig* angeschoben, als würde der *Wind schwach bis mäßig* die Gegenwart der Abwesenheit genauso anschieben, und bei *30 Stundenkilometer* kein Zwischenraum und keine Flügel, falls sich das Haus später, wenn mein Vater wieder zurückkommt, in eine Mühle verwandelt, würden die Wände und die Möbel ihn verschlucken und ich ihn nicht auf dem Sofa im Salon auf mich wartend vorfinden

obwohl nahe bei mir

aus der Entfernung der Müdigkeit heraus, mit diesen welken Augen eines Kranken, ein Hallo, das einem Abschied gleicht

– Clarinha

bevor das Kinn auf der Krawatte einschläft

– Clarinha

wenn zufällig eine Welle aus *Nordost, 3 Meter hoch,* oder das plötzliche Drehen des Windes in den Beeten, Ana

– Still

mit herrischen Gesten zum Fluß und den Blumen, still, still, weckt ihn nicht, still, die Dienstmädchen beziehen ihm das Bett frisch, und meine Mutter besorgt wegen des Lärms der Sohlen

– Zieht die Schuhe aus

der Chauffeur trägt auf Zehenspitzen den Koffer in den ersten Stock, ich weiß nicht, ob ich überhaupt will, daß mein Vater morgen, Sonntag, nach Hause zurückkommt, *4. Oktober: Himmel leicht bewölkt, im Hinterland des Alentejo und an der Algarveküste wird am Nachmittag allerdings leichter Regen erwartet,* die Leibwächter wieder am Gartentor, nachts die Lastwagen aus Murtal, denn ich wachte durch den Nachhall von Motoren, die sich am Zaun entfernen, immer auf, das Glas Wasser leer, obwohl ich es nicht ausgetrunken hatte, das Licht brennt im Spiegel, bevor es an der Wand angeht und mir, indem es an der Wand angeht, sagt, wer ich bin, das Gefühl, die Dinge sähen mich und nicht ich sie, auf den Knopf der Lampe drücken

das Licht geht im Spiegel aus, bevor es an der Wand ausgeht

damit auch ich mit der Abwesenheit der Dinge nichts bin, den Schaukelstuhl auf dem Dachboden hören, oder aber *Regen im Hinterland des Alentejo und an der Algarveküste,* wo die Lastwagen an einem Strand von Sagres Kisten ausluden, würde ich meinen Vater fragen, würde er logischerweise Unschuld vorspielen

– Ich verstehe dich nicht Clarinha

während die *Wellen aus Südost unter 1 Meter* einen Toten in ein Leichentuch aus Teer und Sand einhüllten, gegen den Strand schoben und wieder mit sich nahmen, einer der Angestellten des Juden aus Beja, der Geld von der Polizei angenommen hatte, der Jude zog ihm im *morgendlichen Dunst oder Hochnebel* die Brieftasche aus der Tasche und zeigte ihm die Scheine

– Was ist das?

oder vielleicht nicht im Algarve, im Alentejo, bevor die Apfelbäume Eichen heißen, die Scheinwerfer am Straßenrand und gespenstische Klöster und Insekten und Ruinen, die Lichter von São Marcos, der Atem einer Herde in einem aufgegebenen Krankenhaus und ein Hund, der sie ausspähte

den Hund mitnehmen, der nicht einmal zu fliehen versuchte, und auch ihn töten, einen dieser mit Knochen ernährten Köter, der die Ziegen für ein Stück Speck aufgeben würde, der Jude weichte seine Scheu mit einem Rest Hühnchen auf

– Komm her komm her

band ihm die Schnauze zu, warf ihn in einen Sack, befahl dem Angestellten mit dem Geld, ihn von São Marcos mit nach Sagres zu nehmen

– Paß gut auf das Tierchen auf Junge

der Angestellte zwischen Angestellte gezwängt, die nicht mit ihm sprachen, hin und wieder ein Dorf, ein Brombeergestrüpp, blinde Vögel auf der Kühlerhaube

am vorangegangenen Tag haben wir sie aus einem Stamm herausgezogen, und sie wehren sich nicht einmal

der Jude auf dem Beifahrersitz kümmerte sich um ihn

– Fühlst du dich o.k.?

der Alentejo zu Apfelsinenbäumen und Meer geworden, Wipfel und *Wellen aus Nordost, 3 Meter hoch, bis auf 2 Meter abflachend*, kleine, noch blasse, weiße Früchte, eine Dieselspitzendecke schwimmt bei den Felsen, meine Mutter hat mir diese Geldscheine für den Notfall gegeben, die Reparatur des Schornsteins, die Rate für den Kühlschrank, nicht die Polizei, bei der Gesundheit meiner Neffen, ich habe nie mit der Polizei geredet, und der Jude verständnisvoll, winkte mir ein Ja zu, schlug mir dabei aufs Knie

– Wie würde es uns wohl als Waisen ergehen mein Junge?

meine Mutter, die Arme, die vom Ersparten, von dem ich nicht einmal etwas wußte

ich wußte es

von dem ich nicht einmal etwas wußte, aus dem Topf nahm, der von einem Ziegelstein verborgen war, den Barren, den sie für Gold hielt und der aus angemaltem Blei war und den der Priester-Onkel hinterlassen hatte, fragen Sie meine Mutter, wenn Sie Zweifel haben, machen Sie nicht so ein Gesicht, lachen Sie nicht, ich gehe, wann immer Sie wollen, mit ihnen nach Alhandra, denn meine Mutter schläft vor Schmerzen kaum noch, achtzig Jahre, wissen Sie, wenn ich ihr Kummer bereiten würde, würde sie sterben, gleich, wenn wir die Lastwagen ausgeladen haben, fahren wir rauf, und sie erzählt es Ihnen, der Hund im Sack machte meine Hosen naß, wie es bei Hunden passiert, wenn wir sie festhalten, und der Jude irrte sich, als er dachte, ich hätte mich vergessen

selbstverständlich hatte ich mich nicht vergessen, wenn ich mich überhaupt wegen etwas vergessen könnte, wäre es wegen meiner Mutter mit den Schmerzen, nicht meinetwegen, manchmal fällt mir die Alte ein, und da ich nicht unsensibel bin

ich bin nicht unsensibel, ich habe ein Herz aus Butter, ich bin leicht gerührt, und der Jude verständnisvoll, wobei er die Klapse auf das womöglich etwas feuchte, aber sichere, feste Knie vermehrte

– Mir gefallen gute Söhne mach so weiter mein Junge solange du mir die Polster nicht dreckig machst

einer meiner Kollegen schob mir eine Zeitung aufs Bein, damit der Köter den Sitz nicht säuerte, sie waren einer Meinung mit mir, sie verstanden mich, sie wußten, woher dieser Tiergeruch kam, sie boten mir Zigaretten an, ein Schlückchen Wein, die Räder zermalmten zum Strand hinunter Ginster, die Scheinwerfer rissen händeweise Disteln und Käuzchen aus, warfen sie verächtlich in Mauerdunkelheit, ein Stück Schlamm oder eine Strähne Gras flogen bis auf Fensterhöhe, und ich, der ich normalerweise so ruhig bin, schreckte wegen meiner Mutter und des Köters, der sich betropfte, auf, der Mond der Wolken kam mir vor wie

nein, er kam mir nicht so vor, der Mond der Wolken war kleiner und runder als der Mond des Meeres, in dem *Wellen aus Nordost, 2 Meter hoch*, allenfalls, und die zwei zwischen den Felsen verborgenen Fischkutter, der Hund bewegte sich trotz des Knebels, ich still, diese Geräusche in meinem Magen kamen nicht von mir, kamen vom Tierchen im Sack, mir kam es so vor, als wäre da ein spöttisches Lachen des Hundes, der Mond der Wolken verschwand in einer rosigen Aura, und der Mond des Meeres teilte sich in drei Monde, die sogleich durch eine größere Welle durcheinandergerieten, ich wollte gerade etwas dazu sagen

– Haben Sie die Monde gesehen mein Herr?

als die Kollegen vom zweiten Fischkutter

den Dicken mit Weste und Messer kannte ich nicht

an den Strand sprangen und auf uns zugingen, zerteilten sich die drei Monde ihrerseits in gelbe Funken, während der Mond der Wolken, jetzt weiter links, größer wurde, ich wollte gerade sagen, wie oft meine Mutter und ich in den Garten kamen und der Gemüsegarten von solchen Fünkchen erleuchtet war, dieses Geld gehört der Alten, mein Herr, das hat mir nicht die Polizei gegeben, das hier sind die Ersparnisse eines ganzen Lebens, Schwierigkeiten, Opfer, der Dicke, den ich nicht kannte, verteilte Funken im Meer, zeigte einen davon in der Hand, ohne zu bemerken, daß er ihn zeigte, ließ ihn fallen, und der Funke ging unter, wenn der Mond sich wieder zusammensetzt, wird ihm ein Stückchen fehlen, Schwierigkeiten, Opfer, zum Glück wurde vor sechs Jahren ein kleines Grundstück meiner Großeltern verkauft, der Jude war gerührt, denn es gibt trotz alledem Juden, die eine Seele haben

– Das ist ja rührend

so gerührt, daß er mich den anderen beim Ausladen der Kisten nicht helfen ließ, vertikale Felsen, die Taschenlampe des Wächters ging an einem Hang an, irgendwo in der Nacht das Glöckchen eines Schafes, die Lastwagen auf dem Strand aufgereiht, während die Waf

während die Waren das Schiff verließen, begleitete der Mond den Dicken, legte Algen, Stechginster frei, einen Schuh mit einem nur aus Nägeln bestehenden Maul, der einem von uns gehörte und mit der Strömung kam und ging, der Schuh meines Vaters, der im November verstorben ist, mein Herr, es vergeht kein Tag, an dem meine Mutter nicht in seinen Sachen herumkramt

ich habe das butterweiche Herz von ihr geerbt

fragen Sie mich nicht, ob ich mich o.k. fühle, mein Herr, ich fühle mich o.k., nicht ich habe geweint, das war meine Alte, genau wie bei dem Sich-Vergessen des Hundes, denn ich vergesse mich nicht, warum sollte ich mich vergessen, wo ich euch doch vertraue

wir haben alle zur gleichen Zeit bei dem Herrn Doktor angefangen, nicht wahr?

und ich fühle mich o.k., ausgezeichnet, ruhig, anders als das Tier mit seinen Geräuschen voller Angst da im Sack, nicht in meinem Bauch, wovor sollte ich Angst haben, ich war nie ein Angsthase, und außerdem arbeiten wir doch zusammen, nicht wahr, wir vertrauen einander, nicht wahr, wir sind doch Freunde, in dem Augenblick, als die Fischkutter sich zu entfernen begannen, setzte sich der Mond des Meeres zusammen, bekam den einen Funken zurück, eine Ruhe in den Büschen, eine Ruhe in mir, der Hund schlief auf meiner Hose ein, der Dicke, den ich nicht kannte, zückte sein Messer

eine Bewegung, die nur die des Messerzückens sein konnte

– Komm her Kleiner

nicht zu mir selbstverständlich, ich werde im Oktober fünfunddreißig und bin Vater von vier

vier?

vier Kindern, nicht zu mir, ein Mond, der so viel schöner war, als wir ihn je im Garten in Alhandra hatten, der Gemüsegarten versilbert, der Mandarinenbaum verzaubert, meine Mutter und ich auf den Küchenschemeln an das Weinspalier gelehnt, und ewig, mein Herr, ewig, wegen eines solchen Mondes und eines solchen Glücksgefühls, auch wir ewig hier im Algarve, Sie und ich, finden Sie nicht, mein Herr, meine Mutter mit ihren achtzig Jahren, und wären da nicht die Schmerzen, ein paar weiße Haare, die man kaum bemerkt, und die gekrümmte Wirbelsäule, würde ich sie für höchstens siebzig halten, Köchin in einem Wirtshaus, Unglück über Unglück, eine Jugend als Sklavin, warum ihr Kummer bereiten, warum sollte eine Nachbarin hereinstürmen

– Dona Mécia Ihr Alfredo

und meine Mutter, die den Ofen vergessen hat und auf dem Tisch nach ihren Medikamenten sucht, stellen Sie sich ein Geschöpf von achtzig Jahren vor

vielleicht sogar älter, einundachtzig

sucht auf dem Tisch nach ihren Medikamenten, Sie können es drehen und wenden, wie Sie wollen, es fällt schwer, sich das vorzustellen, mein Herr, sagen Sie bloß, es fällt nicht schwer, mir fällt es schwer, warum fahren wir nicht

weiter nach Beja, mein Herr, warum bleiben wir hier, keine Taschenlampe am Hang, der Wagen des Wächters in Richtung Almansil, der *morgendliche Dunst oder Hochnebel* macht mir Schwierigkeiten in der Lunge, das Herz stolpert vor Erschöpfung schneller, denn trotz des Mondes macht das Warten müde, meine Mutter wacht voller Sehnsucht nach mir, mein Bruder, der Arme, starb mit drei Jahren, Sie finden sein Foto gleich auf dem Radio, der Alten bleibt niemand, ich bin ihre einzige Stütze, eine Kranke, mein Herr, Diabetes, Geschwüre, sie tröstet sich damit, das Taschentuch am Mund, die Dinge im Schrank zu durchstöbern

– Dein Vater dein Vater

der Dicke zückt das Messer und zieht mich am Arm

– Komm her Kleiner

er ist so alt wie ich oder nicht ganz

– Komm her Kleiner

und das nennt sich gute Kinderstube, der Sack mit dem Hund häuft sich auf dem Strand, bald schon die Fischer, die Möwen, der

Zollbeamte und Sie, mein Herr, anstatt Eile zu zeigen, schauen Sie mich an, schauen Sie mich an, meine Unterhose naß, meine Socke naß, die Kniescheibe ist an den Stoff geklebt, ein so kleiner Hund und dennoch imstande, soviel Wasser zu vergießen, das glaubt man kaum, nicht wahr

– Soll ich Ihnen den Rest erzählen Vater?

die Dienstmädchen auf der Lauer in den Büschen in Sagres, Anas Kopf mit dem Heidekraut vermischt, und mein Vater

– Ich verstehe dich nicht Clarinha

in Alhandra haben wir zwei Zimmer, eine Abstellkammer, einen Waschtrog und acht Handbreit Weinstöcke, das Brevier meines Priester-Onkels mit den ausgerupften Seiten

– Soll ich Ihnen den Rest erzählen macht es Ihnen nichts aus daß sie es erfahren daß der Psychologe es hört?

die Haushälterin gleich bei der Gardine, die Handfläche zu einem Trichter gewölbt, die Maschine der Schneiderin stockte bei einem Besatz, der Mond der Wolken oder der Mond des Meeres machte sich an Ana fest, und mein Vater beharrlich

zehn Brotkügelchen auf dem Tischtuch, elf Brotkügelchen, die Stimme wuchs aus dem Finger, der die Kugeln quälte, zwölf, dreizehn

– Ich verstehe dich nicht Clarinha

wenn er wenigstens das Gesicht heben und mich ansehen würde, anstatt den Pflaumen, den Weintrauben zuzuhören, fünfzehn Brotkügelchen, sechzehn, siebzehn, und der Wind schwach bis mäßig aus Nordost, 10 bis 30 Stundenkilometer, einen anderen Garten erfinden, den ich kenne, noch mehr Sich-Kräuseln in den Beeten, noch mehr Raunen in den Wipfeln, die Kletterpflanze, die, den Hals schüttelnd, Strähnen zerzauste, im Arbeitszimmer der Rechtsanwalt, den ich aus dem Fenster genau hörte

– Und was haben Sie der Polizei gesagt Herr Doktor?

deshalb beharren Sie nicht auf diesem

– Ich verstehe dich nicht Clarinha

achtzehn Kugeln, neunzehn und ein vollkommener Kreis

ein Sechseck

wenn mein Vater seinen Kopf so hielt, bemerkte man die Glatze, einen Leberfleck, eine dieser Kinderwunden, die das Alter dunkel macht

als er meinen Verband fertig hatte, meinte der Apotheker, der nach Tabak und zerquetschtem Mohn roch

– Hier wird nicht geweint hier wird nicht geweint

fand das Hämmerchen zum Gelenkbeleben, und ich fühlte mich geheilt, das Hämmerchen auf dem Knie, und die Sandale sprang so aufgeregt, so schnell

das war nicht meine das war nicht meine

erst als sie wieder da war, wo sie gewesen war, gehörte sie mir wieder, ich betrachtete eine Pflaume, denn mir gefällt dieser Kirchenvorhangsfarbton, und Maria Clara bezog sich auf was weiß ich, Teenagerschwachsinn, Kleinmädchenmacken, Hormonkapricen

– Schauen Sie mich wenigstens an und vergessen Sie die Obstschale soll ich Ihnen den Rest erzählen Vater macht es Ihnen nichts aus daß sie es wissen und der Psychologe es hört?

und daher lohnt es sich nicht, angesichts von Hormonkapricen

und wer befehligt die Hormone?

böse zu werden, ein Sechseck aus Brotkügelchen, ein Achteck, ein Neuneck, die Pflaume aus Gaze oder Seide, aus Seide, ein von Licht beschlagener durchsichtiger Film, der Rechtsanwalt, der in seinen Obsessionen, seinen Skrupeln meiner Tochter ähnelt

auch die Hormone?

und von mir alles genau erklärt und unterzeichnet haben will, um aktiv zu werden und zum Hörer zu greifen

– Das Problem wird in Sagres gelöst Herr Doktor nicht wahr?

die Pflaume aus Gaze oder Seide, der von Licht beschlagene durchsichtige Film, der Mittelpunkt der Pflaume ein kleiner, schwarzer Kern, im Mittelpunkt des kleinen schwarzen Kerns ich, der ich mir selber zuhöre

– Ich verstehe dich nicht Clarina

als würde der Hammer des Apothekers

– Du bist schon fast erwachsen hier wird nicht geweint hier wird nicht geweint

mich an der Kehle berühren, die mir erst, als ich verstumme, wieder gehört, alle Kugeln zusammenfegen, aufstehen, rausgehen, Adelaide aufsuchen, die schon nicht mehr bei uns wohnt

man hat sie weggeschickt

gelogen

sie hat mich gestört, und ich habe sie weggeschickt

sie nicht umarmen, sie nicht küssen, sie dort sehen, das bedeutete mir viel, selbst ohne mit mir zu reden, war sie besorgt um mich

– Was ist passiert mein Sohn?

in fünfundvierzig Jahren haben wir einander nie angesehen, man beachtet ein Dienstmädchen aus der Provinz nicht, zumal wenn es ständig um ein Hütchen und um eine mottenzerfressene Stola herumwuselt, man beachtet eine alte Schachtel nicht, die gegen die Schränke immer mehr verblaßt und genauso verbraucht ist wie sie, nicht einmal mehr imstande zu einem

– Was ist passiert mein Sohn?

allenfalls

– Ja Herr Doktor

oder

– Aber gewiß doch Herr Doktor

kümmerte sie sich weiter um ihren mit falschen Diamanten geschmückten Clown, zu hinfällig, nehme ich an, um sich an den Schulanbau zu erinnern, an Alcoitão, an meinen Vater, an die Kiefern und die Turteltauben auf dem Weg nach Sintra, zu hinfällig, um sich an sich selbst zu erinnern, döste sie im Hof in einem dieser zuckenden Träume von Tieren vor sich hin, streifte ich ihre Schulter, stob Staub in einem Wirbel aus Hühnern auf, eine eilige kleine Klaue durchstöberte die Schürze, glaubte, es seien Münzen, ein Pfandabschnitt, irgend etwas, das nur sie und meine Schwiegermutter sahen, Bewohnerinnen einer verstorbe-

nen Vergangenheit, in der ein Piano Episoden und Stimmen verzerrte

– Wieviel brauchen Sie gnädiges Fräulein?

in Sagres also, ein Mond in den Wolken und ein anderer Mond in den Wellen, wobei der Mond der Wellen sich im ablaufenden Wasser in Funken zerteilte, *Himmel leicht bewölkt. Wind schwach bis mäßig aus Nordost, 10 bis 30 Stundenkilometer. Rückgang der Tiefsttemperatur. Morgendlicher Dunst oder Hochnebel. Das Meer an der Westküste: Wellen aus Nordost, 3 Meter hoch, bis auf 2 Meter abflachend. Südküste: Wellen aus Südost unter 1 Meter, im Hinterland des Alentejo leichter Regen möglich, der in kräftige Schauer übergehen kann*

gespenstische Klöster und Insekten und Ruinen, ein Treibhaus mit Tomaten, die der Rauhreif verbrannt hat

an der Algarveküste

blinde Vögel auf der Kühlerhaube

der dicke Mann zückte das Messer und zog mich am Arm

– Komm her Kleiner

so alt wie ich allenfalls, obwohl man sich bei Dicken täuscht, der Sack mit dem Hund wartete im Sand auf mich

man merkte es, man brauchte mir nicht zu sagen, daß er im Sand auf mich wartete

keine gute Kinderstube, keine Kameradschaft

– Komm her Kleiner

der Jude zog einen zweiten großen Leinensack aus dem Werkzeugkasten, der verhinderte, daß der Urin des Tierchens auf meine Hosen floß, zerbrochene Knochen und Blut daran hinderte

– Für wen ist dieser Sack mein Herr?

nicht nur das Messer des Dicken, plötzlich so viele Messer, meines in einem Spalt im Griff geschlossen in der Hosentasche, ich habe damit nie etwas Böses getan, niemals jemanden bedroht, aber wer hat dich denn bedroht, Junge, hast du etwa gesehen, daß dich einer von uns bedroht hat, ich an eine Fischerhütte gelehnt, in der sie die Nadeln zum Netzeflicken verwahrten, als kleiner Junge in Sesimbra im Hof meiner Großmutter schaute ich ganze Sonntage den Männern zu, wie sie auf dem Sand Brautschleier nähten, in denen noch Haare hingen, die nach Fisch rochen, klappt eure Messer nicht auf, richtet sie nicht auf mich, so viele Frauen in Schwarz in Sesimbra, soviel *morgendlicher Dunst oder Hochnebel,* mein Herr, *der sich zum Nachmittag auflöst,* an dem *leichter Regen, Schauer und günstige Bedingungen für die Bildung von Gewittern südlich des Montejunto-Estrela-Gebirgszugs,* die Katze war ein blitzschnelles Band, oder aber sie schlief auf dem Ofen

und dann war sie aus bemaltem Ton

oder verschwand in den Ecken

und dann war sie lebendig

richtet nicht die Messer auf mich, bedroht mich nicht, und dann das Schulterklopfen des Juden

– Ein guter Sohn ein guter Sohn nichts gefällt mir so wie ein guter Sohn wie würde es uns wohl als Waisen ergehen mein Junge

und ich glaubte Ihnen, beruhigte meine Mutter, selbstverständlich nicht meinetwegen, nicht meinetwegen, glauben Sie nicht, ich hätte mich naß gemacht, Mutter, es war der Köter, meine Arbeit hat ihnen gefallen, sie kennen mich, achten mich, haben mir für den kommenden Monat eine Gehaltserhöhung versprochen, eine kleine Erholungsreise ins Ausland, hin und wieder war ein Vogel zu sehen

kein Wiedehopf, ein kantiger Vogel

der Überreste auf dem Sand fraß, die Blitze begannen an der Burg von Sesimbra, und erst da

– Wie würde es uns wohl als Waisen ergehen mein Junge?

im Algarve *leicht bewölkter Himmel,* dieser *Wind aus Südost,* der mir die Krawatte in Unordnung brachte, mein verstorbener Vater am Fenster in Alhandra, über dem Gemüsegarten sah er uns, meine arme Mutter

– Mach dir keine Sorgen die tun dem Jungen nichts vergiß deinen Blutdruck nicht

wir können die beiden nicht enttäuschen, das Alter, die Diabetes, wenn Sie mir nicht glauben, rufen Sie gleich morgen nachmittag, wenn wir in Beja ankommen, meine Mutter an und fragen Sie sie, die Laboruntersuchungen wiesen Zucker auf, und der Krankenpfleger

– Ihre Laborergebnisse weisen Zucker auf mein Freund

eine ganze Seite Zahlen mit Zuckerwerten, meine Mutter wechselte die Brille, um sich besser zu informieren, die Gläser hatten kleine Striche in der Mitte, und die geweiteten, dicken Backen hatten auf der oberen Hälfte Poren und keine auf der unteren, zwei Mütter, zwei Monde, zwei Ichs, was konnte

– Bedrohen Sie mich nicht

mein Vater verlor schließlich das Interesse an den Pflaumen und den Weintrauben

– Ich verstehe dich nicht Clarinha

zwei Ichs, ein mageres und ein dickes

es hat mir nicht weh getan, Mutter

der eine, der bat

– Bedrohen Sie mich nicht

und der, der mich verletzte, indem er sich im Hundegeruch der Hosen verhedderte, der Dicke mit dem Messer, der mich nicht kannte, der die Arme ausbreitete und mir so den Weg verstellte

mein Priester-Onkel hatte so eine Weste

nicht per Sie, per du

– Rühr dich nicht

vielleicht dieselbe Weste, auf einem Zigeunermarkt gekauft, Ferkel, gebratene Hähnchen, ich nicht per du, per Sie

– Ich wollte nicht fliehen wieso fliehen wenn ich nichts getan habe mein Herr?

nicht nur per Sie, sondern mit mein Herr

ich wollte nicht fliehen wieso fliehen wenn ich nichts getan habe mein Herr?

ein Mann in meinem Alter, ein Kollege, ein Kumpel, die *Wellen aus Südost unter 1 Meter,* auf die ich nicht geachtet habe, einer meiner Füße zermalmte eine Qualle, oder vielleicht war es die Socke, die der Hund naß gemacht hatte nicht ich, Mutter, nicht ich

ich weiß nicht, ob ich überhaupt möchte, daß mein Vater morgen nach Hause kommt und uns tötet

ich verstehe dich nicht, Clarinha

ich habe gesagt, daß ich nicht weiß, ob ich überhaupt will, daß Sie morgen nach Hause kommen und uns töten, Vater

was für ein lächerlicher Satz, Clarinha

nicht nur die Pflaume leuchtete, auch die Trauben, ein durchsichtiger Film, sanfte, brennende Kugeln

die anderen Kollegen, die Kameraden, die Kumpel, mit denen ich seit Jahren zusammenarbeitete, genau wie die Brotkugeln des Herrn Doktor um mich herum, nicht siebzehn, nicht achtzehn, nicht neunzehn, fünf, und alle dick, alle mit Weste und Messer, mein verstorbener Vater beugte sich weiter aus dem Fenster in Alhandra hinaus, hinter unserem Gemüsegarten konnte man den Tejo sehen, und dreißig Meter vom Ufer, das heißt vom Fabrikmüll, den wir als Ufer bezeichneten, eine Röhrichtinsel mit einem Maulbeerbaum in der Mitte, hin und wieder ein toter Ziegenbock oder ein totes Lamm zwischen Plastikflaschen, der Maulbeerbaum verschwand im Januar und tauchte im April, Anemonen, Frettchen tropfend, wieder auf, mein verstorbener Vater am Fenster in Alhandra

– Was wollen die vom Jungen Ofélia?

er erkrankte an einer Schwellung am Hals, und das war's, der Krankenträger aus dem Krankenhaus

– Du hast dich gehenlassen und nun sieh zu daß du dir einen Grabstein bestellst

meine Mutter brachte Proben mit auf die Station, ocker, rosa, fuchsienfarben, eine schwarz mit Adern, damit er die Farbe aussuchte

– Vielleicht die hier

ohne auf eine zu zeigen, er starrte uns an, nicht die Proben

– Vielleicht die hier

sie haben ihn weder operiert noch ihm Infusionen gegeben, nur ein paar Kapseln, um den Schmerz zu vertreiben, meine Mutter reihte Marmorstücke auf dem Bettlaken auf, jedes mit seinem kleinen Preisschild

– Fühlst du dich gut Valdemiro?

mein Vater vom Kopfkissen, ohne die Steine zu beachten, da er alles in einem *morgendlichen Dunst oder Hochnebel* verwechselte, bei denen es sich weder um Tränen noch *streckenweise leichten Regen* handelte

– Ich fühle mich gut vielleicht dieser hier

die Stimme *schwach aus Nordost, 10 bis 30 Stundenkilometer,* der Hals mit Pflastern und Tüchern verbunden, meine Mutter ungeduldig wegen des Stechens in der Wirbelsäule, nicht du leidest, sondern ich leide, fuhr mit dem ockerfarbenen, dem rosa, dem fuchsienfarbenen, dem schwarzen Stein mit den Adern unter seiner Nase entlang

– Was heißt dieser da Valdemiro entscheide dich endlich die brauchen einen Monat um die Buchstaben einzugravieren

der Krankenträger neigte zum rosa, eine unserer Nachbarinnen zum fuchsienfarbenen, sofern er ein Medaillon mit seinem Foto haben würde, fünf Messer in Sagres, einmal abgesehen vom Juden und seinem freundschaftlichen Schulterklopfen, Sie haben keinen Grund zur Klage, was mich betrifft, nicht wahr, mein Herr, und da Sie, was mich betrifft, keinen Grund zur Klage haben, warum lassen Sie zu, daß sie mich am Hemd packen wie einen Dieb, mein Herr, sehen Sie, sie haben den Ärmel abgerissen, sehen Sie, dieser Knopf hier ist zerbrochen, die Tür der Fischerhütte offen, und der Geruch nach Meeraal

Meeraal?

verursacht mir Übelkeit, durch eine Lücke zwischen den Brettern ein Fetzen *leicht bewölkter bis wolkenloser Himmel,* aus dem der Mond verschwunden war, als er sich hinter einem Felsgrat versteckte, eine Weihnachtskrippenszenerie mit einer Glühbirne dahinter, letztlich alles künstlich, die Lastwagen, die Fischkutter, der Sack mit einem Hund, der kein Hund ist, ein Knoten aus Lumpen ist, die ein Tier sein wollen, Ihr Zorn nur gespielt, denn es ist gespielt, mein Herr, sagen Sie ihnen, es ist gespielt, befehlen Sie ihnen, mich nicht zu zerreißen, mich nicht zu schlagen, mir nicht weh zu tun, mein Vater, ohne auf die Steine zu achten

– Vielleicht der da

die Finger meines Vaters glitten über die Weintrauben

– Ich verstehe dich nicht Clarinha

die Tür der Fischerhütte offen, stoßt mich dort nicht hinein, laßt ab, laßt mich los, ein Rabe mit gestutztem Schwanz krächzte wichtigtuerisch auf einem Faß Diesel

– Krah krah

ein Kirschholzast mit daran hängenden Mützen, wir haben uns am Ende für den ockerfarbenen ohne Medaillon oder Namen entschieden, der wegen des Schadens am Kreuz billiger war, der Friedhofsverwalter befestigte ein Aluminiumschild daran, neunundvierzig, damit wir uns nicht beim Grab irrten, meine Mutter jätete es, sich die Wirbelsäule haltend, an Feiertagen mit einer kleinen Hacke

– Dein Vater so gepflegt

mein Vater und meine Mutter räumten die Fischerhütte in Sagres auf, vom Raben verfolgt, der mich, auf seinen Krallen schlitternd, verfolgte

– Krah Krah

sie rückten die Mützen gerade, wedelten den Meeraalgeruch weg

Meeraal?

und es fehlte nur noch die Katze, die mal aus bemaltem Ton, mal lebendig war, wir sind zum Glück in Alhandra, mein Herr, nicht im Algarve, Gott sei Dank in Alhandra im dritten Haus gleich nach dem Platz, das kleine Gärtchen vor der Straße, die vertrockneten Erdbeerstauden, die zwei Zimmer, in Alhandra um zwanzig vor sechs Uhr nachmittags, bring den Topf mit den Ersparnissen, Mutter, nimm den Backstein weg und zeig sie ihm, Schwierigkeiten, Opfer, ein kleines Grundstück meiner Großeltern, nur Olivenbäume und Roggen und die Schreie der Amseln, das gnädige Fräulein Maria Clara starrt uns an, worauf wartet sie, worauf warten Sie, gnädiges Fräulein, wenn ich dran war, Wache zu schieben, traf sie der Herr Doktor in der Gartenlaube an, wo sie sich im Wasser betrachtete, sie fragen

– Was ist gnädiges Fräulein?

der Mond der Wolken und der Mond des Meeres wie das gnädige Fräulein Maria Clara über dem Teich, und ein zweites gnädiges Fräulein Maria Clara in den Algen, die zu mir hin zusammenströmen, wir hier in Alhandra, der Friedhof, der Fluß, der *Rückgang der Tiefsttemperatur*, den man an der Wirbelsäule spürt, *Wellen aus Nordost, 3 Meter hoch, auf 2 Meter abflachend*, zwischen dem Röhricht der Insel, das gnädige Fräulein Maria Clara sieht die Messer, die aufgeschlitzte Kehle, wie sie mich gegen den Kirschholzast stoßen, so daß ich nicht anders kann als fallen und auf dem Boden liegenbleiben, der Rabe rückte das Umschlagtuch seiner Federn auf den eingezogenen Schultern zurecht

– Krah krah

der Herr Doktor kaute eine Weintraube

– Ich verstehe dich nicht Clarinha

ohne mich zu sehen, der Rechtsanwalt sieht mich, seine Gattin, die andere Tochter, wie mit einem Gebet oder mit einem Schrei versucht sie, mich in Estoril aufzurichten, und ich in Sagres, *im Hinterland des Alentejo und an der Algarveküste leichter Regen, der in kräftige Schauer übergehen kann*, der Jude lächelt sie an, indem er mich anlächelt

– Kümmern Sie sich nicht darum Ana Maria machen Sie sich keine Sorgen was wären wir in der Einsamkeit der Waisenschaft ohne einen Freund an unserer Seite Sie werden sehen es wird alles gut ausgehen

der Sack mit dem Hund neben mir, eine Art Seufzer in meiner Brust oder in seiner, war ich es, der nicht atmete, oder war es der Hund, und man sieht doch genau, daß es kein Hund ist, es ist ein Lumpenbündel, *soll ich Ihnen den Rest erzählen, Vater, wollen Sie, daß ich Ihnen den erbärmlichen Rest erzähle, so leicht, so einfach, genauso wie Sie, Vater*

(widersprechen Sie mir, sehen Sie mich an und widersprechen Sie mir) *es geplant haben, sie ließen den Rechtsanwalt beim Juden anrufen, Sie hatten nicht den Mut anzurufen, Vater, so wie Sie auch nicht den Mut haben, mir in die Augen zu sehen, während Sie ganz langsam die Haut von den Weintrauben abziehen*

was da wohl ist, Clarinha, was da wohl ist

(Temperaturen voraussichtlich mindestens achtzehn und höchstens vierundzwanzig Grad)

keiner hat jemanden getötet, was für eine Übertreibung, nur irgendein Angestellter, der irgendwo in ein Messer gestolpert ist und sich die Rippen eingedellt hat

– Diese Phantastereien deiner Tochter sie sollte fürs Theater schreiben Amélia schließ dich oben ein und schreib fürs Theater anstatt deiner Mutter Sorgen zu machen Clarinha

sie machten den Sack mit dem Hund neben meiner Leiche auf, wir beide in der Fischerhütte, und kein Mond in den Wolken, kein Mond im Meer, es ist Tag, *morgendlicher Dunst oder Hochnebel,* der Sand deutlich, die Felsen deutlich, die Messer, die sie an meinem Hemd abgewischt hatten, bevor sie sie in der Tasche zuklappten, kein Albatros, kein Seemann, niemand, nur meine Alte, ungeduldig wegen ihrer Wirbelsäule, nicht du leidest, ich leide, die mir den ockerfarbenen, rosa, fuchsienfarbenen, schwarzen geäderten Stein unter die Nase hält

– Entscheide dich wir haben nicht das ganze Leben lang Zeit Valdemiro

Wind schwach bis mäßig aus Nordost, 10 bis 30 Stundenkilometer, der Geruch nach den Eingeweiden des Meeraals

Meeraal?

meiner Eingeweide, ich wollte ihnen sagen, der rosa

oder der fuchsienfarbige?

ich wollte ihnen sagen, der rosa

– Vielleicht der rosa Mutter

ich sagte ihr, der rosa, ich bin sicher, daß ich ihr mit einem kleinen Gurgeln der rosa gesagt habe, daß ich ihr mit meiner gewohnten Stimme der rosa gesagt habe, weil ich sie nicht erschrecken wollte, warum sie erschrecken, wo ich sie in ein oder zwei Stunden in Alhandra sehen und ihr sagen würde, das auf dem Hemd sind keine Blutflecken, Mutter, das war die Pflaume aus dem Obstkorb

ich bin so ungeschickt, verzeih

die beim Abendessen von der Gabel gerutscht und heruntergekullert ist.

Achtundzwanzigstes Kapitel

Maria Clara redet von mir und weiß nichts über mich, redet über meine Eltern und weiß nichts über meine Eltern, sie ist eine Egoistin, die jetzt in ihrem Zimmer eingeschlossen Tagebuch schreibt

(wenn ich sie rufen muß, wenn ich

– Schwester

sage, ein Wirbel von Papieren, die Schublade, die zugeht, die Tür weit aufgerissen, und meine Schwester

– Was ist?)

sie mag mich nicht, kümmert sich um niemanden, sobald ich gegangen bin, wird sie, indem sie bei den Buchstaben so stark aufdrückt, daß man es auf der nächsten Seite an den Furchen sieht, ins Büchlein schreiben

Ana war hier und hat mich genervt

ein Rahmen, der so liegt, daß ich nicht sehen kann, wer darin ist, obwohl ich ahne, wer es ist, ein Blümchen in einem Glas, und sie versteckt das Glas

– Was ist?

meine Schwester, die Egoistin, die entweder in ihrem Zimmer eingeschlossen oder allein im Garten ist, im dunkelsten Teil, wo früher der Gemüsegarten war, meine Mutter

– Maria Clara

und sie stellte sich taub, ging ziellos durch die Bienen, das Unkraut hindurch, mein Vater, der sie warum auch immer verstand, wenn es nichts zu verstehen gab

– Laßt sie

ausgenommen ihre Ungehörigkeit und ihre Launen, Dienstmädchengebaren in Anwesenheit von Besuchern, die meinen Vater zwangen, auf dem Tischtuch Brotkugeln zu rollen

– Clarinha

die Besucher erstarrt, ein Fuß, der einen anderen Fuß suchte

– Guck bloß mal

die Augen meiner Mutter mit Leuchtturmsignalen, mein Vater bemerkte es, kippte die Kugeln in die Jackentasche, Füße rufen Füße

– Er hat sie in die Jackentasche gekippt

Maria Clara, die Egoistin, bringt uns absichtlich in peinliche Situationen, wäre sie meine Tochter, würde ich ihr den Koffer unter das Vordach stellen und sie aus Estoril rausschmeißen, und dennoch verteidigt mein Vater sie, zieht sie vor, liebkost ihren Hals

– Clarinha

Maria Clara schüttelt sich

– Lassen Sie mich los

aufgeregte Füße, die nicht aufhörten, sich zu berühren, glaubten, ich sähe sie nicht

– Guck dir bloß diese Familie an guck bloß mal guck bloß mal

ich würde sie nicht hören, wenn sie die Villa verlassen hatten, im Casino, auf der Straße

– Eine Ansammlung von Verrückten hast du den Schmuck der Alten gesehen das Hütchen den Fuchs

meine Mutter entschuldigte sich mit demütiger Stummheit, mein Vater begann einen Satz, den er für lustig hielt, merkte, daß er nicht lustig war, brach ab, und der Satz, der Arme, eine welke Gladiole, meine Großmutter an der Ecke des Tisches, wo sie früher uns hingesetzt hatten

– Adelaide

und Adelaide auf der Suche nach Münzen

– Gnädiges Fräulein

die Füße der Besucher riefen sich, traten sich

– Hast du das gesehen hast du das gesehen

meine Großmutter bat um das auf dem Dachboden entdeckte Seidentuch, das Adelaide ihr um den Hals legte

wegen des Herbstes sagte sie, des Herbstes

der Zeigefinger meines Vaters erneut auf dem Tischtuch und unter dem Zeigefinger ein Kügelchen, während ich mich fragte, so wie ich mich seit den letzten zwei Monaten fragte, wenn ich morgens aufwachte und mir übel, schwindlig war, wie viele Kügelchen auf dem Tisch wären, wüßte er das von mir, die Kleidung wog schwer an mir, die Bürste vor Erschöpfung kilometerweit weg, wie viele Brotkugeln würden das Tischtuch bedecken, wenn ich

– Vater

zu ihm sagte und er vom Sessel aus, ebenfalls kraftlos

– Das kann nicht wahr sein Ana Maria

zu mir sagt, das kann nicht wahr sein, das kann nicht wahr sein, Ana Maria, ich glaube es nicht, das ist gelogen, die Fußknöchel geschwollen, die Augenlider geschwollen, aber der Bauch wie immer, die Taille wie immer, Maria Clara, die Egoistin, versteckt die Seiten mit der Hand, mein Vater wurde operiert, weil Ana schwanger war, und mein Vater vom Sessel aus, während der Rasenmäher ihm das Entsetzen zusammen mit den Beeten absäbelte, ein paar Levkojenstengel hüpften auf der Allee

– Sie ist siebzehn Jahre alt kennt keinen Mann das kann nicht wahr sein sagt mir daß das nicht wahr ist ich glaube nicht was Clarinha geschrieben hat das ist gelogen

während er im Tagebuch blättert, zwei Seiten zurückgeht, sich die Augen reibt, als würden sich, wenn er sich die Augen reibt, die Sätze verändern, es war der Staub, der die Buchstaben geändert hat und mich zum Schluß hat kommen lassen, daß Ana Maria schwanger ist, so viele Brotkugeln, ein Damenschuh teilte einem Herrenschuh hochzufrieden mit

– Was für eine Sammlung von Verrückten die Jüngste ist schwanger

meine Großmutter verpfändete das Haus, die Möbel, das Landgut

– Bis bald bis bald

Adelaide beunruhigt wegen einer Wolke in der Ferne, diese Manie mit dem Wind, der Veränderung der Möwen

– Erkälten Sie sich nicht gnädiges Fräulein

entschlossen, uns zu ruinieren, im Glauben, uns reich zu ma-

chen und daß wir ihretwegen und dank einer glücklichen Zahl beim Roulette heute oder morgen oder später

bald schon, heute oder morgen oder später

nicht morgen oder später, heute, gleich, jetzt

die Wände neu verputzen, die Treppen erneuern, den Rosengarten wiederherstellen könnten, meine Mutter dankbar

– Danke Mutter

der, der nicht mein Liebster war, hörte so etwa im zweiten Monat auf, mich anzurufen, nachdem ich ihm gesagt habe, da ist etwas in mir, und er mit soviel Angst im Gesicht ein Stückchen zurückwich, das Gesicht wußte, der Mund tat so, als wisse er nichts, was heißt etwas, das Gesicht wußte es, die Qual, die Panik, der Körper rappelte sich auf, um das Straßencafé zu verlassen, stolperte über die Tauben, eine Babytrage, einen Tisch, was heißt etwas, beinahe Mitleid mit ihm haben, mich an die Nacht im Auto erinnern und mir selber leid tun, etwas, das nicht gekommen ist, keine Angst, fall nicht in Ohmacht, etwas, das hätte kommen sollen und nicht gekommen ist, nichts Wichtiges, Möwen, ein kleiner Dampfer, der rauchte, die Hände in den Taschen und eine Zigarette im Mund, neben uns ein Paar, das uns zuhörte, die Frau im Alter meiner Mutter, und obwohl sie wie die Haushälterin angezogen war, die Aufregung, das Erschrecken

– Ana Maria Ana Maria

der Mann mit mehreren dicken Kinnen, die Ohren der beiden sahen einander an, sahen uns an, wahrscheinlich trat ein Fuß auf einen anderen Fuß und befahl

– Guck mal

der, der nicht mein Liebster war, niemals mein Liebster gewesen ist, das Meer am Guincho redete die ganze Zeit mit mir, und ich horchte auf die Wellen, knöpfte meine Bluse zu, spürte, daß er es bereits bereute, allein redete, auch seine Sachen zuknöpfte, und ich, wie bitte, und er, ich habe nichts gesagt, nicht einmal ein Streicheln, nicht einmal ein Kuß, nur der Motor im Hohlweg und die Stille des Meeres, das es aufgegeben hatte, mit mir zu reden, anders als die Kiefern, daran erinnere ich mich

Maria Clara und ich zerknackten die Schalen zwischen zwei Steinen, soviel Anstrengung, um im Mund einen leichten, zerbröselten Geschmack zu spüren, kaum war ich zu Hause aus dem Wagen gestiegen

fünfzig Meter vom Haus entfernt

– Halt hier

nicht einmal ein Auf Wiedersehen, die roten Lichter wurden auf der Avenida immer kleiner

keine Kiefern, Zedern, Judasbäume, voller Angst vor dem Bernhardiner, der beim Bellen hustete, durch die Dunkelheit gehen, kein Licht anmachen, um meine Mutter nicht in den Spiegeln anzutreffen

– Ana Maria

oder die Gewißheit haben, daß ich mich verändert hatte, ich war größer geworden, anders geworden, Estoril war wie immer, aber ich hatte Estoril satt, nachrechnen, die Tage im Kalender des Notizbuches zusammenziehen, der Bauch tat mir nicht weh, kein Ziehen an den Nieren, Maria Clara putzte sich Menthol versprühend die Zähne, während ich dachte

– Warum nicht du warum ich?

während meine Schwester sich auf der Waage wog, bei der sich unten auf einem Zifferblatt Zahlen drehten, dreißig, vierzig, bei der Fünfzig ein phosphoreszierender grüner Strich

Kiefern

die andern Striche schwarz, neunundvierzigeinhalb, wenn ich mich zurücklehnen würde, neunundvierzig, würde ich mich nach vorn beugen, fünfzig, wenn ich mich auf der Handtuchstange abstützte, sechsundsechzig und zweihundert, die Augenbrauen von dem, der nicht mein Liebster war, zwei Kampfhähne, bereit, sich mit der Wut ihrer Sporen auf mich zu stürzen, das Gesicht wußte es, der Mund tat so, als wisse er es nicht

– Es ist nichts gekommen was heißt das?

schwankte, ob er sich setzen oder mich sitzenlassen sollte, die Frau im Alter meiner Mutter zog ihre Schuhe aus, streckte die Beine in die Sonne und zog ihre Häkelarbeit aus der Handtasche, der Mann, dessen Hutband mit Zahnstochern geschmückt war, suchte sich, den Ehering massierend, einen langen aus, mehrere Kinne belebten sich zitternd, und der Zahnstocher hin und her, als ein Mädchen, doch die Nadel in der Häkelarbeit hielt inne, und die Kinne reglos, ein von einer Blonden begleiteter Bettler verteilte einen Stapel Visitenkarten im Café

Bin taubstumm helfen Sie mir

der, der nicht mein Liebster war, zählte die Schlüssel am Ring so konzentriert nach, daß er auch mich dazu brachte, sie konzentriert nachzuzählen, sieben Schlüssel und ein Nagelknipser mit einer

nein, neun Schlüssel und ein Nagelknipser mit einer Feile, der, der nicht mein Liebster war, fragte sie

– Es ist nichts gekommen was heißt das?

der vom Wagen größer und mit eingekerbter Automarke, acht Schlüssel, der vom Briefkasten, der vom Hauseingang, der von der oberen Tür, aber welcher, die anderen vom Schreibtisch oder von der Arbeit oder von der Mutter oder von der alten Wohnung, der Ring versteckte sich schließlich in der Hosentasche, in die auch die Hand wie ein lebender, zappelnder Vogel eintauchte, und jetzt, wo keine Schlüssel mehr da waren, sprangen die Hähne der Augenbrauen auf mich zu

– Es ist nichts gekommen was heißt das?

es ist das nicht gekommen, was seit einem Monat hätte kommen sollen, vor zwei Monaten, ich habe die Tage im Kalender des Notizbuches gezählt, und der halbe Januar, Februar, März, zwei Monate

das ist nicht wahr, sag mir, daß das nicht wahr ist, ich glaube es nicht, das ist gelogen

Maria Clara putzte die Zähne, trocknete den Mund am Handtuch ab

– Deinetwegen ist der Vater am Herzen operiert worden Ana

ich erklärte, als würde ich von jemand anders reden, die Übelkeitsanfälle, das Erbrechen, den Wunsch, mich auf den Fußboden zu legen, egal auf welchen Boden, während die Augen-

brauen mir Mitleid mit ihm und meinem Vater einflößten, nicht mit mir, denn ich sprach ja nicht von mir, ich bin niemand an diesem Nachmittag, die Wellen so grün, und ich bemerke die Wellen nicht, zerrupfte Vögel im Wind wie Segnungen von Aposteln, ein leichter Duft nach Heiligkeit, ein leichter Duft nach Weihrauch, in den Augenblicken, in denen der Priester das Weihrauchfaß schwenkte, war keiner von uns böse und gab es keine Hölle, der, der nicht mein Liebster war, entrollte sich auf eine Entdeckung hin, und die Augenbrauen wurden ruhiger, kein Kind, ein Erwachsener, sicher, inquisitorisch, polizeilich

– Mit wie vielen bist du noch gegangen als du mit mir ausgegangen bist?

er mühte sich in mir ab, kam nicht mit den Haken des BHs zurecht, mit den Druckknöpfen, ich half ihm

nicht aus Liebe, von wegen, das konnte keine Liebe sein, das war keine Liebe

während das Meer mit Dutzenden kleiner glühender Pünktchen auf der Wasseroberfläche mit mir redete, die schwarze Helligkeit, die bleibt, wenn das Licht nicht da ist, und unsere Züge eingefallener, trauriger macht, ich sehe ihn, ohne ihn zu sehen, ein Knie am Lenkrad, ein Knie am Fenster, etwas, das rutschte und nicht traf und, warte, ich schaffe es schon, die Fensterscheiben beschlagen, die Härte eines Absatzes

– Warte ich schaffe es schon

streifte beinahe mein Gesicht, soviel Mitleid mit ihm und meinem Vater

der deinetwegen krank geworden ist, Ana

nicht mit mir, meine Mutter oben an der Treppe

warte, ich schaffe es schon

– Jetzt kommst du erst nach Haus Ana Maria?

wir setzten uns auf und rauchten, die Kleider alle verrutscht, als ein Angler seine Angelruten auseinanderklaubte, die Aura des Armaturenbretts färbte meine Hände blau, ich bin vom Mars, die Frau im Alter meiner Mutter schlief im Straßencafé ein, jemand schüttelte die Spatzen wie Würfel in einem Becher, der Schlüsselring kehrte aus der Hosentasche zurück, und der Nagelknipser klickte am kleinen Finger, mit wie vielen bist du noch gegangen, als du mit mir ausgegangen bist, wenn ich ihm antworten würde

– Mit keinem

würde er anfangen zu lachen

– Mit keinem

der Mund, der noch nicht erwachsen war, eine Art Unschuld in den Gesten, ich wollte mich an den Namen erinnern

– Das kann nicht wahr sein sagt mir daß das nicht wahr ist ich glaube nicht daß meine kleine Tochter

und ich merkte, daß er keinen Namen hatte, daß er nie einen gehabt hatte, weil es ihn nicht gab, ich habe ihn erfunden, es gab die Nacht vor drei Monaten im Auto, nicht ihn, der Schulterknochen zwängte mich ein, das

– Warte ich schaffe es schon

das mich nötigte, ihm zu helfen, ich führte ihn langsam, als führte ich ein Kind, ich glaube, ich sagte

– Mein Junge

und mein Vater

– Meine kleine Tochter mein siebzehnjähriges Töchterchen mein Kind

das Feuerzeug traf die Zigarette nicht, und deshalb ihm die Hand halten, die Finger zu heiß oder zu kalt, ich weiß es nicht

zu kalt wie bei den Prüfungen in der Schule, mit wie vielen bist du noch gegangen, als du mit mir ausgegangen bist, und mir war so übel, ich war so schwach, ich lächelte, was er für ein Lächeln hielt, aber keines war, sondern Geistesabwesenheit

– Du machst Witze oder?

– Meine Tochter meine kleine Tochter

ja sagen, na klar mache ich Witze, ich habe die Tage im Notizbuch nicht gezählt, und dennoch habe ich dir Angst eingejagt, oder, und dennoch wolltest du eine Minute lang nicht geboren worden sein, nicht wahr, der Nagelknipser vervollkommnete den Ringfinger, indem er eine schadhafte Stelle reparierte, der er-

leichterte Arm bestellte ein Bier, ein Schaumrand weißte ihm den Mund, ich habe keine Angst gehabt, wie kommst du darauf, ich habe auch Witze gemacht, eine Ellipse des Nagelknipsers, und die Angst blühte so deutlich im Saugen an der Zigarette auf, die Gewißheit, ihn vorher nicht gekannt zu haben, ihn jetzt kennenzulernen, ich habe keine Angst gehabt, wie kommst du darauf, ich habe auch Witze gemacht, der Becher, der die Spatzen geschüttelt hatte, schleuderte sie zum Zeitvertreib in die Bäume, der Segen der Möwen, Vater, der leichte Duft nach Weihrauch, die Tasse mit eiskaltem Kaffee vor mir, die ich keinen Kaffee trinke, der Griff des Handschuhfachs durchbohrte mir die Handfläche, meine Kehle artikulierte

– Geh weg

ohne daß ich es ihm befohlen hätte, obwohl mir klar war, daß ich

– Geh weg

sagen wollte, geh weg und nimm deine Schlüssel mit, deine Hahnenaugenbrauen, den nichterwachsenen Mund, den Mund eines verblüfften Jungen, deinen Schrecken, die Andeutung, die Rechnung begleichen zu wollen, die ich mit einem Naserümpfen beiseite schob, ihn dabei beobachten, wie er die Zigarette zertritt, bist du sicher daß, und ich

– Meine kleine Tochter

weitete die Grimasse aus, ich glaube, ich weitete die Grimasse aus, denn ich spürte die Kälte der Wellen am Zahn, den der Arzt Freitag mit einem kleinen Eisen untersuchen wird

– Dieser da?

ich zeigte auf sein Auto, von dem ich dachte, es wäre metallic, das aber cremefarben war, ich bin sicher, und der Nagelknipser klimperte, als er sich entfernte, so wie er geklimpert hatte, als er näher kam, ich bemerkte das Klimpern, bemerkte nicht ihn, darf ich mich Ihnen vorstellen oder mich mit Ihnen unterhalten oder Ihnen Gesellschaft leisten

was weiß ich

(das ist so lange her)

meine Telefonnummer mit einem Kuli auf die Serviette geschrieben, der versagte, als er die Zahlen unterstrich, sie einmal durchstreichen, Sie haben doch acht gesagt, nicht wahr, und zwei krumme Kreise übereinander, das italienische Restaurant, für das sein wöchentliches Taschengeld gerade reichte, die Rechnung unter dem Tisch noch einmal nachgeprüft, die Angst vor einer Flasche Wein

– Du möchtest doch Cola oder?

daß ich die Ausgaben verdoppeln und ihn in die Lage bringen würde, mit dem Geschäftsführer debattieren zu müssen, während die Tabletts der Kellner ihn schubsten, morgen bringe ich den Rest, ich lasse meinen Personalausweis hier, die Adresse meiner Eltern

ich möchte wetten, in einem bescheidenen Viertel fern vom Fluß

die Uhr, der Geschäftsführer hält die Uhr ans Ohr, verstellt die Zeiger, der Wagen gehört wahrscheinlich der Mutter, wegen des übermäßigen Geruchs nach Altfrauenparfüm

es sei denn

nein, ich nehme an, er gehört der Mutter, Papiertaschentücher mit Lippenstiftflecken, leere Einkaufstüten auf dem Rücksitz, wo ein Frauengürtel

– Warte ich schaffe es schon

wir beide im Clinch miteinander zwischen Lenkrad und Steuerknüppel, der Knopf für Warmluft

von wem bedient?

und ein grimmiger Ventilator an den Fußknöcheln, mach das aus, mach das aus, Geruch nach verbranntem Leder und brennendem Benzin, einer von uns beiden, der dem anderen befahl

du?

ich?

– Mach das aus

der Ventilator beruhigte sich mit einem beleidigten Pfeifen, und nun sprach das Meer mit der Stimme meiner Mutter mit mir

– Jetzt kommst du erst nach Haus?

nun gab es gehäkelte Säume im Sand, Stoff, der sich in den Knicken faltete, geduldige Monotonien, wenn wir im September aus Tomar zurückkehrten, begrüßten uns die Wellen, indem sie über die Mauer kamen und am Schutzblech Algenmembranen zurückließen, genau das, was mir im vergangenen Monat und vor zwei Monaten gefehlt hat, ich habe die Tage im Kalender des Notizbuches gezählt, ich habe Witze gemacht, das ist gelogen, kümmere dich nicht darum, ich fühle mich großartig, aber geh schnell und nimm deine Schlüssel mit, deine Hahnenaugenbrauen, den nichterwachsenen Mund, den

– Meine Tochter Ana Maria meine kleine Tochter

wenn mein Vater deinetwegen nicht durchkommt, bringe ich dich um

die Andeutung, die Rechnung bezahlen zu wollen, die ich ablehnte, wobei ich ihn nicht einmal mehr anschaute, denn in diesem Augenblick sagte mein Vater

– Meine kleine Tochter

und ich wollte weinen

weine nicht, Ana, weine nicht

ich wollte weinen, habe aber nicht geweint, und da war niemand mehr im Café, eine Wüste aus Stühlen und Tischen, die die Kellnerin in den Keller stellte, die ersten Lichter von Monte Estoril, die Bäume so tiefgründig

keine Kiefern

mein Großvater verließ mit dem ellenlangen Finger seines Spazierstocks den Garten, die dunkle Brille sah mich, das möchte ich beschwören, ich stellte einen Schemel vor ihn hin, und er ging um den Schem

wie lange ist das alles her, mein Gott

meine Großmutter im Mantel von Adelaide

einem alten Mantel von ihr, den sie in London oder Paris gekauft hatte

– Ich habe ihn in London oder Paris gekauft Amélia

den meine Mutter ihr anzuziehen verbot

– Wie grauenhaft Mutter ob nun aus London oder Paris laß ihn

Adelaide zwang sie, ihn sogar im Sommer anzuziehen, dieses verräterische Wetter, ich dachte, ich würde Adelaide nicht vermissen, tue es aber, hilf mir bei dieser Müdigkeit, dieser Schwere in den Beinen, und vielleicht ein Tee, eine Decke, ein Versprechen in der Kirche, meine Großmutter glaubte

– Ich kann nicht glauben daß meine Tochter schwanger ist

meine Großmutter glaubte, daß die Heiligen, wenn es um Adelaide ging, halfen

– Wenn du dein Portemonnaie verloren hast sag es Adelaide und sie betet einen Rosenkranz für dich

es muß einen Rosenkranz geben, der mich zwei Monate in der Zeit zurückversetzt, und erst da bemerkte ich den Kellner, der entschuldigend die Hände öffnete

– Wir schließen gleich Madame

er weiß es auch, er weiß es auch, nicht gnädiges Fräulein, Madame

– Wir schließen gleich Madame

die Haushälterin wechselte wie immer am Samstag die Servietten

unsere Namen auf den Silberringen

meine Mutter zu meinem Vater

– Ich glaube nicht daß meine Tochter

meine Mutter zu meinem Vater

– Ana Maria?

die Lampe meines Zimmers auf dem Rasen, mein Vater drehte sich um, den Rasen gab es nicht, und mein Vater unruhig, du hast den Vater getötet, Ana, die Herzschläge blieben aus, die Operation, die Klinik

– Du hast meinen Vater getötet Ana und jetzt und jetzt?

das ganze Leben lang habe ich geglaubt, er würde Maria Clara mir vorziehen, Weihnachten kaufte er die Geschenke, und die meiner Schwester waren größer, meine Mutter bewies mir mit dem Maßband, daß dem nicht so war, dennoch war das ge-

logen, in der Schule von Susana, Inês Geld leihen, sie, soviel Geld, wozu denn, und ich, frag nicht, die Nonne klatschte in die Hände, habt ihr die Glocke gehört, Kinder, nicht in der Schule darum bitten, den Ring verkaufen, den sie mir geschenkt haben, der Juwelier, der aus der Lupe herauskam

– Hast du ihn gestohlen?

mich im Straßencafé erheben und in Richtung Villa gehen, jeden Schritt dabei zählen, sechshundert, siebenhundert, auf einem Stein zusammensinken, ohne mich um die Bettler zu scheren, und wie viele Schritte noch, ich kann nicht, und dort bleiben und wieder aufstehen, und das Blut so eilig, der Juwelier steckte den Ring weg und zeigte mir die Tür

– Ziehst du so Leine oder soll ich die Polizei rufen?

ich will so Leine ziehen, rufen Sie nicht die Polizei, jemand hat mir erzählt, daß eine Freundin von Sofia eine Hebamme in Paço de Arcos oder in Dafundo oder in Algés oder wo auch immer in einem Hinterhof angerufen hat, ein Enkel spielte mit Kartons, ein Vorhang wurde zur Seite gezogen, und die Hebamme mit einer Zange in der Hand

– Kommen Sie

das Zahnfleisch des Enkels mit einem einzigen Zahn, und die Zange oder das Zahnfleisch haben die Freundin von Sofia gebissen, sie aus sich selber gerissen, irgend etwas in einer Plastikschüssel, der Enkel kehrte zu seinen Kartons zurück, und die Hebamme

– Das war's

das kann nicht sein, sagt mir, daß es nicht sein kann, nicht meine Tochter

in Dafundo oder in Algés, in Algés, ich beim Casino, halte mich bei jedem Schritt an einem Baumstamm, einem Busch oder einem Bretterverschlag fest, doch auch wenn der, der nicht mein Liebster war, mich mit seinem Wagen holen würde

– Ich weiß nicht wer du bist ich kenne dich nicht geh schnell weg

eintausendeinhundert Schritte, eintausendzweihundert, ein-

tausendzweihunderteinundneunzig, unser Dach hinter den Palmen, der unvollständige Schornstein, wie ein abgebrochener Bleistift im Wasser oder, besser gesagt, der Teil außerhalb des Wassers hier und der Teil im Wasser dort, sie haben ihn in zwei Teile gerissen und es mit Pflaster überklebt, die Teile aber nicht zusammengebracht, wie oft habe ich, weil ich mich vor Susana, vor Inês, vor Sofia schämte, meine Mutter gebeten, ihn reparieren zu lassen, und meine Mutter mit zitternden Wangen, nicht nur der Schornstein, der Anstrich im Salon, wie damals, als wir reich waren, denn wir waren reich, Ana Maria, die Elefantenjagdtrophäe, die wir noch hatten, mit zwei Haken über dem Kamin angebracht

die Haken sind noch immer da und halten nichts, mein Vater hat versucht, einen herauszureißen, und Putz auf den Möbeln und ein riesiges Loch

an einen Trödler verkauft, der, nachdem er mit dem Fingernagel daran gekratzt hatte, das ist Gips, Madame, ich kaufe es Ihnen als Almosen nach Gewicht ab, meine Mutter akzeptierte mit leiser Stimme, zählte die Münzen nach, verkündete pompös, in dieser Trophäe steckt ein wahres Vermögen, Kinder, Worte, die sich auf uns stützten, so wie ich mich an Baumstämmen und Büschen festhalte, sollten Sie jemanden brauchen, der Sie umarmt, ich umarme Sie, Mutter, Sie brauchen sich nicht zu entschuldigen, bleiben Sie einfach so, bleiben wir beide so, bis es Nacht ist und es nicht mehr nötig ist, etwas vorzutäuschen, da niemand uns sieht, die Freundinnen aus der Schule, die uns hin und wieder einen Brief nach Hause schickte

– Sehr geehrte Damen und Herren

meine Mutter nahm ihn aus dem Briefkasten, steckte ihn weg, einmal habe ich meine Mutter im Sekretariat dabei überrascht, wie sie, angezogen wie die Haushälterin am Sonntag, mit der Direktorin so unterwürfig sprach, wie die Haushälterin mit ihr redete, ich bin sicher, wenn die Direktorin sich gesetzt hätte, wäre meine Mutter stehen geblieben, ich in Ballettschuhen und mit zusammengebundenem Haar, die Ballettlehrerin hieß mich mit dem Taktstock hinausgehen

– Du nicht

Mädchen auf Zehenspitzen in Reih und Glied an der Stange, der Alte am Klavier, bei dem eine Taste fehlte

zwei Tasten

und dessen Hämmer sich bei den Saiten vertaten

Senhor Sá

der mich bei den leidigen Polkas begleitete, ich habe die Ballettschuhe so klein geschnitten, wie ich konnte, und in den Müll geworfen, noch heute höre ich, wie der Stoff zerriß, und ich erinnere mich an die Polkas, bei denen mich jede fehlende Note spottend verfolgte, als ich mich mit der Schere in der Faust umdrehte, stand meine Mutter unter dem Bogen in der Küche, war nicht böse, schimpfte nicht mit mir, schweigend

sah mich schweigend an

die absurden Dinge, die sich einem ins Gedächtnis graben, denn ich kann mich auch an ihren Gesichtsausdruck erinnern und daran, daß ich dachte, machen Sie nicht so ein Gesicht und sagen Sie nichts zu mir, vor allem, sagen Sie nichts zu mir, wenn ich Susana und Inês und Sofia sah, verhohlenes Kichern zum Trost und aus Mitleid, in den Bus steigen, und Inês

die im Theater sein mußte

die an der Tür mitlief und mir winkte, immer ferner

– Ana

ich vergebe Ihnen nicht, Mutter, ich werde Ihnen nicht vergeben, ich würde Ihnen gern vergeben, es würde mir nichts ausmachen zu vergeben, aber ich bin außerstande, nicht Ihnen, die Köchin

– Das gnädige Fräulein Inês ist am Telefon gnädiges Fräulein

und ich so, daß sie es hörte

– Ich bin nicht da

Maria Clara hat nie Ballett gemacht, sie hat man nie weggeschickt, sie war der Mann im Haus, setzte sich in die Gartenlaube und schrieb Tagebuch, ohne sich für jemanden zu interessieren, anstatt an dem Tag, an dem meine Großmutter starb, bei uns zu bleiben und die Leute zu empfangen und bei der Totenwache zu helfen, ist sie dort, wo früher der Gemüsegarten war, durch die Bienen und das Unkraut gegangen, mein Vater, der sie zu verstehen schien, wenn es nichts zu verstehen gab

– Laßt sie

sie aß nicht zu Mittag, sie aß nicht zu Abend, wir sahen sie mit den Kröten in der Pfütze reden, mehr oder weniger dort, wo ich vor zwei Jahren mein Kaninchen beerdigt habe, ein Kreuzchen aus zwei Rohrstöcken

Anas Manien

am Kopf des Grabes, um elf Uhr nachts, nachdem die Gäste sich verabschiedet, wir das Licht unter dem Vordach ausgemacht hatten und das Nachtmahl in der Küche kalt wurde, meine Mutter ging mit einer Schlaftablette in ihr Zimmer hinauf, mein Vater war im Arbeitszimmer, und ich räumte die Blumen um den Sarg herum auf, wobei ich die Verstorbene mied, mir schien es so, als ginge die hintere Pforte auf und zu, aber der Chauffeur war in Beja, der Vorhang, aber das Fenster geschlossen, ein leichter Schein, aber kein Wind dort draußen, ich legte die Chrysanthemen und die Geranien der Reihe nach hin, erst die kleinsten, dann die größeren, ich wechselte die Strelizien in den Vasen, sammelte die Visitenkarten zusammen, damit wir auf die Beileidsgrüße antworten konnten, meine Mutter verschrieb sich bei den Namen

– Wer ist das hier Ana Maria?

ich löschte die Kerzenhalter, und wieder die Gardine, und meine Schwester mit dem mottenzerfressenen Hütchen, was ich für Tränen hielt, obwohl, Tränen waren es nicht, eine launische Person, eine Egoistin

keine Tränen, eine verächtliche Bewegung

– Ich habe diese Alte gehaßt

das Hütchen zerknüllt in den Fingern, sie hob eine Ecke des Tuches hoch, und darunter meine Großmutter

– Ich habe diese Alte gehaßt

ohne Schmuck, ohne Fuchs, ohne die gerupfte Brosche, die Angestellten des Beerdigungsinstituts hatten, was noch vom

Haar übrig war, zu einem Knoten wie dem der Köchin oder dem von Adelaide gekämmt, die den Präsidenten Krüger nicht kennengelernt hatten, eine bescheidene Leiche, ein Geschöpf aus der Provinz, eine arme Frau, und Maria Clara, als würde sie das Hütchen streicheln

nicht das Hütchen streicheln, so ein Unsinn, sich die Hände daran abwischen

– Ich habe diese Alte gehaßt

wäre sie meine Tochter, würde ich ihren Koffer unters Vordach stellen und sie aus Estoril rauswerfen, irgendwohin schikken, wo niemand sie kennt und wir nichts mehr von ihr hören, ich würde sie zwingen, in Tomar zu leben, ich verstehe nicht, wie so jemand mit uns zusammenlebt, mit uns zu Mittag ißt, unseren Familiennamen benutzt, sie empört die Gäste mit ihren Kleidern, die keine Frauenkleider sind, und dieser höchst merkwürdigen Freundin, mein Vater am Kopf des Tisches

– Sei still Ana Maria

nicht

– Mein Töchterchen meine kleine Tochter

mein Vater hatte die Gabel auf mich gerichtet, so wie die Hebamme in Algés die Zange zeigte, man stieg, von den Erhebungen im Anstrich geleitet, im Dunkeln die Treppe hinunter, Wasserstoffperoxyd, Zangen, der Enkel hat die ganze Zeit zugeguckt

sagen

– Ich habe diese Alte gehaßt

und nicht einmal eine einzige Träne, ich bringe keine Tränen zustande

mit seinem einzigen Zahn im Zahnfleisch, und die Zange oder der Zahn entrissen mich mir selber, bis irgend etwas in einer Plastikschale, der Enkel verlor das Interesse und kehrte zu seinen Kartons zurück, die Heb

das kann nicht sein, sagt mir, daß das nicht wahr ist, nicht meine Tochter

amme triumphierend

– Das war's

und da ließ ich den Baumstamm, den Busch, den Bretterverschlag hinter mir, und keine Übelkeit, kein Schwindelgefühl, keine Schwere in den Beinen, es war ganz einfach, auf den Zaun zuzulaufen, über den Kies zu gehen

neunzehnhundertachtundneunzig Schritte, neunzehnhundertneunundneunzig, genau zweitausend, ich habe gewonnen

die Treppe zum Vordach hinaufstürmen, die Türen öffnen, sie anlächeln

– Kuckuck

ich wußte, es konnte nicht sein, das war nicht wahr, siebzehn Jahre, Herrschaften, ein Mädchen von siebzehn Jahren, die hat doch noch überhaupt keine Ahnung, was ein Mann ist

und als ich meinen Platz auf dem Stuhl einnahm, beschloß ich, daß ich, sobald ich mit dem Milchreis fertig war, den Kaffee ablehnen und um Erlaubnis bitten, vom Tisch aufstehen, in mein Zimmer gehen, den Kalender aus dem Notizbuch herauslösen, ein Streichholz daran halten, das Papier in den Garten werfen würde, und wenn es, zu einem Aschepünktchen geworden, im Levkojenbeet verlosch, würde ich mich ruhig, glücklich auf dem Bett ausstrecken und die Zimmerdecke anlächeln.

Neunundzwanzigstes Kapitel

Ana kann nun nicht mehr in den Ecken herumhängen und sich beklagen und schimpfen, ich hätte sie nicht reden lassen: ich habe sie in mein Zimmer gerufen, auf den Schreibtisch gezeigt und ihr das Tagebuch geliehen

– Keine Angst ich lese das schon nicht mir ist doch egal was du schreibst

schaue aus dem Fenster, ohne den Garten zu sehen, denn morgen kommt mein Vater aus der Klinik zurück, und das Haus ist so anders, obwohl es sich nicht verändert hat, vielleicht größer als in der Erinnerung, die Erleichterung, nicht zu sterben, hat es schöner gemacht, mit den Fingern über die Dinge streichen und sie spüren, gehen, die Arme bewegen, man hört mir zu, wenn ich etwas sage, auf der Inten ivstation schrie ich, und alle Leute taub, sie betteten mich um und redeten dabei miteinander, ohne daß ich sie verstand, ich verstand die Lippen, verstand aber nicht die Worte, und dennoch merkte ich, wenn ein Gegenstand hinfiel, so wie ich auch den Lastenaufzug bemerkte, den Sauerstoff, die Dinge kommunizierten mit mir, nicht die Menschen, sie näherten sich, baten jemanden

– Halt das mal

hoben mich hoch, um Platz für ein frischgewaschenes Bettlaken zu machen

Gesichtszüge dicht an meinen, die andere unsichtbare Züge suchten, Hände, die mich streiften, während sie das Bett glattstrichen, ein Hauchen befahl

– Der Mann ist schwer laß ihn runter

mein Kopf genau hier, die Füße, glaube ich, verloren, ich fragte

– Meine Füße?

und die Stimme in mir, meine Füße meine Füße meine Füße, nachdem sie mir die Decke zurechtgerückt hatten und irgendeine Kurbel weiß ich wo verstummte, beruhigte sich das Licht an der Decke, ich war ganz sicher, darauf bestanden zu haben

– Meine Füße?

denn der Daumen hat den Satz zumindest begleitet, eines der Gesichter schob sich zwischen die Lampe und mich, rief ein zweites Gesicht, und beide beugten sich mit beunruhigter Aufmerksamkeit herunter

– Hast du gesehen wie der Heini gelacht hat?

jetzt drei Gesichter, zwei große und ein kleines, das einer Frau, denn die Haare streiften meine, drei Nasen und unter den Nasen runde Öffnungen, die Frau richtete sich auf, und eine mit Haarklammern befestigte Schwesternhaube direkt an der Lampe, Ana Maria im Zimmer von Maria Clara, meine Frau im Salon, wo sie mit der Haushälterin die Ausgaben für den Schlachter durchging, wie oft habe ich gedacht, daß meine Töchter ein Teil von mir seien, aber sie sind es nicht, ich versuchte den Nasen mitzuteilen, daß ich nicht lachte, und wieder die Frage

– Meine Füße?

reden, wie die Truhen reden, und erst jetzt verstehe ich sie, wäre ich in Estoril, würde ich auf dem Flur verweilen und mit ihnen reden

– Guten Abend ihr Truhen

ich würde besorgt sein, mich interessieren, so lange warten, wie es notwendig sein sollte

– Ich warte

ohne mich um die Schneiderin zu kümmern, die mit ihren Händchen in der Luft herumgraben und die Dienstmädchen zusammenrufen würde, während ich einen Nippesgegenstand, eine Schale, eine dieser chinesischen Miniaturen hin- und herdrehte, die meine Schwiegermutter so liebte und die dem Pfandleiher entgingen, weil sie, wie sich herausstellte, aus Mafra und aus Ton waren

– Ich warte

die beiden Gesichter zwischen der Lampe und mir, die runden Öffnungen

– Was heißt hier Koma von wegen der Kerl lacht ich schwör's dir

ich hatte Mitleid mit den Regalen, den Frisierkommoden, den Tischchen mit den bodenlangen Decken, ihre Füße waren auch weg, wenn wir dem Wispern des Holzes in Grippenächten lauschen

– Bin ich denn so krank?

und wie soll ich das meiner Frau, meinen Töchtern, dem Rechtsanwalt zeigen, der ständig um mich herum katzbuckelt

– Herr Doktor Herr Doktor

die alle so tun, als hörten sie mich nicht, mich kämmen, mich streicheln, mir das Gebiß herausnehmen, trotz meiner Proteste, das heißt der, wie sie glauben, zu einem Lächeln verzogenen Lippen

– Nein

Ana Maria unterbricht mich, tut so, als sagte ich nichts

– Der Vater hat sich bewegt Mutter

erschrocken, als würden die Frisierkommode oder der Tisch mit der bodenlangen Decke aus dem Halbdunkel herauskommen und befehlen

– Nein

ein unbedeutender, stiller Riß im Stuck betrachtet mich rechts

ich glaube rechts und etwas hinter

der Lampe, ein mikroskopischer, ungeheuer wichtiger Strich, von dem wir alle abhingen, aber keiner merkte es

mich bedrückte die Verantwortung, mich um ihn kümmern zu müssen, falls ich ihn verlor

und wenn ich aufhörte, ihn anzusehen, verlor ich ihn

sterben wir, ich bin nicht damit einverstanden, daß diese Gesichter mich ablenken, Ana Maria schaut meinen Schlafanzug genau an, sie ist auch nur Nase und eine runde Öffnung in einer Art glücklicher Erregung

– Der Vater hat sich bewegt Mutter

von ihrer Zufriedenheit geschüttelt, zitterte der Riß einen Augenblick lang, wenn ich den Arm ausstrecken und ihn daran hindern könnte zu verschwinden, wenn ich ihn packen könnte, mein Interesse am Stuck verlieren und meine Tochter bitten

– Nerv mich nicht

und während ich sie bitte

– Nerv mich nicht

in mir Buchstabe für Buchstabe die Frage

– Meine Füße?

brachte meine Frau das Parfüm mit sich, das immer vor ihr da war, sie ankündigte

– Er hat sich bewegt wie das?

machte ihren Körper gegenwärtig, Ohrringe, die ich nicht kannte, ein Mund, der voller war als ihrer, dich habe ich nicht geheiratet, ich weiß nicht, wer du bist, ich kenne dich nicht, wie heißt du noch

Georgina, Margarida, Ivete, Amélia nicht, ich liebte dich so sehr, ich habe dich so sehr geliebt vor so vielen Jahren, damals, wenn ich es könnte, würde ich mich mit den eigenen Händen pakken, ohne zu wissen, ob du mich magst, und würde mich dir geben

dich so sehr

und jetzt wieso?

und jetzt der Geruch der Inten ivstation, und meine Frau mit Hühneraufgeregtheit, der aufgestellte Kamm ihrer Haarsträhnen, lange dunkle Nägel, das Gefieder des Mantels voller Hoffnung gesträubt, eine der Nasen verstellte mir beinahe die Decke

rechts von der Lampe, vergiß nicht, daß da rechts von der Lampe

– Ihr Mann muß ausruhen gnädige Frau achten Sie nur auf sein Herz auf dem Bildschirm

Ihr Mann tut mir leid gnädige muß ausruhen Frau, wenn der Arzt das sieht, wird er böse mit mir, ich bin schon zu alt, um noch woanders zu arbeiten, die Brille meiner Frau von mir zu Ana Maria, sie glitzert einen Augenblick lang zwischen uns beiden und erlischt, nicht nur die Brille, sie ist ganz erloschen

ich habe dich so geliebt

– Er hat sich bewegt wie das mein Kind?

Ana, die sie nicht hören konnte, da sie in meinem Zimmer saß und in mein Tagebuch schrieb, der kleine Finger kringelte eine Locke an der Stirn, während sie

sage ich

Lügen über mich erfand, die Enttäuschung meiner Eltern, was mich betraf, wenn sie könnten, würden sie meine Großmutter und mich im Keller mitten zwischen den in einer Ecke aufgestapelten Kopfenden von Betten verstecken, ich habe, bis ich zehn Jahre alt war, im kleinsten geschlafen, bei dem eine der Verzierungen locker war, manchmal wachte ich nachts auf, weil die Verzierung im Takt mit den draußen vom Wind geschüttelten Eschen zitterte

ich habe dich so sehr geliebt vor so vielen Jahren, wenn ich könnte

(die Finger meines Vaters verstrubbelten mein Haar, sobald ich meinen Kopf seinen Fingern näherte

– Vater)

als sehnte ich mich danach, Baum gewesen zu sein, schloß ich die Hand um dieses hölzerne Relief und spürte das undurchsichtige, langsame Leben des Holzes, ein Blut, das meinem in heimlichen kleinen Arterien brodelnden Blut ähnlich war, wenn im Kino oder im Café ein Junge versuchte, mich zu berühren, dann wuchs in mir eine Esche, und der Oktoberwind erschauderte und machte auch aus ihm einen Baum, die Schritte der Jungen

– Komm her

früh am Morgen Ana, die sich im Nachthemd in der Küche übergab, das Haus entglitt ihr, schwankte, erlangte sein Gleichgewicht wieder, doch fern von ihr, irgendwo anders, meine Schwester hangelte sich mit einem feinen Faden, der ihr am Mund schaukelte

– Ich habe nichts

barfuß an der Spüle entlang, der Gärtner, den meine Mutter entlassen hatte, schlug Drahtdorne in die Augen der Katze, und das Tier, das nie jemanden gesucht hatte, kam auf der Suche nach uns in den Salon, Zeitungsseiten glitten wie weiches Wachs vom Schoß meines Vaters auf den Boden und häuften Nachrichtenpaste auf den Teppich, meine Großmutter, die vom Casino zurückkam, wo sie das Landgut von Tomar oder das restliche Silber verspielt hatte und dem Geschäftsführer vom Alter verwackelte Schuldverschreibungen unterzeichnete

– Was ist das denn?

hin und wieder schickte uns die Casinoleitung Umschläge voller zerknüllter Klecksereien, Serviettenmajuskeln und blauer Fingerspuren, meine Mutter

– Was für eine Schande Mama

und meine Großmutter, ohne darauf einzugehen, damit beschäftigt, ihr Hütchen zurechtzurücken

– Nun übertreib mal nicht Amélia

meine Großmutter kehrte vom Casino zurück, und die Katze

und die Katze, nein, Ana kam auf der Suche nach uns mit zwei Drahtdornen in den Augen in den Salon, die Villa entglitt ihr, schwankte, fand das Gleichgewicht wieder, doch fern von ihr, irgendwo anders, und Ana allein, meine Großmutter war die einzige, die keine Angst hatte, sich der Katze zu nähern, sie könnte Ana helfen, ein Glas aus dem Schrank holen, es unter den Wasserhahn halten und es meiner Schwester reichen, und ich verstand es nicht, würde man mich fragen, warum hilfst du ihr nicht, würde ich reglos dastehen, ohne eine Antwort zu finden, mein Großvater im Garten mit dem Strohhut und der dunklen Brille, nie wartete er auf mich, wir redeten nie, wenn meine Mutter

– Maria Clara Papa

zitterte der Strohhut beim Versuch, sich zu erinnern, der Spazierstock pickte den Kies nachdenklich forschend

– Welche Maria Clara Mélita?

und ich, ungeduldig mit ihr

– Der Arzt versichert daß Vaters Herz keine Emotionen keine Anstrengung verträgt

die Heidenangst vor Operationen, vor Krankenhausaufenthalten, vor Ärzten, hört mir bloß von Kliniken auf, laßt mich damit in Frieden, eine Ladung Waffen kommt in Beja an, ein Geschäft, das ich heute noch auf die Reihe bringen muß, sonst sind die Araber wütend, mir tut das Handgelenk etwas weh, und es ist eigentlich kein Schmerz, ein Unbehagen, ein unangenehmes Gefühl oder besser gesagt, es ist überhaupt nichts, es reicht, wenn ich den Riß in der Decke rechts von der Lampe überwache, nicht auf Fragen antworte, euch nicht höre, deckt meinen Schlafanzug mit dem Bettlaken zu und vergeßt mich, das Bettuch über den Kopf, wie man es bei den Leichen macht, und keine Nase, keine runde Öffnung mehr, die mich prüfend ansieht, sagt der Krankenschwester, sie soll die Bildschirme und die Maschinen abstellen, der Chauffeur fährt uns zurück nach Estoril, ich kenne euch nicht, und ihr kennt mich nicht, wir kennen uns nicht, vergeßt mich, meine Tochter Ana Maria fleht von der Spüle her

– Vater

so müde, versteht ihr, so müde heute nacht, gib deiner Schwester den Schemel, Maria Clara, anstatt dich mit ihr zu streiten, gib ihr ein Glas Wasser und hilf ihr, sich zu setzen, meine Tochter ist siebzehn und kennt noch keinen Mann, wie kann sie einen Mann kennen, meine kleine Tochter im Zimmer von Maria Clara und schreibt Tagebuch

Anas Belanglosigkeiten, Vater, Geschichten über mich, Lügen, alles, was sie über mich sagen könnte, ist falsch, außer daß ich mich um die Leute nicht schere, und tatsächlich schere ich mich nicht um sie, warum mich um sie scheren, und weil ich mich nicht um sie schere, habe ich zugeschaut, sie auf den Fliesen in der Küche wie die blinde Katze, mit gesträubtem Fell, den Mund offen, die Tür schwang in den Angeln und ließ ihr Hemd dünner und dicker werden, die Gabeln, die Löffel und die Teller vom Abendessen auf dem Abtropfständer, mir schien es so, als ob ein Messer vorhatte, sich sich selbst zu entreißen, Anas Hand oder eine andere Hand in einem Hinterhofkeller in Algés

– Das war's

den der Fluß nicht erreichte, eigentlich keine Häuser, halb fertiggebaute Gebäude, bei denen die fehlenden Wände durch Bretter ersetzt waren, ein Labyrinth aus Pfaden oder ein immer gleicher, sich wiederholender Pfad, der gleiche Brunnen, an dem der gleiche Wasserhahn tropfte, auf einem kleinen Platz und auf dem Platz zwei alte Männer, die auf einem Damebrett Karten spielten, den Arm erhoben, bereit, Spielkarten in einem Sturm von Stichen herunterzupeitschen, nicht Karten, Kartenfetzen, einer der Alten folgte uns einen Augenblick lang, von den Trümpfen abgelenkt, mit den Blicken ähnlich wie mein Großvater im Garten

– Maria Clara Papa

stöberte im Müll der Erinnerung nach meinem Namen, eine Mulattin schuppte Fische in einem Eimer, und mein Vater spähte vom Paravent in der Klinik her zu uns, Ana und ich von unsichtbaren Wesen verfolgt, wenn sie uns jetzt überfallen, uns schlagen, uns berauben, meine Mutter nah am Bett in Lissabon, Ana schreibt in mein Tagebuch

Erster November sie haben uns getötet sie haben uns getötet

die Leichen in Monsanto verscharrt und von Hunden entdeckt, vereinzelte Knochen, ein Stück Kleid, ein bißchen Haar, ein Zitronenbaum

nein, ein Mispelbaum

erhebt sich hinter einem Bretterverschlag, dichte lange Blätter, irgendwo klagt eine Fabriksirene

was für eine Fabrik?

ein Brief voller Fehler erklärt der Köchin, daß ihre Schwester sich ertränkt hat, sie hat sich einen Sack Kohle an die Knie und noch einen Sack an die Knöchel gebunden, und das Wehr hat sie verschluckt, meine Mutter hat den Arzt angerufen, drei Maßeinheiten Sirup

– Er ist nicht bitter trink

und die Sirene verstummte, die Haushälterin verbrannte den Brief im Ofen, eine kleine Flamme und fertig, Schluß aus, sie hat sich nicht umgebracht, weißt du, das ist nur ein Alptraum, weißt du, es hat nie einen Brief gegeben, weißt du, die Köchin tröstete sich, die Kohlensäcke im Sinn, allmählich mit dem Würzen der Fasane, der Herbst machte die Drosseln verrückt, die auf der Vogelscheuche wüteten, der Hut zerfetzt, die Füllung vom Bauch nur noch Sägemehl und Stroh, warum sind wir hier, wenn die Füllung von Anas Bauch nur aus Sägemehl und Stroh besteht, Ihr Töchterchen, Ihr kleines Mädchen, das noch keinen Mann gekannt hat, falls Sie noch Zweifel haben, wird Ihnen die Hebamme erklären, daß nur Sägemehl und Stroh, nicht wahr, Dona Mécia, es stimmt, Herr Doktor, Ihre Kleine war hier, ich hab die Zange angesetzt, aber nur Sägemehl und Stroh, nicht die Spur von einem Kind, sie ist nicht schwanger, die Haushälterin zur Köchin

– Du glaubst wohl wir hätten den ganzen Nachmittag Zeit wir haben aber nicht den ganzen Nachmittag Zeit beeil dich

ein Sack Kohle an Anas Knien, ein Sack Kohle an den Knöcheln, man erahnt den Abend an der Farbe des Zitronenbaums, der schon nicht mehr bleich, sondern schwarz ist, meine Schwester

– Hilf mir

ohne zu sagen

– Hilf mir

und bevor die Fabriksirene wieder losgeht, ich voller Angst vor den Herumtreibern, den Dieben, ein Sack Kohle an den Knien, ein Sack Kohle an den Knöcheln

– Beeil dich beeil dich übergib dich jetzt nicht ruh dich nicht auf dieser Stufe aus beeil dich

ich habe die Architektin um Geld gebeten, aber ich schere mich nicht um die Leute, glauben Sie ja nicht, ich würde mich um sie scheren, warum mich um sie scheren, die Zigarette der Architektin ausgedrückt in der Kaffeetasse, nicht ausgedrückt, zufällig in die Kaffeetasse gefallen

noch mehr Unordnung, noch mehr ungewaschene Wäsche auf dem Fußboden zusammengerollt, der Kuli stolpert über den

Scheck wie der meiner Mutter, Finger streichen leicht über meine Kehle

sie berühren mich nicht, Vater, keine Angst, sie berühren mich nicht

noch eine Zigarette in noch einer Kaffeetasse, auf dem Treppenabsatz bildet sich ein Kuß, den ich nicht einmal gespürt habe

niemand hat mich geküßt, Vater, keine Angst, niemand hat mich geküßt

und daher ich zu Ana, hier ist das Geld, frag mich nichts, ich habe gelesen, was du in mein Tagebuch geschrieben hast, aber nerv mich nicht, frag mich nichts, wo ist diese Hebamme von deiner Freundin in Algés, eine Feuerwehrwache, der Chinese eines chinesischen Restaurants fegt chinesische, mit chinesischen Drachen vermischte Gerüche, chinesisches Lächeln und Lampen mit Fransen, hinter den Häusern ein Bach oder ein Abzugsgraben

ein Abzugsgraben mit einer Bratpfanne und einem dahintreibenden Sperling, dieser Geruch nach Keller und zerfallenen Baustellen, den der Tejo manchmal bringt

hinter dem Bach oder dem Abzugsgraben Baracken mit nur einem Zimmer, Gebäude mit fehlenden Wänden, die von Brettern ersetzt waren, die alten Männer mit dem Damebrett, die Mulattin, die in einem Eimer Fische schuppte, da ist niemand außer denen, die uns verscharren würden

vereinzelte Knochen, ein Stück Stoff, ein bißchen Haar

ein Landstreicher in Monsanto, trotz der Hitze in einer Hirtenweste, zeigt auf Dornen

– Dort

deshalb beeil dich, Ana, beeil dich, übergib dich jetzt nicht, beeil dich, da ich mich nicht um die Leute schere, warum sollte ich mich um sie scheren, Vater, ich schaffe es nicht, dich an der Taille oder am Arm zu packen, dich aufzumuntern, dich zu schleppen, dich zu stützen, nur beeil dich, Ana, beeil dich, laß uns losgehen, bevor sie uns hier töten, die Haushälterin zur Köchin, einfach so zwei Sack Kohle wegwerfen, das vergiftet das Wasser, das ist eine Sünde, und deshalb nicht zum Bach hinsehen oder zum Abzugsgraben

um die Leiche nicht zu finden, und plötzlich eine Beklemmung, die dem Mitleid ähnlich ist, und wegen des Mitleids habe ich fast ihren Arm genommen, sie gezwungen weiterzugehen, ihr versichert, als ich sie drängte

– Beeil dich

du wirst nicht sterben, Ana, ich schwöre dir, du wirst nicht sterben, und als hätte sie mir zugehört, ließ die Mulattin den Fisch los und folgte uns, der Mond erschien trotz des blauen Himmels und der Tatsache, daß es erst sieben Uhr abends war, auf ihrer Schulter, und meine Schwester entfernte sich von mir, so wie die Katze sich von uns entfernt hatte, um unter einem Möbel zu sterben, aber ich habe sie auf diesen elenden Pfaden nicht allein gelassen, damit man mir nicht die Schuld daran gab, daß mein Vater in der Klinik war, keine Sorgen, verstehen Sie, keine Probleme, verstehen Sie, nichts, was ihn aufregt, und damit mein Vater keine Sorgen, keine Probleme, keine Aufregungen hatte, trieb ich Ana am Bach entlang

am Abzugsgraben

wo große graue Kröten blubberten, das heißt, ich glaubte, es seien Matschklumpen, und plötzlich waren die Matschklumpen auf Vorderbeine gestützt wie auf eine Balustrade, als würden sie mich anstatt vom Boden von oben prüfend betrachten, bis wir schließlich den Hof mit einem Keller am Ende fanden, das dreirädrige Fahrrad eines Obstverkäufers, dem ein Rad fehlte, und das besagte Kind, das mit Kartons spielte, ein zwei drei vier fünf Stufen, und die fünfte ein Brett auf Farbdosen, ein Flur, an den Gerüste gelehnt waren, ein Sofa von einer Müllkippe, darauf wartete die Schwester der Köchin, die Ertrunkene, die sich von den Kohlesäcken befreit hatte und Flechten tropfend aus dem Wehr zurückgekehrt war, ein Vorhang

– Dona Berta

und die Selbstmörderin tropfte neben dem Vorhang, gleich heute abend, sobald ich wieder in Estoril war, und Gott weiß, wie sehr ich mich danach sehnte, nach Estoril zu kommen, Sätze in der Hoffnung übereinanderschreiben, daß niemand versteht, was ich fühle, sollten sie mich später dort suchen, würden sie nur Kritzeleien und Striche finden, die Ana verbergen, ich sollte ihr einen Sack Kohle an die Knie und noch einen Sack an die Knöchel binden, sie in den Brunnen auf dem Landgut stoßen, wo es früher eine Mühle und einen Bewässerungsapparat gab, sollte man mich bei Tisch oder nach dem Abendessen fragen oder sollte das Telefon klingeln und niemand rangehen

– Deine Schwester Maria Clara?

würde ich noch tiefer in der Zeitschrift verschwinden und antworten

– Ich weiß nicht

um das Herz meines Vaters nicht zu erschrecken, die Sorgen, die Aufregung, man muß vorsichtig sein, man muß ihn schonen, ich würde antworten

– Ich weiß nicht

anstatt zu erzählen, daß Ana in Monsanto, vereinzelte Knochen, ein Stück Stoff, ein bißchen Haar, nachher, am Abend, sobald ich in Estoril wäre, würde ich der Köchin mitteilen

– Ich habe gerade deine Schwester in einem Keller in Algés gesehen Manuela

trotz der Wut der Haushälterin und der Drosseln, die mir widersprechen, die Köchin dankbar

– Vielen Dank gnädiges Fräulein

denn die Dienstmädchen wurden dazu geboren, uns zu glauben, und sie sind der Meinung, daß die Verstorbenen die Lebenden mit Botschaften, Voraussagen, Ratschlägen besuchen, hinter dem Vorhang ein Mühen von Zangen, Wildenten ganz hoch am Himmel, die Stimme, die befahl

– Dona Berta

erklärte

– Das war's

Ana, die Ellenbogen im Schoß wie damals, als sie das Handgelenk gebrochen hat und weder geklagt noch geweint hat, sie schaute uns an, wir haben wer weiß wie viele Male

– Ana Maria

gesagt, den Teich, die Gartenlaube, die Garage durchgekämmt und fanden sie in einer Ecke des Hofes, wo sie sich selber kräftig trat, um den Schmerz zu mildern, und den Arm im Kittel versteckte, keine Träne, keine Klage, allenfalls ein leichter Ölfilm auf der Stirn wie an Fiebertagen, sie kam mit uns zur Notaufnahme, sah uns an und sah uns immer noch an, als sie untersucht wurde, man sie auf eine Krankentrage legte, sie durch den Korridor wegrollte, uns daran hinderte, sie zu begleiten

– Warten Sie hier

und Ana sah uns an, schutzloser, kleiner, an dem Tag, an dem ich alt bin und sterbe, werde ich mich daran erinnern

ein endloser Korridor, mein Vater, meine Mutter

– Ana Maria

in Algés die Ertrunkene vor uns, ihr Säckchen aus mit Margeriten bedrucktem Stoff, die Köchin strahlte

– Danke gnädiges Fräulein

glücklich wegen der Vertrautheit der Selbstmörderin mit mir, der Tochter eines Herrn Doktor, einer gebildeten Person, nicht so dumm wie die Gänse, die, bevor meine Großmutter sie beim Roulette verwettete, mit dem Zorn Hinkender auf uns zukamen, der Chauffeur, nicht dieser, der alte, der uns, den Hut in der Hand, besuchte, gnädige Frau, Herr Doktor, die gnädigen Fräulein, bewarf sie mit Steinen, und die Gänse umringten uns mit Teekesselgefauche, die Kellner des Casinos verbrachten einen ganzen Nachmittag damit, sie in den Beeten zu jagen, meine Großmutter zu meiner Mutter, während sie ihnen vom Balkon her mit unendlichem Ekel zusah

– Letzten Endes war es ein Glück daß ich die Jetons auf die falsche Zahl plaziert habe Amélia es sind finstere Tiere

so finster wie das Saphirhalsband, das Silberbesteck, der Flügel, das französische Porzellan, der Rechtsanwalt und der Chauffeur brachten das Klavier, das in der Garage als Schrank diente, man drückte auf eine weiße Taste, gleichgültig, auf welche, und nichts, man drückte auf eine schwarze Taste, und ein flauer

Schmerz, meine Großmutter versuchte sich an einem Arpeggio, und es gelang ihr ein Kolikenschlingern, in dem Schrauben niedergingen

– Ich mag dieses Klavier liebe Amélia hör mal den zarten Klang

einmal ganz abgesehen von den Aquarellen des Herrn General, der Mahagonigarderobe und den Terrinen aus Macau, das Haus leerte sich jedesmal, wenn der Lieferwagen des Casinos am Gartentor parkte, mein Vater im Arbeitszimmer verschanzt, meine Mutter diskutierte unter dem Vordach und sah zu, wie Marmorgegenstände und Statuetten zur Straße hinunterglitten, und meine Großmutter

– Alles Müll

mein Vater sah uns von der Klinik aus in Algés, ich bin ganz sicher, daß es nicht Maria Clara und Ana Maria dort auf diesem Sofa sein können, Amélia, ich bin sicher, daß es nicht meine Töchter da auf diesem Müll in einem leeren Keller sein können, Maria Clara ist viel größer, Ana Maria ist nie aus dem Haus gegangen, ohne sich die Lippen anzumalen und das Haar zusammenzubinden, das sind nur zwei armselige Gestalten, Amélia, zwei von denen, die sich wartend auf eine Mauer setzen, der erste, der vorbeikommt, nimmt sie mit in eine Hütte oder eine Gebüschfontäne, nicht mal ein Geldschein, eine Münze oder zwei

– Da nehmt

schau doch nur den Vorhang, wie er sich zusammenzieht, und die Frau, die sie ruft, schau nur, wie sie zögern, sich zusammenziehen, einander anschauen und sitzen bleiben, das können nicht meine Töchter sein, Amélia, es ist sonnenklar, daß das nicht meine Töchter sind, denn meine Töchter sind um halb vier hier mit den anderen Besuchern, Ana Maria mit einem Nelkenstrauß und Maria Clara mit den Pralinen, die ich mag, und ihre Erleichterung, weil ich geheilt bin, ihr

– Hallo Vater

das

– Morgen kommen wir Sie abholen Vater

morgen wir vier in Estoril, Amélia, und Gott sei Dank ist nichts passiert, bin ich wieder geheilt, bin ich am Ende nicht gestorben, ich werde nachts aufstehen, um sie schlafen zu sehen, zwei kleine Mädchen, Amélia, die nicht einmal aufwachen, wenn ich das Bettzeug zurechtziehe, die Matratze zurechtrücke, damit sie nicht fallen, ich küsse sie, und sie drehen sich zur Wand

– Nein

und ich schließe langsam die Tür, gehe durch den Flur, finde mein Bett, ohne das Licht anzumachen, ich strecke mich neben dir aus, und ein riesiger Levkojenfrieden, denn der Wind hat sich gelegt.

Dreißigstes Kapitel

Wenn ich an die menschenleere Villa in Estoril denke und mich an den Vorabend der Ankunft meines Vaters aus der Klinik vor zehn oder elf Jahren erinnere

vor zehn Jahren, die Zeit in mir ist so schnell und die Zeit außerhalb von mir so langsam, ähnlich wie die Fotos, die die Menschen zu Gespenstern machen und die Gespenster zu Unbekannten

wenn ich an die Villa in Estoril denke und mich an den Vorabend der Ankunft meines Vaters erinnere, an dem das Haus noch lebte, oder zumindest glaubte man, es lebte noch, oder zumindest glaubte ich, es lebte noch, und jetzt, wo zehn oder elf Jahre vergangen sind

zehn Jahre

an dem Ort, an dem wir gelebt haben, die Gerüste eines Hotels, und obwohl die Palmen beim Casino sich noch im Wind entfalten, sind die Drosseln ohne Unterschlupf, meine Mutter in Tomar, meine Schwester eine Postkarte ohne Adresse und fast ohne Worte am Ende des Jahres aus Italien, ich mit meinem Mann in einer Wohnung fern des Tejo, sehe, wie die Kälte die Deckel der Mülltonnen mit Tau überzieht, während im Zimmer mein Mann

– Clara

nicht

– Maria Clara

nicht

– Clarinha

im Zimmer, das sein Junggesellenzimmer war, die Fotos aus der Junggesellenzeit, die Junggesellenmöbel, mein Mann

– Clara

nicht weil er mich braucht, sondern weil mein Sohn in der Wiege aufgewacht ist, die schon seine und die meiner Schwiegereltern war

– Nehmt sie mit

eine Wiege, die der Schneiderin oder dem Chauffeur hätte gehören können und an der die Bänder noch die Knautschstellen der Schleifen hatten, so anders als unsere Wiegen im Keller, ihn nicht hören

– Clara

ihn vor allem nicht hören

– Clara

an die Januarkälte auf den Mülltonnen und an die Platanen gefesselt, die, weil es keine Wolken gibt, still dastehen, denke ich an meine Mutter, an meinen Vater und bin daher nicht

– Clara

ich bin

– Clarinha

ich bin achtzehn Jahre alt und spaziere dort hinten durch den Gemüsegarten, stolpere bei der Gartenpforte über meine Großmutter, die sich gerade vorsichtig wie ein Dieb mit zwei Fayencetellern davonstiehlt

– Sag es nicht weiter Kleine

ich bin nicht Clara, ich war nie Clara, habe Estoril nie verlassen, es sind nicht

zehn

es sind nicht zehn Jahre vergangen, ich schaue weder auf die Platanen die Straße hinunter noch auf den Mann in einem Hauseingang, in dem ich

und mein Mann im Schlafanzug hinter mir

– Clara

den Leibwächter erkenne, der in Sagres in der Fischerhütte umgebracht wurde, bevor die Finger des Schlafanzuges meine Schulter berühren, bitte ich ihn

– Faß mich nicht an

schreie ihn beinahe an

– Faß mich nicht an denn wir kennen uns noch nicht faß mich nicht an

und er löst sich in der Fensterscheibe auf, der Schlafanzug, das Unverständnis, die Überraschung zusammen mit den kleinen Tischen und der Anrichte, die ich nicht ausstehen kann, die beunruhigte Frage

– Sind die nicht hübsch Clara?

Gegenstände, die die Leitung des Casinos abweisen würde und die man, in ein entschuldigendes Lächeln eingewickelt, dem Gärtner oder der Köchin schenkte

– Ganz großartiges Holz

der Bezug aus Nappaleder, die gehäkelten Kissen, die Kieferverzierungen, der Gärtner dankbar, ich dankbar, eine wegwerfende Geste und darin eine angeekelte Grimasse

– Sie sind hübsch

die Aufmerksamkeit auf den Mann gerichtet, der in Sagres getötet wurde und im Hauseingang raucht und von dem ich die Schuhe besser sehe als den Körper, Sohlen, die den Dezember bekämpfen, indem sie auf einer Stufe tanzen, und darüber die Zigarette, Balkons und Schornsteine auf dem Weg zum Friedhof am kleinen Platz rechts, an dem meine Schwiegereltern in einer Wohnung leben, die ein verkleinerter Abklatsch der unsrigen ist, genau solche Lampen, genau solche Teppiche, genau so eine Garderobe mit eisernen Röschen, die mir die Strümpfe zerreißen, wenn ich die Hemden auf die Leine hänge, bringt der Geruch nach Zypressen sogar im Mai den Herbst mit sich und eine Sehnsucht, eine Reue, ein Gefühl von Das ist es nicht, von Ich bin so blöd, von Ich will nicht, meinen Sohn auf den Arm nehmen und wieder einmal sagen

– Und jetzt?

zwischen dem Fieber beim Zahnen und dem Schlamm der Schlaflosigkeit, stundenlang an der Oberfläche der Müdigkeit verweilen, zusehen, wie die Zahlen auf dem Elektrowecker wechseln, und keine einzige Esche, kein Hauch von Beeten, keine dieser unvermittelten Bewegungen des tönernen Knaben, der sich in der Dunkelheit nach vorn beugte

ich bin ganz sicher, daß er sich nach vorn beugte

Rohre gurgeln ließ und in den Teich , ein Aufschrecken von Drosseln, das Knistern von Leibwächtern in der Gartenlaube, ein rächender Schlag auf den Knaben, der ihm ein Knie zerschmetterte und das Wasser zum Verstummen brachte

– Diese verdammte Statue

und daher fehlt mir, als mein Mann

– Clara

und ich meinen Sohn auf den Arm nehme

werde ich meinen Sohn mögen?

dies alles, die Villa, die Leute, eine andere Art, nicht glücklich zu sein, die ich dieser vorzog, am Vorabend der Ankunft meines Vaters aus der Klinik vor

sag es nicht, ich habe es mir schon gemerkt

zehn Jahren, mit Papiergirlanden, Gläsern und Sekt im Salon, die angeschlagenen Stellen der Deckelvasen zur anderen Seite gedreht, meine Mutter und Ana probierten Seidentücher aus, den guten Anzug erst in die Reinigung bringen und dann mit in die Klinik nehmen, alles in einem Plastiksack, in dem er auf dem Bügel tanzte, die Treppe hinaufsteigen, eine noch ganz neue Krawatte

woher haben Sie das Geld, Mutter, wie sind Sie an das Geld gekommen?

die Spritze der Krankenschwester, die Augen meines Vaters, die mich, obwohl sie mich weiterhin anstarrten, nicht mehr sahen und mich, von fern zurückkommend, wieder sahen, während die Zähne, die einen Augenblick lang riesig waren, wieder verschwanden, die Hand hielt meine Hand fest

noch heute hasse ich es, wenn man meine Hand festhält, erinnern Sie sich daran, wie ich stillhielt, wenn Ihr Daumen an meinem Hals lag, weil ich hoffte, wenn ich stillhielte, würde ich ihn weniger auf mir spüren?

und ich versteckte sie hinter dem Rücken, wo er sie nicht erreichen konnte, die Augen meines Vaters schauten weg zur Dekke, wo sie was weiß ich bei der Lampe suchten, und zu den Vorhängen, die auf ihrem

– Er wird wieder gesund er wird wieder gesund

beharrten, über diesen orangefarbenen und blauen Optimismus des Parkplatzes hinaus, der ihnen widersprach, und zur übermäßigen Sonne, die die Bäume altern ließ

Kohlestämme, Aschezweige, Beeren aus trockenem, verwestem Ruß

der Lastenaufzug arbeitete im Stationszimmer, und das Lachen einer Krankenschwester ging in dem Geräusch unter, der Mund meines Vaters öffnete und schloß sich, und bevor ich ihn fragte

– Was ist?

sein Profil

– Es ist nichts

genau wie ich

– Es ist nichts

als mein Mann mich im Wohnzimmer vorfindet, und es ist tatsächlich nichts, nur eine Villa, die es nicht mehr gibt, Menschen, von denen ich ihm nie erzählt habe, eine Alte mit Hütchen, die sich heimlich schminkte, Tuben ausdrückte und auf der Frisierkommode meiner Mutter Puder verschüttete

– Heute werde ich reich und bringe dieses kleine Haus wieder auf Vordermann

ein Blinder auf dem Liegestuhl bildete mit der Vogelscheuche ein Paar, und daher ist es nichts, verstehst du, es ist nichts, schlaf, nur die Hand meines Vater, die meine sucht, die nicht dort sein wird, ich gebe sie ihm nicht, fassen Sie mich nicht an, meine Großmutter fährt mit dem Stöpsel des Parfüms an den Ohren entlang, über die Handgelenke

– Sobald ich heute abend aus dem Casino zurückkomme wirst du ein Dienstmädchen nur für dich allein haben meine Kleine

und das Hütchen nickte zustimmend, bekräftigte ihre Gewißheiten, ab morgen Ihr Schaukelstuhl, Ihr Holzwägelchen, Vater

Herr Doktor, Herr Doktor, nehmen Sie, jetzt, wo Sie wieder

gesund sind, das Holzwägelchen, alle sagen, Sie werden für immer leben, Sie werden für immer leben, Herr Doktor, der Blutdruck großartig, die Laborergebnisse großartig, das Herz eines jungen Mannes, wollen Sie das Holzwägelchen nicht, sich auf dem Dachboden mit dem Holzwägelchen, dem Saxophon, dem Ballon auf den Fußboden setzen wie damals zur Zeit des Lehrers mit der Kreide am Rockaufschlag, Herr Doktor auf dem verglasten Balkon, das Wägelchen gegen die Brust gedrückt, erinnern Sie sich an die Kranke, Herr Doktor, an den Hustensaft, an den Geschmack der Kekse, die Kiefern, die Turteltauben, Adelaide, die verstohlen vom Musikpavillon herüberschaute, nicht den Mut hatte, Sie anzusprechen, und die Sie, selbst wenn sie bei Ihnen war, nie angesehen hat, wie oft in der Woche besuchen Sie sie, wieviel Geld geben Sie ihr, worüber reden Sie mit ihr

ich zu meinem Mann, es ist nichts, schlaf, leg dich auf meinen Platz, damit ich dir nicht fehle, und schlaf, die Hand meines Vaters, die meine aufgibt

(du siehst doch, es ist nichts)

das Bettlaken glattstreicht, als wäre ich das Bettuch, und ich bin es nicht

ich berühre Sie nicht, ich berühre Sie nicht

die Hand meines Mannes rückt mein Schulterpolster zurecht und macht es damit noch schiefer, so ist das immer mit den Männern, die Architektin resigniert

– Ich habe dich gewarnt Clarinha

fand ihre Zigarettenpackung nicht, nahm eine Kippe aus der Kaffeetasse, näherte sie dem Feuerzeug, schaute sich die Zigarette an und warf sie weg

– Ich habe dich gewarnt Clarinha

nahm die Zigarette, versuchte sie zu trocknen, und während sie versuchte, sie zu trocknen, zerbröselte sie zwischen ihren Fingern, mein Mann bemerkt das schiefe Schulterpolster und macht es noch schiefer, so ist das nun mal mit den Männern, eine empörte Stimme, die so tut, als wäre sie zuckersüß, und mir beim Hören Übelkeit verursacht warum habe ich bloß dich ausgesucht, warum du, warum du?

– Bist du nicht müde Clara?

das Licht im Badezimmer ärgerlich angemacht, ein wütender Wasserhahn, ein Schimpfen, das ich vorzog, nicht zu hören, morgen die Schritte meines Vaters auf dem Dachboden, unter dem Vordach, in der Garage, und Alcoitão und Leopoldina und meine Mutter besorgt

– Wohin gehst du jetzt?

welche Geliebte, Luís Filipe, welche Frau, wie lange schon jede Nacht auf dem Sofa im Arbeitszimmer so wie meine Tochter Maria Clara, die im Sessel im Wohnzimmer den Duft der Zypressen spürt, der den Herbst mit sich bringt, der Tau auf den Deckeln der Mülltonnen und die Platanen reglos, weil keine Wolken da sind, meine Tochter Maria Clara, die sich für niemanden interessiert, erinnert sich an uns, sie hat Falten bekommen, ist dünner geworden, wenn ich sie auf den Arm nehmen würde, würde sie nicht protestieren, sie käme, wenn ich sie umarmen würde, sie

was für eine Geliebte, Luís Filipe, was für eine Frau, wo doch das Spitzentuch auf dem Tisch liegt, nicht zusammenpassende Gläser, die meine Mutter zu verkaufen vergessen hatte, ein paar Porzellanteller mit Aluminiumtellern darunter

die Aluminiumteller der Inder vom Herrn General in Mosambik und der Kinderteller von Ana Maria, auf dem

Ana Maria

stand

(Maria Clara hat ihren gleich zerbrochen)

den ich verloren geglaubt hatte und im Taubenschlag für das Wasser der Turteltauben fand

die Leuchter waren aus Bronze und das vergoldete Schnitzwerk aus Blech, die Fasane auf Kredit, und du mit dem Anzug aus der Reinigung und der Seidenkrawatte und den Schuhen, die ich weiß nicht wer geputzt hat, du setzt dich nicht an das Kopfende des Tisches, küßt mich nicht, dankst mir nicht, suchst in der Hosentasche nach den Schlüsseln, suchst nach dem Geld, beachtest Maria Clara nicht, die mit den Blicken an dir hängt, beach-

test Ana Marias neue Frisur nicht, dich fragen, auch ich mit neuer Frisur und Ohrringen, die mir der Goldschmied geliehen hat

– Wohin gehst du jetzt?

und unter dem Bogen am Eingang amüsierst du dich auf meine Kosten

es kann nicht anders sein, als daß du dich auf meine Kosten amüsierst, obwohl du ernst bleibst, weiter das Geld suchst, dich der Tür näherst

– Sterben

der Wagen verscheucht die Drosseln zu den Palmen, was auch immer es ist, weitet sich in mir und tut weh, während deine Stimme im Salon geblieben ist

– Sterben

meine Mutter besorgt, die Papiergirlanden, die Kerzen, der Sekt, soviel Arbeit, Mutter

– Wohin gehst du jetzt?

eine Art verhohlene Trauer, Dessertgabeln anstatt Fischgabeln, Tränen, von denen wir behaupteten, es sei Regen auf den Fotos, wohin gehst du jetzt, Luís Filipe, welche Geliebte, welche Frau, und mein Vater in Alcoitão bei Leopoldina, er nimmt ein kleines Glas Tresterwein an, einen Keks

– Ich bin zum Sterben hergekommen

er wird den Wagen weiter weg stehengelassen haben, denn ich habe ihn nicht bemerkt, die Haustür muß offengestanden haben, denn er hat nicht geklingelt, ich muß im Schlafzimmer gewesen sein, denn ich habe die Treppe nicht gehört, und falls ich sie gehört habe, dann glaubte ich, es sei der Gast aus dem ersten Stock, der mit seiner Arthritis kämpfte, allenfalls der Treppenabsatz, allenfalls die Fußmatte, ein Säuseln von Wäsche, das von meinen Bettlaken auf dem verglasten Balkon stammen könnte, ein Vibrieren, genau wie das der Kiefern am Abend, und jetzt, da

und jetzt, da, mein Mann auf dem Flur, der nicht einmal ein Flur war, ein kleiner Tunnel, dessen Glühbirne vor Monaten durchgebrannt ist, und keiner von uns beiden hat sie ausgewechselt, so wie wir auch nicht die von der Lampe neben mir und die vom Badezimmer ausgewechselt haben, und daher herrscht hier immer Nacht, nicht mein Mann, nur sein Schmollen

– Bist du nicht müde Clara?

was denkst du über mich, sag, was denkst du über mich, du mußt doch dies oder das über mich denken, kannst nicht nur schmollen und beleidigt sein, hab keine Angst, es mir zu sagen

ein Vibrieren, genau wie das der Kiefern am Abend, und jetzt, da, mein Name, der Türknauf dreht sich, und es war nicht die Kranke, die von der Sprechstunde heimkam, oder der Briefträger, der ein Streichholz anzündet und Postkarten durchfingert

– Ich habe nichts für dich dir schreibt keiner

es war der Herr Doktor mit seinem Kuchenpäckchen, das Gesicht am Fenster, in dem das ganze Frühjahr die Hähne von Sintra und eine Tagundnachtgleichenbangigkeit, die Gelenke meiner Großmutter meldeten sich

– Leopoldina

erklärt mir mal, wie soviel Bangigkeit in die geschlossene Hand paßt, und jetzt, da, mein Name

niemand ruft deinen Namen, Leopoldina, niemand interessiert sich für dich, dich gibt es nicht, ich habe dich getötet, damit du denkst, es gibt dich, aber glaube ja nicht, daß es dich außerhalb der Sprechstunde des Psychologen, außerhalb meines Tagebuches, außerhalb von mir gibt, würde ich beispielsweise zu Ana sagen

– Leopoldina

Ana

– Leopoldina?

das Kaugummi reglos, die Pinzette für die Augenbrauen unbeweglich im Spiegel, die Hälfte des Gesichts starrt auf ein Härchen, die andere Hälfte wartet, das Kaugummi wächst, platzt, wird zu lila Klebe über dem Zahnfleisch und der Zunge, und die Klebe

– Leopoldina?

ein Vibrieren, genau wie das der Kiefern am Abend, und jetzt, da, mein Name, der Türknauf dreht sich, noch einmal mein Name, das ist die Tochter des Herrn Doktor oder der Herr Doktor

– *Leopoldina*
mein Mann
– Bist du nicht müde Clara?
der Herr Doktor
Leopoldina

Lastwagen, die, wie es mir schien, von ferne kamen, die Betttücher auf dem Balkon vor den ersten Tropfen von der Leine nehmen, vor der ersten blinden Schwalbe, die gegen die Regenrinne prallt, vor ihm stehen bleiben, bis er mich auffordert, mich zu setzen, und ihm ging es wieder gut, er war geheilt, die Laborergebnisse normal, die Röntgenaufnahmen normal, das Herz wie neu, zweihundert Jahre Gesundheit erwarten Sie, der Herr Doktor lehnte den Tresterwein, die Kekse, die Birnen in Sirup ab, die ich ihm schon vor Monaten eingekocht habe

wenn ich an Estoril denke, wachsen die Zypressen vom Friedhof schwarz in der Sonne, ich spüre sie über dem Dach, wie sie meine Arme streifen, meinen Körper berühren, mich mit sich zu meinen Eltern nehmen, nach Hause

Mutter Vater Ana Mutter Vater

mich vor meinem Mann, meinem Sohn verbergen, vor den Gebäuden mit bis zum Ende der Nacht erloschenen Jalousien, vor diesem Nappaledersessel, dessen Sprungfedern mir weh tun, als mein Sohn geboren wurde, wußte ich nicht, wie ich ihn anfassen sollte

die Lastwagen aus Murtal an der Kreuzung, einer am Eingang der Gasse, ein weiterer in den Gemüsegärten, wo er die Kaninchen verwirrte

als mein Sohn geboren wurde und ein Geschöpf im Kittel ihn mir zeigte, wollte ich ihn nicht sehen

– Ihr Sohn

ich legte das Kopfkissen auf meinen Mund, um ihm nicht zu versichern

– Das ist nicht meiner

denn ich bin Tochter, ich bin keine Mutter, von wem auch immer, ich bin Tochter, ich bin achtzehn Jahre alt, nein, achtundzwanzig, achtzehn, meine Großmutter, im Aufbruch zum Roulette begriffen

– Halt dich gerade Kleine

weichte Brot in einer Schüssel ein, mit Lederhandschuhen, die aussahen, als hätte sie zu viele Finger, und dennoch herb, stolz, unbesiegbar, der gerupfte Stock des Schirms ärgerlich auf den Dielen

– Halt dich gerade Kleine

deshalb denke ich nicht an Estoril, ich denke

der Herr Doktor lehnte den Tresterwein ab, andere Schritte auf der Treppe, die mich nicht interessierten, vom Juden, von den Leibwächtern

den Psychologen fragen, ob ich meinen Sohn mag

der Herr Doktor

– Ich bin zum Sterben hergekommen Leopoldina

meine Mutter und wir um das verlassene Kopfende des Tisches, das Dienstmädchen kreiste mit der Terrine, in der die Suppe so kalt war, und meine Mutter zum Dienstmädchen, indem sie auf das Kopfende wies

– Zuerst der Herr Doktor Jacinta

Jacinta gab dem Herrn Doktor nicht nur zuerst von der Suppe, sondern auch vom Fasan, vom Milchreis, vom Käse, meine Mutter, indem sie mit dem Messer auf das Dienstmädchen und dann auf den nächsten Teller wies

auf dem zufällig

Ana Maria

stand und den ich verloren geglaubt hatte

– Der Herr Doktor und die gnädigen Fräulein haben genug gegessen bring das Obst Jacinta

befahl uns zu kauen, ohne es auszusprechen, der Körper, nicht sie

– Kaut

rollte ein Brotkügelchen und legte es an den Platz meines Vaters, zog die Serviette aus dem Ring und entfaltete sie auf dem Tischtuch

– Kaut

die Drosseln ließen sich eine nach der anderen auf dem Giebel des Gewächshauses nieder, vier große, drei kleine

nein, fünf große, vor den Zypressen und den erloschenen Jalousien sitzend, sage ich, fünf große

graue Füße, gelbe Schnäbel, das Gefieder auf dem Hals lackglänzend, die Köpfe schnellten mechanisch wie zu Kopfnüssen vor, manchmal sangen sie zwei Töne in den Eschen, will heißen, man konnte aus einer Veränderung des Laubes daraus schließen, daß es die Drosseln waren, und die dunkle, auf dem Segeltuchstuhl hockende Brille meines Großvaters schüttelte sich auch, drei Krallen nach vorn

ich habe drei Krallen nach vorn ins Tagebuch geschrieben

und eine Kralle nach hinten, mein Großvater

– Hallo

die sich eilig unter den Flügeln der Weste verstauten, ich erzählte gerade, daß alle Drosseln zugleich auf dem Giebel des Gewächshauses saßen, als sie wegflogen, glitten sie als Schatten von der Wand an die Decke und verflüchtigten sich an der Decke, als sie sich im Gemüsegarten verflüchtigten, das Messer meiner Mutter ungeduldig, genervt

– Siehst du denn nicht daß der Herr Doktor kein Obst mehr will den Kaffee Jacinta

das Essen nicht angerührt in der Küche

was für eine Geliebte, Luís Filipe, was für eine Frau, gleich frühmorgens, noch vor der ersten Stimme in der Anrichte, zerwühle ich im Bett das Kopfkissen und die Laken, damit das Personal sich vorstellt, du schliefest noch mit mir, wenn die Haushälterin es ahnte, ihr Gesicht würde sich über mich lustig machen, wenn meine Mutter es ahnte, würde der Regenschirm auf den Fußboden klopfen, der Herr General in unendlichem Gram als Zeuge

– Was für eine Schande Kleine

das Essen nicht angerührt in der Küche, weil die Dienstmädchen sich nicht trauen, die Teller zu leeren, und ängstlich um sie herumschleichen, weil sie glauben, die Autorität meines Vaters befände sich noch auf ihnen, der nicht auf die Begrüßungen reagierte, den Gesichtsausdruck nicht änderte, nichts erbat, zu mir jedoch

– Töchterchen

ohne daß die anderen das Kind bemerkten, das in einer Armeleutewohnung ein Holzwägelchen an die Brust gedrückt hielt

Mutter Vater Ana Mutter Vater

und einen Keks, der Stunden hindurch nicht den Mund erreichte, während der Lehrer die Brillengläser mit einem Taschentuch rieb, meine Mutter faltete ihre und die Serviette meines Vaters zusammen, erlaubte uns

– Ihr dürft aufstehen

eine der Drosseln

ein Männchen

ein Männchen?

ein Männchen wechselte vom Giebel des Gewächshauses zum Rand der Veranda, neigte den Schnabel zu uns herüber

– Wiedersehn

der Tejo, die Palmen, die ganze Welt sagte

– Wiedersehn

wie die Gäste

– Die Ärmsten

die nicht mehr anriefen, nicht mehr klingelten, keinen Tee mehr in der Gartenlaube tranken

– Wiedersehn

meine Mutter stand vom Tisch auf, dessen Spitzendecke mir verbrauchter vorkam, lebte meine Großmutter noch, würde sie die Regenschirmspitze auf den Dielen stauchen

– Halt dich gerade Kleine

den Stuhl meines Vaters zurückschieben, wie mein Vater ihn zurückschob, wenn er wieder ins Arbeitszimmer ging

was für eine Geliebte, Luís Filipe, was für eine Frau, wenn ich wenigstens den Mut besäße, dir zu erzählen, was ich mir nicht zu erzählen wage oder, anders gesagt, daß ich in mehr als einer

Nacht

mit der Hand über die Lehne streichen

obwohl ein Rosenkranz am Kopfende hängt, in mehr als einer Nacht meine Beine, meine Arme, ich

ich ging durch das Zimmer, in dem früher der Herr General seine Siesta hielt, den Flur, die Anrichte, hinter der Anrichte die Küche, und in der Küche war das Essen meines Vaters nicht angerührt

wenn ich wirklich den Mut besäße, würde ich dir erzählen, daß in mehr als einer Nacht du ich bist, deine Hand meine Hand, in mehr als einer Nacht wir

der Herr Doktor, der die Begrüßung nicht erwiderte, den Gesichtsausdruck nicht änderte, nichts erbat, die Leibwächter standen da, der Rechtsanwalt respektvoll raunend

– Sie sind eben gerade in Beja losgefahren sie müßten uns gleich anrufen

und dann fühle ich das gleiche, fühle ich die Erinnerung an das gleiche, was für eine Geliebte, Luís Filipe, was für eine Frau

meine Mutter zu Jacinta, indem sie auf die Fasane, auf den Milchreis, den Käse wies

– Schütte das alles in den Eimer für die Schweine

während sie es sich mit den Knäueln und den Nadeln der Strickarbeit im Sofa bequem machte, die Haushälterin erschien mitsamt den Rechnungen des Monats in der Tür, gab es aber auf, Ana wollte gerade

– Mutter

sagen und verstummte, wollte gerade

– Maria Clara

sagen und schlug eine Zeitschrift auf, fragte mich mit der Lippe, während das Welchen Pelzmantel soll ich mir kaufen? ihr zuhörte

– Und jetzt?

und ich

– *Schütte das alles in den Eimer für die Schweine*

da, wo früher die Schweine waren, jetzt nur Erde und Unrat,

früher, wenn der Gärtner sich näherte, bedrohten sie sich gegenseitig, traten sie sich gegenseitig, das Messer drang bis zum Heft in den Hals, die Schüssel füllte sich mit einer dicken Paste, und sie blieben lebend am Haken hängen, Ana mit der Lippe genauso wie viele Jahre später, am Tag, an dem mein Vater geheilt aus der Klinik zurückkam und nicht mit uns zu Mittag aß, meine Mutter befreite sich von den Ohrringen des Goldschmiedes und reichte sie dem Dienstmädchen

– Schütte das alles in den Eimer für die Schweine

was für eine Geliebte, Luís Filipe, was für eine Frau, in mehr als einer Nacht bin ich du, in mehr als einer Nacht ist deine Hand meine Hand, und ich fühle das gleiche, fühle die Erinnerung an das gleiche

das Messer bis zum Heft im Hals meiner Schwester, und meine Schwester, während auf dem Sofa, auf der Zeitschrift, auf dem Pelzmantel, den ich kaufen soll, eine dicke Paste

– Und jetzt?

das Dienstmädchen reglos mit den Ohrringen auf der Handfläche, Anas Lippe

– Und jetzt und jetzt?

ich schweige und Annas Lippe zu mir

– Vater?

eine dermaßen hohe Stille, daß sie die Gardinen erschreckte

– Maria Clara ruf bitte den Vater an

die Köchin im Hof von den Drosseln umringt, ich erinnere mich hier bei den Zypressen daran, und alles zittert, alles zittert

Conceição

meine Mutter tat überrascht

– Ich habe dir doch gesagt du sollst alles in den Eimer für die Schweine schütten oder?

ihre Stimme weder dem Zorn noch den Tränen nahe, zerstreut, ruhig, mir fiel auf, daß der Ehering an der Hand fehlte, und der Ehering ebenfalls auf der Handfläche des

was für eine Geliebte, Luís Filipe, was für eine Frau

Dienstmädchens, ich würde ihn im zementierten Schweinekober suchen, mit einem Stöckchen im Müll, in der Erde herumstochern, ihn unter dem Wasserhahn waschen

– Ihr Ehering Mutter

ein eingraviertes Datum, das man schon nicht mehr lesen konnte, den Tag ja, neunzehn

siebzehn oder neunzehn

– Welcher Tag Mutter

und sie mit gesenktem Blick, indem sie den kleinen Finger auf der Nadel nach vorn schob und vielleicht die Maschen meinte

– Siebzehn

der Monat und das Jahr gelöscht, ich probierte ihn an, und er fiel herunter, fast alles, was ihr gehörte und ich anprobierte, glitt an mir herunter, Blusen, Röcke, Wäsche, Hüte, ich ging vier oder fünf unbeholfene Schritte und erreichte mich ausgezogen und ohne Brüste im Spiegel, auf den Fotos aus dieser Zeit mein Jungengesicht, auf den Fotos von heute mein Jungengesicht

du bist der Mann im Haus, du bist der Mann im Haus, ziehen Sie die Sachen nicht einfach so vom Bügel, Mutter, packen Sie nicht Ihren Koffer, gehen Sie nicht weg, fassen Sie mich nicht an und gehen Sie nicht weg, ich hasse es, angefaßt zu werden, kaum berühren mich mein Mann oder mein Sohn, erinnere ich mich an Ereignisse, über die ich schwer reden kann, ich fühle mich schmutzig

schmutzig?

schmutzig, nehmen Sie Ihren Ehering, Mutter, und meine Mutter packte die Bürsten in eine Tasche, ohne den Ehering in Empfang zu nehmen, gäbe es den Regenschirm meiner Großmutter

– Halt dich gerade Kleine

würde er auf den Boden klopfen

was für eine Geliebte, Luís Filipe, was für eine Frau, erfinde keine Entschuldigungen, lüg mich nicht an

– Was soll das Kleine?

es ist überhaupt keine Geliebte, wie kommst du darauf, es ist dort, wo mein Vater in Alcoitão gewohnt hat, ein Haus mit gefliester Fassade, die verfugt werden muß, Hunde voller Flöhe, die den ganzen Nachmittag lang gedankenverloren in der Sonne liegen, Gärten, die mit Wellblechverschlägen voneinander getrennt sind, man kommt an der Kreuzung an einem Café vorbei, eine Straße, zwei Straßen und die kleine Wohnung in einer Gasse, die Lastwagen aus Murtal hinter dem Haus, und der Jude schickt einen Leibwächter oder zwei Leibwächter die Treppe mit einem Oberlicht hinauf, das dort oben zerfällt, und im Oberlicht hin und wieder Tauben, hin und wieder Regen, gehen Sie nicht gleich hinauf, warten Sie, bis die Lastwagen und der Jude und der Polizeioffizier gegangen sind, Mutter, achten Sie auf die Stummheit der Kiefern, die reglosen Kaninchen in den Gärten, auf diese Ruhe, Mutter, auf diesen Frieden, dort oben Leopoldina auf dem verglasten Balkon bei der Wäscheleine, und Vater so gelassen, so zufrieden, er sitzt mit einer Flasche Tresterwein und einer Dose Kekse, von denen er noch nicht einmal probiert hat, am Schreibtisch des Lehrers, schauen Sie nur, ganz ohne Sorgen, ohne aufzuschrecken, ohne genervt zu sein, ohne sich anzustrengen, genau wie es der Arzt geraten hat, er wartet auf Sie, Mutter, ich bin sicher, daß er auf Sie wartet, stolz auf den Anzug, die Krawatte, die Schuhe, stolz auf Sie, vergessen Sie die Ohrringe nicht, hier sind sie, zupfen Sie Ihr Haar zurecht, das Seidentuch, bevor Sie anklopfen, schauen Sie noch einmal nach

das Oberlicht hilft

wenn Sie im Spiegelchen aus der Handtasche gut aussehen, sagen Sie zu Ana

– Ich komme gleich

sagen Sie zu mir

– Ich komme gleich

keine Geliebte, Mutter, keine Frau, nur der Vater und Leopoldina, freuen Sie sich, eine Art Haushälterin, er kennt sie von Kindheit an, ein Geschöpf der Unterklasse, ein armes Ding, übrigens nicht wie er, auf dem verglasten Balkon, die Förmlichkeit, das Bewußtsein der Distanz, keine Vertraulichkeiten, das ist offensichtlich, kein Gespräch, bevor der Vater hereinkam, hat sie die Wohnung aufgeräumt, und dann blieb sie da und kümmerte sich um ihn, bediente ihn, eine Art Adelaide, verstehen Sie, oder wie die Inder des Herrn General, die Tabletts, die Erfrischungsgetränke, die Verbeugungen, kein Lastwagen, kein Motor, nur die Nachbarn, die auf den Treppenabsatz hinausschauen, weil sie von Ihren Schritten erschreckt wurden, aber warum, Mutter, warum nur dieser Geruch nach Verbranntem oder nach Pulver

so was Albernes, Pulver

dieser Geruch nach Verbranntem, da es sich um alte Herde handelte, die auf Raten wiederverkauft wurden, und alte Leute, die kein Gedächtnis haben und die Dinge vergessen, die Sie beobachten, Sie abschätzen, Sie beschuldigen, Sie aus Gründen, die Sie nicht verstehen, daran hindern wollen, in den zweiten Stock und zu Vater hinaufzusteigen, einer baut sich vor Ihnen auf, alles geflickt, alles fett, schlechte Manieren, beharrlich

– Lassen Sie sie in Ruhe tun Sie ihnen nichts Böses mehr kommen Sie nicht wieder her

Sie wußten nichts von dem Haus, Mutter, Sie Arme, Sie wußten nichts von Leopoldina, Sie kannten Alcoitão nicht, Sie achteten nicht auf die Ohrringe, das Seidentuch, das Ihnen von der Schulter rutscht, Mutter

nicht wahr?

Sie verstehen, ohne zu verstehen

eine scharlachrote Wolke im Oberlicht, ein Blutfleck

kein Blutfleck, welche Übertreibung: ein Blutfleck, eine Wolke oder der Widerschein der Kiefern oder ein Turteltaubenschwarm, der Geruch nach Verbranntem, der immer stärker wurde und sich dem Vater näherte, ein Geruch nach Pulver

nicht Pulver, nicht Pulver, alte Herde, alte Leute, kein Pulver

– Lassen Sie sie in Ruhe tun Sie ihnen nichts Böses mehr kommen Sie nicht wieder her

und als Sie verstehen, ohne zu verstehen, ein Treppenabsatz, zwei Treppenabsätze, das Oberlicht mit der Wolke in den zerbrochenen Scheiben, mein Mann

– Clara

damit meine Mutter und mein Vater zusammensein konnten und niemand sie störte, bat ich Sie noch

– Das Parfüm Mutter vergessen Sie nicht das Parfüm auf den Handgelenken am Hals

ich riet noch

– Lächeln Sie

und tatsächlich, genau wie ich es Ihnen versprochen hatte, Leopoldina auf dem Boden des Balkons und über den Schreibtisch gebeugt mein Vater, der Sie auch anlächelte, einen nichtssagenden kleinen Kreis, den besagten roten Fleck, zwischen den offenen Augen.

Und so wurden vollendet Himmel und Erde
mit ihrem ganzen Heer. Und so vollendete Gott
am siebenten Tag seine Werke, die er machte,
und ruhte am siebenten Tage von allen seinen Werken,
die er gemacht hatte.
Und Gott segnete den siebenten Tag und heiligte ihn,
weil er an ihm ruhte von allen seinen Werken,
die Gott geschaffen und gemacht hatte.
So sind Himmel und Erde geworden,
als sie geschaffen wurden.

Einunddreißigstes Kapitel

Nun, wo ich am Schluß meiner Aufzeichnungen angelangt bin, bedaure ich, daß sie zu Ende sind

ich habe immer bedauert, wenn was auch immer zu Ende ging

daher werde ich den Augenblick aufschieben, in dem ich das Tagebuch aus der Schublade hole, wo ich es versteckt habe, und mich an den Tisch setze, den ich unter dem Vorwand noch nicht gedeckt habe, meine Arbeit habe mich müde gemacht, die gefüllte Teigtasche sei nicht aufgetaut, mein Sohn ist in seinem Zimmer, es ist sechs Uhr, und bald schon kommt mein Mann aus dem Büro nach Hause

– Was ist denn hier los Clara?

ich schreibe ein oder zwei Zeilen, streiche sie aus, schreibe noch einmal, denn so war es nicht, so war es nicht, ein kräftigerer Strich über die Worte, da die Worte immer noch sichtbar sind, noch ein Strich, dieses Mal langsamer, viele schnelle x, und jetzt, wo der Satz nicht mehr lesbar ist, versuchen, ihn zu entziffern, denn letztlich war es doch so, ihn im Kopf noch einmal entstehen lassen, und er ist mir entfallen, den Gedanken suchen, der zu dem Gedanken geführt hat, aber ich schaffe es nicht, nur formlose Gesichter, meine Mutter womöglich, mein Vater ganz bestimmt, das Tagebuch in der Ecke der Unterwäsche verstecken, bevor der Schlüssel im Schloß, es bleibt mir keine Zeit aufzustehen, ein Hauch in meinem Nacken, das Händchen, das mir die Seiten stiehlt, sie gegen das Licht hält, sich in den Sessel setzt und Absätze buchstabiert und mich nackt dastehen läßt, so geheime, so ferne Geschehnisse, meine Großmutter in Tomar beim Dominospielen mit den Bauern, die Jagdhündin, die in das Staubecken gefallen ist, die Ungerechtigkeit, daß ich nicht hübsch bin, die Hündin ist nicht in das Staubecken gefallen, sie war alt und krank, und ich habe sie aus Mitleid ins Staubecken geworfen, sie war weder alt noch krank, sie war zwei Jahre alt, aber sie paßte ganz in den Korb hinein, mein Vater nahm sie immer mit zur Jagd und ließ mich zu Hause zurück

– Kann ich mit dir kommen Vater?

mein Vater in Gamaschen

– Nein

und die Hündin mit ihm anstatt ich, die Hündin, die Begeisterung, das Gerenne, geschlossene Augen, wenn mein Vater ihr die Stirn streichelte

ich habe nie meine Augen geschlossen, wenn mein Mann

er zog die Hündin vor, und weil er die Hündin vorzog, steckte ich zwei Backsteine und eines dieser alten Bügeleisen in den Korb, die man im Feuer heiß macht, ich nahm Essensreste, einen Spanferkelknochen, einen Hühnerkopf

– Princesa

und ein paar Minuten darauf nicht einmal mehr eine Narbe im Wasser, alles glatt, unschuldig, die Mauer, die Weiden, nur mein Gesicht im Begriff, sich zu beruhigen, wieder wegzugehen, Adelaide vor mir, ohne ein Wort zu sagen, ohne mich zu schelten, böse zu werden, nur ihr Gesicht stumm

– Ich weiß

mein Mann

– Was ist denn hier los Clara?

ich kann dich nicht ausstehen, weil ich befürchte, daß du meine Großmutter in der Taverne bemerkst, wo sie Spielschulden mit Weinschulden bezahlt, ich habe keine Zeit, zu denken, daß ich dich nicht ausstehen kann, und sogar ohne Zeit, zu denken, daß ich dich nicht ausstehen kann, kann ich dich nicht ausstehen, hoffentlich erkennst du nicht die Jagdhündin, die, die Vorderpfote abgewinkelt in der Luft, Hasen wittert, auf dem Grund des Staubeckens und auch Adelaide nicht, die stumm zu mir

– Ich weiß

als der Wirt, der eine Jacke anzog, wenn er ins Landgut kam, die Stufen hinunterstieg, dabei Münzen zählte und um Verzeihung bat, Wochen später zog er nicht mehr die Jacke an, beschränkte sich darauf, ein Papier vorzulegen, auf dem jeder Strich ein Liter war, und zählte eher Münzen, als daß er um Verzeihung bat, brummelte zur Handfläche, es fehle noch Geld, meine Mutter trat in die Speisekammer, in der meine Großmutter, der die Schulden gleichgültig waren, heimlich Löffelchen mit Gelee von einem oberen Bord naschte

– Also wirklich Mama

zeigte ihr das Papier mit den Strichen, das heißt ein vom Speck feuchtes Stück Einwickelpapier mit Bleistiftspuren, meine Großmutter war, den Löffel hinter dem Rücken, beleidigt

– Glaubst du lieber einem Tavernenwirt als deiner Mutter Amélia?

spähte man vom Eingang des Ladens hinein, war sie da in der Mitte und wälzte mit dem Fächer Essiggerüche um, in Begleitung von Adelaide, in einer Wolke Fliegen, mischte, umringt von mißtrauischen alten Männern, die Steine, wenn sie gewann, dann bauten sie uns Kirschholzstufen an die Veranda, klaubten Schädlinge aus dem Obstgarten und reparierten uns gratis das Dach, mein Mann mit dem Finger auf dem Absatz, während das Gebirge in der Ferne weder grün noch braun war, blau, ein Maultier oder ich schluchzte im Stall

ein Maultier, ich weine nicht

– Wer ist diese Karnevalsfigur da die mit den Bauern trinkt Clara?

nicht das Maultier schluchzte, ich war es, am Tag, an dem wir im alten Haus des Priesters den Schädel eines Esels fanden, den die Milane entblößt hatten, und ich schämte mich schrecklich bei dem Gedanken

– Die Jagdhündin

mein Vater steckte zwei Backsteine und ein altes Bügeleisen in einen Korb, öffnete den Korb für mich

– Steig da rein Clarinha

und meine Begeisterung, mein Gerenne, meine geschlossenen Augen, wenn er mir einen Hasen zeigte

– Faß

ich, die ich kein Blut sehen kann und der diese scharfen Zähne angst machen, ich fing ihn und gab ihn ihm, wenn sie das Staubecken trockenlegen oder dieses Gebäude zerstören, um den Friedhof zu vergrößern, werden sie meinen Mann finden

– Wer ist das denn Clara?

und mein Schädel entblößt, der Schädel eines Hundes, und mein Zeigefinger bei seinem, der den Absatz unterstreicht

– Ich sehe da niemanden und auch keine Taverne

so wie nach zehn

so wie es mir nach zehn Jahren nicht gelingt, den Arzt, meine Mutter, Ana, meinen Vater zu sehen, der auf uns wartete

– Die Jagdhündin das war ich Vater

bereits angezogen im Zimmer, die Hände auf den Knien wie die Hände eines Fremden, die Gewißheit, daß sie ihm, als sie ihn operiert haben, neue, längere, weißere Hände gegeben haben, die er langsam benutzte, indem er die Fingerglieder ausprobierte und sich an sie gewöhnte, ich erinnere mich an das Erdgeschoß der Klinik, ich erinnere mich nicht an meine Familie, die Pflanzen in den Töpfen deutlich, die Farbe der Fliesen, mein Vater betrachtete die Hände, die sie ihm geliehen hatten, ein Daumen rollte sich um den anderen, die Angestellte kam rückwärts, noch mit dem Mop wischend, aus dem Badezimmer, meine Mutter

– Luís Filipe

unbeholfen, den Klang abtastend, zwei Backsteine und ein altes Bügeleisen im Korb

– Adieu

keine Narbe auf dem Wasser, alles glatt, alles unschuldig, die Mauer, die Weiden, der Arzt bemerkte es nicht, Ana bemerkte es nicht, noch ein Bleistiftstrich auf dem vom Speck feuchten Papier, und meine Großmutter, die die Partie mit einer Doppelsechs begann, mein Mann bemerkte auf der nächsten Tagebuchseite das Wogen von Zweigen, verließ den Sessel und beugte sich über das Staubecken

– Clara

der Rechtsanwalt half meinem Vater in den Mantel, und die Hände brauchten ewig, bis sie wieder aus den Ärmeln kamen, als ich klein war, kamen sie auf dem Sofa auf zwei Fingern laufend auf mich zu

– Guck mal das Tier Clarinha

und ich zog meine Ellenbogen, meinen Bauch, den ganzen Körper ein

– Mutter

aus Angst vor dem Kitzeln und außerstande zu fliehen, das Tier, immer schneller, packte mich an der Taille, erreichte meinen Bauchnabel, der Bart piekste mich, ein angenehmer und unangenehmer Duft

unangenehm, und dennoch

den meine Mutter und Ana nicht hatten, und es war jemand anders, der lachte und in mir zappelte, denn ich war reglos, verwirrt vom Duft, schätzte ihn ab, spürte ihn, wünschte, er würde nicht weggehen

die Architektin hatte ihn auch nicht, auch Adelaide nicht, meine Großmutter nicht, der Chauffeur ja, mit kaltem Tabak vermischt, ich nehme an, daß meine Mutter aus diesem Grund im Wagen am Guincho in Erwartung des Kitzelns und das Kitzeln gleichzeitig hassend, und er humpelte auf zwei Fingern, zwei Pfoten auf sie zu

– Guck mal das Tier

die vom Mittelfinger länger, die vom Zeigefinger kürzer, meine Mutter zog die Ellenbogen, den Bauch, den ganzen Körper ein, ans Fenster gelehnt, wo die Schreie des Windes in den Dünen

– Mama

aus Angst vor dem Kitzeln und außerstande zu fliehen, mein Mann verweilte auf diesem Blatt fast am Anfang des Tagebuches, ging durch die Zistrosen, erspähte den Wagen von der Mauer der Festung aus, eine wilde Katze mit Dornen in den Ohren verschwand fauchend, von den Eulen gepickte und in den Granit geschmiegte Möwennester, meine wahre Mutter blieb reglos, das

Lachen war das einer anderen, wenn der Wind und die Brennesseln mich vertrieben, erklärte ihm die Stimme

– Die andere ist es die da lacht

weil meine Mutter nicht diese da ist, meine Mutter verabschiedete sich in der Klinik von den Krankenschwestern, den Ärzten, stöberte im Portemonnaie

und Ana kniff sie

– Mutter

nach Trinkgeld, was uns peinlich war

– Kaufen Sie sich davon ein kleines Parfüm

der Rechtsanwalt half meinem Vater, der wahllos umhertrieb, sich in den Türen irrte, den Fahrstuhl erreichte, und die Hand, die nicht ihm gehörte, drückte auf irgendein Stockwerk, und wir stiegen bei der Begräbniskapelle aus

Mutter Mutter

wo ein Sarg

Mutter

zwischen Hyazinthen stand und eine Leiche mit Hütchen einen Löffel Gelee verbarg oder den Hausaltar auf die Zwölf setzte, ich wollte

– Großmutter

rufen, sie bitten

– Tun Sie das nicht

mein Mann

ich wollte nur nicht, daß wir Bettler werden, ich wollte nur nicht in einer toten Villa leben, die täglich tiefer in die Erde einsank und deren Türen die ganze Nacht in den Angeln zitterten und schlugen und schlugen, es scheint schon keine Sonne mehr darin

schau nur

obwohl es keine Gardinen gibt, weil die Bäume sich nähern, die Säulen der Terrasse eingeknickt sind, die Regenrinne tropft das ganze Jahr ihren langsamen Dezember, Gott sei Dank kann ich euch noch helfen, und deshalb laß mich in Frieden, Kleine, nicht den Hausaltar auf die Zwölf, die heilige Teresa auf die

Zwölf, die heilige Isabel auf die Acht, den Erzengel Michael auf die Einundzwanzig, die Palmen draußen hießen dies gut, der Tejo war einverstanden, die anderen Spieler, nicht die Levkojen

– Jesus Christus

Menschen hinter mir, nicht Eschen, ein empörtes Knistern, da sie

aus Neid

wollen, daß wir arm bleiben, die Türangeln die ganze Nacht lang vor und zurück, selbst in den windstillen Stunden, wir stiegen aus dem Bett, und ein Kauz schaute uns an, der Geschäftsführer rief wer weiß wen an

meine Tochter, meinen Schwiegersohn, die Lastwagen aus Beja?

der Buchhalter vom Casino gab mir die Statuen wieder

– Madame

deren Aureolen und Kronen aus Silber ich ebenso verkauft habe wie die Palmzweige und die Perlen im Futter und den Umhang der Heiligen Jungfrau, ich riskierte die Zehn, und sie sagten die Elf an, wenn der Herr General noch lebte, würde er befehlen, daß es die Zehn gewesen sei, daß die Elf die Zehn war, die Zehn sei, sie würden mir das Geld geben, und die Villa wäre wieder so wie vorher, die Sekretäre, die Musik, die Dienstmädchen stünden auf, wenn ich einträte, der Besitzer der Pfänder schob die Märtyrer über den Tresen

– Steck die Puppen wieder ein Tantchen

ich wollte nur nicht, daß wir Bettler werden, verstehst du, und das Personal die Achtung vor uns verliert, wie gut kann ich es hören, dieses Geräusch von Stimmen, das Stimmen unähnlich ist, ganz im Gegensatz zu dem, was ihr annehmt, sind es nicht die Levkojen, sind es nicht die Eschen, ist es nicht das Wasser im Teich, es sind die Dienstmädchen, die euch verhöhnen, mich verhöhnen, Adelaide

– Seid still

und sie verhöhnen auch Adelaide, nennen mich eine Alte, nennen mich Vogelscheuche, nennen mich Clown, und es ist nicht die Kletterpflanze, ehrlich, ich kannte die Kletterpflanze schon, bevor ihr geboren wurdet, die Gattin des Herrn General hat sie gepflanzt, deshalb ist es nicht die Kletterpflanze, ich wollte nur nicht, daß wir Bettler werden, verstehst du, wir waren nie Bettler, ich habe den Präsidenten Krüger kennengelernt, habe einen Herzog kennengelernt, wenn dein Vater ernsthaft arbeiten würde, in einem Unternehmen, in einer Firma, für den Staat, anstatt die Nachmittage damit zu verlieren, mit Negern zu reden, würde ich den Hausaltar herrichten, Seidengewänder kaufen und ihnen

Kleine

Seraphim beigesellen

der Geruch unangenehm, und dennoch, ein Gelächter, das nicht meines war, ich lache nicht so, die Stirn streifte meine Stirn, der Bart piekste mich, ich außerstande zu fliehen, etwas erschauderte in mir

– Mutter

jetzt, wo wir nicht mehr arm sind, habe ich meine Tochter und meine Enkelinnen losgeschickt, damit sie sich anständig anziehen, habe Adelaide angewiesen, die Neger rauszuwerfen, und mich in den Korbsessel auf der Terrasse gesetzt, der mir immer schon gehört hat, empfange mit meiner Fuchsstola und dem Schmuck, von dem sie behaupten, er sei falsch, der es aber nicht ist, die Gäste, verzeihe ihnen

warum sollte ich ihnen nicht verzeihen?

daß sie uns so lange nicht besucht haben

und da der Rechtsanwalt

– Erlauben Sie Herr Doktor

und der Vorhof der Klinik, Pflanzen in Blumentöpfen, die Farbe der Fliesen, der Jude drückt die falschen Finger meines Vaters, und als er sie wieder losläßt, fallen sie mit den Ärmeln herunter, während mein Mann ihn im Tagebuch betrachtet, in die Seite eintaucht, ihm den Arm schüttelt

– Sind Sie nicht froh daß Sie nicht gestorben sind?

meine Mutter, als ob sie ihn sehen würde

– Dein Schwiegersohn Luís Filipe

und mein Vater stumm, stellt uns keine Fragen, redet auch nicht mit uns, sagt nicht

– Clarinha

dein Vater hat nie

– Clarinha

zu dir gesagt, das bildest du dir ein, er kam in den Salon, als würde er uns nicht bemerken, und redete mit niemandem, und daher hat es nie zwei Finger gegeben, die auf dich zukamen, keine Stirn hat deine gestreift, kein Tier, wir existierten für ihn nicht, er sah uns nicht, er sah die Brotkugeln auf dem Tischtuch, wozu all die Lügen, Maria Clara, wo du doch allein in einer Ecke hocktest, geistesabwesend, schmollend, an weiß ich was dachtest, uns auch nicht sahst

mein Vater, der nicht, wie er es immer tat

– Clarinha

zu mir sagte

und der Fluß bellte an der Mauer, stille Pinien, Schienen, die diesseitige Hälfte des Gartentors, an der Gitterstäbe fehlten und die von der Säule abgenommen und an die Mauer gelehnt worden war

ich wollte nur nicht, daß wir zu Bettlern werden

die Dachluke, die Gartenlaube, die gestutzt werden mußte

ich wollte nur nicht, daß wir in einer toten Villa wohnten, die stündlich tiefer in die Erde einsank und deren Türen die ganze Nacht in den Angeln zitterten und schlugen und schlugen, schau nur, wie die Bäume näher an dich heranrücken, die Säulen der Veranda sich biegen, ich wollte nur nicht, daß das Personal euch

die Dienstmädchen, die Schneiderin, die Haushälterin, der Sohn des Chauffeurs, der unter dem Vordach auf uns wartete, wenn meine Großmutter sich selber auf die Fünfunddreißig setzen könnte, würde sie es tun, die Lastwagen aus Murtal am Telefon, der Rechtsanwalt tauchte aus dem Arbeitszimmer auf

– Eine Nachricht aus dem Algarve Herr Doktor

und anstatt ans Telefon zu gehen, suchte mein Vater den Schlüssel zum Dachboden in der Kommode, die Hände, die sie ihm geliehen hatten, schoben Papiere zur Seite, ihm fehlte Haar, er war dünner geworden, gebeugt, unerwartete Gelenke klappten im Anzug langsam zusammen

der Duft der Zypressen unten auf dem Friedhof

(hin und wieder schrien die Pfauen qualvoll auf den Gräbern)

wuchs im Fenster, und mein Mann, verweilte beunruhigt auf dem weißen Teil der Seite, die ich noch nicht geschrieben hatte

ich bin am Schluß meiner Aufzeichnungen angelangt und bedaure

– Wie geht das hier zu Ende Clara?

eine Zeile oder zwei, ein stärkerer Strich über den Worten und viele x, entziffern, was man nicht versteht, überrascht feststellen, daß nichts so geschehen ist, wie wir es dachten

es ist überhaupt nichts geschehen, versuche nicht, mich zu erschrecken, ich war im Haus, ich habe gesehen

die Zypressen hier mitten zwischen den Nappaledersesseln, die Glocke der Kapelle, darin so viele Tränen, mein Mann zu meiner Mutter, die ihn nicht hören konnte

– Wie geht das zu Ende gnädige Frau?

und die immer, wenn sie an einem Spiegel vorbeikam, einen Augenblick innehielt und die Ohrringe überprüfte, wenn wir uns in der Wohnung meiner Schwiegereltern hinten etwas herausbeugten, konnte man die Kapelle sehen, Kreuze von Kriegsteilnehmern, Grabkapellen, sonntags netzte meine Schwiegermutter das Taschentuch mit Eau de Cologne und ging mit ihrer Patin reden, ein Bild auf einem von den Vögeln befleckten Stein, von dem man nur ein Auge erkannte, und dennoch schneuzte sich meine Schwiegermutter wie vor einem vollständigen Menschen

– Patin

dasselbe Bild, allerdings vollständig und zwischen Öldochten auf dem Altar im Wohnzimmer, und die Patin oder, den Atem anhaltend, dasselbe Bild, allerdings kleiner, in unserem Wohnzimmer, mit strengem Mißtrauen, genau wie die Haushälterin, wenn sie auf einem Möbel Staub entdeckte und die Dienstmädchen ausschalt, wenn meine Eltern nicht da waren, sagte sie

– Maria Clara

als wäre auch ich ein Dienstmädchen

– Wasch dir sofort die Hände Maria Clara

oder

– Wenn man ins Haus kommt tritt man sich die Füße auf der Matte ab Maria Clara also geh wieder raus und tritt die Füßchen ab

wenn meine Eltern da waren, verlor sie kein Wort über den Matsch und sagte

– Gnädiges Fräulein

die Tochter von der gnädigen Frau und von diesem Mann, von dem niemand weiß, woher er kommt, der sich mit Negern und Arabern im Arbeitszimmer einschließt, wahrscheinlich sind das seine Verwandten, wahrscheinlich sind sie seine Familie, Neger und Araber, und Maria Clara

ich möchte schwören

ist auch beinahe Negerin, diese Nase läßt keinen Zweifel aufkommen, meine Tante erkannte sie, ohne sich je zu irren, am Augenweiß, das nicht weiß ist, sondern trübe, gelb

– Der da ist ein Neger

und wenn man nachfragte, war es tatsächlich einer, der Chauffeur hat mir erzählt, daß er den Herrn Doktor sonntags zum Haus irgendeiner armen Frau in Alcoitão mit einem verglasten Balkon zu den Kiefern und den Turteltauben fuhr, ich bin mal nachmittags dort im Café gewesen, beim Schuster, beim Schlachter, und die Feuchtigkeit von Sintra sprudelte in meinen Knochen, bis ein Geschöpf in einer Reihe Paprikapflanzen

– Die Gasse

eine Querstraße, in der zwei Männer in einem Lastwagen auf weiß ich wen warteten, und ich traf sie mit Schürze an, wie sie an einem Fenster Bettlaken aufhängte, eine Frau mittleren Alters, unbedeutend, klein

– Die Enkelin des Lehrers

erklärte man mir

– Leopoldina

erklärte man mir, und ich sah sie von der Haustür aus, einer der Männer aus dem Lastwagen, der denen ähnlich sah, die auf den Juden aufpaßten

– Zieh Leine

mein Mann netzte den Finger an der Zunge und blätterte im Tagebuch zurück

– Wo steht das wo steht das?

ganz bestimmt einer von denen, die auf den Juden aufpaßten, der so wohlerzogen, so vornehm, großzügig mit den Trinkgeldern war

– Damit Sie für mich beten Dona Manuela

genau so, Dona Manuela, ein echter Gentleman, der Leibwächter, der bei seinem Chef keinen Benimm gelernt hatte, mit etwas wie einem Gewehr oder, anders gesagt, einem an das Lenkrad gelehnten Spazierstock oder einem Rohr, den Zeigefinger am Abzugshahn oder einem Knoten im Holz

einem Knoten im Holz

– Zieh Leine

nicht laut, sondern leise, damit niemand es hörte, ohne dabei die Bettlaken am Fenster und die Unglückliche mit den Wäscheklammern aus den Augen zu lassen, eine Wolke ließ auf dem Boden den Schatten einer Karavelle zurück, zwang dadurch einen Kanarienvogel, sich zwischen zwei der Sitzstangen in seinem Drahtkäfig zu entscheiden, was er so unerwartet und schnell tat, daß er zugleich auf beiden war, die Karavelle glitt zum Tejo hinunter, legte Nacht über Buchsbäume, die gleich darauf wieder tagten, erst hell, dann dunkel, dann wieder hell, obwohl noch Segelfetzen und Seeleute in den Zweigen hingen

– Dona Manuela

der Spazierstock oder das Rohr

auf gar keinen Fall ein Gewehr

– Habe ich dir nicht gesagt du sollst Leine ziehen?

mein Mann las hier und da im Tagebuch, diese Seite, jene Seite, einen ganzen Absatz, in dem meine Mutter lächelte, hielt das Buch vor Angst, jemand stürbe, näher an die Lampe, ich in der

Küche

jetzt, wo ich am Schluß der Aufzeichnungen angelangt bin, bedaure ich

mache das Abendessen fertig, und der Tau auf den Deckeln der Mülltonnen

ich habe immer bedauert, wenn was auch immer zu Ende ging

und in der Annahme, die Haushälterin sei dort unten, nicht in Alcoitão, dort unten und schaute mich an und sagte

– Zieh Leine

sagte

– Eine Frau in meinem Alter unbedeutend klein

wasch dir sofort die Hände, Maria Clara, und vergiß nicht, die Füße auf der Matte abzutreten, wenn du ins Haus kommst, also geh wieder raus und tritt die Füßchen auf der Matte ab, wie es sich gehört

die Haushälterin, der Lastwagen, der Jude, das Gewehr, das selbstverständlich kein Gewehr war, ein Spazierstock oder ein Stück Rohr im Duft der Zypressen, die mich aus einem Traum herbringen, mich ohne Stimme rufen

– He du da

so wie die Drosseln und die Levkojen und der zum Teich gebeugte tönerne Knabe, die mich in der Nacktheit des Zimmers umzingeln, mein Mann zeigt mir eine Seite, als kennte er, was ich noch nicht geschrieben habe, und entfernt mich vom Fenster und von der Haushälterin, zu der

– Wasch dir sofort die Hände Maria Clara

bei der nächsten Sprechstunde vergesse ich nicht, den Psychologen zu fragen, ob ich dich mag

zu der der Mann mit dem Spazierstock oder dem Rohr

– Zieh Leine

die Jalousien herunterlassen, bis der Spazierstock oder das Rohr mich niemals erreichen können, meine Mutter, meinen Vater, Ana, meine Großmutter vergessen

– Kleine

die versuchte die Bougainvillea zu setzen, ich habe so viele

Jahre gebraucht, bis ich Sie verstanden habe, Großmutter, ich finde nicht, daß Sie eine Vogelscheuche mit Ringen sind, ich finde Sie nicht lächerlich, wenn Sie wollen, bringe ich Ihnen Gelee aus der Speisekammer, ich sehe zu, daß niemand auf dem Flur ist, der es weitersagt

– Gnädige Frau

und wir beide essen in Ihrem Schlafzimmer, ich gehe in Anas Zimmer, um den Stuhl zu holen, damit Sie sich darauf setzen und mir vom Herrn General, vom Präsidenten Krüger erzählen können, davon, wie wir reich waren und schnell wieder reich werden, denn morgen gewinnt die Siebenundzwanzig, Großmutter, ich bin ganz sicher, daß die Siebenundzwanzig gewinnt, und wenn die Siebenundzwanzig gewinnt, dann war mein Vater nie krank, gab es keinen Spazierstock oder kein Stück Rohr, die Leopoldina in Alcoitão überwachen, habe ich nicht geheiratet und bin nicht hier, gerade dabei, meine Aufzeichnungen zu beenden, oder, besser gesagt, ich schreibe einen Satz oder zwei, und streiche alles durch, schreibe es noch einmal, und so war es nicht, so war es nicht, ein Strich über die Worte, da die Worte aber immer noch lesbar sind, ein zweiter, langsamer Strich, viele schnelle x, und mein Mann zeigt auf etwas, einen Akzent, ein Komma, möchte es unbedingt wissen, ganz verwirrt

bei der nächsten Sprechstunde vergesse ich nicht, den Psychologen zu fragen, ob du mich magst

– Was für eine Schrift ist das da?

er, der weder zu uns gehörte noch mit uns zusammenlebte, noch etwas von uns wußte, bittet mich, ihm zu antworten, und aus Angst, ich würde ihm antworten

– Sag mir nicht wessen Schrift das ist Clara und welches die anderen Schriften sind gib mir keine Antwort

und ich bin zum erstenmal fast gerührt, berühre beinahe seine Hand, als hieße, seine Hand zu berühren   , kurz davor

wir hatten den Zug genommen, und sie hat mich eines Tages nach Estoril in ein Viertel mit den Villen der Reichen hinter dem Casino mitgenommen, von wo aus man die Palmen und den Te-

jo und das Schloß von Sintra sehen konnte, hat mir gezeigt, was von ein paar Baumstämmen übrig war, von denen ich annahm, es seien Kastanien- oder Judasbäume, und meine Frau

– Eschen

ein eingezäunter Garten ohne Garten und Zaun, Arbeiter, die Abfälle in Lastwagen mit dem Nummernschild

Beja

abtransportierten, die ein Mann mit langer Nase zu dirigieren schien, und mir war auch so, als habe er zu ihr

– Clarinha

gesagt, meine Frau zeigte mir die Drosseln, ein zertretenes Beet, ein Holzpferd

– Hier habe ich gewohnt

ein langsamer Strich und viele schnelle x, mein Mann

– Was für eine Schrift ist das Clara?

versuchte etwas zu entziffern, das zu verstehen ich ihm helfen sollte

– Hier habe ich gewohnt

bemerkte beinahe meinen Vater, der

mit Fingern, die nicht seine waren

den Schlüssel in der Schublade suchte, diese Augen, die ebenfalls nicht seine waren, erschreckten Ana und bewirkten, daß meine Mutter wie vor einem Fremden, der Fremde

woher kennen Sie meinen Namen?

– Der Dachbodenschlüssel Amélia

und die Haushälterin

– Zieht Leine

wie die Männer vom Lastwagen, der mit der Mütze und der Narbe am Augenlid, nicht sein Partner, den man auf der anderen Seite des Fahrerhauses schlecht erkennen konnte und der so ähnlich aussah

er machte den Eindruck, als sähe er so aus

wie der Chauffeur, der mit meiner Mutter vom Guincho zurückkam, und eine Seeschwalbe gekreuzigt auf dem Auto

einen Augenblick lang dachte ich, es wäre der Chauffeur,

aber der Chauffeur würde niemals zulassen, daß der Leibwächter so mit mir redete, mir befahl

– Zieh Leine

wäre es der Chauffeur, würde er sich, während er den Arm seines Kollegen festhielt, entschuldigen

– Das ist Dona Manuela Gustavo

der Chauffeur würde bitten, nicht befehlen

– Es ist uns im Augenblick nicht recht daß Sie hier sind Dona Manuela später sage ich Ihnen warum

und ich glaube, daß die Turteltauben wegen des Spazierstocks oder des Rohrs unruhig waren, daß ein Aufschrecken von Kiefern, eine neue Karavelle voller toter Wächter verdunkelte das Ödland, der Herr Doktor, die gnädige Frau, die bescheuerten Töchter, die Alte, die die Heiligen vom Hausaltar auf die Nummern im Casino verteilte

ich bin am Schluß meine Aufzeichnungen angelangt, bedaure, daß sie enden

ich habe immer bedauert, wenn was auch immer zu Ende ging

daher werde ich den Augenblick aufschieben, in dem ich das Tagebuch aus der Schublade hole, wo ich es versteckt habe, und mich an den Tisch setze, den ich unter dem Vorwand noch nicht gedeckt habe, meine Arbeit habe mich müde gemacht, die gefüllte Teigtasche sei nicht aufgetaut, mein Sohn ist in seinem Zimmer, unter dem Vorwand, daß es sechs Uhr ist

sechs Uhr zwölf

und demnächst kommt mein Mann

– Was ist denn hier los Clara?

der Schlüssel im Schloß, es bleibt mir keine Zeit aufzustehen, ein Hauch in meinem Nacken, das Händchen

– Tu das nicht tu das nicht

das mir die Seiten raubt, sich in den Nappaledersessel setzt und die Lippen die Absätze entlangbewegt, dem folgt, was ich noch nicht geschrieben habe, was ich in diesem Augenblick mit dem Kuli zum Addieren der Monatsausgaben und der Aufstellung des Einkaufszettels für den Supermarkt schreibe, Kugelschreiber, denen mitten im Satz die Tinte ausgeht, ich mit zornigen Falten über dem Papier, und die Falten sind mein Vater, der die Kommodenschublade auf- und zumacht

– Die Dachbodenschlüssel Amélia

sind der Wagen auf dem Weg nach Alcoitão, meine Mutter, die sich versichert, daß die geliehenen Ohrringe nicht heruntergefallen sind

– Luís Filipe

mein Vater

was sie uns als meinen Vater aus der Klinik zurückgeschickt haben und was nicht mein Vater war, nicht nur die Hände, der Körper schmaler, dünner, in diesem neuen Anzug

frisch aus der Reinigung, nicht neu

mit dem fast neuen Anzug, er sagte nicht

– Clarinha

zu mir und hat auch nicht mit dem Daumen meinen Hals liebkost

dabei hätte ich es zugelassen, Vater, heute hätte ich es zugelassen

er ging nur durch den Salon, unter dem Vordach entlang, durch den Garten, und wie hätte er

– Clarinha

zu mir sagen oder mir den Hals liebkosen können, wo er mich nicht kannte, so wie er auch Ana oder das Haus oder meine Mutter nicht kannte, die den Schlüssel in der Kommode gefunden hatte und versuchte

– Luís Filipe

ihn ihm unter dem Vordach zu geben, aber er sah sie nicht einmal, ich bemerkte noch das Holzpferd im Dachbodenfenster hinter jemandem, der mir ähnlich war, sich verabschiedete oder mich heranrief

– Maria Clara

sich nicht verabschiedete, mich heranrief, sehr viel jünger als ich, sieben oder acht Jahre alt, ein Rohrstock, dem man ansah, daß es der Zauberstab einer Fee war, und ein aus der Truhe im Vestibül geklauter Hut mit schiefem Kopf, dem man auch ansah, daß es der Hut einer Fee war, wenn ich den Stab auf meinen Vater richten würde

ich weiß nicht, warum ich den Stab nicht auf ihn richtete

wenn ich den Stab auf meinen Vater richten würde, führe er nicht mit dem Chauffeur im Wagen weg, ohne die Fasane zu Mittag zu essen, die wir mit was weiß ich was für welchem Geld würden bezahlen müssen

vielleicht hätte der Schlachter ja das gedrechselte Bett vom Präsidenten Krüger angenommen, das wir dazu benutzt hatten

der Gärtner hat es benutzt, indem er die Bretter mit Hammer und Säge zerstückelte

den Hühnerstall zu reparieren, die Fasane in der Terrine und mein Vater

erzählte uns die Haushälterin

in Alcoitão bei der Geliebten, ein Armeleutehaus hinter der Kreuzung am Café, gnädige Frau, Sie fahren an einer Straße vorbei, an der nächsten Straße vorbei, rechts die kleinen Gemüsegärten mit dem Paprika, links die Gasse, jede Menge streunender Hunde, die in der Sonne ihre Wunden lecken, und ein zweiter Stock mit einem verglasten Balkon, man sieht sie sofort, die Arme, wie sie die Bettlaken an die Leine hängt, und die Leibwächter, die auf sie aufpassen oder die

ich wollte gerade sagen, auf die Nacht warten, um die Treppe hinaufzusteigen, an die Tür zu klopfen und

die Leibwächter paßten auf sie auf, so wie sie auch hier auf den Herrn Doktor aufgepaßt haben, wir hörten ihre Schritte auf dem Kies und im Laub, Bruchstücke von Gesprächen, die vom Wasser des Teiches zersplittert wurden, meine Großmutter

– Die Gartenlaube auf die Sechsundzwanzig

mein Mann, ganz liebevoll, wegen der leeren Seiten besorgt

– Geh nicht nach Alcoitão Clara

eine Woche nachdem wir uns kennengelernt haben, ließ ich ihn mich küssen und fühlte überhaupt nichts, ich sah seine geschlossenen Augen und fragte mich

– Warum macht er die Augen zu?

und fühlte nichts, mein Mann

– Mochtest du es?

so unbeholfen, der Arme, und daher dachte ich

– Habe ich es gemocht?

dachte nicht mit meiner Stimme, sondern mit seiner Stimme wie in einem Echo

– Hast du es gemocht?

fand keine Antwort, und um ihn nicht zu betrüben

– Ich habe es gemocht

im Gegensatz zu dem, was ich mir vorgestellt hatte, war es nicht schwierig

– Ich habe es gemocht

die Erleichterung miterleben oder die Dankbarkeit, und ich fühlte nichts oder, besser gesagt, den Wunsch, allein zu sein und mein Nichts abzuschätzen, so wie ich es Tag für Tag abschätze, diese Wohnung, diese Möbel, diese Nippes, diese Bilder, ich fahre nicht nach Tomar, um meine Mutter zu besuchen, ich rufe sie nicht an, ich schicke ihr keine Nachrichten, sehe den Tau auf den Deckeln der Mülltonnen, spüre den Duft der Zypressen, mein Sohn, der im Schlaf jammert

(den Psychologen fragen, ob ich es mag

– Hast du es gemocht Clara?

den Psychologen fragen, ob ich meinen Sohn mag)

und mein Mann besorgt

mein Mann besorgt wegen der leeren Seiten, die ich noch nicht geschrieben habe

jetzt, wo ich am Schluß meiner Aufzeichnungen angelangt bin, bedaure ich

– Geh nicht nach Alcoitão Clara

zeigt mir das Tagebuch so voller Bangigkeit, der Arme, als hätte er die Worte gelesen, die ich nicht weiß, als wären mein Vater oder Leopoldina zornig auf mich, als könnten mir die Leibwächter vom Lastwagen etwas antun, aber sie tun mir nichts an, ich bin die Tochter des Herrn Doktor, die Tochter ihres Chefs, ihres Herrn, dessen, der dies oder das befiehlt, und sie gehorchen ihm, ich bin das gnädige Fräulein Maria Clara, das gnädige Fräulein Clarinha

– Guten Tag gnädiges Fräulein Clarinha

– Wie geht es Ihnen gnädiges Fräulein Clarinha

– Bis morgen gnädiges Fräulein Clarinha

und mein Mann

– Geh nicht nach Alcoitão Clara

begreift nicht, daß ich nicht

– Clara

bin, niemals

– Clara

war, für niemanden, nicht einmal für ihn, als er mich küßte, vor allem nicht für ihn, als er mich küßte

der Wunsch, allein zu sein und in Frieden mein Nichts abzuschätzen

besteh nicht darauf, beharre nicht darauf, ich möchte allein sein und in Frieden mein Nichts mit Fingern abschätzen, die mir nicht gehören, so wie die Finger meines Vaters ihm auch nicht gehörten, ich schaue meine Hände an, und ich sehe die Hände meiner Großmutter, wie sie die Gartenlaube und die Fische aus dem Teich auf die Sechsundzwanzig setzen, es bringt nichts, wenn du mich bittest

– Geh nicht nach Alcoitão Clara

es bringt nichts, wenn die Fee mit dem Zauberstab aus einem Rohrstock und mit einem schiefen Hut ohne Krempe mich von oben ruft, es bringt nichts, wenn ich mich mit meiner Mutter und meiner Schwester um ein leeres Kopfende an den Tisch setze, und da ich hier bin, da ich Angst habe, hier wegzugehen, nehme ich den Kugelschreiber für die Einkaufsliste vom Supermarkt und beginne auf der Küchenarbeitsplatte einen Satz, streiche ihn durch, fange noch einmal an, und so war es nicht, so war es nicht, ein dickerer Strich über den Zeilen, da die Worte immer noch lesbar sind, ein zweiter langsamerer Strich und viele schnelle x, und von dem Augenblick an, in dem nichts mehr verständlich ist, wird mir klar, daß ich mich geirrt habe und es so war, den Gedanken im Kopf noch einmal entstehen lassen, und er ist mir entfallen, den Gedanken suchen, der zu dem Gedanken geführt hat

– Glauben Sie daß ich meinen Mann und meinen Sohn mag Doktor glauben Sie ich mochte meinen Vater Doktor?

und er war mir entfallen, nur mein Großvater mit der dunklen Brille auf der Terrasse, Adelaide, die die Mängel der Stola verbarg, indem sie das Futter nähte, die Köchin, die im Hof ein Hühnchen rupfte, meine Schwester am Telefon, wie sie das andere Ohr mit dem Finger zustopfte, der Rechtsanwalt in respektvollen Verbeugungen

– Herr Doktor gnädige Frau gnädige Fräulein

die Drosseln, vier große und zwei kleine

nein, fünf große

auf dem Giebel des Treibhauses, und plötzlich keine mehr, und die Eschen größer, die Levkojen, auf die zu treten sie mir verboten

– Maria Clara die Levkojen

die Architektin mit einer brennenden Zigarette in jeder Hand

– Clarinha

die sich oben auf der Treppe mit dem Lächeln eines Öllämpchens von mir verabschiedete, das plötzlich aufflackert, ehe es verlischt, und ich stieg in das Taxi zum Bahnhof, weil sie mir gesagt hatten

– Um acht Uhr zu Hause

und meine Eltern warteten, die Suppe schon kalt, da mich die Nacht auf der Straße und die Geräusche erschreckten, selbst die entferntesten waren zu nah, die Häuser gigantisch, die Bäume riesig, und da mein Mann

– Clara

nicht

– Clarinha

nicht

– Maria Clara

mein Mann

– Clara
und ich bat
– Sag es noch einmal
und er
– Clara
und er
– Clara
und er
– Clara
und du kannst mich küssen, wenn du möchtest, küß mich schnell und bleib bei mir auf dem Sofa, bis der Morgen kommt.

Zweiunddreißigstes Kapitel

Jetzt, wo ich mich schon an das Haus ohne meinen Vater gewöhnt habe, muß ich mich wieder an das Haus mit meinem Vater gewöhnen, und ein Unbehagen, das Gefühl, alles sei besetzt, zum Beispiel im Zimmer sein und an nichts denken und die Haut reinigen und plötzlich die Gewißheit, daß mein Vater neben mir steht, ich denke, imstande, ihn zu töten

– Wie kommen Sie dazu hier

denke

– Ich werde nicht hinsehen

beschließe

– Ich werde nicht hinsehen

und nachdem ich beschlossen habe

– Ich werde nicht hinsehen

drehe ich mich, wütend auf ihn, um, aber da ist niemand, ich reinige meine Haut weiter, führe ihn damit in die Irre, nähere die Watte meinem Gesicht

– Du entkommst mir nicht

verharre einen Moment reglos, blicke ganz schnell nach hinten, der Verdacht, er habe sich auf dem Flur oder auf der Türschwelle versteckt und warte dort, bis ich nicht aufpasse, ich drehe den Spiegel, und in der Bewegung der Zweige erscheint mein Vater in der Scheibe, ich gehe zum Fenster, aber im Garten ist alles in Ordnung, die Beete, der Teich, eine Taube fast oben im Wipfel des Baumes, den wir hinunterkletterten

mein Vater ist eine Taube

den wir heimlich nachts hinunterkletterten, um in der Garage der Nachbarn Pingpong zu spielen, einer von denen hieß Pedro, an den Namen des anderen erinnere ich mich nicht, der Blonde, der mich immer besiegte

Ricardo?

nein

Nuno?

nein

Miguel?

ich glaube ja, Miguel, er hatte ein Muttermal am Kinn, er stellte Ana immer ein Bein, mir hat er nie ein Bein gestellt, ich höre noch die Bälle, wenn man mit dem Schläger vorbeischlug und sie zu Boden fielen, ein immer leiser und schneller werdendes Klacken, man brauchte einen Besenstiel, und wir legten uns platt auf den Boden, um sie zwischen den Reifen herauszuholen, wenn wir wieder aufstanden, Ölflecken

– Mein Gott

wenn der Blonde mit dem Muttermal mich gefragt hätte, ob ich mit ihm gehen möchte, hätte ich nicht den Mut gehabt, ja zu sagen, ihm aber dankbar ein Bein gestellt

ich glaube, ich habe einen Monat lang

– Miguel

gesagt, den Klang abgeschätzt, gemessen, gehört, mal laut, mal leise, habe

Miguel

in alle Schulbücher in Großbuchstaben und kleinen Buchstaben richtig und verkehrt herum geschrieben und wieder ausgestrichen

Leugim

ich Airam Aralc

wir beide Leugim Airam Aralc

Ana im Badezimmer

– Miguel hat gefragt ob ich mit ihm gehen will Maria Clara

und ich wiederholte zu ihr hin stocksauer

– Leugim hat mich gefragt ob ich mit ihm gehen will Airam Aralc

das Herz

das arme

ein Blättchen, das sich löste, nicht einmal schlug, das Herz ein welkes Blättchen, und der Gärtner warf es mit Dutzenden von Herzen anderer unglücklicher Mädchen in einen Eimer, ich nahm ein Radiergummi und verbrachte Stunden damit, den gelöschten Namen zu löschen, bis das Papier riß, graue Röllchen, die man kräftig wegpustet, und während sie sich verteilten, adieu, Leugim, der, der Pedro hieß

Ordep

mit einem von diesen Ellenbogenstößen, die weh tun und deshalb ein Zeichen von Liebe sind, während wir einen Ball mit dem Besen heranzogen

– Willst du mit mir gehen Maria Clara?

ich stieß den Ball so weit weg, daß nicht einmal der älteste Bruder, ein Erwachsener von fünfzehn oder so, ihn würde holen können

– Nein

Ana zeigte mir die Flecken auf dem Kleid

– Was ist das?

ich, ohne es zu bemerken

– Miguel

meine Mutter

– Wie bitte?

und ich, als ich es begriff

(alle töten, alle töten und mich anschließend auch)

– Nichts

ich bin nie wieder an dem Baum hinuntergeklettert, auf dem mein Vater mich jetzt als Taube verkleidet beobachtete, ihm befehlen

– Verschwinden Sie Vater

mein Vater verschwand in den Palmen, und indem er in den Palmen verschwand, erschien er wieder in der Tür, denn die Seidenkrawatte war im Spiegel zu sehen, ich kam, nachdem ich mir an der Ecke des Bettes weh getan hatte, im Flur an

Miguel Miguel Miguel

und die Türschwelle leer, die Tür nur Tür, mein Vater im Salon, wo er meiner Mutter, die ferner, zarter war, antwortete

– Ich fühle mich ausgezeichnet

und so stört er mich hier seit Jahren im Haus, Miguel mit Hühnerfedern, die in einen um den Kopf gezurrten Bindfaden gesteckt waren, lehnte eine Leiter an die Mauer und stieg, die Handfläche auf dem Mund, wie ein Sioux schreiend die Sprossen hinauf, unterbrach das Schreien, wand sich und schimpfte

– Laß mich los

stieg die Sprossen ruckartig, von einem Oktopus verschlungen, der ihn an der Taille festhielt, wieder herunter, ein letzter Siouxschrei

– Ana

meine Schwester schwieg, rückte auf der Terrasse den Zopf zurecht, und ich litt mit ihm, der Oktopus verwandelte sich in seine Tante, die die Leiter von der Mauer nahm

– Diese Kinder das kommt überhaupt nicht in Frage Miguel

(die Töchter vom Schmuggler, von dem, der Neger und Araber und merkwürdige Ausländer empfängt, seine Frau grauenhaft, die Schwiegermutter ein sterbender Clown)

während der Sioux unsichtbar mit den Beinen strampelte, ein Schimpfwortfrosch hüpfte an die Oberfläche des Weinens, zertrampelte Blumen, Gardenien, ich werde den grünen Pulli nie vergessen, eine der Hühnerfedern flog um Hilfe bittend in einem Tanz auf, den Ana nicht gesehen hat, und verlor sich im Zittern der Ulmen

– Du willst wohl einen Klaps kriegen was Miguel?

das Herz, das arme, ein welkes Blatt, das sich löst

– Komm her komm her

und es vom Boden aufheben

die Frau des Schmugglers grauenhaft, die Schwiegermutter ein an Ringen erstickender sterbender Clown, wann nimmt die Polizei ihn endlich fest, wann werden die von hier vertrieben, und die grüßen uns noch frech

– Guten Tag

als wären sie ebenbürtig, jahrelang haben sie mit einem Blinden zusammengewohnt, der die Sonnenfransen mit dem Spazier-

stock abtastete und sich in sie einwickelte, immer wenn eine Wolke den Kies verdunkelte, erschraken seine dunklen Brillengläser

– Amélia

ein Möbelstück nach dem anderen verließ die Gartenpforte, und die grauenhafte Frau verabschiedete sich von den Kiefern und schneuzte sich in das Geld, das ihr der Schrotthändler zahlte

– Adieu

eine der Töchter war wie eine Sevillanerpuppe angezogen, die andere kickte Steine wie ein Mann, haßte alle, quälte die Frösche mit Haarklammern, fütterte die Kaninchen mit Zeitungsseiten, schnitt Schmetterlingen einen Flügel ab und warf sie in den Teich, in dem die Fische den Mund auf- und zumachten und Blasenvorträge hielten, eigentlich war es kein Teich, sondern eine Matschpaste mit einem tönernen Knaben ohne Finger an der linken Hand, der auf sie runter   , wenn die Laternen angingen, suchte die Gesellschaftsdame des Clowns ihre Herrin mit einem Rest Umschlagtuch

– Es ist so kalt gnädiges Fräulein

manchmal mitten in der Nacht ein Sioux

– Ana

noch heute manchmal mitten in der Nacht ein Sioux

– Ana

und das Herz gewichtslos dort unten auf der Straße, der Pingpongtisch zerbrochen, würden wir heute nachmittag spielen, gingen alle Bälle verloren, die Lampe am Garagendach ließ unsere Gestalten größer als die Erwachsenen erscheinen, unter dem Auto ein Geruch nach Ruß, und das Stimmchen eines erlöschenden Streichholzes

– Du willst nicht mit mir gehen Maria Clara?

meine Schwester nur zwei spottende Füße

– Ich habe alles gehört

noch zwei Füße neben ihr, die mich aufgebracht verachteten

– Nimm den Schläger Ana

ich schob den Ellenbogen weg, der meine Brust drückte

nicht nur die Brust, mich ganz fest drückte

– Nein

mein Mann stellte den Fernseher leiser, verstand mich nicht

– Was?

ihn fragen, und die Eschen so weit weg, ich so weit weg

– Kannst du Pingpong spielen?

ihn fragen, während die Tante, diese Kinder, das kommt überhaupt nicht in Frage

– Hat man dich nie ganz fest gedrückt?

der Schmuggler und seine grauenhafte Frau

meine Mutter war nicht grauenhaft, ich fand sie hübsch, wenn sie den Reif im Haar trug

suchten mich in der Villa, waren nicht aufgebracht, verachteten mich nicht, ich glaube, sie mochten mich

den Psychologen fragen, ob sie mich mochten

wir hatten kein Schwimmbad oder Rassehunde oder von Museumslampen beleuchtete Bilder, wir hatten den Herrn General in Schwarzweiß

in Graugelb

in einem schiefen Rahmen, mein Mann

wenn ich einen grünen Pulli tragen würde, vielleicht

– So hast du gelebt?

in Estoril vor zehn Jahren hätten meine Schwiegereltern die Gegenstände aus Angst vor Staub nicht einmal angefaßt oder wären mit einem vorsichtigen Finger darübergefahren, hätten um sich geschaut, mich angesehen, den Muff der Feuchtigkeit in der Wand, meine Wangen feucht, es sind keine Tränen, gnädige Frau, es ist der Schimmel, meine Wolljacke noch weiter zuknöpfen und den Schal um den Hals hochschlagen, denn es ist kalt, gnädiges Fräulein, nehmen Sie das Umschlagtuch, meine Großmutter und Adelaide holten sich heimlich schluckweise Kräutertees aus der Anrichte, meine Großmutter bot Adelaide einen Stuhl neben sich an, und Adelaide lehnte gerührt ab

– Da ist nicht mein Platz gnädiges Fräulein

wandte sich zum Zuckerumrühren respektvoll ab, wischte sich verschämt den Mund ab, lächelte, bemerkte meine Mutter, und ihr Lächeln vertrocknete, war entschlossen, meine Großmutter mit gesträubter Schürze zu verteidigen, als der Clown erkrankte, setzte sie sich stumm in eine Zimmerecke, so runzlig und dünn, daß wir sie nicht einmal bemerkten, kein Mensch, ein Ding in Trauer, sie strich eine Falte im Bettlaken glatt, redete mit dem Leinen in der Erwartung, das Leinen

was heißt hier Leinen, die Baumwolle, das Leinen hat meine Großmutter auf der Sechsunddreißig verloren

– Diese Kopfkissenbezüge und diese Bettlaken auf die Sechsunddreißig Kinder

hat sie auf das Roulette geworfen und damit die Jetons durcheinandergebracht, Adelaide in der Erwartung, die Baumwolle würde sie beruhigen

– Ich werde wieder gesund Kinder

setzte ihr das Hütchen auf den Kopf, um die kahle Stelle zu überspielen, die Ringe vom kleinen Finger auf den Zeigefinger, die Ringe der anderen Finger auf die Brust bei der Stola, damit das gnädige Fräulein wieder auflebte, wenn sie sie spürte

– Wie schön gnädiges Fräulein

mein Vater angesichts dieser glitzernden Mumie

– Wie entsetzlich

und das war das einzige Mal, daß ich hörte, wie Adelaide ihn ansprach, herrisch, riesig

– Halt den Mund

ungeachtet des Arztes, meiner Mutter, die

– Adelaide

Edialeda

meiner Mutter, die

– Luís Filipe

Síul Epilif

auf der Suche nach einer Hilfe, die nicht kam, meinen Vater anstarrte, der in einem uralten Park mit einem Musikpavillon ein Holzwägelchen im Arm hielt, und es war Sonntag, und der Lehrer mit der Kreide am Rockaufschlag

– Halt den Mund

warum gibt es keine fröhlichen Sonntage, warum möchte man am Sonntag immer

der uralte Park verblaßte, und es war wieder das Zimmer, Adelaide so runzlig und so dünn, immer so stumm

– Verzeihung Herr Doktor

dieses

– Verzeihung Herr Doktor

als sie gezwungen war, ihm ständig zufällig in der Villa zu begegnen, eine erloschene Entschuldigung

– Verzeihung Herr Doktor

was heißt das, Mutter, was für ein Musikpavillon, was für ein Rockaufschlag, was für ein Holzwägelchen

sonntags der Wunsch zu

was für eine alberne Idee, das haben Sie sich vorgestellt, ausgedacht, vielleicht liegt es am Blutdruck, an der Erschöpfung, Vater ist erwachsen, sehen Sie doch, Großmutter so ruhig, atmet nicht mehr, am Ende wieder bei Verstand, denn sie redete nicht davon, reich zu sein, forderte nicht die indischen Dienstboten an, wandte sich nicht an das Bild vom Herrn General

– Papi

und versprach ihm nicht, das Mahagoni und das Silber wieder auszulösen

(wir hatten die Veranda offengelassen, und die Spatzen ließen sich auf der Schabracke nieder)

mit Ringen aus Glas bedeckt, Adelaide stöberte in der Schürze nach Münzen, in der Hoffnung, den Arzt zu motivieren

– Retten Sie sie

der Schmuggler, die grauenhafte Frau, ein hinfälliges Dienstmädchen, der sterbende Clown, der im übrigen just in diesem Moment verschieden ist, diese Kinder, das kommt überhaupt nicht in Frage, Miguel, die weniger Häßliche eine Sevillanerpuppe, die andere ein Mann, der Steine kickte und alle haßte, diesmal schwieg sie allerdings beinahe gerührt, hilfsbereit

ich lasse mich nicht rühren, ich kümmere mich nicht um die Leute nötigte Adelaide zu einem Gläschen Portwein, der Alkohol hüpfte im Glas, oder aber es waren meine Finger, die hüpften

– Großmutter ist gerettet hier nimm

während meine Mutter der Verstorbenen die Cremes abwischte und darunter eine unerwartete Leiche zutage trat, will heißen, dieser offene Mund, diese spitze Nase, die Fingernägel, die weiterwuchsen, die Locke auf der Stirn, schon kein Haar mehr, Borsten, hüpfte der Portwein im Glas und ergoß sich auf die Bettdecke

– Da nimm

die Spatzen wechselten von der Schabracke auf die Eschen, die der Wind, der gedreht hatte, dicht und schwer machte, ich bemerkte die Haushälterin, wie sie mit einem Wäschekorb aus den Beeten herüberspähte

diese Kleinen, Miguel, das kommt überhaupt nicht in Frage, irgendwann kommt die Polizei und verhaftet sie alle

kein Sioux auf der Mauer, und dennoch Pingpongbälle hin und her über den Tisch, der, der mir mit dem Besen wedelnd seine Freundschaft angetragen hatte

– Ihr seid arm wir wollen euch hier nicht haben

wenn ich mich mit Öl schmutzig machen, eine Minute dem grünen Pulli nahe sein könnte, Adelaide ließ beim Arzt nicht lokker, der mit seinem Köfferchen schon unter dem Vordach angelangt, schon zum Tor hinuntergegangen war, zeigte ihren Münzenschatz, ihre Knöpfe, ihre nutzlosen Schlüssel, während sie meine Großmutter einkleideten, auf dem Bett ausstreckten, ihre Ringe wurden in der Schublade mit den Porzellangriffen und den durchgebrannten Glühbirnen verwahrt

– Retten Sie sie

die ganze Beerdigung hindurch hielt sie ein Umschlagtuch in der Gewißheit, daß die Herrin aufwachen würde, machte sich Sorgen wegen der Unbequemlichkeit der Grabmäler, wegen der Pappeln, der eiskalten Blümchen, der nassen Erde, die Bronchitis ankündigte

– Diese Kälte auf dem Friedhof gnädiges Fräulein

nicht nur das Umschlagtuch, eine Emaillekette, die sie wer

weiß wo gestohlen oder im Strandgut des Kellers entdeckt hatte und die das Roulette vielleicht annehmen würde, als sie den Sarg zum Abschiednehmen öffneten, war ich außerstande, sie zu küssen, das Parfüm verursachte mir Übelkeit, das Stearin verursachte mir Übelkeit, Adelaide heimlich, so klein, so dünn

– Eine Emaillekette auf die Neunzehn gnädiges Fräulein

und die Bronzen, das Mahagoni, die indischen Dienstboten, der Herr General zufrieden

– Ausgezeichnet ausgezeichnet

die Vitrine mit dem Billett der Königin

– Mein werter Freund

leer

auf welche Nummer, Großmutter?

in dem Augenblick, als sie das Grab geschaufelt hatten und die Gladiolen hintrugen

Sie hatten keine Zeit, die Gladiolen zu setzen, Großmutter, hätten Sie die Gladiolen gesetzt, hätten Sie gewonnen

der Jude begrüßte meine Mutter, meinen Vater, verweilte bei Ana, seine Hand an ihrem Ohr, und der Hals meiner Schwester willigte ein, beugte sich, wie Orchideen welken, kaum hatte sich der Jude entfernt, erlangte die Orchidee mit glücklicher Langsamkeit ihr Leben wieder, dieser müde Ausdruck der Schafe in Tomar, wenn die Lämmer sie allein lassen, und daher

ist es normal

die Tante zog den Sioux gewaltsam von der Mauer, auf der die Hühnerfeder wer weiß wie lange liegenblieb, sie entwischte zu den Palmen hin, als ich sie packen wollte

– Diese Kinder das kommt überhaupt nicht in Frage Miguel

ich bin in den Hühnerstall gegangen, um genau so eine zu suchen, doch die Hühner hielten mich für die Haushälterin mit dem Maistopf, umringten mich und pickten in meinen Rock, und ich verriegelte ängstlich die Tür, die Drosseln kamen von der Gartenlaube herunter und stahlen den Mais, taten, wenn die Hähne näher kamen, mit den Schwanzfedern wedelnd so, als würden sie weggehen, die Rosen öffneten ihre Blütenblätter, und darin nur

Duft oder eher ein hohler Hauch, Adelaide reglos am fertigen Grab, bedeckte es mit dem Umschlagtuch

– Es ist kalt gnädiges Fräulein

mißtraute den Pappeln, den Grabsteinen, wartete darauf, daß wir gingen, um den eingravierten Namen meiner Großmutter in die Fuchsstola zu kuscheln, damit das gnädige Fräulein ihre himmlischen Vorahnungen haben und Gott befehlen konnte

– Die Achtundzwanzig mein Junge

und Gott, der einverstanden war, zu einem Freund mit Schwert

– Die Dame hat um die Achtundzwanzig gebeten Gabriel

der Jude verabschiedete sich mit einem zerstreuten Kuß, den ich nicht einmal gespürt habe

– Ana Marias Schwester nicht wahr?

und wir waren allein außer ein oder zwei Leibwächtern, die in der Kapelle rauchten, auf dem Friedhof meiner Schwiegereltern gibt es Pfauen, auf unserem nur Unkraut und Katzen, über den Glocken klopfte eine Frau mit aufgekrempelten Ärmeln

netlepmerkegfua

so eine wie die Angestellte in der Schule, die uns nicht erlaubte, in der Pause ins Café zu gehen

– Nur mit Erlaubnis der Eltern nur mit Erlaubnis der Eltern

Teppiche auf dem Balkon eines Hauses, wenn ich die Lungen mit Luft füllte, hob sich das Schloß von Sintra, wenn ich die Luft aus den Lungen herausließ, senkte sich das Schloß, wir kehrten, in einem Meer von Gladiolen ertrunken, nach Estoril zurück, sahen, wie Adelaide das Grabmal prüfte, bereit zu Marmeladen, Kräutertees, Keksen, mich haben in jener Nacht die Türangeln der Gartenpforte geweckt, die mich aus dem Schlaf rissen, als wäre er aus Stoff, Adelaide im Garten, mit Umschlagtuch und Kette, mein Vater bei ihr, der ich weiß nicht was sagte, das ganze Universum im Dunkeln, von einem kleinen Licht auf dem Tejo abgesehen, Adelaide vergewisserte sich, daß in keinem Fenster Licht brannte, und

– Halt den Mund

das von meiner Mutter ging rechts von meinem an, ein heller Raum mit dunklen Gesten, meine Mutter

– Luís Filipe

– Lupuíspís Fipilipipepe

ich habe nie verstanden, aus welchem Grund du dich nach Mutters Tod weiter um Adelaide gekümmert hast, Luís Filipe, so wie ich auch nicht verstehe, warum du dich dagegen sperrst, daß ich sie wegschicke, sie ist zu nichts nütze, arbeitet nicht, verbringt die Nachmittage damit, im Keller Spinnengewebe zu durchkämmen, um weiß Gott was zu suchen, erst letzte Woche kam sie mit einem Paar Pantoffeln an, die sie im Müll gefunden hat

– Ich muß das dem gnädigen Fräulein bringen

sie muß doch irgendwo in der Provinz Verwandte haben, eine Nichte, eine Cousine, jemanden, der sich um sie kümmert, ein Mund mehr oder weniger macht ihnen doch nichts aus, den Bauern gefällt es doch, gemeinsam Hunger zu haben, sie wärmen sich im Winter, indem sie sich aneinander scheuern wie die Ferkel auf dem Landgut, wenn du dich an die Familie des Hausmeisters erinnerst, wirst du dich doch daran erinnern, wie mehr als zehn im Schlafzimmer gestapelt waren

wohin der Instinkt der Tiere letztlich führt

sie grillen eine einzige Sardine oder eine Handvoll Sardinen

eine einzige Sardine

während sie um den tönernen Grill stehen, und die anderen zwei Zimmer leer, voller Heiligenbilder an der Wand, erinnerst du dich an den Wind im Fenster, und wie fröhlich sie alle waren, so geeint, wie sie uns fröhlich anlachten, während sie sich das Skelett vom Fischchen teilten

– Dürfen wir Ihnen etwas anbieten gnädige Frau?

von dem Augenblick an, wo niemand mehr da ist, um den Verrücktheiten von Adelaide zu gehorchen, sollte sie doch im Dorf zufriedener sein als in Estoril, ich habe nie verstanden, weshalb du sie hier im Hause haben willst, Luís Filipe, wo sie dir zu nichts nütze ist, du bist noch nicht alt, du spielst nicht im Casino, du trägst Gott sei Dank keinen Schmuck aus Glas, die Fuchssto-

la ist auf dem Friedhof geblieben, wo sie verrottet, was kann dich diese Kranke kümmern, mit der du nicht einmal sprichst, eine Verrückte, die ich aus Barmherzigkeit hier behalte und die deine Töchter nicht ausstehen kann, die dich nicht ausstehen kann, die außer Mama uns allen das Gefühl vermittelt, einen Platz einzunehmen, der uns nicht zusteht, mir ist schon der Gedanke gekommen

entschuldige

daß du ihr Geld gibst, die Schneiderin hat es mir gesagt

und ich habe es nicht geglaubt, und dennoch

daß sie dich mit ihr auf der Avenida hat reden sehen und daß Adelaide, als du dich entfernt hast

– Komm her

gesagt hat, die Schneiderin versichert

– Komm her

dich gescholten hat, böse mit dir war, und du hast um dich geschaut, ihr das Täschchen geöffnet und was auch immer dort hineingetan, was dazu reichen würde, die Schulden eines einzigen Monats zu bezahlen, und dazu, daß mich die Lieferanten nicht in meinem eigenen Haus demütigen, ich habe den Chauffeur gerufen, und der Chauffeur hat gelogen, was man an seiner Stimme und dieser Art erriet, mit der sie sich immer, als wänden sie sich in Koliken, entschuldigen

– Ich weiß nichts gnädige Frau

der Chauffeur, der mich ungern an den Guincho begleitet, der immer auf die Uhr im Wagen weist und meinen Bitten ausweicht, wo ich ihn doch um so wenig bitte, nur vergessen, daß ich ohne dich schlafe, die Brotkügelchen vergessen, die das ganze Mittagessen hindurch auf der Tischdecke entstehen, wenn ich dich anflehen würde

– Komm her

die Seeschwalben schlagen gegen die Kühlerhaube, der Chauffeur, es ist fünf Uhr, halb sechs, es ist sechs Uhr, gnädige Frau, zwingen Sie mich nicht, diese Arbeit zu verlieren, bringen Sie den Herrn Doktor nicht dazu

Herrnperrn Dokpoktorpor

mit den Leibwächtern zu sprechen, und ich werde mit gefesselten Armen in einem Straßengraben bei Beja von den Elstern aufgefressen oder in einer Hütte in Sagres an einem Haken aufgehängt und höre mit toten Ohren den Nieselregen, den Schlüssel auf Zündung stellen und sieben Uhr, gnädige Frau, eine Fledermausungeduld, und als wir durch das Gartentor fahren, der Rechtsanwalt, sobald Sie unter dem Vordach verschwunden waren, gnädige Frau

– Komm mit in die Garage

Husten, das ich nicht sehen kann, ein Hammer oder ein Hebel zum Reifenwechseln

sieben Uhr fünf, gnädige Frau

ein Schlag in den Rücken, der nicht weh tut, mich nur von mir selber, von meiner Angst, vom Schmerz entfernt, wenn es mir gelingen würde, Ihnen zu erzählen, was mir

ausdrücken könnte, was mir

Sie davon in Kenntnis setzen, daß es am Ende so einfach ist, daß die Uhr des Wagens stehengeblieben ist oder ich und die Uhr des Wagens stehengeblieben sind, daß morgen

ich weiß nicht, ob Sie mich hören

für den Fall, daß Sie mich hören, so wie ich nachts die Wellen und die Dünen und die Seeschwalben höre, daß morgen

die Angeln der Gartenpforte reißen mich aus dem Schlaf, als wäre er aus Stoff, und Adelaide mit dem Umschlagtuch und der Kette im Garten, das ganze Universum im Dunkeln, von der Helligkeit des Tejo abgesehen, Adelaide vergewissert sich, daß in keinem Fenster Licht brennt und

– Halt den Mund

das meiner Mutter ging rechts von meinem an, ein heller Raum mit dunklen Gesten

– Wer ist da bei dir Luís Filipe?

mein Fenster gab es nicht in den Beeten, weil ich das Licht nicht angemacht hatte, es gab den Kaninchenstall und das im Himmel reflektierte Casino oder, besser besagt, eine gelbe Aura

Arua

über den Palmen, ein Zweig vom wilden Wein umarmte die Regenrinne bei Anas Zimmer und hing zur Terrasse hinunter, mein Vater löste sich in der Dunkelheit auf, verrammelte die Gartenpforte, indem er einmal Draht darum wickelte

– Niemand

erschien im Hellen, die Hand wie einen Schirm über die Augen gelegt, der Schatten meiner Mutter an seiner Taille und den Hosen und sein Schatten am Boden um die Schuhe herum angehäuft, dann gingen die Rolläden zu, und mein Vater verflüchtigte sich, ich bin Waise

Esiaw

nur der Kies knirschte den Weg entlang, eine Tür vor und zurück, dann wieder vor, meine Mutter beugte sich auf dem Flur zum unteren Stockwerk

– Luís Filipe

wartete einen Augenblick lang, ging die Treppe hinunter, wiederholte in der Eingangshalle oder im Salon

im Salon wie ein Echo

– Luís Filipe

Ana lauschte wie ich reglos, um zu verhindern, daß die Dielen klagten, die Dienstmädchen waren auch wach, weil die Stille in der Küche wuchs, ausgenommen ein Wasserhahn, der ein Glas vollgoß, und die Haushälterin in einem Nachthemd meiner Großmutter, das ihr nicht bis zu den Knien reichte und die Handgelenke bedeckte, mit Handbewegungen, nicht mit Worten

– Dreh das zu

ein lila oder vor langer Zeit lila Nachthemd, der Wasserhahn verstummte, aus Rohren schluchzend, all diese Zinkrohre, in denen die Mäuse vom Keller auf den Dachboden trabten, die Schneiderin vergiftete Käsestückchen, verteilte sie in der Speisekammer, und die Käsestückchen blieben unangerührt auf einen Haken mit einer Feder zwischen zwei Brettchen gespießt, die ihren Rachen aufsperrten, hin und wieder die Explosion eines Bisses, die Schneiderin

– Ich habe sie getötet

freudiges Getrappel, und die Holzkinnladen ohne ein zermalmtes Tier, aber von Krümeln umgeben, die Schachtel mit dem Gift auf dem Bord für Mehl und Reis trug einen Totenkopf auf dem Etikett und

Gefahr

in roten, blutenden Buchstaben, man steckte einen speziellen Löffel in die Öffnung und bestreute den Käse mit einem unschuldigen Pülverchen, meine Mutter erst im Salon und dann in der Eingangshalle, da die Stimme lauter wurde

– Luís Filipe

zwei Zahnreihen bissen auf dem Korridor mit einem Satz zu, der das ganze Haus erschreckte, da ein Möbel in der Bibliothek zusammenzuckte, mir war so, als regnete es oder als würden Drosseljunge im Rauchfang des Kamins flattern, das Telefon, und der Rechtsanwalt, den mir die Dunkelheit nahebrachte

– Jetzt nicht

jemand wohnte bei uns

noch eine Tochter?

während der Grippen, wenn mein Körper schlief, aber ich nicht, machte ich in dem Zimmer, das meiner Großmutter gehört hatte, Schritte aus, die anders waren als die anderen Schritte, oder ich schlief, aber mein Körper nicht, der Körper

dieser

bekam Gänsehaut vor Fieber, und die Schritte hielten an der Schwelle inne und spähten mich aus, wenn das Fieber herunterging, fragte ich meinen Körper, wer es war, und mein Körper

– Ich weiß nicht

so sehr nur Körper, so zerstreut, so blind, wenn wir aufwachen, stolpert er allein, macht tastend den Lichtschalter im Badezimmer an, breitet seine Finger, nicht meine, an der Wand aus, und ich stoße im Glas auf mich und frage mich verwundert, diese Züge, dieses Haar, dieser Mund, der zögert, etwas zu sagen

– Sehe ich tatsächlich so aus?

und entweder gleicht die da sich mir an, oder ich finde mich mit der da ab, putze ihr die Zähne, nehme sie mit in den Schulbus, mein Vater zu der da

– Clarinha

und die ich gibt es nicht oder nur in meinem Zimmer, wenn ich nur mit mir allein bin, nicht der Mann im Haus, eine Prinzessin, eine Fee

– Ihre Tochter Maria Clara wie hübsch sie nur ist

Anas Neid, der Jude verweilte an meinem Ohr

– Ihre Tochter Maria Clara wie hübsch sie nur ist

ein Murmeln, das sich ins Kleid und an meinen Hals stiehlt wie welkende Orchideen, wir beide am Guincho

nein, meine Mutter und der

sehen, wie der Wind stärker wird, das Lächeln des Juden

Senhor Levi

verschluckt mein Prinzessinnen-, mein Feenlächeln, das Lächeln meines Mannes am Samstagnachmittag

– Clara

das mich nicht verschluckt, beinahe um Erlaubnis bittet, mich sucht, sich zurückzieht, resigniert, den Aschenbecher in die Hand nimmt, den Aschenbecher wieder losläßt, den ich sofort richtig hinstelle, denn die Marke darauf gehört auf diese Seite, ist sie auf der anderen Seite, bedeutet das Unruhe, Unwohlsein, mein Mann kratzt sich die Wange, massiert die Schulter, kehrt zurück, seine Hand fast an meiner

– Guck mal das Tier

ich habe keine Lust auf Kitzeln, auch nicht auf ein Wüten von Fingern, das mich zum Lachen zwingt, bring mich nicht dazu, vom Nappaledersofa aufzustehen, zwing mich nicht zu

– Nein

zu

– Denk an den Kleinen nein

wo ich doch nicht einmal an den Kleinen dachte, den Psychologen fragen, warum ich nicht an den Kleinen denke, wenn ich den Psychologen frage, schreibt der Psychologe

– Sie denkt nicht an den Kleinen

während die Wolken im Fenster und hier im Viertel die gegenüberliegenden Häuser von einer Veranda zur anderen zum Platz hin wandern und sobald

und sobald meine Mutter

und sobald

und sobald meine Mutter

– Luís Filipe

Síul Epilif

Lupuíspís Fipilipipepe

so allein in der Eingangshalle, so bang, so zerbrechlich, sie wird nicht böse, wenn ich ihr erzähle, daß Sie mir leid taten, Mutter, denn ein Mann kann eine Frau haben, aber eine Frau hat niemals einen Mann, nur die Illusion eines Mannes, und daher meine Mutter

– Luís Filipe

Sessel im Arbeitszimmer, der Arm eines genervten Satzes, innehaltend, der Rechtsanwalt am Telefon

– Einen Augenblick

ein Mann im Algarve macht von der Telefonzelle aus Zeichen, und die Lastwagen aus Murtal fahren los, ein Schmuggler, eine grauenhafte Frau

diese armen Töchter, der Schmuggler zur grauenhaften Frau

– Was ist Amélia?

nicht im Schlafanzug, angezogen, in einem offensichtlich geschmacklosen Anzug, ein Hemd, das zu nichts paßte, Schuhe, die man vor zwanzig Jahren trug und die heute komisch sind, fliegende Händler, Jongleure, Arbeiter auf dem Bau haben solche, oder wir finden sie im Sand vergraben, wenn die Wellen weit weg sind, wir suchen nach dem zweiten Schuh, dem Hemd, den Hosen, meinem Vater

dem Schmuggler, dem, den sie in den nächsten Wochen festnehmen werden

– Was ist Amélia?

die Tochter der grauenhaften Frau, nicht die Sevillanerpuppe, der Mann, der alle haßte, spähte die Treppe hinunter, nach dem

Tod des Schmugglers sind sie zum Glück aus Estoril weggezogen, ohne daß man sie dazu auffordern mußte, ich erinnere mich daran, daß irgendwann einmal von einem Landgut in Coimbra oder in Tomar die Rede war, aber ich glaube nicht, daß es das gibt, und wenn es das geben sollte, besteht es nur aus Disteln, zwischen den Disteln ein Schuppen, und die drei hocken darin um das Foto eines Generals herum

eines Generals?

das an einem Nagel hängt, der Schmuggler in der Eingangshalle, die Hände in den Taschen

– Was ist?

oder

– Was ist Amélia?

er, der eine ganze Woche lang außer Haus verbracht hat mit einer Geliebten oder so, die grauenhafte Frau versicherte, er sei krank im Krankenhaus, aber die Haushälterin, die später für uns gearbeitet hat, hat mir erklärt, daß er in Alcoitão bei einer Geliebten oder so war, falls sie Alcoitão nicht kennen

Oãtiocla

vier oder fünf sich aufeinanderstützende Häuser am Straßenrand, das Schild

Oãtiocla

und man sieht das Schild nicht, sieht einen Weg auf gestampfter Erde, Bruchstücke von Mauern, Kiefern, Büsche voller Turteltauben, es scheint so, als habe der Schmuggler hier als Kind in diesem zweiten Stock gewohnt, in dem er seine Geliebte installiert hat, und mit zweiter Stock ist ein verglaster Balkon aus bloßgelegtem Eisen mit Bettlaken gemeint

diese Bettlaken von solchen Leuten

Fenster, die durch Papprechtecke ersetzt sind, Pfropfen aus Stoff, die Backsteine zustopfen, aber lassen wir Alcoitão und wenden wir uns wieder dem zu, was die Haushälterin mir von jener Nacht erzählt hat, die grauenhafte Frau stand da also in der Eingangshalle der Villa unter einem grauenhaften Bild in einem grauenhaften Morgenmantel und mit grauenhaftem Haar in einer grauenhaften Farbe, orange oder rot, diesen grauenhaften Nägeln, die sie für vollkommen halten

– Luís Filipe

der Schmuggler, der die ganze Woche außer Haus mit seiner Geliebten verbracht hatte oder so und aus Bequemlichkeit oder Nachgiebigkeit oder Müdigkeit zurückgekommen war oder warum auch immer, aus den Gründen, die die Männer dazu bringen, uns zu quälen, uns alt zu machen, sich unsrer zu bedienen

– Was ist?

oder

– Was ist Amélia?

ist egal, die Sevillanerpuppe und der Mann

– Ihre Tochter Maria Clara wie hübsch sie ist

auf dem Treppenabsatz vom oberen Stockwerk über das Geländer gelehnt wie über den Rand des gesprungenen Wasserbekkens, in dem Fische und eine grauenhafte Tonfigur vor sich hin starben

der Teich, wie sie immer behaupteten, der Teich

Ana ist nie in den Teich gefallen, während ich einmal hineingefallen bin, meine Schwester hat nie ertragen, daß ich einmal reingefallen bin

die grauenhaften Töchter hörten die grauenhafte Frau

– Luís Filipe

die Estoril aufweckte, als reichte es nicht, daß uns die Palmen um zwei oder drei Uhr morgens aufschrecken lassen, die Palmen und der Tejo im September, kein Schrei, eine Art Gebet, ein monotoner Hilferuf

– Luís Filipe

fast wie eine weinende Möwe, eine grauenhafte Frau, die einer weinenden Möwe ähnelte

– Luís Filipe

und der Schmuggler, die Hände in den Taschen

– Was ist Amélia?

oder

– Was ist?

der Schmuggler, die Hände in den Taschen

nein, mein Vater, der aus der Klinik gekommen war

es war nicht nachts, wir hatten noch nicht zu Abend gegessen

mein Vater, der aus der Klinik gekommen war und nicht aus dem Arbeitszimmer, vom Dachboden kam

nicht vom Dachboden, von Leopoldina kam

und wir drei, meine Mutter, Ana und ich, warteten bei Tisch darauf, daß er sich ans Kopfende setzte, die Serviette aus dem Ring zog, zustimmend nickte, das Dienstmädchen mit den Fasanen, dem Milchreis, dem Obst kam, und mich machte nur ein bißchen traurig

nicht sehr, ein bißchen

daß meine Großmutter und Adelaide nicht bei uns waren, meine Großmutter am anderen Ende des Tisches und Adelaide, die ihr die zartesten Fleischstücke aussuchte, ihr die Kartoffeln zerschnitt, das Gemüse vor ihr präsentierte, das der Arzt oder die Anzeige in der Zeitung für die Knochen empfahlen

– Sie sollten Karotten essen gnädiges Fräulein

wir drei bei Tisch mit meinem Vater, der nicht sterben würde, nicht gestorben ist, gesund geworden ist, mir mit dem Daumen über den Nacken strich

– Clarinha

nicht mit einem falschen, mit dem echten Daumen, zu essen vergessen hatte und mich ansah, und indem er mich ansah, die Gewißheit, daß ich niemals neunzehn werden, ich niemals heiraten, umziehen, einen Sohn bekommen, man mich nie

– Clara

nennen würde, die Gewißheit

– Maria Clara

zu sein

– Clarinha

zu sein

und die Drosseln in den Eschen schworen mir, daß sich niemals ein Mann sonntags zu mir setzen, den Aschenbecher verrücken, die übergeschlagenen Beine wieder nebeneinanderstellen, seine Wange kratzen und mir die Handfläche nähern würde, auf diese Weise nach einer Möglichkeit suchte, ohne daß ich

– Nein

sagte, ohne daß ich vom Nappaledersofa aufstand

– Paß auf der Kleine nein

unsicher, unbeholfen, ungeduldig nach einer Möglichkeit suchte

und es würde keine Möglichkeit geben

mich zu zwingen, mit ihm.

Dreiunddreißigstes Kapitel

Warum haben Sie mir nie von meiner Schwester erzählt, Vater, nicht von Ana, von der anderen, der Besitzerin des Regenschirms, der keiner von uns beiden gehörte, die im Schlafzimmer des Herrn General oder im Keller oder auf dem Dachboden oder in Zimmern versteckt war, aus denen wir gerade herausgekommen waren, dort in meiner Tasche herumwühlt, meine Kleider anprobiert, die Briefe liest, die ich mir selber schreibe, wenn mir niemand schreibt

Liebe Clarinha

manchmal bin ich ganz sicher, daß sie dort unten auf der Bank im Garten sitzt und mich anschaut, ich sehe genauer hin, und es ist ein Umhang, den die Haushälterin vergessen hat, fast sicher, daß sie es ist, die zum Gartentor hereinkommt, mir ähnlich, will heißen mit olivfarbenem Teint und dunklem Haar, aber kräftiger, selbstsicherer

wir könnten die Tür zuschließen

– Komm her

und von so vielen Dingen reden, die ich Ana nicht erzähle

beinahe sicher, daß sie zum Gartentor hereinkommt, ich schaue genauer hin, und es ist das Gerüst zum Streichen der Gitterstäbe oder ein Wagen, der sich verfahren hat, warum haben Sie mir nie von meiner Schwester erzählt, Mutter, Sie blicken sich bei Tisch schweigend an, wenn es unter dem Vordach Geräusche gibt, bringen ihr heimlich auf einem Tablett etwas zu essen, ich gehe langsam die Treppe hoch, und die Dusche verstummt, ich bin überrascht, daß es keinen Dampf auf dem Spiegel gibt, die Seife trocken ist und die Handtücher gefaltet sind, manchmal liegt da ein Pantoffel, den die Eile der Flucht auf dem Flur zurückgelassen hat, die Köchin hat am linken Fuß keinen an, entreißt ihn mir verschämt und geht mit ihm davon

– Danke gnädiges Fräulein

und erst dann bemerke ich, daß er so abgelaufen, so dreckig ist, kleine Veränderungen an den Dingen, und die Dinge

– Warte

schau dir die Jalousie genau an, du hast sie nicht so hinterlassen, diese Delle im Kissen, diesen Fingerabdruck auf der Kanne, an bestimmten Tagen ist der Regenschirm nicht an der Garderobe, ich suche ihn noch einmal, und als ich ihn hinter den anderen, nicht vorn finde, wird mir klar, daß jemand ihn dorthin gesteckt hat, mein Vater in Beja, meine Mutter am Guincho, Ana im Kino, und daher hat meine Schwester, die mich in der Eingangshalle bemerkt hat, ihn neben meinen gesteckt, kleine Schritte durch die Anrichte, die Schneiderin, die vorgewarnt ist, breitet mit den Handflächen Ehrlichkeit auf der Brust aus, rundet die Augen mit Lügen

– Was für kleine Schritte gnädiges Fräulein?

versteckt sie auf Geheiß von ich weiß nicht wem, schützt sie, sie besuchte das Krankenhaus nach uns, nachts, denn ich hörte sie ankommen, und versucht nicht, mich davon zu überzeugen, daß dieser umgekippte Blumentopf und der kleine Hüpfer

– So was Dummes

von den Palmen beim Casino herrührten oder von der Heftigkeit des Windes, das war jemand, der heimlich unseren Schlaf ausspähte, bevor sie sich ins Haus wagte, am nächsten Tag fand ich Geschenke am Kopfende meines Vaters, die es am Vortag nicht gegeben hatte, Mandelküchlein, einen kleinen Hirten aus Biskuit, den Kamm einer Frau auf der Fensterbank, ich zeigte ihn meinem Vater

– Wem gehört das?

meine Mutter stumm, mein Vater

– Was weiß ich

die Reinemachefrau hat den Kamm im Papierkorb entdeckt, und indem sie ihn in die Tasche steckte, verschwand meine Schwester, in der Hoffnung, mich davon abzubringen

– Was ist das für eine fixe Idee Maria Clara?

genauso ein Kamm auf Anas Frisiertisch, ein zweiter Kamm zwischen den Bürsten auf der Kommode, ein dritter Kamm, den ich in der Apotheke gekauft habe

oder von dem sie steif und fest behaupten, ich hätte ihn in der Apotheke gekauft

im Beutel mit den Lockenwicklern, und mein Vater mit dem Sauerstoffschlauch in der Nase und einer Fliege, die ihm das Bettlaken bügelt

– Gehört er nicht dir?

ohne das Parfüm, das wir nicht benutzen, an seinem Ärmel, an der Bettdecke zu bemerken, dasselbe, das mich zusammen mit dem halboffenen Kleiderschrank in meinem Schlafzimmer überrascht, eine karierte Jacke mit Perlmuttknöpfen, die mir nicht gehört

(und meine Mutter wundert sich

– Wieso gehört sie dir nicht wo sie doch schon seit Ewigkeiten dort hängt?)

meine Mutter, die aufräumt, was bereits aufgeräumt war, oder, anders gesagt, alles in Unordnung bringt und dabei mit hochgerecktem Kinn schnuppert, ohne das Parfüm zu riechen

– Was für ein Parfüm?

oder, besser gesagt, das Parfüm erkennt und so tut, als hätte sie es nicht erkannt, die Haushälterin ruft

– Kannst du irgendein Parfüm riechen?

und die Haushälterin, die es

wie könnte es anders sein

obwohl sie es roch, nicht roch

– Was für ein Parfüm gnädige Frau?

Liebe Clarinha ich verspreche dir daß wir nächste Woche die Tür zuschließen und ich den Nachmittag mit dir verbringe

und ich möchte wetten, daß heute, wo mein Vater wieder zurück ist, die kleinen Schritte sich verdoppeln werden, das Mädchen, das mir ähnlich, aber kräftiger, selbstsicherer ist, auf der Gartenbank, während ich mich der leeren Bank nähere

– Wohin schaust du Maria Clara?

und dennoch fehlen Blätter und Staub an der Stelle, die sie eingenommen hatte, das Stückchen Zweig, um den Namen, den die Hacke gelöscht hat, in den Kies zu schreiben, ich dachte mir, daß Maria Clara, aber Maria Clara, wie das, ich dachte mir, liebe Clarinha, daß wir nächste Woche die Tür zuschließen und ich den Nachmittag mit dir verbringe

Liebe Clarinha es gibt soviel worüber wir reden können vergiß nicht dich um den Vater zu kümmern

sag mir, wie ich mich um meinen Vater kümmern soll, wo doch mein Vater

unser Vater

im Lastwagen aus Murtal auf dem Weg nach Sagres sitzt, wo sie ihn doch in die Fischerhütte schubsen, wo sie ihm doch die Handgelenke mit Draht zusammenbinden, wo doch die Seeleute vom Fischkutter, wo doch die Messer der Leibwächter

– Ein guter Sohn ein guter Sohn

wo doch die Scheinwerfer des Wagens vom Juden in einer Schlucht zustimmen

– Ja

sag mir, wie ich mich um meinen Vater kümmern soll, wo er doch in Alcoitão bei Leopoldina ist oder sich im Salon von uns verabschiedet, resigniert wie die Schafe in Tomar, sag mir, ob ich ihn bitten soll

– Sterben Sie nicht

ob ich ihn warnen soll

– Ich gebe Ihnen nicht die Erlaubnis zu sterben

ob ich ihm drohen soll

– Ich verbiete Ihnen zu sterben hören Sie?

meine Mutter und Ana

ich bin zum Sterben hergekommen Leopoldina jetzt nichts mehr

stellen sich vor, der Arzt habe ihn geheilt

ich bin zum Sterben hergekommen Leopoldina ich habe keinen Hunger ich brauche überhaupt nichts ich wollte nur die Kiefern anschauen ich stelle mir vor, der Arzt habe ihn geheilt

ernsthaft, ich brauche nichts, ich brauche jetzt nichts mehr, laß mich die Kiefern anschauen, nachdem man mich hergebracht hat, habe ich immer den ganzen Nachmittag die Schatten der Kiefern dort in dem Gemüsegarten beobachtet, die so sorgfältig in die Furchen der Erde gezeichnet sind, so bleich auf dem Kohl, so gläsern rund bei den Zwiebeln, sie hängten Krüge an die Baumstämme und lange, beinahe reglose Tropfen aus Holz und Honig, Adelaide

– Sei still sei still was hast du sei still

und daher bemerkte ich, als ich schwieg, die Kranke nicht, wartete, dem Adieu der Zweige zuschauend, darauf, daß man mich rief, und obwohl ich den Lehrer am Schreibtisch sah und dich auf dem verglasten Balkon, dachte ich

– Ich bin allein

so wie ich jetzt denke

– Was kann ich tun wo ich hier so allein bin?

mir tun meine Frau, meine Töchter leid, die bei Tisch sitzen, oder Maria Clara in der Gartenlaube und Ana Maria auf der Terrasse

– Vater

beide erfinden eine Schwester, mit der sie sich in ihrem Zimmer einschließen, reden und reden, sich ausdenken, daß ich in einer Hütte in Sagres mit Draht um die Handgelenke, bis zum ersten Hund am Morgen, da die Morgen aus verfrorenen Hunden bestanden, die uns neugierig langsam gierig mager ausspähten und Gerüche verfolgten, die nur sie kannten, ich zwischen Fischernetzen in einer Hütte von Sagres oder gerade dabei, mit Arabern und Negern in einem Haus Schmuggelware zu verschieben, das beinahe kein Dach mehr hatte, nur Levkojen und Drosseln und die Palmen, ja, die gibt es, das Knacken der Palmen, sobald uns der Fluß in der Höhlung der Hand das Hochwasser darbietet

– Hier nehmt

meine Tochter Ana Maria richtet auf der Veranda ihren Zopf, meine Tochter Maria Clara schreibt heimlich ihr Tagebuch, bevor ihr Mann kommt, Sekunde für Sekunde genau, was in den letzten zehn Jahren bis zu dem Augenblick passiert ist, in dem der Fahrstuhl unter Flaschenzugserbeben stehenbleibt, die Friedhofspappeln im Wohnzimmer wachsen und den Zorn der Pfauen vergrößern, die Türklinke ruckt mehrfach hintereinander, der von Gesten entleerte Mantel an der Garderobe, ein Hauch, der den Winter mit sich bringt, der Blick wandert durch die Wohnung, ohne innezuhalten, erkennt sie und erkennt sie nicht, verliert sie, indem er sie findet, findet sie und verliert sie wieder, eine Art Frage ohne Frage, an sich selbst gestellt oder nicht einmal an sich selbst, eine Stimme, die sich über die Schulter meiner Tochter beugt, ihr Echo auf der Seite wahrnimmt, auf der

– Clara

zu lesen war, entdeckt, daß sie

– Clara

gesagt hatte

weil sie auf dem Papier einen Satz entzifferte, auf den die über die Schulter meiner Tochter gebeugte Stimme stieß, ihr Echo auf der Seite wahrnahm, auf der

– Clara

zu lesen war, während meine Tochter das verspätete Abendessen rechtfertigte, das Bügelbrett, das nicht weggeräumt war, den Tisch ohne Tischtuch, daß der

Kleine

in seinem Zimmer weinte, so wie sie es in Sätzen schrieb, die übereinandergelagert, gewunden ineinander aufgingen, daß der

Kleine

in seinem Zimmer weinte

und ich erkannte Absatz für Absatz, was in genau dem Augenblick geschah, in dem es geschah, ohne zu bemerken, daß mein Sohn in seinem Zimmer weinte, bevor er geboren wurde, verwirrte mich die Gewißheit, daß ich ihn in mir reden hörte oder aber meine Schwester

nicht Ana

an den Pfosten meiner Tür klopfte oder aber die Eschen in Estoril oder aber mein Mann

– Clara

so erschrocken, daß mein Name sich in eine Frage verwandelte, ich war von Anfang an eine Frage für dich, nicht wahr, ich umarmte dich nicht, küßte dich nicht, setzte mich nur neben dich auf das Sofa, so wie Leopoldina auf dem Balkon mit Abstand zu meinem Vater stehen blieb, der Globus des Lehrers auf dem einzigen Tischchen, das wir nicht im Wohnzimmer haben, die Nonne, die in der Schule Geschichte unterrichtete

– Der Krieg auf der Pyrenäenhalbinsel Maria Clara

Spanier, die mit Fischerbooten in Sines und im Algarve landeten, ohne daß die Zollbeamten sie festnahmen, eine Ölspur, die dunkler war als die Finsternis, Lastwagen in einer Mauernische, lila Anemonenflecken am Tag, Blutflecken übereinander im Wasser, der Rechtsanwalt zu meinem Vater

– Hier entlang Herr Doktor

meine Mutter versuchte noch

– Luís Filipe

als die Krankenpfleger ihn in den Operationssaal brachten, wurde das

– Luís Filipe

von

– Es wird alles gutgehen mach dir keine Sorgen

ersetzt, durch

– Bleib ruhig ich warte hier auf dich

und das Zimmer plötzlich so groß, etwas in der Stille, was mir angst machte, seine Kleider mehr als nur Kleider, die Schuhspitzen unter der Bettdecke so menschlich, so lebendig, mein Vater nicht im Operationssaal, sondern hier bei uns in den Kleidern, in den Schuhen, würden wir

– Vater

sagen, würden sie uns antworten, ein Lichtzeichen im Algarve, und der Rechtsanwalt oder die Anästhesistin, während die Nadel in der Ader

– Sie fühlen doch nichts oder?

er wollte behaupten, daß er etwas fühlte, aber der Arm fiel herunter, ihm schien es so, als liefe ein Kind auf einen Musikpavillon zu, und als er es auf den Arm nahm, verlor er es, die Armbanduhr fast so schnell wie die Kehle der Hasen, und der Jude beruhigte ihn in dem Augenblick, in dem die Messer, die Männer, was er für einen toten Hund in einem Sack gehalten hatte, der Kolben eines Gewehrs vor und zurück, die roten Anemonenflekken tropften jetzt Siegellack auf den Strand

– Es wird keine Minute dauern Herr Doktor

der Jude, der ihn heute, morgen, Dienstag besuchen soll, verweilt bei Ana, ohne mich eines Blickes zu würdigen

– Dich gibt es nicht dich gibt es nicht

meine Schwiegermutter hat Monate gebraucht, bis sie mich wahrgenommen hat, sie bediente meinen Schwiegervater, bediente meinen Mann, reichte die Schüssel meinem Mann, während sie mit verzogenem Mund auf mich wies

– Füll du ihr auf

wenn ich ihr das Obst reichte, sah sie es nicht, mein Mann nahm mir die Obstschale ab, und da wachte sie, die bislang zerstreut gewesen war, auf, wählte sich etwas aus

– Ach

wenn ich ihr das Geschirr abwusch, wusch sie es anschließend noch einmal, indem sie die sauberen Teller vom Abtropfrost nahm, stolperte absichtlich über meine Füße, suchte tastend neben dem Herd nach der Schürze, die ich umhatte, und tastete immer weiter in der Erwartung, ich würde sie an den Haken der Topflappen und Tücher hängen, mein Mann, indem er mich entschuldigte

– Clara möchte Ihnen helfen Mutter

meine Schwiegermutter total verblüfft

– Wer ist Clara mein Kind?

ging durch mich durch, um die Pflanzen auf dem Balkon zu gießen, der Mond meines Schwiegervaters tauchte beim Abschied ein ganz klein wenig, nur der obere Teil, aus dem Dameproblem der Zeitung auf, in die er Wege einzeichnete, die es sich mitten im aufgedruckten Brett anders überlegten

Problem 127: Weiß spielt und gewinnt

winkte schüchterne kleine Helligkeiten

– Gute Nacht

wie einst die Gartenlaube am Teich die Stämme des wilden Weins mit einem rosigen Oval beleuchtete, man hörte die Flügel der Insekten kilometerweit, die Geständnisse der Träume und das Pfeifen des Mahagonis, wenn die Züge stumm über den Stein der Schienen rumpelten, eine der Wände des Hauses rechteckig und bleich, die anderen Wände in den Bäumen verschwunden, der Raum zwischen mir und mir riesig, und das Sintragebirge in Reichweite des Armes, würde ich mich daranmachen, über die Dielen zu gehen, würden die Verwandten auf den Fotos mit mir gehen, überraschte Gesichter, da sie gestorben waren, große sprachlose Augen

– Bin ich wirklich gestorben Clarinha?

die Furcht, sie zu enttäuschen

– Sie sind wirklich gestorben Tante

meine Mutter mitleidig

– Maria Clara macht Spaß kümmert euch nicht darum

der Mond meines Schwiegervaters

– Gute Nacht

ein ängstliches Wispern, das zum Problem 127 zurückkehrte

Weiß spielt und gewinnt

sobald meine Schwiegermutter auf dem Sitz dicker wurde

– Führst du Selbstgespräche?

meine Mutter vergaß einen Augenblick lang die Verwandten auf den Fotos

– Deine Schwiegermutter macht Spaß kümmere dich nicht darum

kaum war mein Schwiegervater zu seinem Problem zurückgekehrt, da zogen sich die Wände der Villa in die Eschen zurück, ein Foto begutachtete sich, studierte sich

– Bin ich wirklich gestorben Clarinha?

fand das Haus verändert, ob wirklich so viele Jahre vergangen sind, bin ich wirklich gestorben, Clarinha, mein Mann ließ nutzlos Signale kreiseln

– Bitte bitte

ein Kleiderschrank verbarg eine Tür, und wäre es in Estoril, gäbe es hinter der Tür das Meer am Guincho, Verwandte, die glaubten, sie lebten noch, im Hause der Eltern aber nur die Geräusche der Dielen waren, ein Husten, was ein Vogel an der Tränke im Käfig sein könnte, meine Schwiegermutter den Signalen gegenüber gleichgültig

– Führst du Selbstgespräche?

der Husten unterbrach sich, um uns zuzuhören, die Dielen stumm, ein Tuch über dem Käfig, denn der Vogel reglos, etwas Vertrautes in der Stille, mein Mann

– Der Gast

und erinnerte mich an die Brotkügelchen am Kopfende während der Abendessen vor langer Zeit, als die Spiegelungen im Fenster deutlicher waren als wir selber, eine Serviette auf dem Tischtuch, der zurückgeschobene Stuhl, die Stille, die sich in diesem Geräusch von Dielen entfernte und sich an den Schreibtisch setzte, mein Mann mit einem Seufzer

– Der Gast

und zum erstenmal sah meine Mutter mich an, aufgeschreckt wie Adelaide

– Gnädiges Fräulein

betrachtete aufmerksam meine Fuchsstola, mein Hütchen, meine Glasringe, meine Schwiegermutter eine Haushälterin, eine Schneiderin, ein Chauffeur, ein Dienstmädchen, ihre Verzweiflung, als wir herausfanden, daß sie uns Scherben, Überraschungen aus dem Dreikönigskuchen, leere, aus dem Müll gerettete Medikamentenpackungen stahlen, um Wäscheklammern, Nadeln aufzubewahren, meine Mutter stürmte ins Zimmer

– Macht die Koffer auf

durchwühlte dreckige Handtücher, wedelte mit Holzschächtelchen, drehte Socken von innen nach außen, durchsuchte Briefe, zeigte siegreich die nutzlose Hälfte eines Aschenbechers

– Was ist das?

in einer Kammer, die nach Tomar roch, September auf den Zinnen und die Ferkel gerade geboren, man ging über die Brücke, und eine Reihe Häuser am Fluß entlang, rosa Rolläden erbebten von allein, am Staubecken niemand außer den Lerchen, die mit blauen Hälsen im Regen schwammen, im Schutz der Bahnstation sah ich Frösche wachsen, und meine Mutter

warum lassen Sie sie nicht in Frieden?

zeigte die nutzlose Hälfte des Aschenbechers in die Runde

– Was ist das?

die fehlende Hälfte im Wohnzimmer meiner Schwiegereltern, jenseits der zugemauerten Tür Dielenschwingungen, ein Vogel an der Tränke im Käfig, ein Husten, meine Schwiegermutter sah mich aufgeschreckt wie Adelaide an, mit einem Schal, einem Wolljäckchen, einem Paar Handschuhe

nur ein einzelner Handschuh

– Wo ist der linke Handschuh Adelaide du hast ihn gestohlen du hast ihn gestohlen

und Adelaide durchstöberte dreckige Handtücher, umgestülpte Socken, Holzkästchen

– Ich bin keine Diebin gnädiges Fräulein

findet den zweiten Handschuh aus Baumwolle, nicht aus Leder, mit einem zerrissenen Daumen, und reicht ihn dem gnädigen Fräulein, und das gnädige Fräulein

– Du hast ihn gestohlen

mein Vater aufgeregt, sie hat nicht gestohlen, hat nicht gestohlen, ein Husten, eine Stille, die Sprungfeder eines Vogels an der Tränke im Käfig

den Kleiderschrank wegschieben

– Hallo Vater

meine Mutter an der Tür zum Salon

– Was kümmerst du dich um Adelaide Luís Filipe?

es gab Zeiten, da hatten wir einen Kakadu im Hof, er pickte sich in den Bauch, schwoll an, wuchs, versuchte einen humpelnden Schritt auf der Sitzstange aus Zink erbrach schrille Wortschwälle

– Was sorgst du dich um Adelaide Luís Filipe?

die Haushälterin goß ihm Sonnenblumenkerne in ein Gläschen, die Schneiderin verblüfft

– Ist er wie wir Senhora?

an einem Nachmittag traf ich auf das Tier, wie es an der Kette hing, der Hals von den Spaniern aus Sagres aufgeschlitzt, der Mond meines Schwiegervaters zwischen den Felsen, Klippen, der Bleistift rückte einen Spielzug vor und stieß auf Gewehre, Problem 127 in der Zeitung noch zu vervollständigen, der Husten unterbrach die Levkojen oder die Pfauen oder den Friedhof am Platz, nachts kräuselten durchscheinende Flämmchen die Grabsteine

die Seelen, die Seelen

die Schneiderin verblüfft, während sie Schnittmuster zeichnete

– Sind die wie wir Senhora?

der Gärtner zerriß die Kette mit einer Hammerdrehung, das Blut des Kakadus

beinahe lila, beinahe schwarz, beinahe Siegellacktropfen, die auf dem Zement glühten

ich verbrenne mich, wenn ich sie berühre

genau wie unseres in den Wunden, ich zu meiner Schwiegermutter

– Keine Angst ich bin nicht meine Großmutter

und mein Mann seufzend

– Der Gast

eine Tür hinter dem Kleiderschrank, eine Tür zur Treppe, und an der Tür zur Treppe folgte mir derselbe Husten auf den Stufen, schwoll an, wuchs, versuchte dort oben einen humpelnden Schritt, der Jude in Alcoitão

– Fürchten Sie sich nicht es ist Ihre Tochter Herr Doktor

nein, meine Schwiegermutter auf dem Treppenabsatz, glaubte, ich sähe sie nicht, tadelte den Gast

– Fürchten Sie sich nicht es ist Ihre Tochter Herr Doktor

nein, Adelaide im Zimmer meiner Großmutter zu meinem Vater

– Sei still

nein, Leopoldina

– Bitte sehr bitte sehr

so fröhlich, die Arme, trocknet sich an der Schürze ab, öffnet das Fenster, um Gerüche zu vertreiben, bietet ihm einen Stuhl an, ein Glas Tresterwein, Kekse, findet ihn dünner oder erschöpfter oder schwächer, und eine Scheibe Braten, Herr Doktor, ein Schinkensandwich, Herr Doktor, dieses Kissen in den Rücken, Herr Doktor, denken Sie nicht an die Arbeit, Herr Doktor, schließen Sie die Augen, ruhen Sie sich aus, es wird niemand kommen, wie soll jemand kommen, wo doch niemand von mir weiß

nein, meine andere Schwester, die mir ähnlich sieht, aber größer ist, genauso ein Ring wie dieser mit demselben Muster, genau solche Hosen, der Daumen am Hals meiner anderen Schwester

an meinem Hals

und meine Schwester

– Vater

meine Schwiegermutter so aufmerksam, so demütig, bedient sie, lächelt sie an

– Gnädiges Fräulein

die Hand meines Mannes streift ihre ständig

meine andere Schwester würde niemals mit ihrem Mann leben, sie würde allein in Estoril leben, nicht hier, und dennoch, wenn du dich nicht schwer machst, wetten, daß ich dich vom Teppich hochheben kann, du fünf Sekunden in der Luft bleiben wirst, zehn, du glaubst nicht, daß ich das kann, ich drehte zwei ganze Runden mit Ana Huckepack um die Garage

ich bin der Mann im Haus

meine Mutter auf der Terrasse bat die Gäste

– Einen Augenblick

wobei Untertasse und Tasse und Löffel zitterten

– Hör damit auf Maria Clara dir platzt noch eine Ader

wenn eine Ader platzt, was passiert dann, Mutter, werde ich

schwarz, falle ich in Ohnmacht, kann ich nicht gehen, höre ich Adelaide nicht mehr

– Gnädiges Fräulein

höre ich Sie dann nicht mehr stundenlang in Ihrem Schlafzimmer im Morgenmantel Selbstgespräche führen, Ihr Schatten in den Beeten, eine Tablette, ein Glas Wasser, und jetzt kein Schatten, es war nicht Ana, die am Baumstamm herunterkletterte, es war der Baum, der sich vom Wipfel bis zum Boden schüttelte, und dann Klang, Ana auf der Straße, aber man verstand nicht, wie sie dorthin gekommen war, und ein Wagen, der auf sie wartete

der Chauffeur

nein, der Rechtsanwalt

nein, die Finger des Juden an ihrem Ohr

– Wie groß Ihre Tochter geworden ist gnädige Frau siebzehn Jahre das kann doch nicht sein ich würde meinen mindestens zweiundzwanzig und ein Schwarm Männer in ihrem Kielwasser

nein, der Pingpongtisch in der Garage und die Ölflecken, diese Mädchen, kommt überhaupt nicht in Frage, Miguel, dort ist der Ausgang, verschwindet, ein Schmuggler, eine angemalte Leiche, eine grauenhafte Frau, Ana, die weinte

oder Adelaide rüttelte

– Sei still

der Baum schüttelte sich vom Boden bis in den Wipfel, ein Fleck am Kragen, ein Fleck an der Wange, wenn wir die Wange gewaschen hatten, war er zugleich an der Wange und im Handtuch, zwei nicht mehr ganz so dunkle, graue Flecken auch an unseren Fingern und auf der Bettdecke und auf dem Kopfkissenbezug, die Pingpongbälle hüpften weiter, sollte mich jemand fragen, ob ich mit ihm gehen will, würde ich gleich

– Nein

sagen, weil ich niemanden brauche, es sei denn jemanden, der bei mir bleibt, bis der Schlaf kommt, wenn mein Mann vor mir einschläft, ihn aufwecken

– Laß mich jetzt nicht allein

am Ausgang der Schule bot uns ein Mann schwer atmend Bonbons an, und ich begriff, ohne es zu begreifen, daß er einen Körper hatte, begriff, daß meine Brust

– Ich gebe dir eine ganze Tüte wenn du mit mir in das Haus da kommst

ein schleimhäutiges Lächeln, das die Worte naß machte, ich nackt, was für ein Schreck, ich verberge mich in den Händen, die Araber und die Neger im Arbeitszimmer und nach den Arabern und den Negern die Bettdecke auf dem Sofa, das Licht gelöscht, die Stille, und in der Stille der Husten, der das Haus durchbohrte und mich zwischen den Bettlaken erreichte, als er aus der Klinik zurückkam, weigerte er sich, sich mit uns an den Tisch zu setzen, wir glaubten, mein Vater sei in Alcoitão bei Leopoldina oder in Murtal oder in Beja, meine Mutter gab dem Goldschmied die Ohrringe zurück

– Hier bitte

war müde und geistesabwesend, und der Goldschmied prüfte sie mit der Lupe

– Da fehlt ein kleiner Saphir Dona Amélia ein kleiner teurer Saphir

der Rechtsanwalt zum Juden mit den Spaniern in Sagres, und der Draht an den Handgelenken und der tote Hund

– Wir haben ihn verloren

der Polizeioffizier

– Das kann nicht sein ich habe dem Brigadier versprochen daß wir

der Jude, indem er seine Aufmerksamkeit von Ana abzog

– Wir haben ihn verloren wie das?

tadelte die Leibwächter, trabte durchs Haus, erriet das Geheimnis des Safes aus einer Reihe von Klicken

ich brauche niemanden, es sei denn jemanden, der bei mir ist, bis der Schlaf kommt, schlaf nicht vor mir ein, laß mich jetzt nicht allein, wenn der Mann mit dem schleimhäutigen Lächeln

– Ich gebe dir eine ganze Tüte wenn du mit mir in das Haus da kommst

willige nicht ein, sag ihm, mein Vater ist nicht aus Estoril weggegangen, er kommt gleich zurück, teile ihm mit einem Seufzer mit

– Der Gast

und ich schließe die Augen und vergesse mich und morgen, was jetzt ist, der Daumen an meinem Nacken

– Töchterchen

so viele Leute zwischen den Eschen, so viele zermalmte Levkojen, der Goldschmied, den der Rechtsanwalt hinauswarf, während er die Fassungen eingehend betrachtete

– Ein wahnsinnig teurer Saphir wer kommt für meinen Verlust auf?

ein Männlein mit Samtmütze, bei dem meine Großmutter ihre Juwelen bestellt hatte, bevor das mit dem Casino war, er kam mit einem Köfferchen voller Etuis und reihte sie unter überbordender Freundlichkeit nebeneinander auf, wies das Geld ab, indem er empört seine uneigennützigen, verständnisinnigen Handflächen vorstreckte

– Sie müssen es nicht gleich bezahlen tragen Sie sie eine Woche lang sehen Sie welche Ihnen gefallen wählen Sie ganz in Ruhe aus

er floh vor dem Portemonnaie, als befürchtete er Ansteckungen, wobei er Eheringe aus der Aktentasche tropfen ließ

– Keine Eile keine Eile

meine Mutter führte seine Freundlichkeit hinaus, war um die Blumen besorgt, daß niemand die Stengel abbrach, und so wenige Jahre später maß uns das Männlein mit finsterem Mißtrauen

– Ein wahnsinnig teurer Saphir wer kommt für meinen Verlust auf?

hatte Angst vor dem Juden, vor dem Rechtsanwalt, vor den Leibwächtern, vor meiner Schwiegermutter, die die Schritte des Gastes auf dem Fußboden überwachte, der Husten unterbrach ganz in unserer Nähe die Stille, kannte uns, du bist die da, du bist jene da, du bist die andere, glaub nicht, daß ich nicht weiß, wer ihr seid, ich weiß, wer ihr seid, du zum Beispiel bist Maria Clara ich bin Maria Clara

du zum Beispiel bist ihr Mann, und ein Vogel an einer Tränke des Käfigs, ein Kanarienvogel, der Kakadu, dem der Gärtner die Kehle durchgeschnitten hat, und der Siegellack, der auf dem Zement glühte, wir verbrennen uns, wenn wir ihn berühren

Ostersonntag in der Kirche gaben sie mir eine brennende Kerze in die Hand, und das Wachs verbrannte mich, alles war kalt und verschnupft, voller Witwen mit grimmiger Frömmigkeit, Vergoldetes, das die Zeit zu weißen Gipsklumpen verfault hatte, und ich dachte

– Ich habe gesündigt

der Goldschmied, der auch Angst vor dem Husten, dem Polizeioffizier hatte, der aufgeregt gestikuliert

– Ich habe dem Brigadier versprochen ihn am Dienstag zu übergeben und daß wir um fünf oder sechs Uhr morgens hier wären

die Handgelenke meines Vaters in Handschellen aus Draht, die Tante vom Pingpong spähte uns von der Mauer her aus oder der Sioux oder

– Willst du mit mir gehen Maria Clara?

und ich sofort

– Nein

ich ganz schnell

– Nein

bevor Ana es hörte und es in der Schule erzählte und sich über mich lustig machte

– Der andere der Häßliche hat Maria Clara gefragt ob sie mit ihm gehen will ehrlich

und Geschubse und Gekicher und die Bubblegums der Freundinnen, die spöttisch platzten, abstreiten

– Hat er überhaupt nicht

und allein in der Ecke des Pausenhofs bleiben

Inês Marta Suzana, Mafalda konnte die Ohrringe bewegen und ich nicht, sie wurde ganz ernst, konzentrierte sich, und die Ohrringe gingen getrennt vom Haar nach oben, sosehr ich mich auch bemühte, meine regten sich nicht, waren witzlos

– Wie macht man das Mafalda

wir voller Bewunderung, beneideten sie, Mafalda bewegte die Ohrringe

– So

die Handgelenke meines Vaters in Handschellen aus Draht im Algarve

nicht der Mann, den ich ins Tagebuch schrieb, mein Vater, ein Sack mit dem Kadaver eines Hundes daneben, nehmen wir einmal an, daß der Dunst des Ginsters und diese Insektenflügel, die knistern und glitzern, nehmen wir einmal an, daß der Harz der Feigen, nehmen wir einmal an, daß August, der Chauffeur meines Vaters ist in Richtung Grenze losgefahren, der Lehrer mit der Kreide am Rockaufschlag zwischen Pulten und Landkarten, und Adelaide wartet

du stiegst die Treppe hinauf, Adelaide, warum bist du jeden Sonntag die Treppe hinaufgestiegen?

er hat mir nichts gegeben, er hat mir nie etwas gegeben, ich wollte nichts von ihm, außer vielleicht

der Lehrer nahm von einem Bord ein Kupfermedaillon, darauf die Monarchisten in Monsanto zwischen toten Pferden, toten Soldaten, ein Feldwebel zeigte seine Eingeweide in den Händen, der Lehrer, der arme Kerl, überzeugt, ernst

– Er soll Luís Filipe heißen er wird den König rächen

ich wollte nichts von ihm, er war so alt, so schwach, außer vielleicht, daß er mir erlaubte, ihm zu helfen, er konnte nicht einmal die Jacke anziehen, den ersten Ärmel ja, aber den zweiten fand er nur mühsam

– Wo ist der Ärmel Adelaide?

der blinde Arm suchte und erzählte mir etwas von Prinzen, von meinem Sohn

Adelaide

der den König rächen wird, soviel besser als wir, so gut verheiratet, so reich, du bist mehr als eine Schwester des gnädigen Fräuleins, sitzt mit den anderen Damen im Salon, und der Präsident Krüger nur zu dir

– Madame

du wirst auch reich werden, Adelaide, du wirst reich werden, das gnädige Fräulein und du, ihr beide reich, setzt beim nächstenmal die Kaufurkunde für das Haus ein, wenn sich das Roulette dreht, kommt die Sechs, und das gnädige Fräulein erkenntlich

– Danke Adelaide

schick deinen Sohn und den Chauffeur weit weg von hier, bevor der Jude und der Rechtsanwalt und die Leibwächter, bevor die Republikaner, und er an ein Holzwägelchen geklammert, an die Wand gelehnt in der Hütte in Sagres

– Nein

Netze, die geflickt werden müssen, Angelhaken, die Seeleute suchen ihn im Sack mit dem Hund, finden ihn, der nichts zu dir sagt, der an der Schwelle der Küche stehenbleibt, weggeht und dich dennoch überwacht, sich um dich kümmert, wer ist dieser Mann auf dem Nappaledersofa, der ein Tagebuch fragt

– Das ist dein Vater Clara nicht wahr?

mein Mann zu meinem Vater, und das Abendessen noch nicht gemacht, und der Jude hinten im Zimmer, den ich nicht höre, ich habe jetzt keine Zeit

– Das ist dein Vater Clara nicht wahr?

zu hören, da ich keine Zeit habe, um die Palmen oder die Eulen zu bestimmten Stunden hinten im Garten, dort wo die Maulwürfe sind, zu hören, auch nicht den Gärtner, der bäuchlings im Becken liegt, will heißen der Kopf und die Schultern im Siegellack, der im Wasser glühte, die Fische konnte man nicht sehen, nur das offene Hemd schwamm um ihn herum, und der Rechtsanwalt schimpfte mit einer Gestalt, die sich entschuldigte

– Du hast dich geirrt du Idiot das ist nicht der da du hast dich geirrt

auch nicht meine Mutter, die zum Juden

– Quälen Sie mich nicht

auch nicht den tönernen Knaben

einmal habe ich eine Puppe meiner Schwester ermordet

– Ich werde dich töten

nachdem man ihr in der Garage die Freundschaft angetragen hatte, das Geräusch des Wassers war ähnlich wie das der Pingpongbälle, wenn sie vom Tisch fallen, ich habe den Fußknöchel von Ana aufgehängt

von der Puppe

Anas Fußknöchel schaukelte im Teich, so hübsch, Ihre Tochter, ich möchte schwören, alle Jungen

– Ich werde dich töten

ich möchte schwören, daß alle Jungen in sie verliebt sind, ihre Figur, ihr Haar

der Puppe das Haar ausreißen, die unechten, aus irgendeinem Werg gemachten Locken, Anas Haar nicht echt, aus irgendeinem Werg gemacht, die Schere meiner Mutter nehmen

– Man spielt nicht mit Scheren Maria Clara wie oft muß ich dir noch sagen daß man nicht mit Scheren spielt

und es abschneiden und es den Leuten zeigen, die sich, was sie betrifft, etwas vormachen

– Versteht ihr jetzt daß es nicht echt ist versteht ihr es jetzt?

Leinen- oder Stoff- oder Nylonfäden, die in den Fingern verschwinden, glanzlose, reglose Strähnen, anders als die, die meine Mutter mit einer kleinen Schleife in einem Buch mit unserem Geburtsgewicht und dem ersten Lächeln und dem ersten Zahn und den ersten Worten aufbewahrte, an die von Ana kann ich mich nicht mehr erinnern, meine waren

– Nein

ich erinnere mich zwar nicht, daß die Puppe protestiert hätte, aber ich erinnere mich an die Farbe auf den Wangen

nicht Siegellack

die nicht glühte, verblaßte, einer der Arme löste sich, mit einem wertlosen Lumpen zum Vordach zurückkehren, ihn im Salon auf den Fußboden werfen oder auf den Schoß der Gäste, ihn meinen Eltern zurückgeben

– Da nehmt Ana bringt sie weg

oder auf die Mauer, damit auf der anderen Seite der Sioux

– Du hast sie gefragt ob sie mit dir gehen will nicht wahr du hast gefragt ob sie mit dir gehen will

sie in den Geranien fand, ihm, ohne ihn zu sehen, zuschreien

– Worauf wartest du noch hier ist sie spiel Pingpong mit ihr

bis der Rechtsanwalt, indem er mich am Ellenbogen schüttelte

– Du hast dich geirrt du Idiot die ist das nicht

der Rechtsanwalt zu einer Gestalt, die sich entschuldigte, während sie den Gärtner aus dem Teich hievte und ihn wieder untergehen ließ, während der tönerne Knabe unter Rohrzuckungen wieder zu   anfing

– Du hast dich geirrt du Idiot der ist das nicht du hast dich geirrt

manchmal hielt der Gärtner beim Hacken inne, suchte nach etwas in der Tasche, lehnte den kleinen Spiegel an einen Zweig und richtete seinen Scheitel langsam und geziert, das einzige Foto in der Plastikbrieftasche war ein Kalb mit einem Orden auf der Lende und darunter in silbernen kleinen Buchstaben, die die Farbe zu Großbuchstaben machte, erster preis jungstierzucht bezirk pinhel, der Rechtsanwalt und der Jude in der Gartenlaube oder weder der Rechtsanwalt noch der Jude, ein Teil der Zweige löste sich vom Draht

– Geh nach Hause Clarinha

den Fußknöchel der Puppe nehmen

nicht meinen Fußknöchel

oder den Arm, der abgeht, oder die unechten Locken, die aus irgendeinem Werg sind, sie meinen Eltern zurückgeben

– Hier habt ihr Maria Clara nehmt sie mit

oder ihr bleibt mit ihr im Salon, sie ist reglos, gesichtslos, außerstande, die Ohrringe zu bewegen, Rauchringe zu blasen, nur eine Augenbraue zu heben, mit beiden Zeigefingern im Mund zu pfeifen, freihändig Rad zu fahren, eure Tochter Maria Clara, die ganze Sonntage lang, ohne mit jemandem zu sprechen, geistesabwesend, häßlich auf dem Sofa liegt, unsere Tochter Maria Clara, als hätte sie ein Geräusch aus der Küche oder aus der Speisekammer oder dem Keller gehört, das Geräusch eines Vogels an einer Tränke im Käfig, eine Diele, einen Husten, eure Tochter Maria Clara mit einem Seufzer

– Der Gast

und als wir

– Wie bitte?

antworteten, bemerkte ich, daß es die Eschen waren, die wir draußen hörten, und ich machte daher meinem Mann ein Zeichen, daß er sich nicht darum kümmern solle, zählte die Maschen, zuckte mit den Schultern und kehrte zu meiner Strickarbeit zurück.

Vierunddreißigstes Kapitel

Ich habe aufgehört, mich zu beunruhigen, denn letztlich ist alles wie immer, die Villa intakt, mein Vater bei uns, demnächst kommen die ersten Gäste, Sonntag, vierter April neunzehnhundertneunundneunzig, Ostern der Auferstehung, der Rechtsanwalt und seine Frau, Senhor Levi und seine Frau, der Chauffeur stellt ihre Wagen vor der Garage ab, meine Mutter kämmt sich im Schlafzimmer mit erhobenen Armen, die den Krug des Haares oben auf dem Kopf balancieren

wir haben so ein Porzellanfigürchen, das reglos gehend seine Kanne trägt

und die Süße des Parfüms, die mich müde macht, gelangt bis zu uns, mich darin einwickeln, ohne mir Sorgen zu machen, denn es ist alles so, wie es immer war, die Bäume wachsen in der Sonne, frisches Wasser im Teich, dem tönernen Knaben fehlen keine Finger, der Gärtner lebt, hängt eine Ranke der Kletterpflanze in das Metallgerüst, ich habe geträumt, daß zehn Jahre vergangen sind, habe geträumt, daß ich geheiratet habe, ich habe nicht geheiratet, das einzige, was mich beunruhigt, ist dieser Husten von ich weiß nicht woher

im Keller, auf dem Dachboden, hinter dem Kleiderschrank, aber welchem Kleiderschrank, im Nebenraum mit der Tür zur Treppe, aber zu welcher Treppe

der mich von wo auch immer her warnt, ein Husten, eine wartende Haltung, ein Kanarienvogel in einem Käfig

was für ein Käfig?

und da wieder der Husten, die Villa beunruhigt-aufmerksam, die Haushälterin mit einem Teller innehaltend, ich denke, die Pfauen in den Pappeln, es gibt hier keine Pappeln, und dennoch Flügel, Blätter, Schreie, als wenn ein Wind in den Dingen, Ana fragen

– Hörst du?

und Ana, die sich gerade umzog, hielt inne, ein Drittel des Gesichts kam aus dem Kragen, und das Auge, das herausschaute, blickte um sich, ich wollte so sehr, daß es nur meine Einbildung war, eine Manie, eine Vorstellung, diese Traumreste, die den Tag über fortbestehen, ohne daß wir es bemerken

– Es ist nur meine Einbildung kümmere dich nicht darum

denn es ist alles, wie es immer war, meine Mutter betrachtete ihre Hand mit ausgestreckten Fingern, bemerkte eine Stelle mit abgeplatztem Lack an einem Fingernagel, löste die Unentschlossenheiten meines Vaters, der zwei Krawatten vor ein Hemd hielt, und meine Mutter, indem sie das Handgelenk zum Lacktrocknen auf- und abbewegte

– Die rechte die linke auf gar keinen Fall

der Widerschein des Teiches bewegte Flecken aus falschem Marmor mit Zweigen vermischt an der Wand, der Marmor sprang an die Decke, an der Adern um die Lampe herumtanzten, bis auch die Lampe Marmor war, und mit nahendem Abend wurde der Teich wieder nur zu einem Teich oder, besser gesagt, zu einem schwarzen Rechteck, in das mein Bild nicht hineinpaßte, und selbst da das Knacken des Fußbodens, die Tränke, der Husten, Anas Auge hörte auf, die Umgebung zu betrachten, das Gesicht kam ganz aus dem Kragen heraus, und einige Augenblicke lang hatte ich das Gefühl, ich sei ihr ähnlich, wenn wir Freundinnen sein könnten, dir erzählen, was ich gedacht habe, dir von diesen Tagen erzählen, meine Großmutter im Salon, die, den Stuhl wie einen Thron benutzend, vom Witwenring und dem weißen Haar, das sie weiser machte, mit Würde versehen, die Gäste empfing, wenn sie vom Hütchen und der Fuchsstola wüßte, würde sie mich mit einer dieser ärgerlichen Gesten vernichten

– So ein Quatsch Maria Clara

mit denen sie Adelaide vernichtete, wenn Adelaide am Ende des Mittagessens ängstlich

– Sie haben die Kalziumtabletten vergessen gnädiges Fräulein die Bewegung war nicht einmal eine Bewegung, ein verächtliches Wegscheuchen, Mattigkeit wegen der Dummheiten der anderen, und Adelaide und ich unbedeutend, meine Mutter

– Mama

mit dem Zeigefinger im Takt einer Uhr

die vom Herrn General in einer alten Zeit, die auf der Kommode ohne Zeit, weil ihr einer der Zeiger fehlte, und der, der noch übrig war, ziellos zwischen der Drei und der Vier, jeder Tag derselbe Tag und dieselbe Uhrzeit, die die kleinen Bleistiftstriche und -daten, mit denen meine Mutter uns am Schrank im Schlafzimmer maß, indem sie uns ein Lineal auf den Kopf legte

– Stell die Fersen auf den Boden Maria Clara mach dich nicht größer

zu negieren suchten, meine Großmutter

– Ich brauche überhaupt kein Kalzium Amélia

und steckte die Kalziumtablette wieder in die Packung zurück, wir

– Ich bin fertig Mutter

Adelaide nahm uns das Essen weg, bevor es meine Mutter sah, mein Vater

– Adelaide

und das Essen kam wieder zurück, so viele Leute, die Hunger haben, und wir Gefühllosen kauten nicht für sie, meine Mutter, die nicht gefühllos war, häufte ein Bündel aus Sachen auf, die uns nicht mehr paßten, und brachte es in die Kaserne für die Armen der Feuerwehr, eines Morgens sah ich mich selber für einen Mann betteln, der auf der Straße barfuß Scherben zertrat, mein Schottenrock, meine Sandalen, eine Zopfschleife, die ich vor Jahren vergessen hatte, ich hatte eine Narbe an der Lippe, mir fehlten Zähne, und ich lief vor mir weg, wenn wir Freundinnen sein könnten, Ana, jetzt, wo alles ist, wie es immer war, die Vorhänge, der Damast, das Silber, Adelaide kümmert sich um uns, nicht eigentlich ein Dienstmädchen, eine Art Verwandte, die Cousine einer Cousine oder so etwas wie die Cousine einer Cousine, die einen Sohn von einem verheirateten Mann hatte, einem Lehrer oder so, und meine Mutter ernst und, während sie zur Tür schaute, im Vertrauen

– Du bist doch schon groß Maria Clara ich nehme an ich kann dir erzählen daß Adelaide lange bevor du geboren wurdest einen Sohn von einem verheirateten Mann hatte einem Lehrer oder so

ich stellte mir einen alten Mann mit Kreide am Rockaufschlag in einem Anbau der Schule vor, Regen in den Platanen, während wir Texte abschrieben, Rechnen mit fünfstelligen Zahlen, die Hauptstädte Europas, und meine Großmutter

– So ein Unglück die Arme

wohin gehst du Adelaide?

und so waren wir damit einverstanden, daß sie mit uns an einem Tisch saß, ganz hinten, wo nur die Reste in der Schüssel, ein Tropfen Kaffee und der Bodensatz der Weinflasche sie und ihre furchtsamen Gesten erreichten, die kleinen, bescheidenen Sätze, die um Verzeihung baten, wenn wir nicht da waren, sagten die Dienstmädchen

– Dona Adelaide

und ahmten sie nach, und Adelaide

– Verzeihung?

rückte das Hütchen zurecht, mit dem sie sonntags ausging

wohin gehst du Adelaide, bei wem warst du, Adelaide, der verheiratete Mann, dein Sohn, ein anderer Mann

– Macht euch nicht über mich lustig

eines Morgens, als ich nicht in die Schule ging, habe ich sie dabei überrascht, wie sie im Salon Klavier spielte, falsche Ringe dabei glitzernd auf den Tasten hüpften, ein Lehrer, ein Sohn, was ist aus deinem Sohn geworden, Adelaide, willst du nicht wissen, was aus deinem Sohn geworden ist, zu ihrem Geburtstag schmückte sie sich mit einer verbeulten Brosche, der Steinchen fehlten, und erhielt eine Postkarte aus Kanada, wer schreibt dir, Adelaide, was für ein verheirateter Mann, was für ein Lehrer, was für ein Sohn, meine Großmutter tadelnd

– Adelaide

Adelaide trottete hilflos-bang durchs Haus, mein Vater stieß mit ihr zusammen

– So was Dummes

wir alle stießen mit ihr auf dem Flur, auf der Treppe zusammen

– So was Dummes

die Haushälterin und die Schneiderin, die, ganz Ellenbogen und Eckigkeit, ihre Hilfe ablehnten

– Lassen Sie nur lassen Sie nur

sie belegte den Teil des Salons, den die Lampe verdunkelte, und selbst so, so etwas Dummes, wohin wir auch blickten, Adelaide in abwartender Haltung, dienstbeflissen, unerträglich

– Verzeihung?

wer schreibt dir aus Kanada, der Lehrer, dein Sohn, dieses Kind, das ein Holzwägelchen gegen die Brust gedrückt hält

– Macht euch nicht über mich lustig

macht euch nicht über mich lustig, denn ich bin meinem Sohn näher, als ihr glaubt, wir leben in derselben Villa, ich esse mit ihm an einem Tisch, schaut mal seine Nase an und den Schwung des Mundes, der meinem gleicht, die Art, wie er die Augenbrauen hebt, die Gabel anfaßt, lächelt

jetzt, wo alles so ist, wie es immer war, möchte ich dich nicht hören, Adelaide, es ist von mir erfunden, es ist gelogen, aber was ist mit der Stille und dem Husten und dem Dielenbrett, wenn eine Tür

ich weiß nicht, welche Tür

sich plötzlich öffnet, wer wird hereinkommen, der Mond meines Schwiegervaters im Dameproblem verborgen, meine Schwiegermutter schaut mich an, eine Bitte um Hilfe, der niemand nachkam, es sei denn ein Pfau auf einem Grabmal, dieser beinahe menschliche Schrecken, diese Warnung

– Clarinha

die Leibwächter vertrieben Ana

– Gehen Sie raus gehen Sie raus

jemand, den ich nicht sah

– Es ist nichts passiert gehen Sie es ist nichts passiert

und wieder der Husten und wieder das Brett, vor uns schwingt diese Tür auf, und meine Mutter

ich glaube, meine Mutter

die mich an den Schultern festhält

– Es ist deine Schuld Maria Clara weil du ins Tagebuch geschrieben hast

jemand, den ich nicht wiedererkennen wollte, im Salon, nicht mein Vater, ich habe im Tagebuch nie gesagt, daß es mein Vater war, mein Vater im Gästezimmer, nein, der Chauffeur

– Gnädiges Fräulein

mein Vater in Kanada, seine Schrift auf den Postkarten, die von einem Gummiband zusammengehalten wurden, der Chauffeur

nicht mein Vater

– Ich bin zum Sterben hergekommen

das Haar nicht mehr schwarz, grau, graue Bartstoppeln, ein Schaf im Schlachthof, ein unterwürfiges Lamm, der Kadaver eines Hundes in einer Hütte in Sagres, die Wellen immer deutlicher, Siegellacktropfen verstorbener Albatrosse glühen im Wasser, nicht von ihm, nicht von meinem Vater in Kanada oder von den Gästen auf der Terrasse, mein Mann seufzend

– Der Gast

die Stufen hinuntersteigen, bevor der Draht an den Handgelenken, der Fischgeruch von Sagres, der Ölfleck der Fischkutter, der mich verbrannte, die Albatrosse verfolgten ihn, entdeckten ihn, verschlangen ihn, flohen, kehrten zurück, verschlangen mich, das Gesicht mit den Ärmeln bedecken, entkommen, ein Dornenbusch, ein Knäuel aus Tauen, die Höhlung eines Felsens, in der ein Leibwächter oder nur das Messer eines Leibwächters

– Komm her

meine Mutter pustete, um den Lack zu trocknen, auf ihre Finger, das Handgelenk rauf und runter im Takt der Hiebe, die Acetonflasche wieder weggestellt, die Wattebäusche mit ihren lila Tränen, die drei Spiegel des Frisiertisches fragten zugleich, eine Mutter von vorn, zwei Mütter im Profil und keine

wie merkwürdig

den anderen ähnlich

– Was ist los Maria Clara?

die Mütter im Profil unterhielten sich miteinander, drei Wimperntuschekästchen in unterschiedlichen Stellungen, drei Vorhänge mit demselben Muster, aber einer näher, mit farbkräftigerem Druck, drei Betten und das in der Mitte mit einem Kruzifix darüber, drei Türen, die rechts offenstanden, sagen Sie mir schnell, durch welche der Gast, eine der Mütter, die, die mir den Rücken zugewandt hatte, drehte sich auf dem Hocker um, ließ die in den Spiegeln unscharf werden, die in den Spiegeln jetzt mit dem Rücken zu mir

– Was ist los Clarinha

nein, mein Vater

– Clarinha

meine Mutter

– Was ist los Maria Clara?

ich verstehe nicht, warum du dich aufregst, wo doch alles ist wie immer, die Villa gestrichen

die Villa gestrichen, die Möbel an ihrem Platz, nicht ein einziges Bild fehlt, die Nähmaschine arbeitet hinten, der Rechtsanwalt, Senhor Levi, der Polizeioffizier und die Kollegen meines Vaters mit meiner Großmutter im Salon, der Gärtner hängt die Kletterpflanze in das Metallgerüst, jedesmal wenn ein Fisch an die Oberfläche kommt, tausend Stücke Gärtner im Wasserzittern, als ich das Deckelchen am Bauch eines Soldaten anhob, der unter gemächlichem Rucken marschierte, ein zitternder Stiefel, dann der zweite Stiefel, und in der Absicht, ihm zu helfen, eine stärkere Batterie hineintat, Röte im Gesicht, Anschwellen, der Anschein von Zorn, ein Knall, den ich nicht hörte, und der Soldat in tausend Stücken, meine Mutter hielt sich die Ohren zu

– Mein Gott

Ana suchte Kleber, um den Soldaten wiederherzustellen, trat aber auf sein Gewehr

die Gewehre in Sagres

und deshalb hol den Kleber, damit wir den Gärtner wiederherstellen, Ana, wir suchen die Stückchen im Wasser, setzen sie eines nach dem anderen wieder zusammen, den Kopf, die Beine, und er intakt auf der Leiter

– Vielen Dank die gnädigen Fräulein

hängt die Kletterpflanze ein

die Laternen unscharf, die Platanen am Straßenrand, die Nappaledersofas, mein Sohn

ihr könnt mich nicht davon überzeugen, daß zehn Jahre vergangen sind, es sind keine zehn Jahre vergangen, ich bin nicht alt, habe nicht geheiratet, wohne in Estoril, und deshalb, Adelaide, hör auf

– Verzeihung

schau mich nicht so an, als verstündest du nichts, denn du verstehst es, zwing mich nicht, meiner Großmutter zu erzählen, daß du Geld abzweigst, um im Casino zu spielen oder es nach Alcoitão zum Lehrer, zu deinem Sohn zu bringen, lüg nicht, der dir die Postkarten schickt

mein Mann gibt mir das Tagebuch zurück

– Clara

mein Mann so aufgeregt, so angespannt

– Frag ihn nicht Clara

die Laternen unscharf, die Feuchtigkeit der Nacht auf den Deckeln der grünen Mülltonnen

– Kurz und gut ich habe mich geirrt ich bin hier

ohne die drei Spiegel auf dem Frisiertisch, in denen sich die Eschen mit Windesgesten Drosseln zuwarfen, der Mund meiner Mutter schwer zu erkennen, von glühendem Siegellack bedeckt

schwer zu erkennen in diesen roten Lippen, die härter waren als die echten

sie gab mir einen Kuß, machte den Daumen an ihrer Zunge naß und mir die Stirn sauber, das Blut meines Vaters im Algarve oder das vom Hund im Sack, man erkannte ihre Serviette, weil die Leibwächter sie auswählten, um daran die Messer zu reinigen, an der von Ana auch, samstags, an der meiner Großmutter lila, an meiner niemals

Maria Clara ist der Mann im Haus, sie schminkt sich nicht

der Siegellack zu mir

und brannte und brannte

der Lippenstift zu mir

– Willst du etwa in dem Aufzug runtergehen Maria Clara mit so abgewetzten Hosen?

der Jude oder der Soldat, der Ana anlächelte, ich habe das Deckelchen am Bauch vergessen, ihn daran hindern, mitten im Schritt umzufallen, den Satz verhindern

– Wie hübsch Ihre Tochter ist Dona Amélia

verhindern, daß er sich, sich auf dem Boden windend, von Silbe zu Silbe schleppte, die Jacke des Juden aufknöpfen, eine neue Batterie einlegen, und anstatt eines ersterbenden Grummelns ein Flußvogel, der über Wortsteine hüpft und nie naß wird, das Lob vollkommen, die Konsonanten korrekt

– Wie hübsch Ihre Tochter ist Dona Amélia

ihm helfen, sich zu meiner Mutter hin zu verbeugen, das Lächeln zu entfalten, auf dem Stuhl größer zu werden, und statt des Lächelns ein zitternder Stiefel, dann der zweite, das Anschwellen, das Erröten, die Überraschung, eine Bitte um Hilfe, die niemand verstanden hat, die Hände, die versuchten, sich selber zu halten, Senhor Levi in tausendfachem Celluloidglitzern auf dem Teppich, auf den Sesseln, auf dem Zeitschriftentisch, und jedes voll mikroskopischer Freundlichkeit, ein leises, hohes Niesen

– Wie hübsch Ihre Tochter ist Dona Amélia

und als ich andere Hosen anzog, das Haarspray ausprobierte, das mit dem Haarspray ließ, die Bürste durch eine Klammer ersetzte und die Treppe hinunterstieg, eine Pause auf der Terrasse machte, die zu den Wolken von Sintra hinausgeht, der Tejo über den Palmen beim Casino, wo sonntags Adelaide

trotz des Buches und des Schleiers nicht bei der Abendmesse, das mit der Messe war eine Lüge, und meine Großmutter anklagend

– Wovon handelte die Predigt Adelaide?

Adelaide nicht am Gartentor, an der Gartenpforte, die sie vorsichtig wie ein Dieb in den Angeln bewegte, um die Schultern die kleine Fuchsstola, die sie aus einer der Truhen im Keller gestohlen hatte, und meine Großmutter fragte die Levkojen, indem sie ihnen das Portemonnaie hinstreckte, aus dem Scheine fehlten

– Wovon handelte die Predigt Adelaide?

die beiden beim Gemüsegarten unter dem Schrecken der Drosseln, die Stola roch nach totem Frettchen, die Geburtstagsbrosche hielt den Ausschnitt zusammen, der Schleier und das Kirchenbuch im Arm, bei den Kakipflaumenbäumen die Schatten der beiden länger als die Bäume, das Haus verschwand im Westen, wo die Nacht beginnt oder, besser gesagt, der Kaninchenstall, der Rosengarten, das Treibhaus, in dem früher Orchideen

in dem noch heute Orchideen, weil alles ist, wie es immer war, ich habe Estoril nicht verlassen, ich bin meinem Mann nicht begegnet, und daher brauchte ich weder den Tisch zu decken, noch habe ich das Abendessen vergessen

das Treibhaus, in dem heute noch Orchideen, und dicht bei den Orchideen Adelaide

– Verzeihung?

und auf dem Nappaledersofa mein Mann

– Clara

dicht bei den Orchideen Adelaide in ihrem Kellermüll

– Verzeihung?

der Mund meiner Mutter schwer zu erkennen in diesen roten Lippen, diesem glühenden Siegellack

– Willst du etwa in dem Aufzug runtergehen Maria Clara mit so abgewetzten Hosen?

und als ich andere Hosen anzog, das Haarspray ausprobierte, das mit dem Haarspray ließ, die Bürste durch eine Klammer ersetzte und die Treppe hinunterstieg, dachte, ich möchte nicht, ich habe keine Lust, ich will nicht, der Soldat, den leider jemand im Salon wieder zusammengesetzt hatte, versicherte mit einer Puppenstimme

– Wie hübsch Ihre Tochter ist Dona Amélia

während meine Tochter Maria Clara mit einer Art Gabel im

Haar und in ein Paar Hosen, die noch abgewetzter waren als die, die ich sie ausziehen hieß, grußlos an uns vorbei zum Teich ging, im tönernen Knaben und den Kletterpflanzen aufgehend, in denen sich die Dämmerung faltete und verhakte, Senhor Levi versuchte noch, sie zu rufen

– Clarinha

und das

– Clarinha

das so wohlerzogen, so liebenswürdig war

die Handgelenke meines Vaters in Sagres mit einem Draht zusammengebunden, wenn sie morgen in die Fischerhütte treten, werden sie ihn und mich an den Haken für die Oktopusse an der Decke hängend vorfinden, die Knie meines Vaters näherten sich meinen Knien im Meereswind

Senhor Levi versuchte noch, mich zu rufen

– Clarinha

und das

– Clarinha

schwebte einen Augenblick lang und ging dann beleidigt, im wilden Wein nahm man nichts wahr außer der Verwirrung der Fledermäuse und die Scheinwerfer eines Lastwagens auf der Straße, der sich im Weg geirrt hatte, eine Art Furcht in Adelaide, die der Lastwagen beunruhigte, aber wer kümmerte sich schon um Adelaide, die so alt, so töricht war, sie irrte sich im Korridor und landete anstatt in ihrem Schlafzimmer im Arbeitszimmer, sie redete mich mit anderem Namen an

Ailéma

mit dem meiner Töchter, und ich sauer

– Ich bin nicht Maria Clara Adelaide ich bin Amélia

und sie unerschütterlich

– Maria Clara

versuchte beim Roulette im Casino Knöpfe und spanische Münzen zu setzen, der Geschäftsführer mitleidig

– Ihre Cousine war hier und wollte den Inhalt des Nähkästchens verwetten

Garnspulen, Stecknadeln, Nähnadeln, eine Handvoll Nadeln, sobald das weiße Kügelchen

– Setzen Sie das für mich auf die Fünfzehn

um aus Estoril wegzugehen, sagte sie, um die Nichte in Kanada zu besuchen, wo doch die Nichte in einem zweiten Stock in Alcoitão lebte, einem Kaff mit Kiefern und Turteltauben und mickrigen Rübenschößlingen

– Wo wohnt deine Nichte Adelaide?

und Adelaide stolz

– In Alcoitão Maria Clara

redete mich mit dem falschen Namen an, wo ich es doch hasse, wenn man mich mit dem falschen Namen anredet, Adelaide zufrieden, strahlend

– In Alcoitão Maria Clara

eine Gasse

eine kleine Auffahrt

eine in ein Ödland mündende Gasse mit einem halben Dutzend Fassaden, an denen Fliesen fehlten, Balkons, deren Verglasung durch Rhomben aus Pappe ersetzt war, und die Nichte, irgendeine arme Gestalt, die Bettlaken an einen Draht hängte, jünger war als ich und uralt, dieses vorzeitige Alter von jemandem, der den Hunger überspielt, indem er im Stehen eine Suppe ißt, ich in der Gasse

auf der kleinen Auffahrt

– Wie heißt deine Nichte Adelaide?

und Adelaide antwortete, was auch immer wir sagten, sofort mit

– Verzeihung?

sie rufen, auf mich zeigen, sie wieder rufen, die Turteltauben und der Wind der Kiefern machten mich mit ihren Echos taub, und ich dachte, ich halte es hier nicht aus, ich gehe, die Bettlaken am Draht knatterten vor Wut, einer der Rhomben aus Pappe flatterte im Ödland auf, der Aufregung der Hühner nach zu urteilen, wird es in fünf Minuten regnen

sie kauften mir auf dem Jahrmarkt von Tomar ein Huhn aus

Blech, bei dem man an einem Bindfaden zog, und es pickte in den Teppich oder, besser gesagt, senkte den Hals und setzte den Kamm auf dem Boden auf, ein Mann, dem die linke Hand fehlte, feuerte, nachdem er das Streichholz mit den Zähnen angezündet hatte, Böller ab, die Verkäuferin zwang das Huhn, auf dem Ladentisch zu picken und zu picken, sobald der Hals sich senkte, ging der Schwanz mit einem Ruck hoch

– Kaufen Sie dem Kind das Tier Senhor

die Böller verschwanden pfeifend, zwei, drei Rauchkreise und erst dann

warum?

die Explosion, die der Kirchturm als Echo zurückwarf, Rohrstöcke fielen in den Kälberpferch, die große Trommel scheuchte die Posaunen, zwang sie, dem Walzer davonzurennen, aus Angst, es könnte mich anpicken, wagte ich nicht, am Bindfaden dieses reglosen Huhns zu ziehen, das nur abwartete, nur jemandem weh tun wollte, im zweiten Stock winkte eine Kranke aus einem Bett, noch heute erinnere ich mich an den Eukalyptustee, der Genesungswünsche sprudelte, verblichene Kupferstiche von Königen und Prinzessinnen, das Foto eines kleinen Jungen, der meinem Vater ähnlich sah

die Augenbrauen, das Kinn

und ein Holzwägelchen hielt, so daß ich, wenn ich ihm jetzt zum erstenmal begegnen würde, denken würde

– Gesehen habe ich dich schon mal aber wo bloß?

der Schreibtisch eines Lehrers in der Provinz mit der Grammatik auf dem Löschpapier auf der Tischplatte, die Nichte bot uns Gelee, verwässerten Wein, Kekse an, eine Dose mit etwas Klebrigem, das mir wie Mandeln oder kandierte Kirschen vorkam, das ich lieber nicht sehen wollte, auf der Fensterbank eine Turteltaube aus Keramik, der der Winter die Farbe des Gefieders geraubt hatte, Adelaide und die Nichte besorgt-fröhlich wie die Bauern, wenn wir mit ihnen essen, ständig bitten sie um Vergebung für die Sünde, uns zu mögen, verrücken Gegenstände, verbergen Eimer, Besen, Wischmops mit ihrem Körper, sind glücklich mit den kleinen gerüschten Gardinen, die das Bord mit den Töpfen zieren, oder mit der dicken Ente aus was weiß ich für einem Material, die kugelig, ungestalt, aufgeblasen den niedrigen Sessel aus Korbgeflecht zierte

– Wie heißt deine Nichte Adelaide?

verschämte Seitenblicke, Atemnot, Gekicher, die Nichte, eine Frau

bei genauerer Betrachtung

unter den Falten im Alter von Mama, wand sich, wegen meines Interesses aufgeregt, vor Verlegenheit und Stolz, Adelaide wischte die Verlegenheit weg

– Hast du die Sprache verloren Leopoldina?

die Kranke verdoppelte ihr Winken, zerfiel unter Asthma, einem Berg algenbewachsener Steine, die auf der Matratze gegeneinanderklackerten, eine echte Turteltaube gesellte sich zur Keramikturteltaube, stellte Vermutungen über verwandtschaftliche Beziehungen an

mein Vater im Salon zwischen dem Rechtsanwalt und dem Juden war nicht einverstanden, ließ es nicht zu, warnte ihn

– Vorsicht

und da die Nichte sich weiterhin wand und damit einen gläsernen Tiger bedrohte, Adelaide vorsichtshalber

– Sie heißt Leopoldina Madame

na immerhin, diesmal hat sie ins Schwarze getroffen, hin und wieder ein Fünkchen Verstand, und nicht Maria Clara, Madame, Mama war das gnädige Fräulein, ich Madame

– Sie heißt Leopoldina Madame

die Nichte gab das Sich-Winden auf, und der Tiger war erleichtert, die Steine, aus denen die Kranke bestand, wiesen auf den Hustensaft, während der Eukalyptus weiterhin Hoffnungen kochte und die aus der Zeitung ausgeschnittenen und mit einem Tropfen Mehl, das ihre Zepter auflöste, an der Wand befestigten Könige und Königinnen mich beobachteten

– Das Medikament Leopoldina

mein Vater im Salon, wo er mit dem Juden sprach, Ana

plötzlich ernst, als ahnte sie etwas, von dem sie nicht wußte, was es war, er bat sie

– Ana

bat sie

– Nimm den Vater mit Ana

und Ana, die die Schraube des Ohrrings fester zog, war einverstanden mit dem Juden, der ihr mit den Fingern

– Morgen

vorschlug, morgen an der Mauer der alten Festung, morgen in einer Düne am Guincho, ich warte um drei am Bahnhof auf dich

– Wie hübsch Ihre Tochter ist Dona Amélia

ein schwarzer Wagen am Bahnhof, ein Lastwagen aus Murtal, derselbe, in dem wir deinen Vater transportieren werden, um ihn in Sagres zu begraben, und ich verspreche dir, daß du nicht einen einzigen Fleck vom

Siegellack

auf den Polstern sehen wirst oder auf der Brille, die vergessen wurde, oder dem Müll, mit dem wir ihm den Mund zugestopft haben, oder am Ehering, der heruntergefallen ist, als er getö

der Gärtner ließ den Faden wilden Weins am Metallgerüst los, die Nähmaschine schwieg, achte auf diese Sohlen, die die Mutter in den Beeten nicht bemerkt, in denen Laub und Matsch, sehr bald schon unter dem Vordach, auf der Fußmatte, im Salon machen sie uns die frischgestrichenen Fußleisten dreckig, den gebohnerten Boden, die Fliesen, die Möbel, die Levkojen, die nicht gerade, sondern schief stehen, ich will im Wasserbecken keine Leiche auf dem Bauch liegen sehen, nicht die von Fels zu Fels dieselstolpernde Ankunft eines Fischkutters, kein Huhn, bei dem man einen Bindfaden zieht und dessen Hals uns in die Augen pickt, die Verkäuferin hängt sich in einem Durcheinander von Tongegenständen an die Schulter des Juden

– Kaufen Sie dem Herrn Doktor das Tier Senhor Levi

der Mann, dem die linke Hand fehlte und der Böller abfeuer-

te, nachdem er das Streichholz mit den Zähnen angezündet hatte, scheuchte uns hinaus zur Küche oder dieser fensterlosen Hütte hin, nur Netze und Pflöcke und Angelhaken und ein Sack, was da drin ist, will ich gar nicht wissen, der Mann scheuchte uns hinaus

scheuchte uns hinaus

und die Seeschwalben auf dem Dach

– Hier entlang hier entlang

sobald der Hals sich senkte, ging der Schwanz mit einem Ruck hoch, da die Nichte sich weiterhin voller Geziere und Gekicher wand, Adelaide vorsichtshalber

– Sie heißt Leopoldina Madame

da die Nichte sich weiterhin voller Geziere und Gekicher wand, Adelaide vorsichtshalber

– Sie heißt Leopoldina Madame

diesmal hat sie ins Schwarze getroffen, nicht Maria Clara, Madame, die Mama

den Grund versteht man nicht

gnädiges Fräulein, ich Madame, Adelaide sagt, sie heißt Leopoldina, Madame, verbirgt Eimer, Besen, Wischmops mit ihrem Körper, besorgt-fröhlich wie die Bauern, wenn wir mit ihnen essen, ständig bitten sie um Vergebung für die Dreistigkeit, uns zu mögen, verrücken Gegenstände, die dicke Ente so glücklich, daß ich sie am liebsten geschlagen hätte

– Pick sie Huhn

ich nahm einen Löffel Gelee aus ihrem

aller Wahrscheinlichkeit nach, so wie sie es anfaßten

letzten Einweckglas, das heißt, ich nahm es nicht direkt an, beschränkte mich darauf, unentschlossen den Löffel zu halten, nein zu sagen, zu schlucken

– Was mache ich bloß damit?

nein zu sagen, zu essen, das Gelee im Mund hin- und herzuschieben, ich schlucke nicht, schlucke nicht, in der Tasche das Taschentuch suchen und es im Taschentuch verbergen

– Ich schlucke nicht

blindlings die Haustürschlüssel abtasten, die Fotos meiner Töchter, das Notizbuch, etwas, das sich wie Visitenkarten oder Rechnungen oder die Telefonnummer des Klempners anfühlte, die blöde Ente, an deren Gesicht man ablesen konnte

– Sie finden das Taschentuch nicht so ist es doch Dona Amélia?

ich überzeugt, daß der Bindfaden sich von allein bewegte

– Worauf wartest du noch um sie zu picken Huhn?

und der Kamm senkte sich gehorsam, der Chauffeur wartete an der Kreuzung beim Café auf mich, wo es weder Kiefern noch Turteltauben gab, eine Gestalt jätete in der gleichen Haltung Unkraut wie das Huhn, abends, der Art zufolge, wie der Wasserbehälter verblaßte, bevor es Nacht wurde, nicht mehr blau, grau war, nicht mehr grau, ein Teil des Himmels, nur fester, trüber, Adelaide

– Sie heißt Leopoldina Madame

diesmal hat sie ins Schwarze getroffen, nicht Maria Clara, Madame, Leopoldina verabschiedete sich auf dem verglasten Balkon von uns, eine Frau in meinem Alter, unter den Falten im Alter von Mama, mit der Turteltaube aus Keramik, nicht der echten, die in der Gasse aufflatterte, die Gewißheit, daß die Steine in einem Nebel von Gerüchen gegeneinanderklackerten

– Das Medikament Leopoldina

sogar im Auto auf dem Weg nach Estoril war dieser Geruch die ganze Zeit bei uns, etwas, das schwierig zu erklären war, ähnlich wie kleine gerüschte Gardinen und billige Kekse, den Luís Filipe zu einer Zeit an sich hatte, an die ich mich kaum noch erinnern kann, in der wir zusammen schliefen, seine Scham, die Eile, mir zu gefallen, die Hilflosigkeit, Geziere, Gekicher, etwas sagte ich

mein Mann bedeckte die Seite mit der Hand

und die Feuchtigkeit auf dem Deckel der Mülltonnen, mein Gott, alle schlafen, und die Feuchtigkeit auf dem Deckel der Mülltonnen, die Worte so deutlich

– Clarinha

mein Mann, der immer

– Clara

sagte, nie etwas anderes als immer nur Clara

– Schreib bitte nicht schreib bitte nicht es ist nicht deine Mutter die da redet deine Mutter konnte nicht so reden daher bist du es

Luís Filipe anders als meine Verwandten, seine Freunde, um nicht noch weiter auszuholen, diese Neger, diese Araber, diese widerlichen Lastwagen, die ständig da draußen stehen, der Chauffeur kommt vom Guincho zurück, und die Albatrosse, der Wind

– Ein Lastwagen hinter uns Madame

vor allem der Wind im Januar im Kamin des Hauses, sperr die Fenster zu, Amélia, schieb die Türen zu, heb das Bettlaken über den Kopf, damit du weder die Zweige der Bäume noch den Tejo hörst und auch nicht diesen Schatten, den du nicht kennst, du weißt nicht, wer es ist, kennst ihn nicht

– Clara

ich wütend

– Du kannst wohl nichts anderes als Clara sagen?

er unerschütterlich

– Clara

er unerschütterlich, während meine Mutter die Fenster zusperrte, die Türen zuschob, das Bettlaken über den Kopf hob, um weder die Zweige der Bäume noch den Tejo und auch diesen Schatten nicht zu hören, den sie nicht kannte, den Schatten, zu dem sie

– Denken Sie an meine Familie mein Herr

obwohl die Villa wie immer war, mein Vater war aus der Klinik heimgekommen, und der Arzt versprach uns, er werde niemals sterben

wie neu, gnädige Frau, wie neu, der Organismus eines jungen Mannes, Dona Amélia, zwanzig, höchstens zweiundzwanzig Jahre, er ist wieder gesund geworden, und daher Champagnergläser, die pfeifen, wenn man sie berührt, nicht eigentlich ein Pfeifen, eine leise Musik wie die von Engeln, die Kugeln übrigens auch, die Stricke, mit denen sich die Leute aufhängen, zum Beispiel, die

Drähte zum Beispiel, wenn man sie in Schwingungen versetzt, der Gärtner schnitt sie in der Gartenlaube mit einer speziellen Zange durch, und vielleicht war es ja nicht schwierig, die Handgelenke eines Mannes zusammenzubinden, sie so zu belassen, und der Mann

– Denken Sie an meine Familie mein Herr

einen Sack suchen und ihn darin einsperren, ich erinnere mich an die Haushälterin, die so die eben geborenen Katzen im Waschtrog ersäufte, diejenigen, die sie, wenn die Katze nicht da war

nicht zulassen, daß meine Mutter sich von uns entfernt, in der Küche Anweisungen für das Abendessen gibt, vergessen Sie das Abendessen, Mutter, kommen Sie her

im Weinkeller vorfand, wo sie herumliefen und miauten, miauten, man nahm sie, und all das so verängstigt, so zerbrechlich, so ganz zarte Knochen unter der Haut, Ana und ich im Waschraum, der Sack im Wasser, der nicht einmal unterging, einmal, zweimal an der Oberfläche blieb, die Katze saß ganz in der Nähe, gleichgültig, wenn sie meinen Sohn, wenn die Haushälterin, wenn ein Sack, ich sitze ganz in der Nähe, gleichgültig, nicht leer, hohl, zu einem der Gebäude auf der anderen Straßenseite gewandt, das genauso wie unseres ist, eine kleine Grube neben dem Zitronenbaum, und die Katze schnuppert einen Augenblick lang, zerstreut oder mit der Hinterpfote das Ohr kratzend, man braucht nicht mit dem Absatz auf den Boden zu stampfen oder die Pingpongbälle in der Garage neben unserer

– Diese Kleinen kommt überhaupt nicht in Frage Miguel

damit sie in den Büschen verschwand, ein halbes Dutzend Monate später

oder weniger

ein Rascheln in den Beeten und gleich darauf, wenn wir nicht mit der Lüge der Ohren rechnen, die die Zeit stets verzögern, noch mehr neugeborene, beinahe blinde Katzen im Weinkeller, die Handgelenke irgendeines Mannes hinter dem Rücken zusammenbinden und sie so belassen, während die Taschenmesser oder die Messer in Sagres, mein Mann versucht mir den Bleistift wegzunehmen und bemerkt nicht, daß alles so ist, wie es immer war, und wir uns nicht einmal kannten, wir würden uns niemals kennenlernen, da meine Aufzeichnungen sich dem Ende nähern

– Clara

und ich

– Du kannst wohl nichts weiter sagen nicht wahr du kannst wohl nichts anderes als Clara sagen du kannst nur zwischen diesen Nappaledersofas und den gesprungenen Nippes und diesen Nachbarn leben, die auf der Treppe stehenbleiben und mich für eine Fremde halten und anstarren

– Wen hat er noch mal geheiratet wie heißt sie noch?

der Urlaub im letzten Jahr, den wir nicht abbezahlt haben, und da bin ich in die Villa zurückgekehrt und habe mich zu meiner Mutter, meinem Vater, meiner Schwester, den Gästen in den Salon gesetzt, vor allem die Frauen

die Architektin oben an der Treppe

– Clarinha

trat die Zigaretten mit der Schuhspitze aus, indem sie sie nach rechts und links drehte

– Clarinha

die mitten im Gespräch verstummen, meine Hosen, vor allem meine Bluse

– Turnschuhe Maria Clara

Turnschuhe statt ordentliche Schuhe, es ist doch wirklich nicht zuviel verlangt, dich etwas zurechtzumachen, Maria Clara, ein bißchen auf das Haar zu achten, einen Pickel mit irgendeiner Creme abzudecken, ein nettes Kleid anzuziehen, die Leute zu begrüßen, höflich zu sein, mich nicht ständig so zu enttäuschen, es reicht doch schon, was wir mit der Operation deines Vaters, der Inten ivstation durchmachen, dem Sauerstoff, den Infusionen, und jetzt, wo er wieder gesund geworden ist und alles so ist, wie es immer war, und etwas Frieden im Haus

die Villa gestrichen, der Teich sauber, der tönerne Knabe, dem keine Finger fehlten, und mein Vater bei uns, ich habe geträumt, daß zehn Jahre vergangen sind, dabei sind keine zehn Jahre ver-

gangen, ich habe geträumt, daß ich geheiratet habe, dabei habe ich gar nicht geheiratet, das einzige, was mich verwirrt, ist dieser Husten, weiß ich wo

im Keller, auf dem Dachboden, hinter dem Kleiderschrank, aber welchem Kleiderschrank, im Nebenraum mit der Tür zur Treppe, aber zu welcher Treppe, ein Husten und eine wartende Stille und ein Vogel in einem Käfig

was für ein Käfig?

und wieder der Husten, ich glaube, es sind Pfauen in den Pappeln, aber es gibt hier keine Pappeln, und dennoch Flügel, Schreie, als wenn ein Wind in den Dingen wäre, meine Mutter im Zimmer oben nimmt ihn wahr, sucht die Pantoffeln im Nachttisch, wirft ein Glas um, steigt die Treppe hinunter und tastet dabei nach dem Lichtschalter

man erkannte die Eschen in den Fensterrahmen kaum, oder aber es war die Helligkeit des Casinos jenseits der Palmen oder der Widerschein des Mondes oder der Tejo

wenn alles ruhig war, konnte man den Tejo sehen

meine Mutter rief uns

ich habe nicht gerufen, ich dachte, ich hätte meine Töchter gerufen, aber der Klang meiner Stimme erschreckte mich, und als ich den Treppenabsatz erreichte, das Dielenbrett, der Husten nicht in der Eingangshalle, nicht im Salon, nicht von der Speisekammer oder dem Zimmer der Dienstmädchen her, hier, derselbe wie der im Arbeitszimmer

es sei denn der wilde Wein, es sei denn der Wasserhahn vom Teich

als der Rechtsanwalt, die Araber und die Neger und Senhor Levi weggingen und mein Vater die Decke aus dem Schrank holte, sie auf dem Diwan entfaltete, verflüchtigte sich das Licht im Fenster, verflüchtigte sich in den Beeten, und das Haus stieg ins Innere der Erde hinab, und die Levkojen raschelten hoch über mir, eine Lokomotive zwischen dem Tamariz und Cascais, und der Husten ein Stückchen Papier, das sich in den Eschen auflöste, hier in Tomar erzählen sie mir, meine Tochter Ana Maria sei in Italien, meine Tochter Maria Clara habe geheiratet, und keine Nachricht von ihnen, kein Anruf, kein Brief, sonntags morgens mache ich den Briefkasten am Eingang des Landguts auf, und nur kleine Zweige, Insekten, Staub, die Gänse um das Staubecken schreien mit mir zusammen, die verdorrten Apfelbäume mit den toten Früchten auf dem Boden

mein Mann

– Clara

stiehlt mir das Tagebuch, versucht, mir das Tagebuch zu stehlen, und kommt nicht dazu, es mir zu stehlen

– Hör damit auf Clara

obwohl er weiß, daß ich damit nicht aufhören kann, genau weiß, daß ich, selbst wenn ich es wollte

und ich wollte es, hätte es gern, hätte es lieber getan

nicht aufhören kann, ich bin eine Fee mit einem Zauberstab aus Bambus und einem Stern aus Seidenpapier, bei dem einer der Zacken abgeknickt ist, ich habe meine Augen und meinen Mund am Frisiertisch meiner Mutter angemalt und bin daher noch mehr Fee, strahle, obwohl ein Kind, das nicht ich war, in den Algen des Teiches, eine Fremde, die ich noch nie gesehen hatte, dieser Mann im Haus, von dem meine Mutter immer erzählte, ging mit Tausendfüßlern und Marienkäfern und Käfern in der Tasche voller Angst vor der Dunkelheit durch die Dunkelheit, schlief bei brennendem Licht ein

– Macht das Licht nicht aus

ein Kind, das selbstverständlich nicht ich war und das das Huhn anpickte, der Mann, dem die linke Hand fehlte, zündete ein Streichholz mit den Zähnen an, und die Flammen verbrannten mich, die Pupillen der Maultiere wie die der Ertrunkenen auf dem Strand, sie wickelten uns in ein Segeltuch, und ich war wieder ruhig, es gab Leichen, denen die Fische oder die Gezeiten oder die Felsen

ich erinnere mich an eine, die war so lila

die Gesichtszüge zerstörten, glaube ich, ich habe es nicht recht verstanden, mein Vater nahm mich auf den Arm

– Töchterchen

und ich träumte von den Toten, die Architektin sah mir zu, wie ich die Treppe hinunterging, die Kaffeetasse glitt ihr aus der Hand, was wird wohl aus den Zeitungen, den Zigaretten, den Katzen geworden sein, immer Katzenhaare auf meiner gelben Jacke, bitte mich nicht, aufzuhören, befiehl mir nicht, aufzuhören, die Augen meines Mannes, die Lider weit geöffnet, die Angst, weiter bis zum Ende der Seite schreiben, dieser letzten Seite, höchstens zehn Minuten, ein halbes Dutzend Worte allerhöchstens, noch vier oder fünf Sätze, und ich schließe das Tagebuch ab, bereite das Abendessen, decke den Tisch und fertig, bleibe bei dir, mach dir keine Sorgen, ich bleibe zu Hause bei dir, solange

solange deine Hand mich nicht berührt und solange du nicht

– Clara

sagst

ich überlegte, ob ich meine Töchter rufen sollte, doch der Klang meiner Stimme erschreckte mich, und kaum hatte ich den Treppenabsatz erreicht, da war der Husten nicht in der Eingangshalle, nicht im Salon, nicht bei der Speisekammer oder dem Zimmer der Dienstmädchen, nicht im Arbeitszimmer, bei mir, der Husten, den ich so viele Jahre später

zehn Jahre Mutter zehn Jahre

immer noch in diesem Haus auf dem Landgut höre, wo niemand bei mir ist, sie sagen, meine Tochter Ana Maria sei in Italien, meine Tochter Maria Clara habe geheiratet, aber kein Brief, kein Anruf, kein Besuch, keine Nachricht

– Hallo Mutter

vielleicht schreiben die Polizisten oder die Gläubiger in den nächsten Tagen die übriggebliebenen Möbel in ein Heft, suchen nach Tonbandaufnahmen, nach verstecktem Geld, Waffen, Papieren, ich

– Was für Waffen wo mein Mann in einer Reederei gearbeitet hat?

zeigen mir ein Dokument vom Gericht, blaue, bedruckte Seiten, Prägesiegel

– Ihnen bleiben achtundvierzig Stunden bis zum Verlassen *des Besitzes, Mutter, mein Mann*

– Clara

und ich am Ende der Seite, der letzten Seite, dem letzten Satz, ich bereits im Stehen

– Du kannst nichts anderes sagen nicht wahr du kannst nichts anderes sagen außer Clara

die Polizisten oder die Gläubiger

– Ihnen bleiben achtundvierzig Stunden bis zum Verlassen des Besitzes gnädige Frau

– Ihnen bleiben achtundvierzig Stunden bis zum Verlassen des Besitzes gnädige Frau

und daher, als sie gingen und ich allein war

vergessen Sie die Magnolien nicht, Mutter, den Baum über dem Brunnen, die weißen Blüten im Wasser

allein im Salon

– Clara

mein Mann, der Arme

– Clara

das heißt in dem, was wir Salon nannten, was einmal der Salon war, was noch immer ein Salon war, wir taten so, als seien es ein Salon und ein Besitz, weil wir nicht wußten, welchen Namen wir dieser Verwahrlosung geben sollten, diesem Brunnen mit einem Magnolienbaum darüber, die weißen Blüten fielen ins Wasser, Ana Maria beugte sich zum Grund hinunter, rief

– Ana Maria

hinunter, ich also allein am Magnolienbaum über dem Brunnen

in den eine nach der anderen die weißen Blüten fielen, Mutter

in den eine nach der anderen die weißen Blüten fielen, und ich konnte sie nicht sehen, weil es darin so dunkel war, so wie ich auch weder mein Spiegelbild noch das Spiegelbild des Stammes sehen konnte, ein Kreis aus Finsternis hinter einem Kreis aus Backstein, in dem mich der Husten nicht mehr störte, auch das Dielenbrett nicht, kein Geräusch einer Vogeltränke im Käfig, eine Wolke, zwei Wolken und nach den Wolken der Motor eines Lastwagens in der Hecke, der langsam näher kam, anhielt, einen Augenblick lang vibrierte und, anstatt zu verstummen, weitervibrierte, während die Magnolien eine nach der anderen in den Brunnen hinunterfielen und ich am Rand saß und ihnen zusah, den ganzen Nachmittag auf dem Rand saß und ihnen zusah, Töchterchen

ich habe Töchterchen gesagt

ich habe Töchterchen gesagt, hast du es bemerkt, ich habe Töchterchen gesagt

dich dabei angelächelt.

Fünfunddreißigstes Kapitel

Heute wäre ich imstande zu gehen: ohne Grund die Wagenschlüssel nehmen

(die Schlüssel liegen immer im Teller am Eingang)

die Treppe hinuntersteigen

(nicht mit dem Fahrstuhl hinunterfahren, die Treppe hinuntersteigen)

bis zur Garage im Keller, sehen, wie sich der elektrische Verschluß mit zweimaligem Knacken öffnet, und zwei Lichtzeichen, sehen, wie die automatische Tür langsam hochgeht, und dann auf der Straße so schnell wie möglich Gas geben, bei Rot über die Kreuzungen in Richtung Autobahn fahren, ohne den Schildern Beachtung zu schenken, die die Städte angeben und die Entfernung in Kilometern, ohne einen Gedanken im Kopf, ohne Ziel, nichts weiter als die Eile wegzukommen, zwischen mich und mich soviel Raum wie möglich bringen, meinen Namen vergessen, die Namen meiner Freunde, meiner Familie, das Tagebuch, das ich irgendwo in Estoril liegenließ und das mich verfolgt. Bei einem dieser Tankstellenrestaurants neben den Mautstationen anhalten und essen, ohne jemanden anzuschauen, ohne jemanden wahrzunehmen, nicht einmal die Kinder, die zwischen den Tischen herumlaufen, und wieder Gas geben, dabei das Lenkrad so kräftig halten, wie ich als Kind den Fahrradlenker festhielt, während mein Vater

oder meine Mutter?

ich glaube, mein Vater, neben mir herlief und mir beibrachte, wie man in die Pedale tritt.

Heute wäre ich imstande zu gehen: die Wände der Wohnung beengen mich, alles kommt mir so klein vor, so nutzlos, so fremd. In die Küche gehen. Das Mittagessen machen. Es servieren. Auf die nächste Mahlzeit warten. Den Herd ausmachen. Sie servieren. Mitten am Nachmittag die Stimme meines Mannes am Telefon hören, der wissen möchte, wie es mir geht, die Briefe von Ana empfangen, deren Adresse ich nicht lesen kann. Auch die Telefongespräche und die Briefe aufgeben. Heute bin ich wirklich imstande zu gehen, bevor ich verrückt werde wie die Hunde, die nachts im Kreis rennen. Wenn ich ans Fenster gehe, werde ich feststellen, daß die Kälte die Deckel der Mülltonnen mit Tau genetzt hat und nur in einem Fenster in einem Gebäude dort unten Licht brennt. Man könnte meinen, daß nur ich allein noch am Leben bin. Ich und das Telefon, das, obwohl es schweigt, bereit zu sein scheint, loszuschreien. Meine Rippen atmen gegen das Glas. Auf dem Parkplatz vor dem Haus eine tote Taube. Oder eine Möwe. Irgendein Tier. Die Deckel der Mülltonnen spiegeln die Laternen in geronnenen, reglosen Flecken wider. Ich schneide mir selber im Fenster eine Grimasse.

Heute wäre ich imstande zu gehen. Ich würde alles Geld aus der Schublade in die Tasche stecken, den Koffer, die Dokumente, die Spuren dessen, wer ich bin, hierlassen. Wenn man mich fragt, was ich mache, antworten, ich hätte keinen Beruf. Ich bin nur eine Frau in einem Tankstellenrestaurant an einer Mautstation und kaue schweigend. Vielleicht komme ich eines Tages wieder, vielleicht komme ich nicht wieder. Was werden meine Schwiegereltern, die Nachbarn, mein Sohn sagen? Empörte Kommentare, die ich niemals hören werde, Geflüstertes, Treppenhausprophezeiungen, der Direktor meiner Arbeitsstelle verlangt den Bericht, den ich am Monatsende nicht abgegeben habe, weil ich fand, ich müßte ihn korrigieren, verändern. Was kümmert's mich? Buchrücken neben Buchrücken überflüssiger Gesetzestexte auf dem Bord, juristische Fachzeitschriften, die mir jetzt gleichgültig sind, Bücher meines Großvaters über Schlachten mit Bildern von Milizionären in Spanien. Einer mit einer in Lumpen gewickelten Schulter starrt mich, die Pfeife in der Hand, an. Vielleicht nehme ich außer dem Geld aus der Schublade den Soldaten mit der Pfeife in der Hand mit oder das Kapitel, in dem ein Verwundeter im Feldlazarett darum bittet, man möge die Spiegel verhängen. Wenn ich weggehe, ist das so, als würden über mir alle Spiegel verhängt. Heute wäre ich imstande zu gehen. Ohne Getue, ohne Gespräche, ohne Erklärungen, ohne diesen kurzen Blick im Vorübergehen, ob das Haar auch sitzt. Vor vielen Jahren in Tomar habe ich eine betagte Frau kennengelernt, eine Freundin meiner Großmutter, die im Sterben lag. Irgendwann fragte sie mich

– Findest du nicht daß ich ein bißchen müde aussehe Maria Clara?

und am nächsten Morgen kamen die Männer vom Bestattungsinstitut und legten sie in den Sarg. Die Tochter sagte mir, die betagte Frau habe nach der Frage

– Findest du nicht daß ich ein bißchen müde aussehe Maria Clara?

hinter unserem Rücken um einen Fingerbreit Madeira gebeten. Die eine Hälfte ergoß sich über ihren Hals, aber die Hälfte, die sie trank, hat sie belebt. Sie war seit langem Witwe und erwartete von niemandem mehr viel. Wenn ich eines Tages nach Tomar kommen sollte

(ich werde nie wieder nach Tomar kommen)

bringe ich ihr eine Flasche Madeira mit ans Grab und lasse sie inmitten der kleinen Blumenvasen auf dem Marmor stehen. Ich nähere mich dem Fenster, und da sind die taufeuchten Deckel der Mülltonnen. Die Bäume im Park haben sich endlich beruhigt. Ich mache das Fernsehen an. Ich verstehe nicht, was auf dem Bildschirm passiert, sehe aber weiter zu. Ein Mädchen lächelt mich aus dem Apparat an. Leider dauert das Lächeln nur kurz. Wahrscheinlich war es nicht einmal ein Lächeln. Wahrscheinlich bin ich es nur, die ein Lächeln braucht. Es gibt Augenblicke im Leben, da brauchen wir so dringend ein Lächeln. Und so berühre ich mich selber mit dem Finger auf dem Glas.